全国高等医药院校药学类专业第六轮规划教材

药理学

第6版

（供药学类及相关专业用）

主　编　刘晓东　沈祥春
副主编　向　明　夏明钰　彭　军　董德利
编　者　（以姓氏笔画为序）

王　彦（海军军医大学）
王宇华（南京中医药大学）
向　明（华中科技大学同济医学院）
刘　波（江西中医药大学）
刘晓东（中国药科大学）
李先伟（皖南医学院）
李婷婷（中国药科大学）
沈祥春（贵州医科大学）
宋　珏（安徽医科大学）
胡庆华（中国药科大学）
夏明钰（沈阳药科大学）
翁鸿博（复旦大学药学院）
曹永孝（西安交通大学医学部）
彭　军（中南大学湘雅药学院）
董德利（中国药科大学）
霍　蓉（哈尔滨医科大学）

中国健康传媒集团
中国医药科技出版社 ·北京

内 容 提 要

本教材是"全国高等医药院校药学类专业第六轮规划教材"之一。全书共有 42 章，涵盖中枢神经系统、心血管系统、呼吸系统、血液系统、泌尿系统、免疫系统、内分泌系统、感染、寄生虫和肿瘤等治疗药物的药理作用、作用机制、临床应用和不良反应及其体内过程。本教材为"书网融合教材"，即纸质教材有机融合电子教材、教学配套资源（PPT、微课、视频、图片等）、题库系统、数字化教学服务（在线教学、在线作业、在线考试），使教学资源更加多样化、立体化。

本教材可供全国高等医药院校药学类专业及其相关专业的师生使用。

图书在版编目（CIP）数据

药理学 / 刘晓东，沈祥春主编. -- 6 版. -- 北京：中国医药科技出版社，2025.7. -- ISBN 978-7-5214-5245-7

Ⅰ. R96

中国国家版本馆 CIP 数据核字第 20251MS305 号

美术编辑　陈君杞
版式设计　友全图文

出版　**中国健康传媒集团** | 中国医药科技出版社
地址　北京市海淀区文慧园北路甲 22 号
邮编　100082
电话　发行：010 - 62227427　邮购：010 - 62236938
网址　www.cmstp.com
规格　889mm × 1194mm $\frac{1}{16}$
印张　28 $\frac{1}{4}$
字数　830 千字
初版　1996 年 1 月第 1 版
版次　2025 年 7 月第 6 版
印次　2025 年 7 月第 1 次印刷
印刷　北京印刷集团有限责任公司
经销　全国各地新华书店
书号　ISBN 978-7-5214-5245-7
定价　**89.00 元**

获取新书信息、投稿、为图书纠错，请扫码联系我们。

"全国高等医药院校药学类规划教材"于20世纪90年代启动建设。教材坚持"紧密结合药学类专业培养目标以及行业对人才的需求，借鉴国内外药学教育、教学经验和成果"的编写思路，30余年来历经五轮修订编写，逐渐完善，形成一套行业特色鲜明、课程门类齐全、学科系统优化、内容衔接合理的高质量精品教材，深受广大师生的欢迎。其中多品种教材入选普通高等教育"十一五""十二五"国家级规划教材，为药学本科教育和药学人才培养作出了积极贡献。

为深入贯彻落实党的二十大精神和全国教育大会精神，进一步提升教材质量，紧跟学科发展，建设更好服务于院校教学的教材，在教育部、国家药品监督管理局的领导下，中国医药科技出版社组织中国药科大学、沈阳药科大学、北京大学药学院、复旦大学药学院、华中科技大学同济医学院、四川大学华西药学院等20余所院校和医疗单位的领导和权威专家共同规划，于2024年对第四轮和第五轮规划教材的品种进行整合修订，启动了"全国高等医药院校药学类专业第六轮规划教材"的修订编写工作。本套教材共72个品种，主要供全国高等院校药学类、中药学类专业教学使用。

本套教材定位清晰、特色鲜明，主要体现在以下方面。

1.融入课程思政，坚持立德树人　深度挖掘提炼专业知识体系中所蕴含的思想价值和精神内涵，把立德树人贯穿、落实到教材建设全过程的各方面、各环节。

2.契合人才需求，体现行业要求　契合新时代对创新型、应用型药学人才的需求，吸收行业发展的最新成果，及时体现2025年版《中国药典》等国家标准以及新版《国家执业药师职业资格考试考试大纲》等行业最新要求。

3.充实完善内容，打造精品教材　坚持"三基五性三特定"，进一步优化、精炼和充实教材内容，体现学科发展前沿，注重整套教材的系统科学性、学科的衔接性，强调理论与实际需求相结合，进一步提升教材质量。

4.优化编写模式，便于学生学习　设置"学习目标""知识拓展""重点小结""思考题"模块，以增强教材的可读性及学生学习的主动性，提升学习效率。

5.配套增值服务，丰富学习体验　本套教材为书网融合教材，即纸质教材有机融合数字教材，配套教学资源、题库系统、数字化教学服务等，使教学资源更加多样化、立体化，满足信息化教学需求，丰富学生学习体验。

"全国高等医药院校药学类专业第六轮规划教材"的修订出版得到了全国知名药学专家的精心指导，以及各有关院校领导和编者的大力支持，在此一并表示衷心感谢。希望本套教材的出版，能受到广大师生的欢迎，为促进我国药学类专业教育教学改革和人才培养作出积极贡献。希望广大师生在教学中积极使用本套教材，并提出宝贵意见，以便修订完善，共同打造精品教材。

中国医药科技出版社
2025年1月

数字化教材编委会

主　编　刘晓东　沈祥春
副主编　向　明　夏明钰　彭　军　董德利
编　者　（以姓氏笔画为序）
　　　　王　彦（海军军医大学）
　　　　王宇华（南京中医药大学）
　　　　向　明（华中科技大学同济医学院）
　　　　刘　波（江西中医药大学）
　　　　刘晓东（中国药科大学）
　　　　李先伟（皖南医学院）
　　　　李婷婷（中国药科大学）
　　　　沈祥春（贵州医科大学）
　　　　宋　珏（安徽医科大学）
　　　　胡庆华（中国药科大学）
　　　　夏明钰（沈阳药科大学）
　　　　翁鸿博（复旦大学药学院）
　　　　曹永孝（西安交通大学医学部）
　　　　彭　军（中南大学湘雅药学院）
　　　　董德利（中国药科大学）
　　　　霍　蓉（哈尔滨医科大学）

前　言

本教材自首次出版以来，受到了广大院校师生欢迎和好评。本教材已修订再版至第 6 版，内容反映药理学最新研究成果，充实和丰富药理学教学内容，紧密结合《中国药典》（2025 年版），经过全体编者共同努力编写而成。

药理学是研究药物与生物体相互作用及其作用规律的一门学科，是药学与临床医学的桥梁。药理学主要任务是阐明药物作用、作用机制、不良反应和体内过程，为临床合理用药提供理论依据。药理学研究和理论贯穿于药物研发和临床药物使用全过程。任何一个新化学实体只有在充分评价其药理学作用、不良反应和体内过程后，才能用于临床。药物作用机制和靶点研究，也为寻找和发现安全有效的新化学实体提供线索。药理学研究成果也为临床医学、生理学、生物化学和病理生理学等学科发展提供重要的信息资料。

与第 5 版相比，本版教材有以下特点：①保持原有篇、章、节的编排格式，确保整体的概念；②增加学习目标、知识拓展、重点小结和思考题板块；③对原有的药物和内容进行调整，以反映新观点、新理论和上市新药。同时编写了配套数字化教材包括知识要求，题库和相应的 PPT，供大家自学和课后复习。这些配套教材共同构成了药理学的完整教学体系，使学生具有合理的知识结构、能力结构，从而为满足社会对高素质的复合型药学人才要求，将起到积极的作用。

本教材编者均是在药理学教学和科研一线教授或副教授，编写分工如下：宋珏负责第 15 章、第 40 章和第 41 章编写；翁鸿博负责第 22 章和第 28 章编写；沈祥春负责第 4 章、第 17 章和第 21 章编写；霍蓉负责第 3 章和第 10 章编写；王彦负责第 32 章、第 33 章和第 35 章编写；向明负责第 25 章和第 26 章编写；刘波负责第 9 章和第 39 章编写；王宇华负责第 29 章、第 30 章和第 31 章编写；夏明钰负责第 12 章、第 13 章和第 14 章编写；曹永孝负责第 5 章、第 6 章和第 7 章编写；李先伟负责第 24 章和第 34 章编写；董德利第 8 章和第 16 章编写，胡庆华负责第 27 章、第 36 章和第 37 章编写，李婷婷负责第 11 章、第 23 章、第 38 章和第 42 章编写，刘晓东负责第 1 章和第 2 章编写；彭军负责第 18 章、第 19 章和第 20 章的编写，在此一同表示感谢。

本教材编写参照了四年制药学及相关专业培养目标、药学本科专业认证标准和执业药师考试大纲要求，同时兼顾创新药物研究需要。因此，本教材可以作为四年制药学专业及其相关的专业的药理学通用教材，也可作为执业药师考试参考书籍以及从事新药研发人员、临床药师和临床医生的参考用书。

限于编者学识水平，本教材中难免存在疏漏和不足，恳切地希望广大师生批评指正，欢迎读者不吝赐教，以便修订完善。

编　者
2025 年 2 月

目 录

第一章 绪 论

📖 学习目标

1. 通过本章学习，了解药理学在新药研究和临床药物应用中作用；我国在药理学学科发展中的贡献，增强民族自尊心；非临床药理学、临床药理学的任务及新药临床研究的分期。

2. 具备能运用所学药理学基础知识，为临床合理化用药提供服务的能力。

3. 树立药学服务人类的理念，注意知识更新，掌握新进展、新概念，研制出选择性高、疗效好、副作用少的药物，以更好地造福人类。

第一节 药理学的性质和任务

药物（drug）是指那些能影响和调节机体生理、生化和病理过程，用于诊断、预防和治疗疾病的物质。药理学（pharmacology）是一门研究药物与机体相互作用和作用规律的学科。药理学一方面研究药物对机体作用，即药物引起机体生理功能改变规律和机制，称为药效应动力学（pharmacodynamics），简称为药效学。另一方面研究机体对药物作用，即药物吸收（absorption）、分布（distribution）、代谢（metabolism）和排泄（excretion）等体内过程（简称 ADME）和变化规律，称为药代动力学（pharmacokinetics）或药动学。药理学主要任务是阐明药物作用、作用机制、不良反应和 ADME 变化规律，为临床合理用药提供理论依据。任何一个候选药物或新化学实体（new chemical entity）只有在充分评价其药理学作用、不良反应和 ADME 后，才能用于临床。对药物作用机制和靶点的研究，也为寻找和发现安全有效的新化学实体提供有益线索。药理学研究成果也为诸如生理学、生物化学和病理生理学等生命学科发展提供重要的资料，推动这些生命科学的发展。

药理学发展迅猛，已经形成了许多分支学科。如根据药理学研究阶段将药理学分为临床前药理学（preclinical pharmacology）和临床药理学（clinical pharmacology）。前者研究对象主要是动物，在整体、器官、组织、细胞和分子水平上，研究药物作用和作用机制，评价药物的有效性和安全性；后者主要研究对象是健康人或病人，研究药物对人体的有效性、药代动力学和安全性。根据临床应用分护理药理学、眼科药理学、儿童药理学、老年药理学和围生期药理学等。根据机体系统分神经精神药理学、心血管药理学、生殖药理学、内分泌药理学和肿瘤药理学等。随后又有时辰药理学和遗传药理学等分支学科出现。毒理学（toxicology）亦属于药理学的范畴。

第二节 药理学的发展

一、中国本草著作与贡献

远古时代人们为了生存从生活经验中得知某些天然物质可以治疗疾病和缓解伤痛，并逐渐积累经验，这就是药物的起源，如饮酒止痛和大黄导泻等。这些民间医药实践经验的累积和流传集成本草。汉代《神农本草经》是我国第一本本草学专著，该书收载药物 365 种。659 年的《新修本草》是第一部由我国颁发政府药典，也是世界上最早的药典，比欧洲《佛罗伦萨药典》和《纽约堡药典》分别早 839 年和 883 年。明代李时珍编著的《本草纲目》巨著，分 52 卷，收载药物 1892 种，系统地介绍了行医、采药、考证、调查和用药经验等，该书对我国的药物研究做出了巨大贡献，至今仍为研究中医中药执业人员必读书籍。

二、近代药理学发展

药理学诞生与科学技术的发展密切相关。英国解剖学家哈维发现了血液循环，开创了实验药理学。意大利生理学家丰塔纳通过动物实验对千余种药物进行了毒性测试，得出结论认为：天然药物都有其活性成分，并选择性作用于机体某个部位而引起典型反应。德国科学家布克海姆在德国建立了第一个药理实验室，编写了第一本药理学教科书，标志着药理学学科诞生。随后他的学生施密德伯格用动物实验方法，研究药物对机体的作用，发展了实验药理学。

1878 年英国学者兰利在研究阿托品与毛果芸香碱对猫唾液分泌的拮抗作用时，发现在神经末梢或腺体细胞中存在一种既可以和阿托品结合，又能与毛果芸香碱结合的物质，由此提出"接受物质"（receptive substance）概念，形成了受体概念的雏形。1908 年德国科学欧利希正式提出受体（receptor）概念。1926 年英国生理学家克拉克基于乙酰胆碱降低蛙心心率减慢试验，提出了受体占领学说。1954 年艾瑞恩司修正了克拉克的占领学说。1956 年斯蒂芬森进一步完善修正受体占领学说，认为药物与受体结合不仅需要"亲和力"，更需要"内在活性"，才能激动受体而产生效应。

1909 年欧利希从有机砷化合物中筛选出治疗梅毒和锥虫病的新砷凡拉明，开创了化学治疗的新时代。1928 年英国的细菌学家弗莱明发现青霉能够产生一种杀死或抑制葡萄球菌生长的物质。随后，弗洛里在弗莱明研究基础上，从青霉菌培养液中分离出青霉素，并用于临床。1935 年德国科学家多马克发现百浪多息可治疗细菌感染。这些研究开辟了寄生虫病和细菌感染的药物治疗，促进化学治疗学（chemotherapy）的发展。1953 年沃森和克里克发现了 DNA 双螺旋的结构，开启了分子生物学时代。

三、我国药理学发展与贡献

我国现代药理学研究始于 20 世纪 20 年代。陈克恢教授开创了麻黄和数十味中药研究，首次用动物实验阐明麻黄碱的药理作用特性，奠定麻黄碱用于支气管哮喘和过敏性疾病的治疗基础。张亭栋等尝试将砒霜用于治疗癌症，业已证实其成分三氧化二砷可以作为治疗急性早幼粒细胞白血病的特效药。王振义发现全反式维甲酸对白血病的早幼粒细胞产生"诱导分化"的反应，开创了肿瘤的诱导分化疗法，反式维甲酸成功地用于治疗急性早幼粒细胞白血病。全反式维甲酸联合三氧化二砷的协同治疗方案，可以治疗携带特定类型染色体突变的急性早幼粒细胞白血病患者。另一个杰出人物是屠呦呦教授，她成功地从植物黄花蒿茎叶提取青蒿素，用于治疗疟疾，挽救了数百万人的生命，获得 2015 年诺贝尔生理学或医学奖，成为首获科学类诺贝尔奖的中国人。

第三节　药理学在新药发现和新药研制中的地位

药理学是连接医学与药学、基础与临床、生命科学与化学及材料科学等多学科的一门桥梁。在整个新药研发过程中，药理学发挥主导作用，从药物靶点和作用机制研究到药理的有效性、药物体内过程评价和安全性评价以及临床研究和临床应用，都是药理学研究的内容，是确保药物安全和有效的关键环节。

在我国《化学药品注册分类及申报资料要求》中规定，新药注册需要提供药学研究资料，非临床研究资料和临床试验资料。药理学研究涵盖了所有非临床研究和临床研究过程中。

一、非临床研究资料

非临床研究资料包括药效学研究资料、安全性研究资料和非临床药代动力学研究。

1. 主要药效学研究　主要药效学研究是评价一个候选药物否有效。通常采用体内和体外两种方法。在体试验是必须的方法，常在正常或病理模型动物进行；拟采用推荐临床应用的给药途径和频次。药效学研究资料必须真实地、科学地反映受试药的药理作用和特点。

2. 安全药理学研究　安全药理学研究(safety pharmacology studies)属于一般药理学研究范畴，主要研究受试药主要药效作用(治疗作用)以外的药理作用，其目的是探讨在治疗或治疗剂量以上范围时，潜在的不期望出现的对生理机能的不良作用。一般主要观察对神经、心血管、呼吸、泌尿、胃肠道和血液等系统的影响。安全药理学试验应设计3个剂量，产生不良反应的剂量应与动物产生主要药效学的剂量或人拟用的有效剂量进行比较。

3. 毒理学研究　毒理学(toxicology)主要研究药物毒性反应包括：①药物毒性反应及性质；②主要毒性靶器官；③剂量-毒性关系。其研究结果为临床研究提供参考资料，确保临床研究用药安全。毒理学研究内容包括单次给药毒性(急性毒性)试验、重复给药毒性(长期毒性)试验、遗传毒性试验、生殖毒性试验、致癌试验、致突变试验、药物依赖性试验、过敏性试验、溶血性试验和局部刺激性试验以及其他特殊试验。

重复给药毒性试验通常采用两种实验动物，一种为啮齿类，另一种为非啮齿类。啮齿类动物首选大鼠，非啮齿类动物首选比格犬，特殊情况下可选用其他种属或品系动物，必要时选用疾病模型动物。重复给药毒性试验结果，可以：①预测候选药物可能的临床不良反应，包括不良反应性质、程度、量效和时效关系以及停药后是否以恢复等，确认该药物是否可以进行人体试验和风险大小；②判断候选药物毒性靶器官或靶组织；③确定未观察到临床不良反应的剂量水平(no observed adverse effect level)；④推测第一次临床试验(first in human)的起始剂量；⑤为临床不良反应监测和防治提供参考。

4. 非临床药代动力学研究　非临床药代动力学研究主要在离体和在体动物水平上研究药物 ADME及其规律、血药浓度-时间曲线及其药代动力学参数、药物分布特性，药物血浆蛋白结合率，药物代谢与代谢产物，药物排泄，药物代谢酶，介导药物转运的转运体和是否存在相互作用等资料，为临床研究设计方案，提供参考。

二、临床药理研究

临床试验应遵守有关法规和指南，诸如《中华人民共和国药品管理法》《中华人民共和国药品管理法实施条例》《药品注册管理办法》《药物临床试验质量管理规范》以及《赫尔辛基宣言》等。

新药临床研究通常分为四期，即Ⅰ、Ⅱ、Ⅲ和Ⅳ期。每一期不同要求和目的，需要的病例数也不尽相同。受试药的临床评价是新药研究重要步骤，决定受试药能否批准、能否上市的命运。

1. Ⅰ期临床试验　Ⅰ期临床试验是第一次在人体中进行受试药的临床研究。受试对象一般为健康志愿者，在特殊情况下应选择病人。其目的是研究受试药的耐受性和药代动力学，为Ⅱ期临床试验提供依据。

2. Ⅱ期临床试验　Ⅱ期临床试验目的是对新药的有效性、安全性进行初步评价，推荐临床给药剂量。一般采用严格的随机双盲对照试验，以平行对照为主。Ⅱ期临床试验结果成为Ⅲ临床试验方案设计重要依据。

3. Ⅲ期临床试验 Ⅲ期临床试验为扩大的多中心随机对照临床试验，旨在进一步验证和评价受试药有效性、安全性、利益与风险。Ⅲ期临床试验是药物治疗作用的确证阶段，也是为药品注册申请获得批准提供依据的关键阶段。

4. Ⅳ期临床试验 Ⅳ期临床试验为批准新药上市后的临床监测，在更广泛、更长期的实际应用中继续考察疗效及不良反应。可采用多形式的临床应用和研究。Ⅳ期临床试验一般可不设对照组。本期试验应注意考察不良反应、禁忌证、长期疗效和使用时的注意事项，以便及时发现可能有的远期副作用，并评估远期疗效。

三、学习药理学的方法

药理学是药学及相关专业学生专业知识的重要组成部分。通过系统地学习，掌握药理学基本概念、基本理论和基本内容；掌握药物分类和代表药物的药理作用、作用机制、临床应用和主要不良反应等；熟悉常用药物的药理作用特点、主要临床应用；了解各类相关药物的作用特点和各类药物的主要进展。

药理学是一门综合性的学科，其基本理论与药物学、生理学、微生物学、生物化学和病理学等医学基础学科和生命科学密切联系。要学好药理学，必须有扎实药物学，生理学、微生物学、生物化学和病理学等学科基础理论；药理学内容丰富，药物品种多，同一类药物往往有多个品种，有时多达数十种。首先应掌握代表性药物，熟悉同类药物的特点，分析与代表性药主要异同点；新理论和新技术涌现，推动疾病谱和发病机制研究，对机体与药物之间相互作用规律认识以及一些药理学基本理论和观点也随之改变。因此，要注意知识更新，不断吸取新进展、新概念，研制出选择性高、疗效好，副作用少的药物，更好的造福于人类。

（刘晓东）

第二章　药代动力学

📖 **学习目标**

1. 通过本章学习，掌握药物跨膜转运、药物体内过程、药物代谢及其代谢酶、一房室模型和二房室模型特征、主要药代动力学参数定义及其临床意义；熟悉线性消除和非线性消除的特点，影响药物吸收的因素；了解常见的药物转运体，生理性屏障及其生理学意义，血流灌注限制模型和膜扩散速率限制模型，药物血浆蛋白结合率及其意义。

2. 具备能运用所学的药代动力学知识，为临床合理化用药提供服务的能力。

3. 树立药学服务人类和满足大健康的理念，担负药学工作者应尽的职责。

药物与机体间相互作用表现两种形式：一种为药物对机体产生的生物效应，包括对治疗作用和不良反应，即药理学（pharmacology）与毒理学（toxicology）；另一种为机体对药物作用，包括药物吸收（absorption）、分布（distribution）、代谢（metabolism）和排泄（excretion）等过程，统称药物体内过程，简称ADME。任何药物要产生药效或毒性，必须先从给药部位吸收入血，随血流分布到组织器官中，发挥药效、毒性或代谢。药物及其代谢物可经胆汁、肾脏等途径排泄出体外。药代动力学（pharmacokinetics，PK），又称药物代谢动力学、药动学，是定量研究体内药物吸收、分布、排泄和代谢等变化规律的一门学科。在实验基础上，获得给药后不同时间的血浆中药物浓度（以下简称"血药浓度"）数据，用相应数学模型，估算药代动力学参数，反过来预测药物体内过程。药物的治疗作用和毒性通常与其在血浆或靶组织中的浓度相关，临床医生和药师可以利用药代动力学参数，制订合理给药方案，获得期望的血药浓度，以达到安全、有效目的。任何一个新药或新制剂在临床研究和上市前均需要有该药的药代动力学资料和信息。图2-1展示了药物在体内的过程，可见，药物在体内始终处于动态变化中，药物体内是吸收、分布、代谢和排泄的综合结果。

图 2-1　药物体内过程

第一节 药物体内过程

PPT

一、药物跨膜转运及其影响因素 🅔微课

药物的吸收、分布、代谢和排泄均涉及跨膜转运。

（一）生物膜

生物膜主要由脂质、蛋白和寡糖组成。该膜呈液态骨架，脂质形成一列双分子层，蛋白质镶嵌在其中（图2-2）。蛋白质多为物质转运体、受体或酶，担负物质转运或信息传递任务。膜中也存在促使水和尿素等小分子化合物通过孔道。不同种属动物，甚至同一动物不同组织的生物膜组成往往是不同的，这是组织具有相应转运特性物质基础。

图2-2 生物膜双层结构

（二）常见药物的跨膜转运方式

常见药物跨膜转运方式如下。

1. 被动转运（passive processes，passive diffusion） 大多数药物跨膜转运是通过被动转运实现的，即药物利用其脂溶性在生物膜中进行跨膜转运，其转运速率与药物浓度差和油水分配系数成正比，该转运具有以下特点。

（1）顺浓度梯度转运，即药物从膜的高浓度侧向低浓度侧转运，其转运速度与浓度差（Δc）成正比，无需能量。当两侧浓度相等时，达到动态平衡。可用菲克（Fick）定律描述药物转运速率（dQ/dt），即：

$$\frac{dQ}{dt} = -A \times P \times \Delta c/d \tag{2-1}$$

式中，A为扩散膜面积；d为膜厚度；P为通透性系数。

（2）无选择性，只与其脂溶性和通透性有关。

（3）无饱和现象。

（4）无竞争性抑制作用。

药物脂溶性通常取决于其离子化程度。多数药物为有机酸或有机碱。一般认为只有非离子型药物才能跨膜转运，浓度差也是非离子型药物浓度差。膜两侧pH值和药物pK_a决定药物离子化程度，也决定药物转运方向。可用亨德森 - 哈塞尔巴尔赫（Henderson-Hasseslbalch）方程计算非离子型和离子型药物分数。

酸性药物：$AH = A^- + H^+$，$\log\left(\dfrac{c_m}{c_i}\right) = pK_a - pH$ $\tag{2-2}$

碱性药物：$B + H^+ = BH^+$，$\log\left(\dfrac{c_i}{c_m}\right) = pK_a - pH$ （2-3）

式中，c_i 和 c_m 分别为离子型和非离子型药物浓度。

2. 孔道转运（filtration through pores） 生物膜上有水通道或蛋白质分子孔道，在毛细血管壁上也存在细胞间隙构成的孔道。水和一些电解质等通过孔道转运，但脑等特殊组织中毛细管内皮细胞紧密联接，缺乏孔道。

3. 特殊转运过程（specialized transport process） 葡萄糖和氨基酸等物质，既非脂溶性、也非小分子，但仍能透过生物膜，且往往是逆浓度差转运。这些物质是通过主动转运（active transport）、载体转运（carrier transport）或受体介导的转运（receptor-mediated transport）等转运的，统称特殊转运。特殊转运包括转运体和酶两种机制。与简单扩散相比，具有以下特点：①逆浓度差；②耗能；③转运速率有饱和性；④对物质转运存在化学和立体选择性；⑤类似物质间存在竞争性拮抗作用。在肠、肾小管和血脑屏障等组织中均表达有 P-糖蛋白（P-glycoprotein，P-gp）、乳腺癌耐药蛋白（breast cancer resistance protein，BCRP）和多药耐药相关蛋白（multidrug resistance-associated proteins，MRPs）等 ATP 结合盒（ATP-binding cassette，ABC）家族转运体，介导药物主动外排。

4. 易化扩散（facilitate diffusion） 易化扩散也属于特殊转运过程。与主动转运比较，易化扩散，除不直接消耗 ATP 和顺浓度外，也需要载体，具有转运饱和性，对物质转运存在化学和立体选择性以及类似物间竞争拮抗性。尽管易化扩散不直接消耗 ATP，但易化扩散是利用电位差或离子梯度差而实施的，电位差或离子梯度维持需要消耗 ATP，因此易化扩散属于继发性主动转运。

肝、肠、肾和脑等组织表达有机阴离子转运多肽（organic anion transporting polypeptides，OATPs）、有机阴离子转运体（organic anion transporters，OATs）、有机阳离子转运体（organic cation transporters，OCTs）、肽类转运体（peptide transporters，PEPTs）和多药毒物外排蛋白（multidrug and toxin extrusions，MATEs）等溶质转运体（solute transporter，SLC），介导药物易化扩散。

5. 膜动转运（membrane-mobile transport） 膜动转运是指通过细胞膜主动变形将物质摄入细胞内或从细胞内释放到细胞外的转运过程。向内转运称为入胞作用（endocytosis），外向转运为出胞作用（exocytosis）。膜动转运是细胞摄取和外排蛋白多肽等大分子物质主要转运方式。

二、药物吸收

药物吸收指从给药部位进入血液循环过程，除了血管内给药物外，其他给药途径（下称血管外途径）均存在吸收过程。常用药物吸收速度和程度表征其吸收特性，用生物利用度（bioavailability）表示药物吸收程度，即药物从给药部位进入血液循环的相对量。对于口服给药，药物在进入血液循环前，在肠道、肠壁和肝脏会发生代谢，导致进入体内药量降低，这种现象称为首过效应（first-pass effect）。多种因素影响药物吸收包括药物制剂因素和生理病理因素。药物因素包括药物理化性质（如粒径大小、溶解度和药物晶型等）、处方中赋型剂性质、制备工艺和剂型等。生理病理因素包括病人生理特点如胃肠 pH、胃肠活动性、肝功能、肠道菌群状况和饮食特点等。

（一）药物在胃肠道中吸收

口服给药是常用的给药方式，也是最安全、经济的方式。

1. 胃中吸收 胃是消化道中最膨大的部分，成人胃容量一般为 1~2L，具有暂时储存在食物功能。胃液 pH 值为 0.9~1.5，呈强酸性，对于多数酸性药物而言，主要呈非离子型，理论上是可以吸收的，但由于胃表面覆盖着一层黏膜组织，加之吸收表面积小和停留时间较短，胃不是药物主要吸收部位。胃液呈强酸性，某些酸不稳定的药物可能因分解而失活。

2. 肠中吸收 小肠是营养成分和药物的主要吸收部位，人小肠长度约4m，肠黏膜细胞带有大量微绒毛，吸收表面积高达200m²。药物在小肠内停留时间长和血流速率快也为小肠药物吸收提供有利条件。大部分药物主要在十二指肠和空肠吸收。多数药物到达回肠时，基本上吸收完毕。但胆盐和维生素 B₁₂ 的吸收主要在回肠。一些药物在肠道中存在最佳吸收部位，即吸收窗（absorption window）。

多数药物通过简单扩散在肠道中吸收，其吸收程度取决于分子量、离子化程度和脂溶性。但一些与营养成分相似的药物如氨基酸衍生物、糖衍生物、嘧啶碱/嘌呤碱衍生物等则是转运体介导的。如 PEPT1 介导 β-内酰胺类抗生素等类肽类药物吸收，氨基酸转运体介导左旋多巴肠吸收，肠 OATP1A2 等介导塞利洛尔等药物肠吸收。

3. 影响药物吸收因素 除药物本身因素外，凡是影响胃肠功能的因素均会影响药物的吸收。

（1）不流动水层（UWL） 在与小肠上皮细胞交界处存在一个 UWL，厚度大约400nm。UWL 是药物吸收的重要屏障。药物透过 UWL 流动速率（J），也服从菲克定律，即：

$$J = (c_1 - c_2)R/d \tag{2-4}$$

式中，c_1 和 c_2 分别为肠腔内和刷毛缘膜的水-脂质界面的药物浓度；d 为 UWL 的厚度；R 为药物在 UWL 中扩散系数。

（2）胃肠排空作用 延缓胃排空时间，有利于一些碱性药物在胃中溶解时间，增加药物肠吸收；对于某些酸性药物则相反。适当的肠蠕动可促进固体药物制剂崩解和溶解，尤其是微绒毛的蠕动可使 UWL 厚度减少，有利于药物吸收，但蠕动过快又使一些溶解度小的药物或有特殊转运的药物，在肠内停留时间缩短，而降低吸收。食物也会影响药物吸收。如食物可延缓利福平和异烟肼等药物吸收，但促进硝基呋喃妥因肠吸收。食物中 Ca^{2+} 和 Mg^{2+} 等离子可以与沙星类药物螯合，食物纤维与地高辛药物结合等抑制药物肠吸收。

（3）药物和剂型 口服药物制剂，涉及药物释放、溶解和跨膜转运等过程。药物制剂释放速率和胃肠中溶解速率均影响药物吸收速率和程度。如药物释放速率和溶解速率大于跨膜转运速率，则跨膜转运速率是药物吸收限速因素。如新霉素在胃肠道中溶解快，但该药难以透过胃肠壁，吸收差。虽然各种新霉素制剂释放溶解速度不同，但药物吸收程度没有多大变化。相反药物释放溶解速率是药物吸收限制因素，则可以通过改变溶解度或释放速率，而改变药物吸收。缓控释制剂，就是通过改变药物释放，以达到缓控释目的的。

（4）首过效应 口服给药必须经胃肠壁和肝脏后才进入体循环。首过效应强的药物，口服给药往往生物利用度低，难以获得满意疗效。这类药物，最好采取其他给药途径，避免首过效应。如硝酸甘油有强大的首过效应，宜采用舌下给药。

（5）肠黏膜上皮细胞中外排机制 在肠黏膜细胞上表达有 P-gp、BCRP 和 MRPs 等外排转运体，促使通过某种机制进入肠黏膜上皮细胞中药物又外排至肠腔，成为这些药物吸收差的主要原因之一。

（6）疾病 胃肠疾病影响药物肠吸收，其程度与病变的部位及严重程度有关。肝肾功能受损也可能通过某种机制影响药物肠吸收和首过效应。

（7）药物相互作用 当两个或以上的药物合用时，可通过下列方式影响药物肠吸收：①改变肠腔 pH；②改变药物溶解度；③影响胃肠蠕动；④形成复合物；⑤吸附剂作用；⑥影响肠壁药物代谢酶活性；⑦竞争药物转运体。

知识拓展

生物药剂学分类系统

口服给药后在胃肠道存在药物溶出、药物溶解和跨膜吸收三个环节。药物溶出过程与药物制剂性质有关，而药物跨膜吸收速度与程度取决药物在肠腔中溶解性和肠道渗透性。依据药物在肠腔中溶解度和药物肠道渗透性两个特征，可以将药物分成四类，这就是生物药剂学分类系统（BCS）。第一类（BCS Ⅰ），高溶解性和高渗透性；第二类（BCS Ⅱ），低溶解性和高渗透性；第三类（BCS Ⅲ），高溶解性和低渗透性；第四类（BCS Ⅳ），低溶解性和低渗透性。生物药剂学分类系统一方面可以评价药物在肠道吸收情况，另一方面也是在仿制药质量和疗效一致性评价中口服固体常释制剂是否可以申请生物等效性豁免条件。

（二）药物在其他部位吸收

1. 口腔黏膜中吸收　口腔黏膜有上皮和固有层。该给药途径不经过肝脏而直接进入心脏，避免了肝脏首过代谢。如硝酸甘油采用这种途径给药。口腔黏膜药物吸收主要是简单扩散过程。

2. 直肠黏膜中吸收　直肠的吸收面积不大，但血流丰富，药物容易吸收。直肠给药主要通过痔上、痔中和痔下静脉进入血液循环，由于痔上静脉经肝脏后进入血液循环，因此，直肠给药仍然存在首过效应的可能性。此外，直肠给药吸收不规则，剂量难以控制。对于一些不能口服给药的病人，可采用直肠给药。

3. 药物透皮吸收　皮肤作为人体的最外层组织，具有保护机体免受外界环境中各种有害因素侵入的屏障，也可止机体内体液和生理必需成分的损失，同时又具有汗腺和皮脂的排泄功能。经皮药物吸收主要屏障是角质层。药物在角质层中扩散有两种途径：①通过细胞间隙扩散；②通过细胞膜的扩散。一般认为，脂溶性强的药物，由于可以与角质层中脂质相溶，角质层屏障作用小，而分子量大、极性或水溶性的化合物难以通过。但当皮肤角质层受损时，药物经皮吸收显著增加，如在湿疹、溃疡或烧伤等创面上，药物经皮吸收可增加数倍至数十倍。不同部位的角质层厚度是不同，足底和手掌 > 腹部 > 前臂 > 背部 > 前额 > 耳后和阴囊。

4. 肺部中吸收　气体或挥发性药物可以通过肺上皮细胞或气管黏膜吸收。通常肺吸收速度很快，因吸收面积大，某些吸入性麻醉剂或治疗性药物采用这种方式。这种方式优点是药物吸收快，可避免肝肠分解。若用于肺部治疗，则可达到局部用药的目的。如治疗哮喘药物可采用这种方式给药。这种方式缺点是药物剂量难以控制，药物会对肺上皮细胞产生刺激。肺吸收也是毒品和环境毒物重要吸收途径。

5. 眼部吸收与特点　许多药物可以通过眼部而被吸收。眼结膜囊内给药是常见的用药方式。药物在眼部吸收具有以下特点：①简单、经济，许多药物通过眼部吸收与注射同样有效；②可以避免肝首过效应；③对免疫反应不敏感，适合于蛋白多肽类药物。眼部给药存在以下缺陷：①眼部刺激性，不仅会损伤眼组织，而且会引起眼泪，使药物稀释；②剂量损失，眼部用药流失量大，容量小，一般眼部仅有 $7 \mu l$ 容量；③药物在眼部的停留时间问题；一般制剂在眼部停留时间短，而停留长的制剂，影响视力；④一般病人难以接受。

6. 鼻腔黏膜中吸收　鼻腔给药对于许多分子质量小于 1000Da 的药物吸收迅速有效。鼻腔给药有以下特点：①鼻腔黏膜有众多的细微绒毛，可大大地增加药物吸收的有效表面积，鼻上皮细胞下有大量的毛细血管，能使药物快速通过血管壁进入血液循环；②药物直接进入血液循环，避免肝、胃肠的代谢；③鼻腔中黏液纤毛将药物从鼻甲部向鼻咽部清除，这样大大缩短了药物与吸收表面积的接触时间，影响药物的吸收和生物利用度。

7. 肌肉中吸收　肌内注射给药也是常用的给药途径。水溶性药物注入肌肉后，迅速吸收，吸收速率取决于注射部位的血流速率。

8. 皮下部位吸收　一般来说，皮下注射给药吸收缓慢，可以维持稳定的效应。例如，胰岛素混悬剂的吸收速率比水溶性制剂慢。血管收缩剂的使用可延缓药物的吸收。因此皮下植入给药往往可维持数周或数月的疗效。

三、药物分布

（一）药物分布及其影响因素

无论哪种给药途径，药物吸收入血液后，均存在分布过程。药物首先分布于血流速率快的组织，随后逐渐分布到皮肤和脂肪等血流速率慢的组织。药物分布取决于机体因素和药物理化性质。组织血流速率、生理屏障、药物与组织亲和力、药物脂溶性、药物与血浆蛋白结合情况等均影响药物分布。

1. 组织血流速率　药物从血液向组织分布速率受到血流灌注速率和药物跨膜转运两个因素影响。小分子脂溶性药物容易跨细胞膜或跨结构疏松的毛细管壁转运，此时，跨膜转运不是限制药物分布的因素，药物在组织中分布主要受组织血流灌注速率控制。药物在该组织分布可用血流灌注限制模型（perfusion-limited model）描述（图2-3a）。定义达到分布平衡时间 T 为：

$$T = K_{t:p}/(Q_t/V_t) \qquad (2-5)$$

式中，$K_{t:p}$ 为组织/血浆药物浓度比；Q_t 和 V_t 分别为相应组织血流速率和组织大小。可见，分布平衡时间 T 与 $K_{t:p}$ 呈正比，与 Q_t/V_t 呈反比。

2. 膜扩散速率　一些药物往往难以进入脑等具有生理屏障功能的组织。这些具有屏障功能组织的微血管内皮细胞高度紧密联接，缺乏孔道转运和胞饮转运。跨膜转运成为在这些组织中分布的限制因素，用膜扩散速率限制模型（membrane diffusion-rate limited model）表征药物在这些组织中分布（图2-3b）。机体内主要的生理性屏障有血-脑屏障（blood-brain barrier，BBB）、胎盘屏障（blood-placental barrier）和视网膜屏障（blood-retinal barrier）等。

图2-3　血流灌注限制模型（a）和膜扩散速率限制模型（b）示意图
Q，血流速率；c_a，动脉血中药物浓度；c_v，静脉血中药物浓度

3. 药物与血浆蛋白结合　药物进入血液后，通常与血浆中蛋白质（简称血浆蛋白）结合，只有游离的药物才能透过生物膜进入到相应组织或靶器官，产生效应、毒性或代谢与排泄，因此结合型药物起着类似药库作用。在组织中，药物往往也与组织蛋白发生结合，也起到药库作用。

血浆蛋白是体内药物有效转运载体，许多难溶于水的药物，与血浆蛋白结合后，在血液中被运输，结合型与游离型药物快速达到动态平衡。酸性药物常与白蛋白结合，而碱性药物与 α_1-糖蛋白结合，这

种结合多数是可逆的，只有极少数的药物结合是共价的。常用血浆中结合型药物与总药物浓度比值(即血浆蛋白结合率)表示血浆蛋白结合力大小，其比值在 0 与 1 之间，比值大于 0.9，表示高血浆蛋白结合，小于 0.2 表示低血浆蛋白结合。在一定药物浓度范围内，药物血浆蛋白结合率是常数，即线性结合，但过高的药物浓度，则出现非线性结合，此时，血浆游离药物浓度随血浆药物浓度增加而剧增。

药物与血浆蛋白结合选择性差，一些理化性质相近的药物间可竞争性结合。如磺胺等有机阴离子药物可置换胆红素，导致更多胆红素进入脑内，增加其毒性。非甾体抗炎药物与华法林合用，增加华法林游离浓度，增加华法林的抗凝血作用和出血风险等。

4. 再分布　一般来说，药物的消除取决于代谢与排泄，但硫喷妥等脂溶性高的药物，快速进入脂肪组织，导致血药浓度与效应部位浓度快速降低。

(二)药物在生理屏障上转运

机体内主要生理性屏障有 BBB、胎盘屏障和视网膜屏障等，在此，仅介绍 BBB 和胎盘屏障。

1. 在 BBB 上转运　广义的 BBB 指血-脑和血-脑脊液构成的屏障。而本文主要讨论的是由脑微血管内皮细胞构成的血-脑屏障。与其他组织不同，脑微血管内皮细胞紧密联接，缺乏孔道和胞饮转运，限制一些极性大、电荷性高和大分子化合物透过 BBB 进入脑内。糖、氨基酸、胆碱和核苷酸等营养物质则通过相应转运体转运，而一些活性肽则通过被动扩散、受体介导转运、转运体转运和膜动转运等机制出入脑。脂溶性小分子药物主要通过被动转运入脑内，但脑微血管内皮细胞上表达的 P-gp、MRPs 和 BCRP 等外排转运体又促使一些已入脑的药物或毒物外排到血液，成为这些药物难以入脑的重要原因之一。在 BBB 上还存在多种药物代谢酶(如单胺氧化酶、儿茶酚胺-O-甲基转移酶和磺酰基转移酶等)，催化药物代谢。因此，BBB 不仅是一个简单的机械屏障，而且还是一个主动屏障。

2. 药物在胎盘屏障上转运　胎盘屏障是指母体与胎儿血液循环隔开的一种膜性结构，其功能是使胎儿尽可能少地接触母体的药物或毒物。人类胎盘属于绒毛膜受血型的，胎儿血与母体血之间仅有三层膜：合胞体滋养层、结缔组织和胎儿血管内皮组织。在合胞体滋养层膜上表达有 P-gp 和 BCRP 等外排转运体，构成胎盘屏障重要组成部分。人胎儿成长分两个主要的阶级：早期 2 个月的胚胎期和以后 7 个月的胎儿期。在妊娠早期的 3 个月，胎盘还没有完全形成，故无屏障可言。因此，在早期 3 个月药物是非常容易进入胎儿的。在胎儿期，胎盘在胎儿的营养供应和维持妊娠分泌功能调节方面起着十分重要的作用。胎盘中存在药物氧化、还原、水解和结合的代谢酶，可参与药物的代谢。也有一些药物在胎盘中代谢成毒性物质，胎盘也是药物或毒性作用的靶器官。

四、药物代谢

(一)药物代谢方式

药物通常以两种方式从体内消除，即以原型药物从尿和粪等途径排出体外或在肝药物代谢酶的作用下代谢，最终以代谢产物形式从尿和粪中排出体外。

药物代谢分为两个时相：Ⅰ相代谢(phase Ⅰ)和Ⅱ相代谢(phase Ⅱ)。Ⅰ相代谢包括氧化、还原或水解，属于暴露基团(如羟基、氨基等)反应。催化Ⅰ相代谢的酶主要是细胞色素 CYP450 酶系(cytochrome P450s，CYP450S)。其他一些非 CYP450 酶如单胺氧化酶(monoamine oxidases，MAOs)、黄素单加氧酶(flavin monooxygenases，FMOs)、黄嘌呤氧化酶(xanthine oxidase，XO)、醇/醛脱氢酶(alcohol/aldehyde dehydrogenases，ADHs/ALDHs)、醛氧化酶(aldehyde oxidases，AOs)和羧酸酯酶(carboxylesterases，CESs)等也参与肝药物代谢。

Ⅱ相反应为结合反应，包括葡萄糖醛酸结合、硫酸结合、谷胱甘肽结合、甲基化和乙酰化反应等。催化相应Ⅱ相反应酶分为微粒体和胞浆酶。Ⅱ相代谢酶主要包括葡萄糖醛酸转移酶(UDP-glucuronosyltransferases，UGTs)、磺酰基转移酶(sulfotransferases，SULTs)，谷胱甘肽-S-转移酶(glutathione S-trans-ferase，GST)、甲基转移酶(methyltransferases)和 N-乙酰基转移酶(N-acetyltransferases，NATs)等。UGTs属于微粒体酶，其他酶多属于胞浆酶。

肝脏是主要的药物代谢器官。肠黏膜上皮、肾和肺等组织也存在药物代谢酶，参与药物代谢，统称为肝外代谢。肠黏膜上皮细胞中药物代谢也是造成首过效应的主要原因之一。此外，肠道菌群参与某些药物代谢。

(二) 药物代谢后果

一般来说，药物经代谢后，代谢产物极性增加，活性降低。但也有例外，相对于母药，代谢产物活性有几种类型。

1. 代谢产物活性/毒性消失　多数药物属于这种情况。

2. 形成活性代谢产物　一些药物在体内代谢，代谢产物仍然有活性。与母药活性比较，存在下列情况：①代谢产物活性不及母药。如西地那非的 N-去甲基代谢物也具有活性，但其活性仅为原药的50%；②代谢产物活性与母药相当。如乙酰普鲁卡因胺抗心律失常活性与普鲁卡因胺相当；③代谢产物活性强于母药。如吗啡-6-葡萄糖醛酸苷镇痛活性强于吗啡。

3. 形成毒性产物　有一些药物在体内代谢形成毒性代谢产物或在代谢过程中形成活性中间产物。如磺胺噻唑乙酰化产物溶解度降低，导致结晶性肾损害。多芳烃类化合物等在代谢过程中，形成高度亲电子活性的中间产物，与 DNA 等大分子物质结合，造成一系列化学损伤，导致基因突变、致癌和致畸等。

4. 前药　一些药物本身没有活性，只有在体内代谢后，才显示活性。如环磷酰胺氧化成具有抗肿瘤活性的4-酮环磷酰胺，左旋多巴在脑内代谢成多巴胺发挥抗帕金森病作用，氯吡格雷在体内代谢形成具有抗血小板聚集活性代谢物等。

(三) 药物代谢酶

肝脏是药物的主要代谢器官，富含催化药物代谢酶系。参与药物代谢酶主要是 CYP450 酶和 UGTs。

1. CYP450 酶　CYP450 酶是主要肝 I 药物代谢酶，存在于肝细胞滑面内质网中。在 250mmol/L 蔗糖等溶液中经匀浆后，经 9000×g 离心，其上清液进一步经 105000×g 离心，获得内质网膜囊泡即微粒体(microsomes)。CYP450 酶和 UGTs 主要存在肝微粒体中，故肝药物代谢酶往往又称肝微粒体酶。CYP450S 属于血红素蛋白类，以含铁原卟啉IX作为辅基，其还原型与 CO 结合在 450nm 处存在最大吸收峰，故称为 CYP450S。CYP450 酶系由血红素蛋白(CYP450)、NADPH-细胞色素 C 还原酶和磷脂三部分组成。

CYP450 酶主要表达在肝脏，其他组织如肠、脑和肾等组织也有 CYP450S 表达。CYP450 具有以下特性。

(1) 单加氧酶活性　CYP450 为单加氧酶，通过 NADPH-CYP450 还原酶，由 NADPH 提供的电子激活分子氧，并将一个氧原子插入底物中，另一个氧原子还原为水(图2-4)。

(2) 多功能酶系　CYP450 酶是一个多功能的酶系，可以催化 60 种以上的代谢反应，它可催化氧化和还原等反应。CYP450 酶可以催化一种底物产生几种代谢物。如 CYP3A4 同时催化阿托伐他汀邻位和对位羟化代谢。

(3) 特异性不强　CYP450 酶对底物的结构特异性不强，每一种 CYP450 酶都有广泛的底物。如CYP3A4 可催化从小分子(如乙烯，分子量28)到大分子(如环孢素 A，分子量1201)的代谢。如 CYP3A4可催化睾酮6-β羟基化代谢和红霉素去甲基化代谢。

(4) 多型性　CYP450S 是一个超级大家族，每种哺乳动物至少有 30 种以上的 CYP450 酶，即

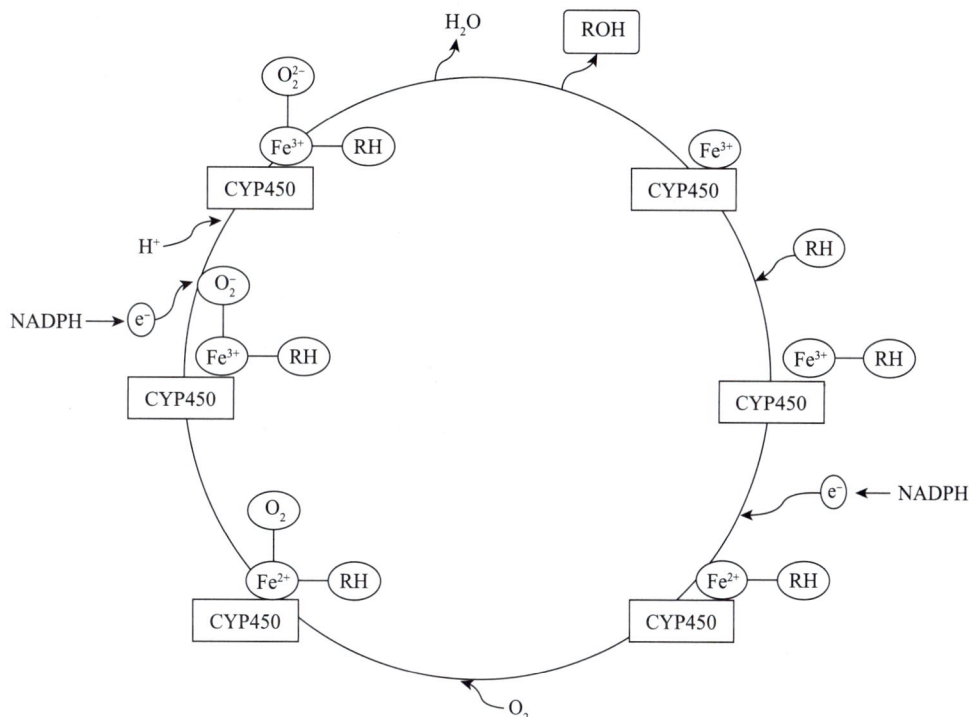

图 2-4 CYP450 酶催化的药物代谢过程

CYP450 酶系是由多种 CYP450 亚型所组成的一个庞大家族。在人肝微粒体中参与药物代谢的主要 CYP450 亚型包括 CYP1A2、CYP2A6、CYP2B6、CYP2E1、CYP2D6、CYP2J2、CYP2C8、CYP2C9、CYP2C19、CYP3A4 和 CYP3A5 等。肝脏中 CYP450S 表达存在较大差异，CYP3A4 表达最高，其次是 CYP2E1 和 CYP2C9 等。

（5）存在种属、性别和年龄差异　CYP450 酶存在有明显的种属、性别和年龄的差异。其中以种属差异表现最为明显，不同种属的 CP450 同工酶的组成不同，因此药物在不同种属的动物和人体内的代谢途径和代谢产物可能是不同的。年龄也影响肝 CYP450 表达。CYP3A7 是胎儿和新生儿肝脏主要 CYP3As，成人主要是 CYP3A4。CYP3A4 在胎儿肝中表达极低，新生儿在出生后几周内，肝 CYP3A7 表达快速降低，CYP3A4 快速增加，出生 6~12 个月，肝 CYP3A4 表达接近成人 50%。此外，老年人肝 CYP3A 活性往往低于年青人。

（6）多态性　CYP450 酶具有多态性（polymorphisms），由于遗传原因，导致某 CYP450 酶活性存在较大个体差异，可将个体按代谢速度快慢分为强（或快）代谢型（extensive metabolizer，EMs）和弱（或慢）代谢型（poor metabolizers，PMs）或分为超快代谢型（ultrarapid metabolizers，UMs）、EMs、中代谢型（intermediate metabolizers，IMs）和 PMs。已证明具有临床意义的代谢多态性酶包括 CYP2B6，CYP2C8，CYP2C9、CYP2C19 和 CYP2D6 等，其中以 CYP2D6，CYP2B6 和 CYP2C19 的多态性最为典型。如 CYP2C19 介导的 S-美芬妥因羟化代谢就表现出典型代谢多态性，PMs 的 S-美芬妥因血药浓度显著高于 EMs 者。

（7）可诱导性和抑制性

①药酶诱导与诱导剂　利福平因药物代谢酶的诱导，加速诸如咪达唑仑和维拉帕米等 CYP3A4 底物药物代谢，使这些药物口服后血药浓度-时间曲线下面积（area under the curve，AUC）降低到对照的 10% 以下，导致治疗失败，这种现象称为药酶诱导，其药物称为药酶诱导剂。一些药物（如苯巴比妥和卡马西平等），一些溶媒（如乙醇和丙酮）、植物药（如圣约翰草）和多环芳香烃类等也能诱导某些药物代谢

酶。不同诱导剂对不同酶诱导作用是不同的，且这种诱导是可以恢复的，停药一段时间后，药酶活性可恢复到正常水平。

②药酶抑制与抑制剂　氯霉素、大环内酯类抗生素、康唑类抗真菌药物和 HIV 蛋白酶抑制剂等药物可以抑制某些 CYP450 酶，使其他药物代谢减慢，药物作用和毒性增加，这种现象称为药酶抑制，其药物称为药酶抑制剂。如辛伐他汀等他汀类药物所致的横纹肌溶解是危及生命的不良反应，当辛伐他汀等他汀类药物与 CYP3A 抑制剂环孢素 A 和克拉霉素等药物合用后，由于代谢抑制作用，导致其横纹肌溶解风险显著增加。一些抑制剂的抑制作用是可逆的，其抑制强度与其浓度成正相关，停药后，药酶抑制作用随之消失。但有些抑制剂可以使药酶永久性失活，需要新酶产生才能恢复活性，表现在对酶抑制强度随给药时间延长而加强，且血浆中抑制剂消失后一段时间内，仍然表现对药酶抑制作用。如大环内酯类抗生素、维拉帕米和伊诺沙星等属于这种类型药酶抑制剂，这种抑制作用称之为时间依赖性抑制（time-dependent inhibition）或机制性抑制（mechanism-based inhibition）。

2. UGTs 酶　UGTs 属于微粒体酶，在人体中已鉴定出 22 个 UGTs 基因，分为 UGT1，UGT2，UGT3 和 UGT4 四个家族。参与药物代谢的 UGTs 主要是 UGT1 家族和 UGT2 家族。UGT1 和 UGT2 用 UDP-葡萄糖醛酸作为糖供体，催化形成药物-葡萄糖醛酸苷后，随尿或胆汁排泄。UGT1 和 UGT2 主要表达在肝脏、肾脏和肠壁中。肝脏表达的 UGTs 主要是 UGT2B4、依次 UGT1A1、UGT2B7、UGT1A4、UGT1A10、UGT2B15、UGT1A9、UGT1A6、UGT1A3、UGT2B17、UGT1A8 和 UGT2A3，其中 UGT1A1、UGT1A9 和 UGT2B7 是最重要的 UGTs，催化代谢的药物数目最多。

五、药物排泄及临床意义

一些药物和代谢物可以通过肾、胆汁和肠等途径排泄而消除。

（一）肾排泄

肾脏是药物和代谢物主要排泄器官，肾脏药物和代谢物排泄包括肾小球滤过（glomerular filtration）、肾小管主动分泌（active secretion）和肾小管重吸收（reabsorption）三个环节。

1. 肾小球滤过　多数药物以膜孔扩散方式经肾小球滤过。只有游离药物才能滤过，滤液中药物浓度等于血浆中游离药物浓度。正常人肾小球滤过率（glomerular filtration rate，GFR）约为 125ml/min，若药物仅从肾小球滤过，既无重吸收，又无肾小管分泌，则游离药物肾清除率等于 GFR。如游离药物肾清除率大于 GFR，提示存在肾小管主动分泌。

2. 肾小管的主动分泌　在肾小管上皮细胞中表达有 OAT1/3、OCT2、P-gp、BCRP 和 MATE1/2-K 等药物转运体，协同介导 β-内酰胺类抗生素、核苷类抗病毒药物、尿酸和二甲双胍等药物肾小管主动分泌。药物间往往竞争同一药物转运体而发生相互作用，影响药物疗效和毒性。典型案例是 OAT1/3 抑制剂丙磺舒与青霉素合用，通过抑制 OAT1/3 介导青霉素肾小管分泌，延长青霉素疗效。

3. 肾小管重吸收　有些药物到达肾小管液后，可被肾小管重吸收。药物肾小管重吸收涉及主动过程和被动过程。

（1）主动重吸收　主要发生在近曲小管，主要为营养成分如糖、氨基酸、维生素和电解质。一些药物如头孢类抗生素重吸收也是转运体介导的。

（2）被动重吸收　大多药物重吸收是被动扩散的，其吸收程度取决于药物的脂溶性和解离度。碱化尿液和酸化尿液均会影响药物的重吸收。如人口服对甲基苯丙胺，正常情况下，16 小时有 16% 的药物从尿中排出，若加服碳酸氢钠碱化尿液，则尿排泄分数降到 1%~2%；相反，加服氯化铵，则尿排分数增加到 70%~80%。

（二）胆汁排泄

1. 胆汁排泄 胆汁排泄是药物另一个重要的排泄系统。在肝细胞间隙贯穿许多毛细胆管，最后汇集成胆总管入胆囊。由于胆汁分泌是连续的，胆囊实际上是胆汁的储存库。大鼠无胆囊，肝脏中分泌的胆汁直接进入十二指肠。胆汁排泄是母药的次要排泄途径和代谢产物主要排泄途径。胆汁排泄往往是主动过程，在肝细胞胆管侧膜上存在 P-gp、MRP2 和 BCRP 等外排转运体，介导药物和代谢物胆汁排泄。

高胆汁排泄药物有下列特点：①胆汁排泄是主动分泌的；②有较大的极性；③较大的分子量，存在分子量阈值；④胆汁排泄存在种属差异。一般来说，药物在小鼠、大鼠、犬中排泄能力强，而在兔、豚鼠、猴和人中排泄能力弱。其分子量阈值也存在种属差异。如有机阴离子化合物在大鼠，人和犬胆汁排泄分子量阈值分别为 400Da、475Da 和 394Da。

2. 肝肠循环 某些药物，尤其是胆汁排泄分数高的药物，经胆汁排泄至十二指肠后，被重吸收，称为肝肠循环（enterohepatic cycle）。一些药物的 II 相代谢物经胆汁排泄进入肠腔后，在肠腔内酶作用下，水解释放出原型药物，再次吸收形成肝肠循环。由于胆囊排空是间断的，药物再次吸收，导致血药浓度双峰或多峰现象。肝肠循环存在，导致一些药物体内停留时间延长。

（三）粪排泄

对于口服药物而言，粪便中药物主要来源于未吸收部分、胆汁排入肠以及药物自肠排泄。对于其他途径给药则主要胆汁排泄和肠排泄。肠道也是许多药物及其代谢产物的主要排泄途径之一。肠黏膜上皮细胞表达的 P-gp、BCRP 和 MRP2 等外排转运体，参与这些药物肠道排泄。药物自肠道排泄，在解毒方面起着十分重要的作用。应用不被吸收或消化的物质，在肠道中吸附药物，加速药物排出体外。

（四）其他途径

药物可进入唾液和泪液等，这些途径排泄量往往是有限的，多数是被动扩散，为 pH 依赖性的。药物也可进入乳液中，因乳液 pH 呈酸性，碱性药物易进入乳中。某些非电解质化合物如乙醇和尿素可快速进入乳汁中，乳汁中药物浓度与血浆药物浓度相当。

（五）药物排泄的临床意义

药物排泄速度的快慢可直接影响药物的作用强度和持续时间。根据药物的排泄特点，可以指导临床用药，如链霉素在尿中浓度是血浆中的 25~100 倍，可以用于尿路感染，同时提示该药存在肾毒性。红霉素在胆汁中浓度高，可以用于胆管系统感染。一些药物如吗啡、丙硫氧嘧啶等可以经过乳汁排泄，乳汁中浓度高，进而影响乳婴。此外一些药物可以改变排泄物的颜色（表 2-1），如利福平使尿液变红，应特别提醒病人，以免造成恐慌。

表 2-1 可能引起排泄物颜色改变的药物

药物	排泄物及颜色
利福霉素类	不同程度的红色尿液、汗液、痰液和泪液
硝基咪唑类	红色或红棕色尿
羟钴胺素	红色皮肤，尿液和黏膜
蒽环类抗肿瘤药	红色尿
亚胺培南西司他丁	粉红色尿
柳氮磺吡啶	橘红色尿液、汗水或泪液
非那吡啶	橙红色尿
依帕司他	褐红色
酚酞片	品红或橘红色尿

续表

药物	排泄物及颜色
苯妥英钠	粉红色尿
中药大黄、番泻叶	粉红～紫红色尿
氯喹、伯氨喹、呋喃妥英	棕色或锈黄～棕色尿
荧光素钠	黄色皮肤、亮黄色尿
阿米替林、丙泊酚、亚甲蓝	变蓝色或绿色尿
氨苯蝶啶	淡蓝色荧光尿
高价铁制剂	黑色尿
左旋多巴、甲基多巴、奎宁及其衍生物	放置后，出现暗棕色至黑色液
华法林	橙色尿
酚噻嗪类	粉红、红色、红棕色
华法林	橙色
维生素 B_2	深黄色
呋喃妥因	锈黄色或棕色
呋喃唑酮	棕色或橙棕色

第二节　房室模型

一、血药浓度–时间曲线

药物在体内药量是随时间变化的，通常用血浆药物浓度来综合反映药物在体内量变化。在给药后，获得血药浓度–时间数据，用时间对血药浓度作图，得到血药浓度–时间曲线（drug concentration–time curve）。血管外途径给药的血药浓度时间曲线（图 2–5），根据其血药浓度与药效变化，一般可分为潜伏期（latent period）、持续期（persistent period）和残留期（residual time）。潜伏期指给药开始至出现疗效的时间，主要反映药物吸收与分布，与药物的消除也存在一定关系。持续期指维持在有效浓度以上的持续时间，长短取决于药物的吸收与消除速度。其间，血药浓度有一峰值，称之为峰浓度（maximum concentration，c_{max}），达到峰值所需要的时间，即为峰时间（time to reach c_{max}，t_{max}）。峰时间长短与药物吸收和消除速度有关。残留期是指血药浓度低于有效浓度至药物从体内完全消除的时间。残留期长短与药物的消除速度有关。此期药物浓度虽然不高，多次用药可以导致蓄积中毒。

图 2–5　血管外给药途径的血药浓度时间曲线

二、房室模型

在药代动力学研究中，常用房室模型（compartmental model）来描述体内药物变化规律。房室模型是将机体看作一个系统，系统内部按照动力学特点分成若干个房室。房室是一个抽象的概念，并不代表某个具体的解剖上的组织器官。它将药物转运速率相近的组织器官归纳为一个房室。常见的房室模型有一房室模型和二房室模型。

1. 一房室模型　一房室模型，又称单室模型（one compartmental model），为最简单的药代动力学模型。对于静脉注射给药，假定药物快速分布到全身的体液与组织中，血浆中药物浓度与组织中药物浓度快速达到动态平衡，并按一级动力学过程从体内消除（图2-6）。血浆中药物浓度变化可反映组织中的药物浓度变化，但组织中药物浓度并不一定等于血浆中药物浓度。

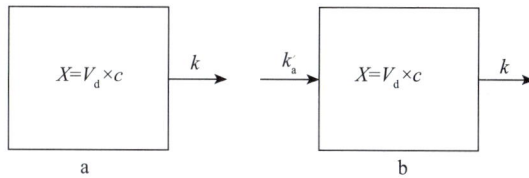

图2-6　一房室模型示意图

a，静脉注射给药；b，血管外途径给药

k_a、k、V_d和c分别为药物吸收速率常数、消除速率常数、表观分布容积和血药浓度

（1）静脉注射给药　静脉注射给药不存在吸收过程，静脉注射 D 剂量后，其血药浓度（c）-时间（t）曲线为单指数函数，即：

$$c = \frac{D}{V_d}e^{-kt} = c_0 e^{-kt} \tag{2-6}$$

式中，c_0、V_d和k分别为初始血药浓度（$t=0$）、表观分容积（apparent volume of distribution）和消除速率常数（constant of elimination rate）。

将2-6式两边取对数，得到，

$$\ln(c) = \ln(c_0) - kt \tag{2-7}$$

即$\ln(c)$与t呈线性关系，斜率为k，截距为$\ln(c_0)$。药物表观分布容积V_d为

$$V_d = \frac{D}{c_0} \tag{2-8}$$

定义血药浓度下降一半所需要时间为半衰期（half-life，$t_{1/2}$），即：

$$c = c_0/2 = c_0 e^{-kt_{1/2}} \tag{2-9}$$

2-9式改写得到，

$$t_{1/2} = 0.693/k \tag{2-10}$$

血药浓度-时间曲线下面积（area under the curve，AUC）定义为：

$$\text{AUC} = \int_0^\infty c_0 e^{-kt}\mathrm{d}t = \frac{c_0}{k} = \frac{D}{kV_d} \tag{2-11}$$

（2）血管外途径给药　血管外途径给药，存在吸收过程。给 D 剂量药物后，血药浓度-时间曲线方程为

$$c = \frac{FD}{V_d(k-k_a)}(e^{-kt} - e^{k_a t}) \tag{2-12}$$

式中，k_a和F分别为药物吸收速率常数（constant of absorption rate）和生物利用度（bioavailability）。

其 AUC 为

$$\text{AUC} = \int_0^\infty \frac{FD}{V_d(k-k_a)}(e^{-kt}-e^{k_a t}) = \frac{FD}{kV_d} \qquad (2-13)$$

图 2 - 7 给出一房室模型特征药物静脉注射和血管外给药的血药浓度-时间曲线。

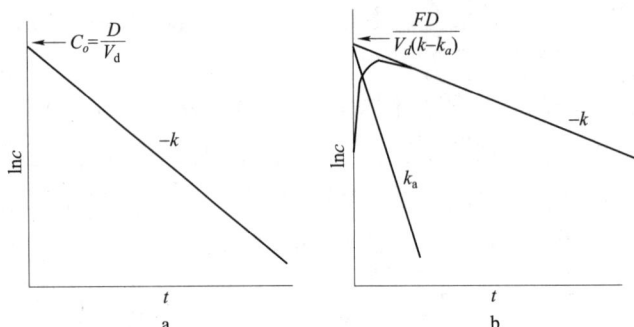

图 2 -7　单室模型特征药物静脉给药(a) 和血管外途径(b)给药的血药浓度-时间曲线

(3) 静脉滴注　临床上有些药物需要静脉滴注给药。假定静脉滴注给药速率为 k_0。
静脉滴注过程中

$$c = \frac{k_0}{V_d k}(1-e^{-kt}) \qquad (2-14)$$

即随给药时间延长，血药浓度逐渐增加，当时间 t 趋于无穷大时，血药浓度趋定值，即血药浓度不再随给药而增加(图 2 -8a)，该浓度称之为稳态浓度(steady - state concentration，c_{ss})，即：

$$c_{ss} = \frac{k_0}{V_d k} \qquad (2-15)$$

2 -14 式也可改写为：

$$c = c_{ss}(1-e^{-kt}) \qquad (2-16)$$

定义任意时间血药浓度与稳态浓度比为 f_{ss}(即：$f_{ss}=c/c_{ss}$)。计算 f_{ss} 所需要的时间长短。假定该时间相当于 $n \times t_{1/2}$，代入 2 -14 式，改写得到：

$$n = \frac{\ln(1-f_{ss})}{0.693} \qquad (2-17)$$

静脉滴注给药存在下列特征。

①按恒速滴注给药，血药浓度随时间递增，当时间趋无穷大时，血药浓度趋定值，即稳态。

②达到稳态的 f_{ss} 所需要时间长短取决于半衰期，而与滴注速率无关。当滴注时间 $t = 3.32 \times t_{1/2}$ 时，$c = 90\% \times c_{ss}$；当 $t = 6.64 \times t_{1/2}$ 时，$c = 99\% \times c_{ss}$。

③已知期望血药浓度 c_{ss}，可以确定静脉滴注速率 k_0。

$$k_0 = kV_d c_{ss} \qquad (2-18)$$

对于半衰期长的药物，需要很长时间才能达到稳态，此时，可以采用先给与负荷剂量(X_0^*)，随即再静脉滴注。

即：

$$c = c_{ss}(1-e^{-kt}) + \frac{X_0^*}{V_d}e^{-kt} = \frac{k_0}{V_d k} + \left(\frac{X_0^*}{V_d} - c_{ss}\right)e^{-kt} \qquad (2-19)$$

可见 2 -18 式可见，如设定负荷剂量 X_0^*

$$X_0^* = c_{ss}V_d \qquad (2-20)$$

可即刻达到稳态(图2-8b)。

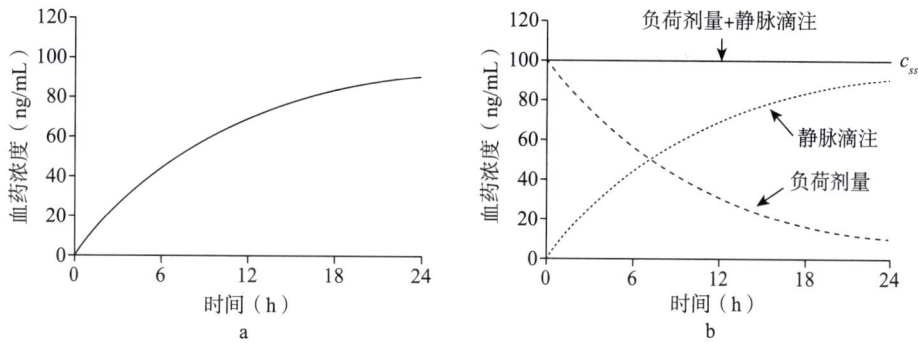

图2-8 静脉滴注(a)和负荷剂量+静脉滴注(b)过程中血药浓度-时间曲线

假定 $k = 0.1\text{h}^{-1}$，$V_d = 100\text{L}$ 和 $c_{ss} = 100\text{ng/ml}$

临床上有时往往采用短暂的静脉滴注给药，假定滴注时间为 T。

$$c = \frac{k_0}{V_d k}(1 - e^{-kt}) \qquad t \leqslant T \tag{2-21}$$

$$c = \frac{k_0}{V_d k}(1 - e^{-kT})e^{-k(t-T)} \quad t > T \tag{2-22}$$

2. 二房室模型 实际上药物在所有组织中浓度快速达到动态平衡是困难的，药物在不同组织中的分布速率存在差异。一些血流丰富组织如肝、肾等药物的分布快，能够快速与血液动态平衡，而另一些血流贫乏的组织如脂肪和皮肤等药物分布慢，与血液达到平衡的速度慢。根据药物在组织中的转运速度不同，分为中央室和外周室(图2-9)。

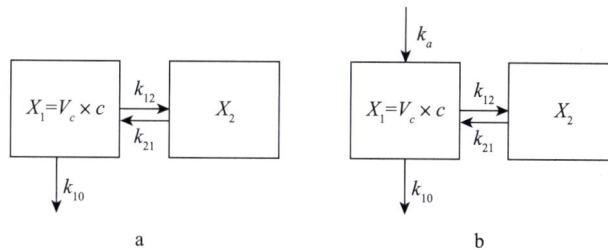

图2-9 二房室模型示意图

a. 静脉注射给药；b. 血管外途径给药

图2-9中，k_{12} 和 k_{21} 分别代表药物从中央室1向外周室2以及从外周室2向中央室1转运速率常数；k_{10} 表示中央室的消除速率常数；k_a 为药物的吸收速率常数。

静脉给 D 剂量的药物后，血浆中药物浓度-时间曲线为二项数函数，即：

$$c = A e^{-t} + B e^{-t} \tag{2-23}$$

式中，A 和 B 为指数项系数，α 和 β 分别为分布速率常数和消除速率常数，其中央室的表观分布容积 V_c，其中

$$V_c = \frac{D}{A + B} \tag{2-24}$$

$$\alpha + \beta = k_{10} + k_{21} + k_{12} \tag{2-25}$$

$$\alpha\beta = k_{10} \times k_{21} \tag{2-26}$$

式中，k_{12} 和 k_{21} 分别为药物由中央室向外周室和由外周室向中央室的转运速率常数，k_{10} 自中央室消除速

率常数。

图 2 - 10 给出了按二房室处置药物，静脉注射给药后的血药浓度–时间曲线。可见静脉给药后血药浓度首先快速下降，称之为药物分布相，在此相，药物以分布为主，其分布半衰期 $t_{1/2\alpha} = 0.693/\alpha$。然后血药浓度变化缓慢，主要反映药物的消除，称之为消除相，其消除半衰期 $t_{1/2\beta} = 0.693/\beta$。

图 2 - 10　二房室模型药物静脉给药后血药浓度–时间曲线

a. 常量坐标；b. 半对数坐标

第三节　药物消除动力学类型

根据药物的消除速度与药量（浓度）关系，药物的消除动力学存在两种类型，即：线性消除动力学和非线性消除动力学。

一、一级动力学过程与零级动力学过程

药物变化速率（dX/dt）与药物量（X）间关系可用 2 - 27 式表示，即：

$$\frac{dX}{dt} = -kX^n \qquad (2-27)$$

式中，k 为速率常数，负号表示反应朝着药物减少方向进行，n 表示反应级数。

如 $n = 1$，则 2 - 27 式可改写为

$$\frac{dX}{dt} = -kX \qquad (2-28)$$

即药物变化速率与药物量成正比，此类反应称为一级反应或线性动力学。

如 $n = 0$，则 2 - 27 式可改写为

$$\frac{dx}{dt} = -k \qquad (2-29)$$

此时，药物变化速率不受药物量影响而恒定，称为零级反应或零级动力学。

二、线性消除动力学

1. 线性消除动力学　线性消除是药物的主要消除类型，药物消除速度与药量或浓度成正比，即药物按恒定比例消除。对于单室处置的药物而言，静脉注射剂量为 D_0 的药物，体内药量按一级消除，药量变化率与当时体内药量成正比，比例常数为 k，即：

$$\frac{dX}{dt} = -kX \qquad (2-30)$$

$$X = D_0 e^{-kt} \qquad (2-31)$$

换算成浓度$(c = D/V_d)$

$$c = \frac{D_0}{V_d}e^{-kt} \tag{2-32}$$

符合消除线性消除(一级速率过程)特征的药物,存在下列特点。

(1)药物转运或消除速率与体内药量或浓度一次方成正比。

(2)对于一房室模型处置的药物,静脉注射给药后,血药浓度-时间曲线为单指数曲线,$\ln(c)$-t关系为直线,斜率为k。

(3)药物的半衰期恒定,与剂量无关。

(4)AUC与给药剂量成正比。

(5)体内药物消除分数取决于半衰期,经过$3.32 \times t_{1/2}$后,约有90%药物从体内消除,经$6.64 \times t_{1/2}$约有99%药物从体内消除,药物基本消除完全。

(6)多剂量给药,约经5个半衰期,血药浓度达稳态。

三、非线性消除动力学

由于药物在体内代谢是酶介导的,转运往往也有转运体参与,因此药物消除和转运可用米-曼(Michaelis – Menten)方程表征,即:

$$\frac{\mathrm{d}c}{\mathrm{d}t} = -\frac{V_{\max}c}{K_m + c} \tag{2-33}$$

式中,$V_{\max}$和K_m分别为最大消除速度和米氏常数。

如$K_m \gg c$,则2-33式可改写为

$$\frac{\mathrm{d}c}{\mathrm{d}t} \approx -\frac{V_{\max}c}{K_m} \tag{2-34}$$

即表现为线性消除动力学特征。

相反,如$K_m \ll c$,则2-33式可改写为

$$\frac{\mathrm{d}c}{\mathrm{d}t} \approx -V_{\max} \tag{2-35}$$

即药物消除速度为恒定值,与药物浓度无关,表现为零级消除动力学特征。

由2-33式得到药物浓度与时间关系方程为:

$$V_{\max}(t - t_0) = (c_0 - c) + K_m\ln\left(\frac{c_0}{c}\right) \tag{2-36}$$

式中,c_0为时间为t_0时浓度。

按半衰期定义,$c = c_0/2$,$t_{1/2} = t - t_0$,由2-36式得到

$$t_{1/2} = \frac{c_0 + 1.4\,K_m}{2\,V_{\max}} \tag{2-37}$$

可见,不同于线性消除动力学,非线性消除动力学药物的$t_{1/2}$不再是常数,而是与当时体内药物浓度有关。

其AUC为

$$\mathrm{AUC} = \frac{c_0}{V_{\max}}\left(K_m + \frac{c_0}{2}\right) \tag{2-38}$$

可见,按非线性消除特征的药物具有以下特点。

(1)高浓度时为零级消除,中间浓度为混合级消除,低浓度近似的一级消除。

（2）$t_{1/2}$ 不再是常数，而具有剂量（浓度）依赖性。

（3）血药浓度-时间曲线不是简单的指数曲线。

（4）AUC 与剂量不成比例。

（5）往往这类药物的个体差异大，且容易发生药物相互作用。

图 2-11 比较了线性消除与非线性消除动力学的血药浓度-时间曲线及其 AUC 与剂量关系。

图 2-11　线性消除与非线性消除动力学特征比较

（a）血药浓度-时间曲线；（b）AUC 与剂量关系

典型非线性消除的药物如乙醇，当血浆中乙醇浓度高于 0.05mg/ml 时，按零级消除，血药浓度-时间曲线为直线。当浓度低于 0.05mg/ml 时，则转为一级消除。其他如苯妥英钠和茶碱等也表现非线性消除特征。除非线性代谢外，药物转运和血浆蛋白结合也会存在非线性特征。

第四节　重要药代动力学参数

一、消除半衰期

药物消除半衰期（或血浆半衰期）指血浆药物浓度下降一半所需要的时间。对于线性动力学而言，$t_{1/2}$ 为常数，仅与药物的消除速率常数有关，而与药物的剂量和浓度无关。它反映药物在体内的代谢快慢和体内蓄积情况。如单次给药后，经过 3.32 个 $t_{1/2}$，约有 90% 药物从体内消除，经过 6.64 个 $t_{1/2}$，约有 99% 的药物从体内消除。因此 $t_{1/2}$ 是临床上确定给药间隔长短的重要参数。

二、消除率

清除率（clearance，CL）是指单位时间内多少体积血浆中药物从体内被清除，即：

$$CL = \frac{dX}{dt} / c \qquad (2-39)$$

对于静脉注射，

$$CL = kV = D/AUC \qquad (2-40)$$

血管外途径给药

$$CL = FD/AUC \qquad (2-41)$$

总清除率（CL）应该为各器官清除率（CL_i）的总和，

$$CL = \sum CL_i \qquad (2-42)$$

一般情况下，器官清除率主要指肝清除率（CL_L）和肾清除率（CL_R），即：

$$CL = CL_L + CL_R \qquad (2-43)$$

三、表观分布容积

表观分布容积 V_d 定义为体内药量与血浆中药物浓度比值。尽管 V_d 并不代表真正的生理体积，但可以反映药物在体内分布和组织结合情况。如磺胺和非甾体抗炎药等或脂溶性小或与血浆蛋白结合率高，不容易进入组织中，主要分布在血浆，其 V_d 约 0.15~0.30L/kg。而苯丙胺等药物容易被组织摄取，血浆药物浓度低，V_d 超过体液总量（0.6L/kg）。也有一些药物如地高辛的 V_d 约为 10L/kg，氯喹的 V_d 大于 100L/kg，说明这类药物在体内存在特异性分布。临床上就是利用这些特性测定体液体积的。如偶氮蓝主要分布于血浆，其 V_d 反映血浆体积，而安替比林全身分布，则其 V_d 可以反映机体总体液体积。

V_d 也是确定临床给药剂量的重要参数。V_d、$t_{1/2}$ 和 CL 三者关系为，

$$CL = V_d \times 0.693/t_{1/2} \qquad (2-44)$$

四、峰时间和峰浓度

c_{max} 和 t_{max} 的大小与药物吸收速率和药物制剂性质有关，常被用于制剂吸收速率的质量评价。c_{max} 往往与药物的毒性密切相关。在实际工作中，药物的 c_{max} 和 t_{max} 常从实验数据直接读取。

五、生物利用度

生物利用度是评价血管外途径给药的药物吸收速度和程度的重要参数。常用 AUC 综合反映药物吸收、分布、消除和代谢情况。生物利用度分为绝对生物利用度（absolute bioavailability）和相对生物利用度（relative bioavailability）。

1. 绝对生物利用度 绝对生物利用度是指药物进入血液循环药量/给药剂量比。其测定方法是在同一受试者中获得静脉给药和血管外途径给药的 AUC。假定两种给药途径药物的消除和分布性质不变，以静脉给药为 100%，两种给药途径的 AUC 比，即为绝对生物利用度 F，即：

$$F = \frac{AUC_{exe}D_{iv}}{AUC_{iv}D_{exe}}100\% \qquad (2-45)$$

式中，D 为剂量，下标 iv 和 exe 分别代表静脉给药和血管外途径给药。

2. 相对生物利用度 相对生物利用度是指受试制剂与参比制剂的吸收程度比较。其测定方法是在同一受试者中获得受试制剂和参比制剂 AUC，受试制剂与参比制剂 AUC 比值即为相对生物利用度。

$$F = \frac{AUC_T D_R}{AUC_R D_T}100\% \qquad (2-46)$$

式中，下标 T 和 R 分别表示受试制剂和参比制剂。

六、稳态血药浓度

临床上有些药物如镇痛药物、催眠药等一次给药即可达到临床目的，这类药物通常采用单剂量给药。但在临床实践中，多数疾病治疗必须多次给药方能达到预期的临床效果。即按一定剂量 X_0（称为维持剂量）和一定时间间隔 τ 给药，随着给药次数增加，血药浓度逐渐增加，但递增速率逐渐减慢，直至达到稳态。此时，血药浓度不再随给药次数增加而增加，而是在一定范围内波动（图 2-12a）。

单室处置药物，多剂量静脉注射达稳态时，其血药浓度–时间曲线方程为

$$c_{ss} = \frac{X_0}{V_d(1 - e^{-k\tau})} e^{-kt} \qquad (2-47)$$

单室处置药物，多剂量血管外途径给药达稳态时，其血药浓度时间曲线方程为

$$c = \frac{FD}{V_d(k - k_a)} \left(\frac{e^{-kt}}{1 - e^{-k\tau}} - \frac{e^{-k_a t}}{1 - e^{-k_a \tau}} \right) \qquad (2-48)$$

图 2 - 12a 给出不同给药间隔（频次）对达稳态所需要的时间的影响。由图 2 - 11a 可见达到稳态所需要的时间与给药频率无关，仅取决于药物的半衰期。给药频率增加，仅能降低血药浓度的波动。

达稳态时，在一个给药间隔 (τ) 内的血药浓度–时间曲线下面积定义为稳态血药浓度曲线下面积（$AUC_{ss}^{0-\tau}$），即：

$$AUC_{ss}^{0-\tau} = \int_0^\infty \frac{X_0}{V_d(1 - e^{-k\tau})} e^{-kt} dt = X_0 / (V_d \times k) \qquad (2-49)$$

定义"坪"浓度（plateau concentration, c_{av}）为

$$c_{av} = AUC_{ss}^{0-\tau} / \tau \qquad (2-50)$$

已知药物的有效血药浓度 c_{av}、药物在病人中 V_d 和 k，在给定了给药间隔 τ 后，可以估算病人所需的维持剂量（X_0）。

$$X_0 = c_{av} V_d \qquad (2-51)$$

称稳态时血药浓度峰值称为稳态峰浓度（$c_{ss,max}$），称最低浓度为最小血药浓度或谷浓度（$c_{min,ss}$）。

七、临床剂量设计与负荷剂量

对于一些半衰期长的药物，要快速达到稳态浓度需要较长的时间，而临床上一些急重病人必须及时治疗，为了迅速达到稳态浓度，常采用负荷剂量（loading dose, X_0^*）法，即首先给予负荷剂量 X_0^*，然后给予维持剂量（X_0），这样既能保证血药浓度即刻达到稳态水平，又能使血药浓度维持在稳态水平。X_0^* 与 X_0 关系为，

$$X_0^* = \frac{X_0}{1 - e^{-k\tau}} \qquad (2-52)$$

如按等间隔 τ 给药，假定 $\tau = t_{1/2}$，由 2 - 52 式得到 $X_0^* = 2X_0$，即按 $t_{1/2}$ 间隔给药，首剂量加倍，一次给药就可以达到所需的到稳态血药浓度（图 2 - 12b）。

图 2 - 12 多剂量静脉注射给药过程中血药浓度变化

（a）等时间间隔（τ）多剂量给药时血药浓度变化；（b）按 $\tau = t_{1/2}$ 首剂量加倍给药血药浓度时间变化

假定 $t_{1/2} = 8h$，$V_d = 100L$ 和 $X_0 = 10mg$

思考题

答案解析

1. 房室模型划分的依据是什么？

2. 比较被动扩散、主动转运和易化扩散的特点。

3. 非线性消除动力学和线性消除动力学的特点分别是什么？

4. 某药物的消除半衰期为 12 小时，单次给药，经多久后约 90% 的药物从体内消除？

5. 某药在人体内处置符合一房室模型特征。该药的半衰期为 12 小时，表观分布容积为 50L。现有一危重病人，请设计给药方案，使病人血药浓度快速到达并维持在 100ng/ml 的期望浓度。

（刘晓东）

书网融合……

习题　　　　　微课　　　　　本章小结

第三章　药物效应动力学

📖 学习目标

1. 通过本章学习，掌握药物作用、药理效应，对因治疗、对症治疗，各种不良反应、量效关系、效价、效能、质反应、半数有效量、半数致死量、治疗指数、激动剂、部分激动剂、反向激动剂、倾向性激动剂、竞争性拮抗剂、非竞争性拮抗剂等主要药物效应动力学概念及其临床意义；熟悉药物作用的靶点，受体的特性，受体动力学及受体与药物的相互作用；了解受体的类型及细胞内信号转导。

2. 具备用所学药物效应动力学知识，为临床制定合理化用药方案服务，为研发新药提供理论知识。

3. 药学专业学生对提高我国药品安全水平，促进医药产业持续健康发展有不可推卸的责任与义务，通过本章学习，警醒同学们用药安全的重要性。

药物效应动力学(pharmacodynamics，PD)，简称药效学，是研究药物对机体的作用和作用机制，以及药物剂量(浓度)与药物效应之间关系的一门学科。主要是研究药物引起机体的生理、生化和病理性改变以及药物与其靶点结合，由此引起相应生理效应的改变规律和机制。药效学既是临床药物治疗的依据，也是药学的理论基础。

第一节　药物的基本作用

一、药物作用性质和方式

药物作用(drug action)是药物与机体生物大分子间相互作用所引起的初始作用，是动因。药理效应(pharmacological effect)是药物引起机体生理和生化功能的继发性改变，是机体反应的具体表现，是药物作用的结果。前者是其药物作用，后者为药理效应。由于二者含义相近，药物作用与效应通常是通用的，仅体现先后顺序。

药理效应是引起机体器官原有功能的改变。如原有功能增强称之为兴奋(excitation)，反之，原有的功能降低称之为抑制(inhibition)。在分析药理效应时，既要考虑药物对靶器官或靶部位的直接作用，也要考虑因机体整体效应而产生的反射性调节作用。如去甲肾上腺素的直接作用是收缩血管，引起血压升高，但却反射性地引起心率减慢。

药物作用的选择性(selectivity)是指机体各组织器官对药物的敏感性不同。多数药物吸收入血之后，仅对某一器官或组织发生明显的作用，而对另一些器官或组织作用不明显或不表现作用。如地高辛对心脏有高度选择性，而对其他组织的作用弱。引起药物作用的选择性的原因可能是：①药物在体内的分布不均；②组织器官的结构不同和靶点的分布不同；③组织生理生化功能差异等。特异性强和选择性高的药物临床应用针对性强，而作用广泛和特异性差的药物往往副作用较多。需要注意的是药物作用选择性是相对的，往往与剂量有关。如阿司匹林，小剂量具有抗血小板聚集作用，而高剂量则有解热镇痛作用。药物作用的选择性是药物分类依据，也是临床选用药物的理论基础。

根据药物作用部位分为局部作用和全身作用。局部作用指在用药部位发挥作用，如局部麻醉药物，通过作用于给药部位的神经末梢，阻断神经冲动传导，产生局麻作用。全身作用又称吸收作用，即药物吸收入血，随血液分布到靶器官后再发挥作用，多数药物属于这种类型。

二、药物的治疗作用

药物治疗作用（therapeutic effect）是指用药后引起符合用药目的的作用，有利于改善机体的生理、生化功能或病理过程，使患者的机体恢复正常。根据药物的治疗效果，分为对因治疗（etiological treatment）和对症治疗（symptomatic treatment）。

1. 对因治疗　指用药后，消除原发致病因子，彻底治愈疾病的治疗。如抗生素通常杀灭病原微生物，用于治疗一些感染性疾病。

2. 对症治疗　指用于改善临床症状的治疗。对症治疗，虽然不能消除病因，但可以改善病人生理生化功能，防止病情恶化。目前临床上的药物多数属于对症治疗。如抗高血压药物尽管不能根治，可以使过高血压降低到正常水平，防止病情恶化和并发症发生。

三、药物的不良反应

药物的治疗作用与不良反应是由药物本身固有的两重性所决定，在临床上应根据治疗目的，权衡利弊，合理选择药物。

凡是与药物治疗目的无关的，且给病人带来不适或痛苦的反应统称为不良反应（adverse effect）。多数药物的不良反应是药物固有作用的延伸。在一般情况下，药物的不良反应是可以预见的，但往往是不可避免的，少数较严重的不良反应甚至难以恢复。如扑热息痛引起的肝损伤，庆大霉素引起的听神经损伤等。根据药物不良反应的性质和程度，将不良反应包括以下七种类型。

1. 副作用（side effect）　指在治疗剂量下，出现与治疗目的无关的不适的反应。如阿托品用于解除病人胃肠痉挛时，可以引起口干和心悸等副作用。副作用的特点是在治疗剂量下产生，是可以预知的，且在一定条件下副作用与治疗作用可以互相转化。如在麻醉过程中利用阿托品抑制腺体分泌特性，防止分泌物阻塞呼吸道及其吸入性肺炎的发生，成为治疗作用，而抑制胃肠蠕动则成为副作用。药物的副作用往往是由药物作用选择性低和作用广泛引起的。

2. 毒性反应（toxic effect）　指在药物剂量过大或用药时间过长引起的危害性反应，多数比较严重。毒性反应一般是可知的，应尽量避免。药物剂量过大引起的毒性反应，往往即刻发生，称之为急性毒性（acute toxicity），多数损害循环、呼吸和神经系统等。因用药时间过长，药物体内蓄积而逐渐产生的反应，称为慢性毒性（chronic toxicity），往往伴随肝、肾、骨髓和内分泌系统等功能损害。药物引起的损伤有时是不可逆的，常伴随一些临床症状和体征，称之为药源性疾病（drug-induced disease），如药源性肝损伤（drug-induced hepatic injury）。一些药物也可能会有致癌（carcinogenesis）、致畸（murageniesis）和致突变（teratogenesis）等反应，称为药物的"三致作用"，属于特殊毒性反应范畴。在临床用药时，应合理使用药物剂量和疗程，最大限度地降低药物的毒性反应。

3. 变态反应（allergic effect）　指机体受到药物刺激所产生的异常免疫反应，引起机体生理功能障碍或损伤，又称过敏反应（hypersensitive effect）。如过敏性休克、药物性皮炎等，这类反应属于免疫反应范畴，常见于过敏性体质病人，这种反应往往与药物剂量无关。可能是由于药物或代谢物本身属于半抗原。尽管不可预见，但一些药物可以通过过敏性试验，预防该类反应的发生。

4. 后遗效应（residual effect）　指血药浓度降至有效浓度以下时残存的效应。例如苯巴比妥催眠次晨头晕、困倦。长期使用糖皮质激素后，引起肾上腺皮质萎缩，一旦停药，出现肾上腺皮质功能低下。

5. 继发效应（secondary effect） 指使用某种药物的不良后果。如长期使用广谱抗生素后，一些敏感菌被抑制，由于菌群间的相互抑制被削弱，导致一些不敏感菌的大量繁殖，出现继发感染。

6. 停药反应（withdrawal effect） 指长期使用某种药物后，突然停药引起原有症状的加重，又称反跳反应（rebound effect）。如长期使用普萘洛尔后，如突然停药，会出现血压急剧升高或心绞痛发作，甚至危及生命。

7. 特异质反应（idiosyncrasy effect） 某些药物可以使特定人群出现特异性不良反应。主要是由于先天遗传异常所致的对某些药物高敏性。如葡萄糖-6-磷酸脱氢酶患者，服用磺胺等具有氧化作用的药物时，往往出现溶血反应。

第二节 药物剂量与效应关系 ⓔ 微课

一、药物反应类型

根据药物反应性质，可将药物反应类型分为量反应（graded response）、时反应（time response）和质反应（quantal response）。

1. 量反应 指药物的作用强弱可以用具体数值表示，如血压的高低、心率的快慢及血糖变化等。

2. 时反应 指药物反应强弱可以用时间表示，如凝血时间，病人的生存时间等。时反应属于特殊量反应。

3. 质反应 指药物反应的发生用"是"与"否"，或"有"与"无"，或"阴"与"阳"表示。如在进行药物的急性毒性实验时，动物的"生"与"死"。在进行抗惊厥实验时，动物出现惊厥与不出现惊厥等。

二、量效关系

药物的剂量与效应关系（dose-effect relationship），又称量效关系。即在一定剂量或浓度范围内，药物效应随剂量或浓度改变而改变，即两者间存在关联性。可以用量效曲线（dose-effect curve）或浓度效应曲线（concentration-effect curve）来表征这种关系。

如果以药物效应为纵坐标，以药物剂量或浓度为横坐标，通常得到倒"乙"型曲线，如以浓度或剂量的对数为横坐标，该曲线转化成 S 型曲线（图 3-1）。对于质反应而言，以药物剂量对数对质反应发生率作图，也得到 S 型曲线。从图 3-1 可见在最大效应的 20%~80%，药物的效应（E）与剂量（D）的对数近似呈直线关系，即 $E = a + b(\log D)$，在此范围内，药物效应随剂量变化而灵敏地改变，其变化程度取决于斜率 b。

三、基本术语

1. 最小有效剂量（minimal effective dose） 指引起药物效应的最小剂量，又称阈剂量（threshold dose）。同样，最小有效浓度（minimal effective concentration）指引起药物效应的最小浓度，又称阈浓度（threshold concentration）。如药物的效应特指药物毒性，则称为最小中毒剂量或浓度（minimal toxic dose or concentration）。

2. 最大效应（maximal effect，E_{max}） 随着药物剂量的增加，药物效应增强，当效应增加到一定程度后，若继续增加剂量而效应不再增强，这一药理效应的极限称为最大效应，又称效能（efficacy），效能反映药物的内在活性。

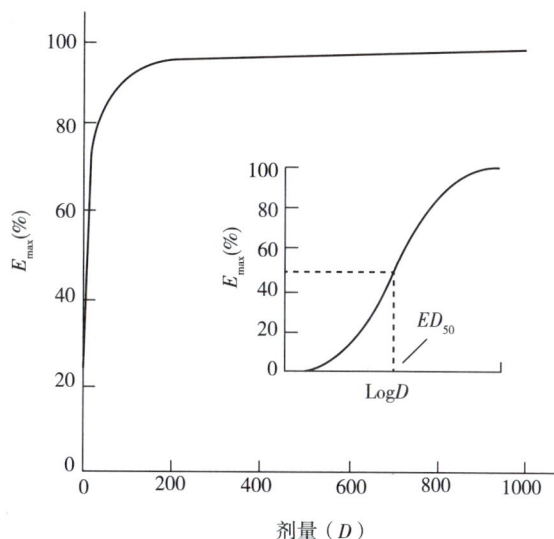

图 3-1 药物作用的量效关系曲线

3. 效价强度(potency) 能引起等效反应的相对浓度或剂量。通常用产生效应 50% 的剂量(EC_{50})或浓度(ED_{50})表示。效价大小一般反映药物与受体的亲和力大小,比值小,效价强。

效能与效价强度反映药物不同的性质,二者具有不同的临床意义,常用于评价同类药物不同品种的作用特点。图 3-2 比较了几种利尿药的效价与效能的关系。如氢氯噻嗪和环戊噻嗪尽管两者的效能相同,但氢氯噻嗪最小有效剂量为 25mg,而环戊噻嗪仅为 0.25mg,两者相差 100 倍。因此临床用药时应区分效价与效能。

图 3-2 不同利尿药的效价强度和效能比较

4. 半数有效量(median effect dose,ED_{50}) 指引起 50% 的实验动物出现阳性反应或达到 50% 最大效应的药物剂量。如阳性反应为死亡,则称为半数致死量(median lethal dose,LD_{50})。如阳性指标为毒性,则为半数毒性剂量(median toxic dose,TD_{50})。LD_{50} 是评价药物安全性的一个重要指标。常用 LD_{50}/ED_{50} 表示药物治疗指数(therapeutic index);用 LD_5/ED_{95} 表示药物的安全指数(safety index);用 TD_5 与 ED_{95} 距离表示药物安全范围(margin of safety),距离越大越安全(图 3-3)。在实际工作中 TD_5 往往用未观察到临床不良反应的剂量(no observed adverse effect level,NOAEL)表示。

图 3-3   药物的治疗指数与安全范围

第三节   药物作用的靶点

药物作用是药物与机体大分子间相互作用，引起机体生理生化功能的改变。药物与机体结合的部位定义为药物作用的靶点。药物的靶点涉及到受体、酶、离子通道、转运体和基因等。

1. 作用受体   大多数药物是通过作用受体发挥药理作用的。如胰岛素是通过激活胰岛素受体调节血糖水平的。

2. 影响酶活性   酶也是药物的主要靶点。一些药物通过影响酶的活性与表达，发挥相应的药理作用。多数是酶的抑制剂。如非甾体抗炎药物通过抑制环氧化酶活性，进而抑制前列腺素合成，发挥抗炎镇痛作用。有些药物本身就是酶，如溶栓药尿激酶等。

3. 影响离子通道活性   生物膜上存在多种离子通道介导相应离子如 Na^+，K^+，Cl^- 和 Ca^{2+} 等跨膜转运。维持这些离子通道的活性是维持生命活动所必需的。一些药物通过影响这些离子通道活性，而发挥相应的药理作用。如抗心律失常药物通过影响心肌细胞膜上 Na^+，K^+ 和 Ca^{2+} 通道活性，改善心肌电活动。维拉帕米等钙通道阻滞剂通过抑制细胞膜上的钙通道活性，降低细胞内 Ca^{2+} 浓度，降低血管平滑肌张力，导致血压下降。

4. 影响核酸代谢   核酸(DNA 和 RNA)是控制蛋白质合成及细胞分裂的生命物质。抗肿瘤药物多数是通过影响 DNA 或 RNA 的代谢过程发挥作用。如 5-氟尿嘧啶的结构与尿嘧啶相似，可以掺入到细胞的 DNA 或 RNA 中，从而干扰相应蛋白合成。

5. 参与或干扰细胞代谢   有些药物本身就是内源性物质或生命必需的成分，用于治疗相应成分缺乏引起的疾病。如胰岛素用于治疗糖尿病，铁剂用于治疗缺铁性贫血等。有些药物的结构与内源性物质相似，能够干扰细胞代谢，影响细胞活性。如 5-氟尿嘧啶等抗肿瘤药物属于这种类型，又称为抗代谢药物。

6. 影响细胞周围环境的理化性质   一些药物通过简单的化学反应或物质作用而产生药理作用。如口服氢氧化铝，直接中和胃酸，用于治疗胃溃疡。静脉注射甘露醇，利用其高渗压作用而利尿。利用药物自身的酸碱性，如碳酸氢钠，氯化铵等调节血液的酸碱平衡。

7. 影响生理活性物质的代谢和转运   一些药物通过影响生理活性物质的代谢和转运发挥其药理作用。如利血平通过影响单胺递质的代谢发挥降血压作用。帕罗西汀等抗抑郁药通过抑制 5-羟色胺等摄取发挥抗抑郁作用。噻嗪类利尿药通过抑制肾小管上皮细胞 Na^+-Cl^- 转运体的功能发挥强大的利尿作用。

8. 影响免疫功能   一些疾病往往伴随免疫功能低下或亢进。有些药物通过影响免疫功能发挥治疗作用。如环孢素 A 通过抑制免疫功能，防止器官移植排斥反应。甲氨蝶呤利用其免疫抑制作用，用于治疗与免疫功能亢进相关的疾病。

9. 其他 有些药物的作用属于非特异性的，多数与药物理化性质有关。如前述氢氧化铝，碳酸氢钠，氯化铵属于这种类型。

第四节 药物受体

多数药物的作用是通过受体发挥作用的。一些药物的受体被克隆，高选择性和特异性的受体激动剂和拮抗剂成功用于临床。理论上说受体学说可以从分子水平上阐明生理过程和病理过程，解释药物的作用及其可能的机制，被认为是药效学的基本理论。

一、受体的概念和特性

受体(receptor)一词首先是由 Langley 提出的，随后经 Ehrlich 和 Clark 等系列学者修正和完善形成现在的受体学说。受体本身是一类介导细胞信号转导的功能蛋白质，能与特异性配体结合，并通过系列的信号放大系统，产生药理效应或生理反应。受体具有两个基本特点：一是特异性识别药物或配体并与之结合的能力；二是药物或配体预先与受体结合，所形成的药物-受体复合物可以产生相应的生物效应。

能与受体特异性结合的物质称之为配体(ligands)。生物体内存在一些能够与受体结合，并产生相应效应的内源性物质，称之为内源性配体(endogenous ligands)，如神经递质、激素和细胞因子等均属于相应受体的内源性配体，而药物则属于外源性配体(exogenous ligands)。

配体充当第一信使角色，多数配体不能进入细胞，与胞膜上特异性受体结合后，激活细胞内的信号转导过程发挥其生物活性；但也有一些配体可以进入细胞，与胞浆或核内受体结合，发挥信号转导。

在受体分子中存在特异性区域，能够准确识别，并与配体或与其匹配的化合物结合。这种受体与配体结合的部位称之为受点。受体往往是由多个亚基组成的。有些亚基单位上存在配体的特异性结合位点，专司与配体结合，有些亚基单位则与酶或离子通道耦联；有些亚基单位为调节亚单位。

目前已经鉴定和分离数百种受体，一个真正的受体具有以下特征。

1. 饱和性(saturability) 由于受体数量有限，能结合的配体量也是有限的，表现其饱和特性，在药物的作用上呈现最大效应。即当药物浓度达到一定浓度后，其效应不会随浓度增加而继续增加。

2. 特异性(specificity) 受体对其配体有高度识别能力，对配体的化物结构与立体结构具有很高的专一性。一种受体只能与其特定的配体结合，产生特定的生理效应。有时即使是同一化学结构的光学异构体，其与受体的亲和力也是相差很大。

3. 可逆性(reversibility) 多数配体与受体的结合是通过利用分子间作用力如范德华键，离子键，氢键等发生的非共价结合，这种结合往往是可逆的。

4. 高灵敏性(high sensitivity) 受体能够识别其周围环境中极微量配体。多数配体在 1pmol/L~1nmol/L 的浓度时即可引起细胞的药理效应。

5. 多样性(variety) 同一受体可以广泛分布于不同组织中，表现不同的生物效应，甚至同一组织的不同区域受体分布密度也是不同的。受体多样性是受体亚型分类的基础。

二、受体学说

受体理论是药效学的基本理论之一。自 Langley 提出"受体"概念以来，有多种理论阐述药物与受体间的相互作用，经不断完善和补充，形成了现今普遍接受的受体占领学说(occupation theory)，也是受体动力学的理论基础。

1926 年 Clark 提出药物与受体间存在亲和力(affinity),1937 年 Gaddum 提出受体占领学说,该学说认为药物必须占领受体才能发挥作用,药物的作用与占领受体数目成正比,受体全部被占领,产生最大效应。鉴于这种理论不能解释同一类药物产生的最大效应不同的事实,1954 年 Ariens 提出"内在活性"(intrinsic activity)的概念。现今受体占领学说基本理论是:药物必须占领受体才能发挥作用,其效应强弱取决于药物与受体的亲和力和药物的内在活性。根据药物与受体结合能力及其受体-药物复合物的内在活性强弱,将药物分成完全受体激动剂(full agonist)、受体拮抗剂(antagonist)和部分受体激动剂(partial agonist)。

1956 年 Stephenson 根据活性不同的同类药物产生同等强度效应时,占领受体的数目不同的现实又提出了药物效能(efficacy)的概念,即药物只要占领少量受体即可产生最大效应,而未结合的受体为储备受体(spare receptor),也就是说药物产生最大效应不需要占领所有受体。

三、受体类型

当药物或配体与受体结合,经一系列复杂的信号转导过程,引起细胞内效应器活性变化,调节细胞相应的活性。根据受体的蛋白结构,信号转导过程、转导通路、受体蛋白定位以及效应器的性质等,将受体分为几大类。

1. G 蛋白耦联受体 G 蛋白耦联受体(G protein-coupled receptors,GPCRs)为鸟苷酸结合调节蛋白相耦联受体,特点是配体与受体结合后,经过 G 蛋白的转导,将信号传递至效应器。G 蛋白是细胞外受体和细胞内效应分子的耦联体。G 蛋白通过和细胞内其他成分相互作用引起第二信使水平的变化或离子通道的激活等反应。GPCRs 是体内最大的蛋白质超家族,目前已经发现 2000 多种不同的 GPCRs。这类受体结构很相似,都是一条多肽链,并且有 7 个跨膜段,它们都有一个大小变化很大的细胞外 N 末端和一个胞浆内 C 末端。G 蛋白是由 α、β 和 γ 亚基蛋白和 GDP(guanosine diphosphate)构成复合物。配体与受体结合时,α 亚单位由结合 GDP 改为结合 GTP(guanosine triphosphate),随后 G 蛋白复合物分解为 α-GTP 和 βγ 亚单位,不再和受体结合。α 亚单位和其效应器相互作用,效应器常为膜结合酶,如腺苷酸环化酶(adenylyl cyclase,AC),效应器的激活促使第二信使如环磷腺苷(cyclic adenosine monophosphate,cAMP)水平升高或降低。α 亚单位内在的 GTP 酶活性将 GTP 水解为 GDP,效应器的激活作用结束。α 亚单位自效应器释放,与 β、γ 亚单位重新结合,G 蛋白复合物回到失活状态(图 3-4)。

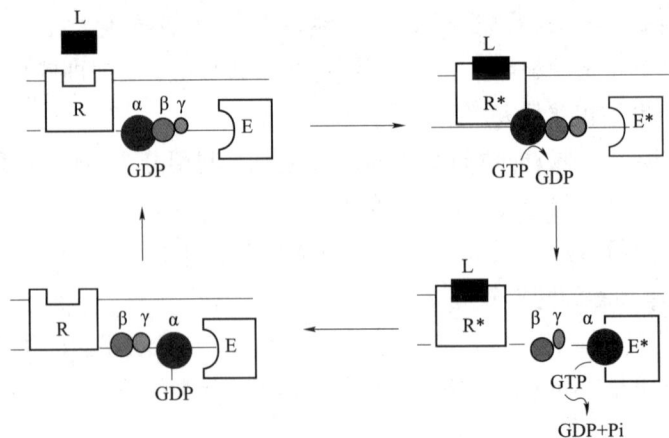

图 3-4 GPCRs 活化的二态模式图

L 为配体;E* 和 E 分别为酶活性和非活性态;R* 和 R 受体的活性构象与非活性构象;
α、β 和 γ 为相应的蛋白亚基

根据其功能，G 蛋白主要分为两类，一类为兴奋性 G-蛋白（Gs），霍乱弧菌毒素能使之活化，激活 AC；另一类为抑制性 G-蛋白（Gi），抑制 AC，百日咳杆菌素抑制其活化。G-蛋白还介导心钠素及 NO 对鸟苷酸环化酶（guanylyl cyclases，GC）的激活作用。此外 G-蛋白对磷脂酶 C、磷脂酶 A_2、Ca^{2+}、K^+ 离子通道等有调节作用。一个受体可激活多个 G-蛋白，一个 G-蛋白可以转导多个信号，调节许多细胞功能。

2. 配体门控离子通道受体 配体门控离子通道受体（ligand-gated ion channel）存在于快速反应细胞的胞膜上，由单一肽链 4 个跨膜域为 1 个亚单位，并由 4~5 个亚单位组成离子通道。受体激动时离子通道开放，使细胞膜去极化或超极化，引起兴奋或抑制效应。最早发现的是 N 型乙酰胆碱受体，它是由 5 个亚基（2 个 α 亚基、1 个 β 亚基、1 个 γ 亚基和 1 个 δ 亚基）组成的钠离子通道（图 3-5）。在 α 亚单位上各有一个乙酰胆碱结合点，与乙酰胆碱结合后，钠离子通道开放，胞外钠离子内流、细胞膜去极化、肌肉收缩。这一过程在若干毫秒内完成。脑中 γ 氨基丁酸（GABA）受体情况类似，其他如甘氨酸、谷氨酸、天门冬氨酸受体都属于这一类型。

图 3-5 N-型乙酰胆碱受体示意图

3. 酶耦联受体 酶耦联受体（enzyme linked receptor），又称酶活性受体，既是受体又是酶。酶活性受体由胞外域、单跨膜域和胞内激酶（或酶）域三部分组成。胞外域与配体结合，引起胞内域激酶（或酶）活性变化，产生信号级联反应，因此，酶活性受体具备信号放大的功能。已发现四类酶联受体，即：受体酪氨酸激酶（receptor tyrosine kinases，RTKs），受体丝氨酸/苏氨酸激酶（receptor serine/threonine kinases，RSTKs），鸟苷酸环化酶-钠尿肽受体（guanylyl cyclase-linked natriuretic peptide receptors，GC-NPRs）和受体样蛋白酪氨酸磷酸酶（receptor-like protein tyrosine phosphatases，RPTPs）。

（1）RTKs RTKs，最大的一类酶活性受体，是一些细胞因子、生长因子、激素和其他信号分子受体的跨膜蛋白受体（图 3-6）。已发现 50 多种不同的 RTKs，主要包括表皮生长因子受体（epithelial growth factor receptors，EGFRs）、血小板衍生生长因子受体（platelet-derived growth factor receptors，PDGFRs）、巨噬细胞集落刺激因子受体（macrophage colony-stimulating factor receptors，MCSFRs）、胰岛素样生长因子-1 受体（insulin-like growth factor 1 receptors，IGF1Rs）、胰岛素受体（insulin receptors，INSRs）、神经生长因子受体（nerve growth factor receptors，NGFRs）、成纤维细胞生长因子受体（fibroblast growth factor receptors，FGFRs）、血管内皮生长因子受体（vascular endothelial growth factor receptors，VEGFRs）和肝细胞生长因子受体（hepatocyte growth factor receptors，HGFRs）等。酪氨酸蛋白激酶位于细胞内侧，在没有与配体结合时以无活性的单体形式存在。一旦配体与受体的细胞外结构域结合，两个单体受体分子在膜上形成二聚体，激活它们的蛋白激酶的功能，导致靶蛋白的酪氨酸残基磷酸化，激活细胞内一系列的生化反应。

（2）RSTKs RSTKs，属于转化生长因子-β 受体（transforming growth factor-β receptors，TGF-βRs），分为两类，即：TGF-βR I 和 TGF-βR II，配体主要是 TGF-β。在人体中，已鉴定 12 个 TGF-βRs，均能转导 TGF-β 信号，其中 5 个属于 TGF-βR I，7 个属于 TGF-βR II。在 TGF-βR I 和 TGF-βR II 的 C-端均存在胞内丝氨酸/苏氨酸激酶。在无配体存在下，TGF-βR I 和 TGF-βR II 以单聚体，同源二聚体或异源二聚体形式存在。与配体结合后促使 2 个 TGF-βR I 和 2 个 TGF-βR II 形成四聚体复合物，激活 TGF-βR II，促使 TGF-βR I 上蛋白丝氨酸/苏氨酸残基磷酸化。激活的 TGF-βR I 磷酸化效应子（effector）上的丝氨酸/苏氨酸残基，激活下游信号通路。

（3）GC-NPRs GC-NPRs 是心钠肽（atrial natriuretic peptides，ANPs）、脑钠肽（brain natriuretic pep-

图 3-6 几种酪氨酸激酶受体及其特征

PDGFRs，血小板生长因子受体；EGFRs，上皮生长因子受体；NGFRs，神经细胞生长因子受体；FGFRs，成纤维细胞生长因子受体；IGF-1Rs，胰岛素样生长因子-1 受体和 INSRs，胰岛素受体

tides，BNPs）和 C 型钠尿肽（C-type natriuretic peptide，CNP）受体。已鉴定出三类不同的 GC-NPRs，即受体 GC-NPRA，GC-NPRB 和 GC-NPRC。在 GC-NPRA 和 GC-NPRB 的胞内域均具有 GC 的催化活性，而 GC-NPRC 则不具有 GC 酶活性（图 3-7）。心钠肽和脑钠肽活性通过结合 GC-NPRA，而 C 型钠尿肽活性通过 GC-NPRB 而完成。心钠肽、脑钠肽和 C 型钠尿肽均可以与 GC-NPRC 结合，但 GC-NPRC 的功能尚不清楚，可能与调节血液循环中钠尿肽代谢清除有关。GC-NPRA 和 GC-NPRB 的特点是受体本身就是 GC，其细胞外有与配体结合的位点，细胞内有一个 GC 的催化结构域，催化 GTP 生成环磷鸟苷（cyclic guanosine monophosphate，cGMP）。

图 3-7 GC-NPRs 分类及其特征

ANP，心钠肽；BNP，脑钠肽；CNP，C 型钠尿肽

（4）RPTPs   RPTPs 在胞内含一个或两个高度保守的酪氨酸磷酸酶结构域，而胞外区结构域多变。在人体中已鉴定出 21 个 RPTRs，根据胞外结构域特点可将 RPTP 分为 8 个亚家族（图 3-8）。RPTP 作用是使磷酸化的酪氨酸残基去磷酸化，与蛋白酪氨酸激酶共同实现蛋白的磷酸化及去磷酸化修饰，维持蛋白活性平衡。

4. 细胞内受体 细胞内受体（intracellular receptor）   指位于细胞浆或细胞核中的受体。细胞内受体属于反式作用因子，具有锌指结构作为其 DNA 结合域，为 400~1000 个氨基酸残基组成单链蛋白，包括

图 3-8 RPTPs 分类及其特征

R2B 和 R2A 在外膜被蛋白水解酶切割为两个亚基，两亚基间非共价结合

高度可变域（转录激活域）、DNA 结合域、配体结合域和铰链域等区域。胞内受体又可分为核内受体和胞浆受体，如雄激素、雌激素、孕激素及甲状腺素受体位于核内，而糖皮质激素受体位于胞浆中。在无配体存在时，受体以抑制蛋白-受体复合物形式存在，当配体与受体结合时，受体构象发生变化，暴露出受体核内转移部位和 DNA 结合部位，配体-受体复合物向核内转移，并与 DNA 上相应的激素响应元件（hormone response element）结合，激活相应靶基因转录（图 3-9）。这类受体触发的细胞效应很慢，往往需若干小时。其他如维生素 D 受体和视黄酸受体等也属于细胞内受体。

图 3-9 细胞内受体信号转导机制

知识拓展

受体遗传多态性与临床个体化治疗

受体遗传多态性包括基因和蛋白等多个水平上的多态性，突变类型有基因缺失、异常拼接、点突变

等，发生在结构基因外显子上的突变将引起受体或蛋白多态性，发生在受体编码基因的突变和氨基酸序列的变异一旦具有功能意义，就极可能对药物效应产生影响。β肾上腺素受体（β-R）属于GPCRs，分为 β_1、β_2 和 β_3 三种不同亚型。β-R遗传多态性能影响药物的疗效与毒副作用。目前认为，β_1-R基因存在 18 个多态性位点，其中 A145G 多态性可导致 β-R 氨基端第 49 位氨基酸发生丝氨酸/甘氨酸（Ser/Gly）多态性。对 β_1 受体阻断药美托洛尔早期耐受性与 Ser/Gly 多态性相关性研究发现，41% 的 Ser-49 纯合子患者需加大心力衰竭药物（主要是利尿剂）的剂量以缓解病情恶化，而 Gly-49 携带者中只有 11% 需加大心衰药物剂量，表明 Ser-49 可降低患者对 β 受体阻断药的敏感性。这提示心衰患者在使用 β 受体阻断药治疗时，应同时考虑不同基因型对治疗效果的影响。

四、受体动力学以及药物分类

1. 受体动力学 根据受体占领学说，药物与受体结合产生生理效应必备的两个条件：①药物与受体的亲和力；②内在活性（intrinsic activity，α）药物与受体的相互作用符合质量作用定律，即

$$D + R \underset{k_2}{\overset{k_1}{\rightleftharpoons}} DR \overset{\alpha}{\longrightarrow} E \tag{3-1}$$

式中，D 为药物，R 为受体，DR 为药物-受体复合物，E 为效应，k_1 和 k_2 分别为药物与受体结合和药物-受体复合物解离速率常数。α 为内在活性。

当结合达动态平衡时，即：

$$K_D = \frac{k_2}{k_1} = \frac{[D][R]}{[DR]} \tag{3-2}$$

式中，K_D 为药物-受体复合物解离常数，[D]、[R] 和 [DR] 分别为受体周围游离药物浓度、受体浓度和受体-药物复合物浓度。假定受体总量为 $[R_T]$，即 $[R_T] = [R] + [DR]$，代入（3-2）式，经改写得到：

$$\frac{[DR]}{[R_T]} = \frac{[D]}{K_D + [D]} \tag{3-3}$$

按占领学说理论，药物只有与受体结合才能产生效应 E，且药物效应与受体占领数目成正比。当全部占领产生最大效应 E_{max}，即：

$$\frac{E}{E_{max}} = \frac{[D]}{K_D + [D]} \tag{3-4}$$

当 50% 受体与药物结合时，$K_D = [D]$，即为 50% 被占领时药物浓度，单位为 mol/L。常用 K_D 的负对数作为评判药物与受体的亲和力指数（pD_2），pD_2 大，表示药物与受体的亲和力大。

前述药物与受体结合产生效应，不仅要有亲和力，还必须有内在活性 α，$0 < \alpha < 1$。这样（3-4）式改写为

$$\frac{E}{E_{max}} = \alpha \times \frac{[DR]}{[R_T]} = \frac{\alpha \times [D]}{K_D + [D]} \tag{3-5}$$

即药物与受体结合产生活性不但取决于药物与受体的亲和力，也取决于药物的内在活性。可见完全激动剂、拮抗剂和部分激动剂的 α 分别为 1，0 和小于 1。

图 3-10 给出了药物与受体亲和力以及内在活性关系。亲和力相同，效应取决于内在活性，而内在活性相同，效应则与亲和力有关。

2. 作用于受体药物的分类

（1）激动剂 药物既能与受体结合，又有内在活性，称为激动剂（agonist）。他们与受体结合，并产生效应。根据内在活性大小，激动剂又进一步分为完全激动剂（full agonist）和部分激动剂（partial ago-

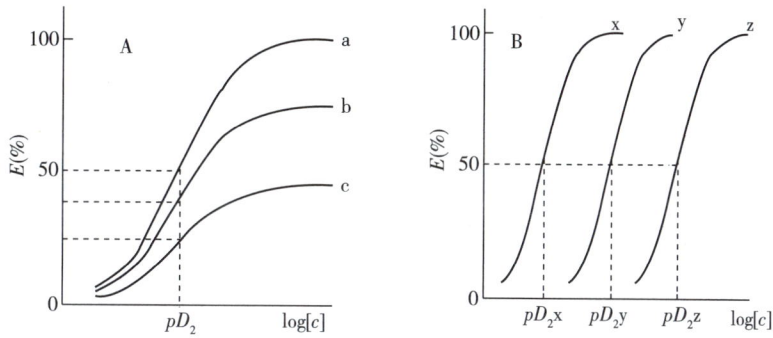

图 3 – 10　药物与受体亲和力及内在活性与药物浓度关系

A，三药的亲合力相同(pD_2)，内在活性不同(E_{max})；B，药物亲合力(pD_2)不同，但内在活性相同(E_{max})

nist）。前者与受体有较高亲和力，其内在活性等于1，后者与受体有较高亲和力，但内在活性小于1，即使最高剂量，也不能产生完全激动剂的最大效应。部分激动剂在无完全激动剂存在下，表现激动受体作用，但在有完全激动剂存在下，高剂量的部分激动剂由于占领受体反而表现拮抗作用。

（2）拮抗剂　虽然与受体有很高的亲和力，但无内在活性，故不能产生效应。由于占领受体，反而拮抗完全激动剂作用。拮抗剂可分为竞争性拮抗剂（competitive antagonist）和非竞争性拮抗剂（noncompetitive antagonist）。

①竞争性拮抗剂　拮抗剂与受体结合是可逆的，拮抗剂与激动剂竞争结合受体，产生竞争性抑制作用，这种作用与拮抗剂和激动剂浓度有关。增加激动剂浓度，可以使其效应恢复到单用激动剂时的原有水平，导致量效关系曲线右移，但最大效应不变，这是竞争性拮抗剂的特征（图 3 – 11A）。竞争性拮抗剂的拮抗强度用拮抗参数 pA_2 表示。定义 pA_2 为在拮抗剂存在下，若激动剂浓度增加 2 倍所产生效应与无拮抗剂存在时的效应，此时拮抗剂浓度的负对数。pA_2 大，则拮抗作用强。

②非竞争性拮抗剂　药物与受体结合比较牢，受体 – 药物复合物解离慢，或与受体发生不可逆性结合，引起受体构型改变，阻止激动剂与其结合。增加激动剂浓度，也不能使效应恢复到原有水平，即最大效应 E_{max} 降低（图 3 – 11B）。

图 3 – 11　激动剂的效应(E) – 浓度(c)关系

A，竞争性拮抗剂存在；B，非竞争性拮抗剂存在

（3）反向激动剂（inverse agonist）　一些受体，尤其是 G 蛋白耦联受体，还存在另一种类型的配体，这类配体与受体结合后可引起受体的构型向非激活状态方向转变，引起与原来激动剂相反的生理效应，这类配体称为反向激动剂。反向激动剂的概念于 1983 年由 Braestru 等首次提出，他们发现苯二氮䓬类受体配基与受体结合可能产生三种效应：激动剂可减少焦虑（抑制），拮抗剂不产生生物学效应，反向激

动剂则诱发惊厥或兴奋。在其他类型受体也发现相应的反向激动剂。H_2受体拮抗剂西咪替丁也是典型的反向激动剂，可以显著降低基础 cAMP 水平和降低基础胃酸分泌。肾上腺素受体 α_2、β_2 和血管紧张素 II 受体等 G 蛋白偶联受体均可出现相似机制。

用二态模型可以部分解释激动剂、拮抗剂和反向激动剂的作用，即 G 蛋白耦联受体存在非活性态的受体（R）和活性状态的受体（R*）两种状态。激动剂促使平衡趋向 R* 态，而反向激动剂促使平衡趋于 R 态，拮抗剂抑制激动剂作用，而不影响平衡态（图 3-12）。

图 3-12　GPCR 激活的二态模型

R*，GPCR 活性态；R，GPCR 非活性态；G，G 蛋白

依据对 R* 和 R 结合的选择性不同，可将配体分为激动剂、部分激动剂、拮抗剂、部分反向激动剂和反向激动剂，其浓度-效应关系见图 3-13。

1）激动剂　激动剂对 R* 比对 R 具有更高的亲和力，即选择性与 R* 结合，使平衡转向受体的激活状态以产生效应。

2）部分激动剂　部分激动剂比激动剂对 R* 的亲和力低，但对 R 亲和力较激动剂的高。

3）拮抗剂　拮抗剂对活性受体 R* 和非活性受体 R 具有相同的亲和力，并与 R* 和 R 的结合保持动态平衡。拮抗剂可将信号减至基础水平，但不能使信号降低至基础水平以下。拮抗剂自身的净效应是零。

4）部分反向激动剂　部分反向激动剂比反向激动剂对 R 亲和力低，但对 R* 亲和力高于反向激动剂。

5）反向激动剂　反向激动剂选择性与非活性受体 R 结合，产生与内源性激动剂相反的效应。与拮抗剂不同，反向激动剂可降低信号至基础水平以下。

图 3-13　激动剂、部分激动剂、拮抗剂、部分反向激动剂和反向激动剂的浓度-效应关系

（4）倾向性激动剂（biased agonist）　某些 GPCR 受体的配体，可以选择性地激活某个或几个相应受体的下游信号通路，这种作用称之为倾向性激动（biased agonism），其配体称为倾向性激动剂。这种作用可能与 G 蛋白耦联、β 阻抑素（arrestin）‐信号通路、蛋白内化和脱敏作用等机制有关。典型例子是血管紧张素Ⅱ受体。一般认为 GPCR 引起 ERK1/2（extracellular signal‐regulated kinase 1/2）通路激活涉及到 G 蛋白依赖性信号通路，或 β 阻抑素 2‐信号通路。血管紧张素Ⅱ类似物（如 Ile‐血管紧张素Ⅱ）属于倾向性 β 阻抑素配体，可激活 ERK 和 MAPK（mitogen‐activated protein kinase）信号通路，但不影响二酰基甘油（DAG）或三磷酸肌醇的生成。另一个例子是 β‐肾上腺素受体。β_2 肾上腺素受体拮抗剂 ICI118551 和普萘洛尔为 Gs 反向激动剂，但却能通过 β 阻抑素‐信号通路激活 ERK1/2。类似地，卡维地洛选择性激活 β 阻抑素 2‐信号通路，而不影响 G 蛋白信号通路。在某些情况下，这种阻抑素倾向效应是有益的，而 G 蛋白通路激活则会产生副作用。如卡维地洛通过阻抑素通路促进表皮生长因子受体转录和 ERK 磷酸化，这种作用似乎与心脏保护作用有关，而 β‐受体耦联 Gs 作用则对心脏有害。

五、受体的调节

受体虽是遗传获得的固有蛋白，但并非固定不变，经常处于代谢转换的动态平衡状态，其数量、亲和力及效应常受到各种生理及药理因素的影响。连续用药后药效递减是常见的现象，一般称为耐受性（tolerance）、不应性（refractoriness）、快速耐受性（tachyphylaxis）等。由于受体原因而产生的耐受性称为受体脱敏（receptor desensitization）。受体脱敏是指在长期使用一种激动药后，组织或细胞对激动药的敏感性和反应性下降的现象。如 N_2‐ACh 受体在受激动药连续作用后若干秒内发生脱敏现象，这是由于受体蛋白构象改变，钠离子通道不再开放所致。β‐肾上腺素受体脱敏时不能激活 AC 是因为受体与 G‐蛋白亲和力降低，或由于 cAMP 上升后引起 PDE 负反馈增加所致。具有酪氨酸激酶活性的受体可被细胞内吞（endocytosis）而数目减少，这一现象称为受体数目的向下调节（down‐regulation）。受体与不可逆拮抗药结合后其后果等于失去一部分受体，如银环蛇咬伤中毒时，N_2‐ACh 受体对激动药脱敏。与此相反，在连续应用拮抗药后受体会向上调节（up‐regulation），反应敏化。例如长期应用普萘洛尔等 β 肾上腺素受体拮抗药后，由于受体向上调节，突然停药时会出现反跳反应。

思考题

答案解析

1. 简述效能与效价强度的区别。
2. 请举例说明治疗作用和不良反应是相对的，有时可以互相转化。
3. 试述如何从药理效应决定临床用药的方案。
4. 举例说明药物作用的靶点。
5. 归纳总结受体激动剂、拮抗剂、反向激动剂和倾向性激动剂的概念特征。

（霍蓉）

书网融合……

习题　　　　微课　　　　本章小结

第四章　影响药物作用的因素 🅔 微课

PPT

📖 **学习目标**

1. 通过本章学习，掌握影响药物作用的因素；熟悉药物相互作用及机体对药物的反应变化；了解机体因素对药物作用的影响。
2. 具备能运用所学知识为合理用药提供服务的能力。
3. 树立药学服务人类和满足大健康的理念，担负药学工作者应尽的职责。

体内药物效应的产生是药物与机体相互作用的结果，受到药物和机体的多种因素影响。药物方面的因素主要有药物剂型、剂量、给药途径以及药物相互作用。机体方面的因素主要有年龄、性别、种族、遗传和病理状态、心理和时辰等因素。因此，相同剂量药物在不同个体产生的效应不尽相同，有些病人具有明显的疗效，而另一些病人则可能无效或出现明显的不良反应，这种因人而异的药物反应称为个体差异（interindividual variation）。

第一节　药物方面的因素

一、给药途径、药物剂型和剂量

药物有不同剂型，适用于不同给药途径。不同给药途径药物的起效快慢不同，一般规律是静脉注射＞吸入＞肌内注射＞皮下注射＞口服＞贴皮。不同厂家生产同一种剂型药物所含的药量相等，称药剂等效性（pharmaceutical equivalence）。但药量相同，药效强度也不尽相等。因此需要用生物等效性（bioequivalence）衡量。生物等效性是指在同样试验条件下两种制剂中药物在吸收程度和速度的无统计学差异。生物等效性检验在新药临床研究中占有极其重要的地位。此外，给药途径不同，药物的作用和用途可不同。如硫酸镁（magnesium sulfate）注射有镇静、止痉和降压作用，口服则可以导泻和利胆；利多卡因（lidocaine）静脉给药可以治疗心律失常，而皮下或黏膜涂抹可以进行局部麻醉。

药物可制成多种剂型并采用不同的途径给药。口服制剂有胶囊剂、片剂、溶液剂等，注射剂有水剂、乳剂和油剂等。口服制剂具有相对安全、方便、经济的特点，临床多优先选择。溶液剂比片剂和胶囊容易吸收。控释制剂是一种可以控制药物缓慢释放的制剂，其作用更为温和、持久。给药途径不同，药物的安全性也不同。与口服给药或皮下、肌内注射相比，静脉给药具有见效快、疗效好的优势，但静脉给药，直接入血，容易导致不良反应的发生。此外静脉输液往往达不到"零微粒"的标准，输液中的较大微粒可造成血管栓塞，导致循环障碍。人们应遵循"可以口服不注射，可以注射不输液"的给药原则。同时，药物的制备工艺可显著影响药物的吸收和生物利用度，如不同药厂生产的相同剂量的地高辛（digoxin）片，口服后的血药浓度可相差7倍。

剂量不同，机体对药物的反应程度不同，在一定范围内，随着给药剂量的增加，药物作用逐渐增强。如果剂量继续增加，则可产生毒性反应。同一药物在不同剂量时，药理作用可不同，临床用途也可能不同。例如阿司匹林（aspirin）在小剂量（75~100mg/d）作为抗血小板药物，用于防治血栓形成，中剂量(0.9~1.8g/d)用于解热镇痛,大剂量(3~5g/d)则用于抗风湿。镇静催眠药苯巴比妥(phenobarbital)小剂量服用时可产生镇静作用,增加剂量则产生睡眠作用,较大剂量还会产生抗惊厥、抗癫痫和麻醉作用,过量的苯巴比妥会导致呼吸抑制,造成死亡。

二、药物相互作用

为取得较好的疗效,减少单个药物的用量,降低不良反应,临床中常联合应用两种或两种以上药物。但不恰当的联合用药往往由于药物相互作用(drug interaction)而使预期的疗效降低或出现意外的毒性反应。对于药效曲线斜率大或治疗指数低的药物,如:抗凝药、强心药、免疫抑制药和抗肿瘤药等使用时更应注意药物间的相互作用。

(一)药代动力学的相互作用

1. 影响药物吸收　空腹服药吸收较快,食物会影响药物吸收。促进胃排空的药物如西沙必利能增加胃肠蠕动,促使药物迅速进入肠道,加速药物在小肠内吸收;而抗胆碱药抑制胃肠蠕动,同时服用的其他药物滞留在胃内,延缓药物的吸收。改变胃肠道 pH 值可影响弱酸性或弱碱性药物的解离度,如服用碳酸氢钠可减少弱酸性药物阿司匹林和磺胺类等药物吸收。在吸收过程中,不同药物间可发生吸附或络合作用,如地高辛与考来烯胺同时服用,地高辛部分可被考来烯胺络合,而妨碍地高辛的吸收;钙、镁等金属离子能与四环素或氟喹诺酮类药物形成络合物,影响药物吸收。

2. 影响药物分布　血浆蛋白结合率高、分布容积小、安全范围窄及消除半衰期较长的药物,易受其他药物置换,游离型药物浓度增高而致药物作用加强。如香豆素类抗凝药华法林及口服降血糖药,易受阿司匹林等解热镇痛药置换而分别产生严重出血及低血糖反应。给早产儿或新生儿服用水杨酸或磺胺类药物,由于药物与血浆蛋白结合,可将胆红素从血浆蛋白中置换出来,引起致死性核黄疸(nuclear jaundice)。

3. 影响药物代谢　肝药酶诱导药如苯巴比妥、利福平、苯妥英钠等能增加在肝转化药物的消除而使药效减弱。肝药酶抑制药如红霉素等大环内酯类抗生素、异烟肼、氯霉素、西咪替丁、奥美拉唑和酮康唑等唑类抗真菌药物能延缓在肝转化药物的消除而使药效加强。如苯巴比妥与口服抗凝药合用,使抗凝药的代谢加快而失效;利福平与口服避孕药合用,使避孕药的代谢加速而导致意外怀孕;调血脂药物洛伐他汀和阿托伐他汀等主要经肝药酶代谢,与肝药酶抑制剂红霉素等大环内酯类抗生素合用,红霉素等药物抑制他汀类药物的代谢,导致他汀类药物血药浓度升高和横纹肌溶解的风险显著增加。

4. 影响药物排泄　肾脏是药物排泄的重要器官,药物由肾小球滤过或肾小管分泌排泄而进入肾小管,进入肾小管部分药物可在肾小管被重吸收。肾小管分泌药物是需要载体参加的主动转运过程,需有载体参加,当分泌机制相同的药物合并应用时,可发生竞争性抑制作用。例如,丙磺舒可抑制青霉素的肾小管分泌,提高其血药浓度,延长并增强其药效。进入肾小管部分药物可在肾小管被重吸收,这是被动转运过程,主要取决于药物在尿中解离度。碱化尿液可加速弱酸性药物肾排泄,而减慢弱碱性药物肾排泄。例如碱化血液可使弱酸性药物苯巴比妥重吸收减少,排泄增加,用于其中毒解救。

(二)药效学相互作用

药效学相互作用是指联合用药后,发生药物效应变化。

1. 协同作用(synergism)　两药同时或先后使用,可使原有的药效增强,称为协同作用。

(1)增强作用(potentiation)　若两药合用的效应大于单个效应的代数和,称之为增强作用。磺胺甲噁唑与甲氧苄啶合用,有协同抑菌和杀菌作用,前者抑制二氢叶酸合成酶,后者抑制二氢叶酸还原酶,使细菌的叶酸代谢受到双重阻断。庆大霉素等氨基糖苷类药物与肌松药合用时,由于链霉素具有阻断神经肌肉接头作用,加强和延长肌松药的肌松作用,甚至引起呼吸麻痹。

（2）相加作用（addition） 若两药合用的效应是两药分别作用的代数和，称其为相加作用。在高血压的治疗中，常采用两种作用机制不同的药物合用，可使降压作用相加，而各药剂量减少，减少不良反应的发生，如β受体阻断药阿替洛尔与利尿药氢氯噻嗪合用后，降压作用相加；将阿片类镇痛药与解热镇痛药配伍制成复方制剂，如阿司匹林可待因片，发挥了中枢和外周双重镇痛作用，提高了药效。

（3）增敏作用（sensitization） 指某药可使组织或受体对另一药的敏感性增强。钙增敏药如左西孟旦，在心衰治疗中能增加肌钙蛋白C（troponin C，TnC）对 Ca^{2+} 敏感性，可在不增加细胞内 Ca^{2+} 浓度的情况下，增强心肌收缩力，避免内钙过高造成的损伤；排钾利尿剂可使血浆钾离子浓度降低，使心脏对强心苷类药敏感化，容易产生心脏毒性，发生严重心律失常。

2. 拮抗作用（antagonism） 联合用药后使原有的效应减弱，小于他们分别作用的总和，称为拮抗作用。拮抗作用常见于受体的拮抗药与激动药之间的相互作用，可用于药物中毒的解救，如阿片受体激动药吗啡中毒时，可用阿片受体拮抗药纳洛酮拮抗其呼吸抑制及其他中枢抑制症状。

（1）药理性拮抗（pharmacological antagonism） 指当受体与拮抗药物结合后，阻止激动药与之结合，如β受体阻断药普萘洛尔可拮抗异丙肾上腺素的β受体激动作用。

（2）生理性拮抗（physiological antagonism） 指两个激动药分别作用于生理作用相反的两个特异性受体。如组胺可作用于 H_1 组胺受体，收缩支气管平滑肌，扩张血管，增加毛细血管通透性，引起血压剧烈下降，甚至发生休克。肾上腺素作用于β肾上腺素受体，松弛支气管平滑肌；作用于α肾上腺素受体，收缩血管，升高血压，可迅速缓解休克症状，用于抢救过敏性休克。

（3）化学性拮抗（chemical antagonism） 如肝素过量可引起出血，用静脉注射鱼精蛋白注射液解救，因后者带有强大阳电荷的蛋白，能与带有强大阴电荷的肝素形成稳定的复合物，使肝素的抗凝血作用迅速消失，这种类型拮抗称为化学性拮抗。

（4）生化性拮抗（biochemical antagonism） 如苯巴比妥诱导肝微粒体酶，使苯妥英钠代谢加速，药效降低，这种类型拮抗称为生化性拮抗。

知识拓展

咖啡因与药物的相互作用

咖啡因（caffeine）是一种自然存在的生物碱，广泛存在于咖啡、茶和可可豆等植物中。咖啡因作为世界上最常用的精神活性物质之一，其主要作用是通过刺激大脑和神经系统，暂时缓解困倦并提升能量水平。咖啡因与其他药物合用时，应注意可能存在药物相互作用。如大量饮用咖啡因会降低某些抗高血压药物（如β受体阻断药）的效果；咖啡因刺激胃酸分泌，从而减弱某些胃肠道药物（如抗酸药、质子泵抑制剂等）的效果。此外，咖啡因在体内代谢是 CYP1A2 介导的，一些诸如环丙沙星等具有抑制 CYP1A2 活性的药物，可能通过抑制 CYP1A2 延缓咖啡因代谢，导致血药浓度增加和中枢不良反应增加。

第二节 机体方面的因素

一、年龄

（一）儿童

儿童生长发育期，组织器官尚未发育成熟，代谢功能尚未完善。因此，易发生药物不良反应，甚至引发药源性疾病。

婴儿血-脑屏障发育未尽完善，新生儿至两岁的儿童对吗啡特别敏感，易致呼吸中枢抑制；对尼可刹米、氨茶碱易引起中枢兴奋而致惊厥。由于处于生长发育时期，药物对儿童骨骼、体质及智力发育等的影响，需引起重视，例如：四环素可与钙离子结合，沉积于骨骼和牙齿，抑制骨骼发育，并可导致牙釉质发育不全并出现黄色沉积。由于肝功能尚未发育完善，儿童对经肝脏生物转化的药物较敏感，例如：新生儿肝脏缺乏葡萄糖醛酸转移酶，对氯霉素生物转化缓慢，服用氯霉素可致灰婴综合征；肾功能发育不完善，药物经肾脏排泄缓慢，血浆 $t_{1/2}$ 比成人长，例如：氨基糖苷类抗生素，经肾排泄，儿童排泄速率减慢，导致血药浓度过高，产生耳毒性，造成听觉损害，引起药源性耳聋。此外，小儿体液的比例与成人不同，水盐转换率快，对影响水盐代谢和酸碱平衡的药物敏感性要高于成人。例如解热药使用不当会导致出汗过多，造成脱水虚脱。

（二）老年人

老年人因生理功能衰退，对药物的代谢和排泄功能减弱，导致大部分药物会产生更强、更持久的作用。因此，老年人的用药量一般应考虑酌减，通常低于成年人。

老年人神经系统功能减退、脑细胞数量、脑血流量和脑代谢均降低，中枢神经系统药敏感性增加。老年人心血管系统功能发生改变、心肌收缩减弱、血压调节能力差、自稳机制差，应用钙拮抗剂或 β 受体阻断药可加重充血性心力衰竭，应用血管扩张剂、α 受体阻断药后容易导致体位性低血压，应用利尿药时应注意防止血容量减少和电解质紊乱。老年人胃肠道平滑肌张力下降，消化功能减弱，长期服用非甾体抗炎药易诱发或加剧胃溃疡甚至造成出血或穿孔等。

二、性别

女性体重一般轻于男性，体脂率高于男性，还具有月经、白带、妊娠、分娩及哺乳等特殊的生理时期，以上因素均会对药物作用产生影响，用药时应予注意，例如：月经期应避免使用泻药或抗凝药物，哺乳期要警惕药物随乳汁分泌对婴儿的影响，孕期注意避免使用药物，特别是易致畸胎及流产的药物。由于新生儿体内药物代谢与排泄功能不全，在分娩过程中母体使用药物可能对新生儿产生持久作用。

三、遗传因素

遗传是药物代谢和效应的决定因素，已在同卵双生子和异卵双生子对药物代谢的显著差异中被证实，例如：双香豆素 $t_{1/2}$ 的个体差异可达 10 倍之多，但同卵双生子间不存在显著差异。基因是决定药物代谢酶、药物转运体、受体活性和功能表达的遗产物质基础，基因的突变可引起所编码的药物代谢酶、转运体和受体蛋白氨基酸序列及功能异常，是产生药物效应个体差异和种族差异的主要原因。在此基础上，通过遗传检测可以对患者实施个性化治疗（individualized therapy），也即精准医学（precision medicine）。遗传因素引起的异常可分为：

（一）特异质反应

葡萄糖-6-磷酸脱氢酶（G-6-PD）缺陷是人类常见的遗传缺陷。G-6-PD 可维持红细胞内谷胱甘肽（GSH）的含量，而 GSH 是防止溶血所必需的。G-6-PD 缺乏患者进食蚕豆或服用治疗量的伯氨喹、奎宁、对乙酰氨基酚、磺胺药、维生素 K 等易致溶血性贫血特异质反应。骨骼肌松弛药琥珀胆碱在血液中迅速被假性胆碱酯酶灭活，作用短暂（仅 2~3 分钟），遗传性假性胆碱酯酶缺陷患者酶活性很低，琥珀胆碱作用可长达数小时，甚至可引起部分或完全呼吸暂停。

（二）种族差异

异烟肼等药物经肝乙酰化而灭活，但肝脏药物乙酰化的速度在人群中有明显差异，一般分为快乙酰化型(快速代谢型，EMs)和慢乙酰化型(慢代谢型，PMs)。快乙酰化者口服一次剂量的异烟肼后，血浆 $t_{1/2}$ 为 45~100 分钟；而慢乙酰化者血浆 $t_{1/2}$ 可达 2~4.5 小时，慢乙酰化型者长期服用异烟肼约有 23% 患多发性外周神经炎，而快乙酰化者则发生率较低，但易致肝损害。不同种族间差异很大，中国人和日本人多为快乙酰化型，白种人多为慢乙酰化型。

（三）种属差异

新药研究趋向于采用所谓"专家式"的动物，如过敏反应实验动物选用豚鼠；高血压实验动物常用大鼠、犬；呕吐实验动物选用狗、猫和鸽；解热和热源检查用家兔；动脉粥样硬化实验动物选用兔和猪。但不同种属动物之间对同一药物的作用和药代动力学可能存在差异。例如，沙利度胺致畸悲剧发生后，人们才发现，人体内存在将反应停代谢成有害异构体的酶，可引发胎儿畸形，而大鼠体内由于缺乏该酶，不会引起大鼠畸胎。因此，临床前药效学研究既要考虑种属问题，又要考虑到种属间的剂量换算及代谢差异等问题，严禁将动物剂量直接用于人体。

四、疾病状态

疾病本身能导致药代动力学和药效动力学的改变。肝功能、肾功能损伤易引起药物在体内蓄积，产生过强或过久的效应，甚至发生毒性反应。例如：严重肝功能不全者由于肝脏的生物转化速率减慢，经肝代谢药物的作用将被加强并延长，而在肝活化的药物的作用则被减弱，如可的松、泼尼松等需在肝脏经生物转化起效的药物作用减弱。肾功能不全时药物排泄减慢，主要经肾脏排泄消除的氨基糖苷类药物、多数头孢菌素类药物，$t_{1/2}$ 延长，此时必须延长给药间隔，否则易致蓄积中毒。

此外，还应注意病人有无潜在性疾病，否则用药后可能诱发。例如糖皮质激素和氟喹诺酮类抗菌药，提高中枢神经系统兴奋性，可诱发癫痫或精神失常，有此两类病史者禁用；同时，这两类药物也会诱发新生糖尿病或加重糖尿病，潜在糖尿病人慎用。

五、心理因素

患者的精神状态与药物疗效关系密切，安慰剂(placebo)是不具药理活性的剂型，但从广义上还包括不具有效应的医疗措施如假手术等。安慰剂产生的效应称为安慰剂效应(placebo effect)。

安慰剂效应主要由患者的心理因素引起，患者给药后，会发生一系列精神和生理上的变化，研究表明安慰剂对于头痛、心绞痛、手术后痛、感冒咳嗽、神经官能症等能获得一定的疗效，对心理因素控制的自主神经系统功能影响较大，如血压、心率、内分泌、性功能等。由于安慰剂效应的广泛存在，在评价药物的临床疗效时，应充分考虑对药效评价的影响。因此在新药临床研究中，须设立安慰剂组，作为实验的空白对照，排除新药可能的安慰剂效应，消除主观因素对药效评价的影响。

临床用药时，应鼓励患者以积极乐观的态度，正确对待疾病、积极治疗，不仅能减轻疾病痛苦的主观感受，还能提高机体对疾病的抵御能力，有利于疾病的治疗，对于情绪不佳、精神状态不佳的病人尤应多加注意，氯丙嗪、利血平、肾上腺皮质激素及一些中枢抑制性药物在抑郁病人可能引发悲观厌世倾向，用药时应慎重。

六、时辰因素

机体内的许多生理活动会随昼夜节律呈现出有规律的周期性变化，这种规律性的变化叫做生物节律，亦称生物钟。生物钟对药物效具有重要的影响，由此产生专门研究药物效应及体内过程与机体生物节律相互关系的时辰药理学(chronopharmacology)。

为了获得最佳的药物效果，药物的给药时间、方式都应尽力与人体生理节律同步化。例如：人的血压在一日内呈"两高一低"现象波动，一般在上午 6：00~10：00、下午 4：00~8：00 较高，午夜最低，如果抗高血压药物一天给药一次，服药时间宜选择清晨 7 时左右，如一日两次，宜在清晨 7 时和下午 4 时；人体内胆固醇的合成有昼夜节律性，在午夜至清晨之间合成最旺盛，故洛伐他汀、普伐他汀等他汀类药物，采用每日睡前顿服，代替每日三次服药，效果更佳；与正常人相比，哮喘病人呼吸道阻力增加，通气功能下降，呈现昼夜节律性变化，夜间或清晨，易诱发哮喘。其治疗药物也有昼夜节律的差异，一日一次的抗哮喘药多在睡前半小时服用为宜。

七、机体对药物反应的变化

（一）耐受性和耐药性

机体连续多次用药后，反应性逐渐降低，需要加大药物剂量才能维持原有疗效，这种现象称为耐受性（tolerance）。如中枢神经系统抑制药巴比妥类和抗心绞痛药物硝酸酯类等往往出现耐受现象。耐受性在停药后可消失，再次连续用药又可发生。机体形成耐受性的机制有多种：药物诱导肝药酶，加速了自身代谢；连续用药使受体向下调节，对药物的反应性降低，机体调节机制产生适应性变化等。在肿瘤及抗病原微生物治疗中常见耐药（drug resistance）问题。多数药物的耐受性是逐渐产生的，但也有少数药物很快产生耐受，造成快速耐受性（tachyphylaxis）。例如麻黄碱在静脉注射 3~4 次后升压反应逐渐消失，临床用药 2~3 天后对支气管哮喘就不再有效。这是由于其作用机制主要在于促进神经末梢释放儿茶酚胺，当释放耗竭时即不再有作用。

（二）依赖性

依赖性（drug dependence）指长期应用某种药物后，机体对这种药物产生生理性或精神性的依赖和需求。

1. 生理依赖性（physiological dependence）　也称躯体依赖性，是指反复用药后，机体调整内稳态而产生的适应（耐受）状态，中断用药后可产生一种强烈的躯体方面的损害即为戒断综合征（abstinence syndrome），表现为流涕、流泪、哈欠、腹痛、腹泻、周身疼痛等。

2. 精神依赖性（psychological dependence）　也称心理依赖性，是指用药后产生愉快满足的感觉，使用药者在精神上渴望周期性或连续用药，以达到舒适感，是药物滥用（drug abuse）的重要原因。为防止药物滥用，必须控制和慎用麻醉药品和成瘾性精神药物。吗啡、可卡因、印度大麻及其同类药都属于麻醉药品。苯丙胺类、巴比妥类、苯二氮䓬类等亦被列入国际管制的成瘾性精神药物。对于慢性疼痛或癌症患者而言，采用阿片类控释制剂、缓释制剂或透皮给药，可避免出现峰浓度，避免或减少了成瘾、滥用的危险。

（三）停药症状

患者长期多次用药后，突然停药会引发原有疾病症状加重。例如高血压患者长期服用 β 受体阻断药，突然停药后，会引发血压及心率反跳性升高。因此，长期用药患者停药时必须逐渐减量，可避免停药症状（withdrawal symptom）发生。

思考题

答案解析

1. 影响药物作用的因素有哪些？
2. 药物间的相互作用都是有害的吗？请结合实例说明。

3. 如何避免或减少耐药性的产生?

（沈祥春）

书网融合……

习题 微课 本章小结

第五章　外周神经药理学概述

学习目标

1. 通过本章学习，掌握外周神经系统的分类和效应；熟悉传出神经系统的受体及药物作用方式；了解传出神经系统的递质。
2. 具备能运用所学知识为合理用药提供服务的能力。
3. 树立药学服务人类和满足大健康的理念，担负药学工作者应尽的职责。

外周神经系统由中枢外的神经、神经节及神经终末结构组成，连接中枢神经系统与外周感受器和效应器，将外周感觉信息传入中枢，并将中枢的指令传到效应器。作用于传出神经系统的药物主要通过影响传出神经的递质及受体产生作用，作用于传入神经的局部麻醉药通过阻断感觉神经冲动的发生与传导发挥作用。

第一节　外周神经系统的分类和效应

外周神经系统分布广泛且效应复杂，为了便于理解和叙述，可以从解剖学和药理学等不同角度对其进行分类。

一、解剖学分类

外周神经系统从功能上分为传入神经系统和传出神经系统。

（一）传入神经系统

躯体和内脏的感觉神经纤维将体内外的各种刺激转变为神经信号向中枢传递，感觉神经纤维构成传入神经和传入神经系统（afferent nervous system）。

（二）传出神经系统

中枢神经系统将需要执行的信息经传出神经下达指令到各效应器，调节器官活动，使其适应内外环境的变化。传出神经系统（efferent nervous system）由自主神经系统和运动神经系统组成（图 5 – 1）。

1. 自主神经系统（autonomic nervous system）　自主神经从中枢发出，经神经节交换神经元后到达效应器。自主神经主要支配平滑肌、心肌、腺体的活动和能量代谢，这些功能不受意识控制，而是在神经系统本身的自动调节下进行。自主神经又分为交感神经和副交感神经。

（1）交感神经（sympathetic nervous）　其节前纤维从脊髓胸腰段灰质侧角发出，末梢在交感神经链的神经节与节细胞交接，次级神经元的节后纤维传出至效应器。交感神经链位于脊椎旁，交感神经节多数离效应器官较远，节前纤维短，节后纤维长。

（2）副交感神经（parasympathetic nervous）　副交感神经起源于脑干内第Ⅲ、Ⅶ、Ⅸ、Ⅹ对脑神经的神经核以及脊髓骶段。其神经节分散在效应器官附近和效应器官内。节前纤维在远离中枢而靠近效应器的神经节交换神经元。节前纤维长，节后纤维短。

此外，由肠神经元细胞及肠神经胶质细胞组成的肠神经系统（enteric nervous system），其功能独立于中枢神经系统，接受肠感觉神经传入，受自主神经调控。通过调节平滑肌舒缩和腺体分泌，调控肠道的分泌、吸收及蠕动。

2. 运动神经系统(motor nervous system)　运动神经自中枢发出后，直接到达支配的骨骼肌。一个运动神经的轴突可有100多个分支，每个分支连接一个肌纤维，组成一个运动单元。

图5-1　神经系统的分类和构成

ACh，乙酰胆碱；Ad，肾上腺素；NA，去甲肾上腺素；N，N受体；α，α受体；β，β受体

二、药理学分类

神经元之间的信息传递依靠突触末梢释放的递质(neurotransmitter)完成。传出神经的递质主要有乙酰胆碱(acetylcholine，ACh)和去甲肾上腺素(noradrenalin，NA)。传出神经根据末梢释放的递质分为胆碱能神经和去甲肾上腺素能神经。

(一)胆碱能神经

当神经兴奋时，其末梢主要释放ACh的神经称为胆碱能神经，主要包括4类：①副交感神经的节前纤维和节后纤维；②交感神经的节前纤维和极少数交感神经的节后纤维如支配汗腺分泌和骨骼肌血管舒张的交感神经节后纤维；③运动神经；④支配肾上腺髓质的交感神经。

(二)去甲肾上腺素能神经

当神经兴奋时，其末梢主要释放NA的神经称为去甲肾上腺素能神经。绝大多数交感神经节后纤维属此类神经。

此外，某些交感纤维如支配肾血管的交感神经节后纤维还存在多巴胺能神经，兴奋时释放多巴胺(dopamine)。在肠神经系统，还有非肾上腺素能非胆碱能神经，其末梢释放肽类、嘌呤类递质。

另外，神经兴奋时释放的物质很少是单一递质，常同时释放多种物质。一个神经元内存在两种以上递质的现象称为递质共存。这些与主要递质共存的递质称为共递质。目前在外周交感神经发现的共递质有：5-羟色胺、组胺、ACh、生长抑素、神经肽Y、脑啡肽、降钙素基因相关肽等。递质共存扩大了神经调节的范围，使神经调节更加多样化，更趋完善和精确，以适应复杂调节的不同需要。尽管神经递质的类很多，但一个神经元不同末梢释放的递质是相同的。

三、传出神经的效应

传出神经的运动神经和自主神经兴奋时各自产生不同的效应。

1. 运动神经 运动神经支配骨骼肌收缩，产生精确的随意运动。

2. 自主神经系统 如图 5-2 所示，自主神经系统支配内脏、血管及腺体。如平滑肌舒缩、心脏收缩、激素分泌和代谢等。当去甲肾上腺素能神经兴奋时，兴奋心脏、收缩皮肤黏膜和内脏血管、升高血压、松弛支气管和胃肠道等平滑肌、扩大瞳孔等，有利于机体适应环境的急剧变化。胆碱能神经兴奋时，表现为心脏抑制、血管扩张、血压下降、平滑肌收缩、瞳孔缩小等，有利于休整和积蓄能量。自主神经系统支配效应器有以下特点。

图 5-2 自主神经系统分布示意图（浅色：交感神经，黑色：副交感神经）

（1）双重支配 大多数器官如心脏、内脏平滑肌、眼睛、腺体等同时接受去甲肾上腺素能神经和胆碱能神经的双重支配，共同调节内脏器官活动。

（2）优势支配 交感神经在全身的分布比副交感神经广泛，例如皮肤和肌肉的血管、汗腺、竖毛肌及肾上腺髓质只有交感神经支配。同时接受交感神经和副交感神经支配的器官，其中以单个神经支配占优势。例如交感神经对心肌的兴奋作用强于副交感神经的抑制作用，副交感神经对胃肠道平滑肌的兴奋作用强于交感神经的抑制作用。即交感神经对心肌的支配占优势，副交感神经对胃肠道平滑肌的支配占优势。

（3）对立统一 交感神经和副交感神经兴奋时产生的效应往往相互拮抗，但在中枢神经系统的调节下，它们的整体效应又协调统一。即从兴奋和抑制两个不同的方面共同调节而表现为整体上的协调一致。如运动时，交感神经兴奋，使心脏活动增强；而副交感神抑制，使其对心脏的抑制作用减弱。其共同的调节作用是心输出量明显增加，以满足活动的需要。

第二节 传出神经系统的递质

神经通过递质完成信息在神经元与神经元或效应器之间的传递，传出神经药物主要通过影响递质的合成、储存、释放、失活及与受体的结合等环节产生效应。

一、突触的结构

神经元的轴突末梢与次一级神经元的胞体或突起衔接的部位称为突触(synapse)。运动神经末梢与骨骼肌的接头部位称为神经-肌肉接头，即运动终板。神经末梢与次级神经元或效应器细胞间的间隙称为突触间隙(synaptic cleft)。构成间隙的神经末梢的细胞膜称为突触前膜，与其相对的次级神经元或效应器的细胞膜称为突触后膜。突触由突触前膜、突触间隙和突触后膜组成。传出神经末梢分成许多细微的神经纤维，其中有串珠状的膨胀部分称为膨体(varicosity)、内含囊泡(vesicle)。囊泡中含有高浓度的神经递质。

二、神经冲动的化学传递

冲动在突触的传递通过神经递质介导，当神经冲动到达神经末梢时，膜去极化，使突触前膜的 Ca^{2+} 通道开放，Ca^{2+} 内流，囊泡膜与突触前膜的负电位降低，囊泡前移，囊泡膜蛋白与突触前膜蛋白相互作用，使膜融合，形成裂孔，排出囊泡中的递质。递质作用于突触后膜的受体，产生效应，实现神经冲动的化学传递。

三、递质的合成、储存、释放和失活 ℮微课

📎 知识拓展

乙酰胆碱(ACh)的发现

神经递质 ACh 的发现可追溯到 20 世纪初。1906 年威廉·哈维(William Harvey)和奥斯卡·赫尔曼(Oscar H. H. R. Hermann)提出了神经递质的概念。然而，究竟是哪种物质，仍然是谜。1921 年，药理学家奥托·洛维(Otto Loewi)做了一个梦，醒后到实验室按梦的思路开始试验。先从一只青蛙取出带有迷走神经的心脏，将充满生理盐水的玻璃管插入心腔。用电刺激迷走神经，发现心跳减慢，收缩减弱。他收集了心腔内的液体，并将其注入另一只未受刺激的蛙心脏。结果发现第二只心脏也出现心率减慢、收缩力减弱。这表明，第一只心脏在电刺激下释放了化学物质，这种物质随生理盐水转移到第二只心脏，导致其心率减慢。这一实验确认了 ACh 是关键的神经递质，并因此获得了 1936 年的诺贝尔奖。随后，科学家们对 ACh 进行了深入研究，揭示了它在神经传递中的作用。ACh 的发现是科学史上的一大亮点，随后人们又陆续发现了去甲肾上腺素、5-羟色胺、γ-氨基丁酸、甘氨酸、谷氨酸等神经递质，极大地促进了神经科学和药理学的发展。

(一)乙酰胆碱

ACh 主要在胆碱能神经末梢细胞质内合成。胆碱和乙酰辅酶 A(acetyl coenzyme A)是合成 ACh 的主要原料，胆碱经膜转运体从细胞外主动转运至胞内，此过程是合成 ACh 的限速因素。胆碱乙酰化酶

（choline acetylase）催化胆碱和乙酰辅酶 A 合成 ACh。合成的 ACh 储存于囊泡中（图 5 – 3）。ACh 以胞裂外排方式释放到突触间隙。囊泡为神经末梢释放 ACh 的单元，每个囊泡内的 ACh 释放量即为一个量子。在静息状态下，少量的 ACh 缓慢释放，在突触后膜产生小终板电位，维持效应器的生理反应性。当神经冲动到达神经末梢时，可有 100~300 个囊泡同时释放 ACh。

释放后的 ACh，穿过突触间隙，与突触后膜上的受体结合，产生效应，完成信息在突触间的传递。突触间隙有胆碱酯酶（acetylcholinesterase，AChE），可在数毫秒内将突触间隙的 ACh 水解成胆碱和乙酸，以保证冲动传递的即时性。水解生成的胆碱可被神经末梢再摄取，以合成新的 ACh。

（二）去甲肾上腺素

NA 主要在神经末梢的膨体合成，酪氨酸是合成的基本原料。酪氨酸由载体转运进入神经元后，在酪氨酸羟化酶（tyrosine hydroxylase）的催化下生成多巴，再经多巴脱羧酶（dopa decarboxylase）作用脱去羧基生成多巴胺（dopamine）。多巴胺经囊泡膜上的单胺转运体主动转运进入囊泡，经囊泡中多巴胺-β 羟化酶（dopamine β–hydroxylase）催化，生成 NA。肾上腺髓质囊泡中的苯乙醇胺-N-甲基转移酶，可催化 NA 转化成肾上腺素。酪氨酸羟化酶是 NA 合成的限速酶。NA 合成后储存于囊泡，当神经冲动到达末梢时，以胞裂外排的方式释放至突触间隙（图 5 – 3）。

图 5 – 3　胆碱能神经和肾上腺素能神经末梢递质的生物过程示意图

释放到突触间隙的 NA，与突触后膜的受体结合，激动受体产生效应；与突触前膜受体结合调节递质释放。突触间隙的 NA 通过两种方式消失：①突触前膜的单胺转运蛋白以主动转运方式摄取 NA，这种摄取称为摄取 1（uptake 1），摄取释放量的 75%~95% NA，是终止 NA 作用的主要方式。摄取进入神经末梢的 NA 大部分经囊泡膜上的单胺转运蛋白转运进入囊泡。未进入囊泡的 NA 可被胞质中线粒体膜上的单胺氧化酶（monoamineoxidase，MAO）破坏。②被非神经组织如心肌、血管、肠道平滑肌及神经胶质细胞等摄取，该摄取称为摄取 2（uptake 2）。摄取后的 NA 被细胞内的儿茶酚氧位甲基转移酶（catechol-O-methyltransferease，COMT）和 MAO 破坏。与摄取 1 相比，摄取 2 的生理学意义较小。

第三节　传出神经系统的受体及药物作用方式

传出神经系统通过其支配的效应器上的受体产生效应，传出神经系统的药物主要通过影响传出神经系统的作用而产生效应。

一、传出神经受体的分类

传出神经的受体位于突触后膜、突触前膜和效应器细胞膜，是递质传递信息、产生效应的物质基础。受体根据与之结合的配体命名和分类。

（一）胆碱受体

能与 ACh 结合的受体称为胆碱受体（cholinoceptor）。副交感神经节后纤维和极少数交感神经节后纤维支配的效应器上的胆碱受体对毒蕈碱（muscarine）敏感，这些受体称为毒蕈碱型胆碱受体，简称 M 胆碱受体或 M 受体。神经节及骨骼肌细胞上的胆碱受体对烟碱（nicotine）敏感，故称为烟碱型受体，简称 N 胆碱受体或 N 受体。

依据拮抗剂对受体的特异性和受体分子的克隆将受体进一步分类。发现 M 受体有多种亚型，其中 M_1 受体主要存在于神经节－胃壁细胞和中枢神经系统；M_2 受体主要分布在心肌、外周神经元以及平滑肌；M_3 受体分布于平滑肌和外分泌腺、血管内皮；M_4 受体主要分布于眼。不同组织可有几种 M 受体亚型同时存在。N 受体根据其分布部位的不同，将分布在神经节的 N 受体称为 N_1 受体或 N_N 受体；将分布在骨骼肌细胞上的 N 受体称为 N_2 受体或 N_M 受体。

（二）肾上腺素受体

能与 NA 或肾上腺素结合的受体称为肾上腺素受体（adrenoceptor）。再根据其对激动剂和拮抗剂亲和力的不同，分为 α 肾上腺素受体（简称 α 受体）和 β 肾上腺素受体（简称 β 受体）。

1. α 肾上腺素受体　α 受体可被 NA 激动，被酚妥拉明阻断。α 受体进一步分为 $α_1$ 和 $α_2$ 两种亚型。$α_1$ 受体可被去氧肾上腺素激动，被哌唑嗪阻断。$α_2$ 受体可被可乐定激动，被育亨宾阻断。$α_1$ 受体和 $α_2$ 受体各克隆出 3 种亚型（即 $α_{1A}$、$α_{1B}$、$α_{1D}$ 和 $α_{2A}$、$α_{2B}$、$α_{2C}$）。

$α_1$ 受体主要分布于血管、虹膜辐射肌、胃肠和膀胱括约肌、子宫、竖毛肌和腺体等；$α_{1A}$ 受体绝大部分分布在脑、心脏、血管、肝、输精管、肾上腺，小部分分布在肾脏、前列腺；相对于其他组织，$α_{1B}$ 受体在脑、心脏分布较高，$α_{1D}$ 受体在脑分布较高。而 $α_2$ 受体分布在肝细胞、血小板、血管平滑肌和突触前膜等，在心、肝、血管、肾、血小板和脑等均有 $α_{2A}$、$α_{2B}$ 和 $α_{2C}$ 受体表达。

2. β 肾上腺素受体　β 受体可被异丙肾上腺素激动，被普萘洛尔阻断。β 受体有 3 种亚型（$β_1$，$β_2$ 和 $β_3$ 受体）。在心脏上的 β 受体主要是 $β_1$ 受体，占心脏 β 受体总数的 80%，而支气管和血管平滑肌的 β 受体则主要是 $β_2$ 受体。$β_3$ 受体主要分布于脂肪细胞。

（三）多巴胺受体

多巴胺受体（dopamine receptor）是能与多巴胺结合的受体，简称 D 受体，至少有 5 种亚型。根据药理作用和结构特征，将其分为 D_1 受体家族（D_1、D_5 受体）和 D_2 受体家族（D_2、D_3、D_4 受体）。D_1 受体家族分布于外周效应器，主要在肾血管平滑肌；D_2 受体家族分布于突触前膜和平滑肌。

二、受体的效应

传出神经系统的效应变化关系见表 5-1。

1. 胆碱受体　M 受体激动的主要效应为心率减慢、内脏(支气管、胃肠道、子宫、膀胱等)平滑肌收缩、腺体分泌、瞳孔缩小、心肌收缩力减弱、血管扩张等。N_N 受体激动的效应是神经节兴奋。N_M 受体激动的主要效应是骨骼肌收缩。

表 5-1　传出神经系统受体的效应

效应器		去甲肾上腺素能神经		胆碱能神经	
		受体	效应	受体	效应
心脏	窦房结	β_1，β_2	心率加快#	M_2	心率减慢≡
	传导	β_1，β_2	传导加快*	M_2	传导减慢≡
	收缩性	β_1，β_2	收缩增强*	M_2	收缩减弱-
血管平滑肌	皮肤，黏膜	α	收缩#	M	舒张-
	内脏	α	收缩#	M	
	骨骼肌	β_2	舒张-	M(交感)	舒张-
		β_2	舒张=		
	冠脉	α_1	收缩+	M	舒张-
	内皮	α，β_2	舒张=	M_3	释放 NO
内脏平滑肌	支气管	β_2	舒张-	M_3	收缩*
	胃肠壁	β_2，α_2	舒张-	M_3	收缩#
	括约肌	α_1	收缩+	M_3	舒张-
	肠神经丛			M_1	兴奋
	胆囊胆道	β_2	舒张-	M	收缩+
	膀胱逼尿肌	β_2	舒张-	M_3	收缩#
	括约肌	α_1	收缩*	M_3	舒张=
眼睛	瞳孔开大肌	α	收缩+(散瞳)		
	瞳孔扩约肌			M_3	收缩#(缩瞳)
	睫状肌	β_2	舒张-	M_3	收缩#
腺体	汗腺(交感神经)	α_1	手、脚心分泌+	M	全身分泌#
	唾液腺	α_1	分泌+	M	分泌+
	呼吸道、胃肠道	α		M	分泌*
代谢	肝脏糖代谢	β_2，α_1	糖原分解、异生#		
	骨骼肌糖代谢	β	肝糖原分解=		
	脂肪代谢	β_3	脂肪分解#		
	肾素	β_1	分泌*		
自主神经节				N_N	兴奋
肾上腺髓质(交感节前神经)				N_N	分泌
骨骼肌(运动神经)		β_2	收缩	N_M	收缩

注：兴奋(收缩)从强到弱为# > * > +；抑制(舒张)从强到弱为≡ > = > -。

2. 肾上腺素受体　α_1 受体激动的主要效应是血管(皮肤黏膜、肾、脑、肝、肠等内脏)收缩、瞳孔扩大等。α_2 受体激动后的主要效应是突触前膜的递质释放减少，皮肤、黏膜、肾、涎腺等血管的血管收缩，使胃肠道运动抑制，腺体分泌减少，胰岛 B 细胞分泌减少，自受体递质释放减少。β_1 受体激动的主要效应是心率加快、心脏收缩加强、肾素分泌、脂肪分解等。β_2 受体激动时引起支气管平滑肌松弛、骨骼肌血管和冠状动脉扩张、糖原分解等。

3. 多巴胺受体　D_1 受体激动的效应主要是舒张肾动脉、肠系膜血管、冠状动脉和其他血管床。

4. 突触前膜受体　突触前膜受体通过反馈机制调节突触前末梢递质的释放。突触前膜的 α_2、M_1、M_2 和 N_1 受体激动后，通过负反馈机制减少突触前膜递质的释放，突触前膜的 β_2 受体激动后正反馈地增加突触前膜递质的释放。

5. 共存受体　在很多情况下，单一神经末梢会存在多个受体，这些受体称为共存受体。如胃肠道平滑肌、血管和肝细胞等组织有 α 和 β 受体共存，许多组织也有胆碱受体与肾上腺素受体共存，几种肾上腺素受体亚型在许多器官共存。共存受体的数量和效应有主次分别，如心脏 β_1 受体占 80%，β_2 受体占 20%；支气管平滑肌 β_2 受体占 85.3%，β_1 受体占 14.7%。突触前膜的共存受体使递质释放的调节更加精细，突触后膜的共存受体使神经的调节更加复杂和完善。

三、传出神经系统药作用方式和分类

传出神经系统药主要通过作用于受体或影响递质来产生效应。

1. 直接与受体结合　药物与受体结合，激动受体产生与递质相似的作用，称为拟似药或激动药，如异丙肾上腺素是 β 受体激动药。药物与受体结合后不激动受体，反而阻断递质或拟似药与受体结合，拮抗其作用，称为拮抗剂或阻断药，如阿托品是 M 受体阻断药。

2. 影响递质合成　有些药物可抑制递质合成，如抑制 ACh 合成的密胆碱，抑制 NA 生物合成的 α-甲基酪氨酸，抑制多巴胺及 NA 合成的卡比多巴。影响这一环节的药物目前尚无临床价值，仅作为研究工具药使用。

3. 影响递质储存　有些药物如利血平能抑制合成的多巴胺和 NA 进入囊泡，而被 MAO 破坏，导致囊泡中的递质耗竭，起到抗肾上腺素能神经的作用。

4. 影响递质释放　麻黄碱可促进去甲肾上腺素能神经末梢释放 NA，间接发挥拟肾上腺素能神经的作用。胍乙啶能抑制去甲肾上腺素能神经末梢释放递质，为抗肾上腺素能神经药。肉毒杆菌毒素能激动突触前膜受体，阻止胆碱能神经囊泡释放 ACh，起抗胆碱能神经的作用，临床用于斜视、眼睑痉挛、面部痉挛、口腔颌面及颈部肌张力障碍等的治疗。此外能减少汗腺分泌，抑制"狐臭"。

5. 胆碱酯酶抑制药　如新斯的明可抑制胆碱酯酶活性，妨碍 ACh 水解，增加突触间隙的 ACh 浓度，间接产生拟胆碱作用。地昔帕明、米帕明和可卡因能抑制突触前膜的单胺转运蛋白，抑制 NA 和 5-HT 的再摄取，提高其在突触间隙的浓度，增强其作用。

6. 药物分类　传出神经系统药物主要根据其结合的受体类型、药物的内在活性及影响信息传递过程的环节进行分类（表 5-2）。

表 5-2　传出神经系统药物分类

拟似药	阻断药
1. 胆碱受体激动药 （1）M 受体激动药（毛果芸香碱） （2）N 受体激动药（烟碱） （3）M、N 受体激动药（卡巴胆碱）	1. 胆碱受体阻断药 （1）M 受体阻断药 非选择性 M 受体阻断药（阿托品） M_1 受体阻断药（哌仑西平） （2）N 受体阻断药 N_N 受体阻断药（六甲双铵） N_M 受体阻断药（筒箭毒碱）
2. 抗胆碱酯酶药（新斯的明）	2. 胆碱酯酶复活药（氯解磷定）

续表

拟似药	阻断药
3. 肾上腺素受体激动药	3. 肾上腺素受体阻断药
(1) α受体激动药	(1) α受体阻断药
α受体激动药(去甲肾上腺素)	$α_1$、$α_2$受体阻断药(酚妥拉明)
$α_1$受体激动药(去氧肾上腺素)	$α_1$受体阻断药(哌唑嗪)
$α_2$受体激动药(羟甲唑啉)	$α_2$受体阻断药(育亨宾)
(2) β受体激动药	(2) β受体阻断药
$β_1$、$β_2$受体激动药(异丙肾上腺素)	$β_1$、$β_2$受体阻断药(普萘洛尔)
$β_1$受体激动药(多巴酚丁胺)	$β_1$受体拮抗剂(阿替洛尔)
$β_2$受体激动药(沙丁胺醇)	$β_2$受体拮抗剂(布他沙明)
(3) α、β受体激动药(肾上腺素)	兼有α阻断作用的β受体阻断药(拉贝洛尔)

思考题

答案解析

1. 传出神经的化学递质如何保证其传递的即时性?
2. 作用于传出神经系统药物的作用方式有哪些?

(曹永孝 曹 蕾)

书网融合……

习题　　　　微课　　　　本章小结

第六章　作用于胆碱受体药

📖 **学习目标**

1. 通过本章学习，掌握M胆碱受体激动药（如毛果芸香碱）、胆碱受体阻断药（如阿托品）、可逆性抗胆碱酯酶药（如新斯的明和吡斯的明）的药理作用、临床应用和主要不良反应；熟悉东莨菪碱、山莨菪碱、N_M胆碱受体阻断药、毒扁豆碱、胆碱酯酶复活药；了解N胆碱受体激动药、全胆碱受体激动药、阿托品的合成代用品、N_N胆碱受体阻断药。

2. 具备能运用所学知识为合理用药提供服务的能力。

3. 树立药学服务人类和满足大健康的理念，担负药学工作者应尽的职责。

作用于胆碱受体药包括直接作用和间接作用于胆碱受体药。直接作用于胆碱受体药根据内在活性的不同分为胆碱受体激动药和胆碱受体阻断药。间接作用于胆碱受体药主要是抗胆碱酯酶药。

第一节　胆碱受体激动药

胆碱受体激动药（cholinoceptor agonist）能与胆碱受体结合，激动胆碱受体，产生与递质 ACh 相似的作用。根据结合受体的特异性，胆碱受体激动药又分为 M 胆碱受体激动药、N 胆碱受体激动药和全胆碱受体激动药。

一、M 胆碱受体激动药

M 胆碱受体激动药特异性地与节后胆碱能神经支配效应器的 M 胆碱受体结合，激动受体，产生与节后胆碱能神经兴奋相似的作用。

毛果芸香碱 📱微课

毛果芸香碱（pilocarpine）是从美洲毛果芸香属植物叶子中提取的生物碱，为叔胺类化合物，在水溶液中稳定。

【药理作用】　直接激动 M 受体，对眼和腺体的作用显著。滴眼后易透过角膜，药后 0.5 小时达高峰，维持 4~8 小时。

1. 眼　滴眼后产生缩瞳、降低眼内压和调节痉挛作用。

（1）缩瞳　虹膜有两种平滑肌，一种是环形的瞳孔括约肌，受胆碱能神经支配，神经兴奋时释放的递质激动环形括约肌的 M 受体，环形肌向中心方向收缩，瞳孔变小（图 6-1）。另一种是辐射肌，又称瞳孔开大肌，受去甲肾上腺素能神经支配，神经兴奋时，辐射肌的 α 受体兴奋，辐射肌向虹膜根部（外缘）收缩，瞳孔散大。毛果芸香碱通过兴奋瞳孔括约肌的 M 受体，收缩括约肌，使瞳孔缩小。

（2）降低眼内压　眼内压是房水对眼产生的压力，眼内压的高低与房水的多少成正比。房水由睫状体上皮细胞分泌及血管渗出产生，越过瞳孔到达前房，再经前房角的小梁网滤过进入巩膜静脉窦，通过集液管汇入巩膜表面的睫状前静脉，进入血循环（图 6-2）。前房角是房水排出的主要通道，小梁网

括约肌存在M受体，激动收缩时瞳孔缩小

正常瞳孔

辐射肌存在 α_1 受体，激动收缩时瞳孔散大

激动M受体瞳孔缩小

阻断M受体瞳孔增大

图6-1 药物对瞳孔的作用

附近的巩膜静脉窦是房水回流的主要阻力部位。毛果芸香碱激动虹膜瞳孔括约肌的 M 受体，使虹膜向中心方向收缩，虹膜根部变薄，前房角间隙扩大，房水易于通过小梁网进入循环，房水回流通畅，眼内压降低。

M受体激动后，瞳孔缩小，虹膜根部变薄，前房角扩大，房水回流通畅，眼内压降低

M受体阻断后，虹膜根部变厚，前房角变小，虹膜与晶状体接触紧密，房水回流受阻，眼内压升高

阻断睫状体 β_1 和 α_2 受体，激动血管 α_1 受体，减少房水生成

睫状前静脉

小梁网

虹膜

角膜

β_1 受体

α_2 受体

血管

Schlemn 管

晶状体

悬韧带

睫状肌

图6-2 药物对房水循环的影响

房水由睫状体上皮细胞分泌及血管渗出产生，前房角是房水排出的主要通道，近 Schemm 管组织是
房水回流的主要阻力部位。箭头代表房水回流方向

（3）调节痉挛　眼通过调节晶状体凸度以适应视物远近的需要。晶状体富有弹性，具有自行呈球形的趋势；而悬韧带向外牵拉晶状体，使其维持扁平状态。悬韧带的紧张度受睫状肌控制，睫状肌是环形平滑肌，存在 M 胆碱受体，受胆碱能神经支配（图6-3）。毛果芸香碱激动睫状肌的 M 受体，环形的睫状肌向瞳孔中心方向收缩，使悬韧带放松，晶状体因弹性而变凸，屈光度增加，使眼调节于近视，即视近物清晰，视远物不清。这种引起睫状肌痉挛的作用称为调节痉挛。

A.　睫状肌　晶状体　　　B.　平行光　悬韧带

近物　　　　　　　　　　　远物

图6-3 药物对眼调节作用的影响

A，毛果芸香碱激动睫状肌 M 受体，晶状体变凸，屈光度增加，调节于近视，看近物清晰；

B，阿托品阻断 M 受体，晶状体变扁平，屈光度降低，使眼调节于远视，看远物清楚

2. 腺体　毛果芸香碱兴奋腺体的 M 受体，增加腺体分泌，其中汗腺和唾液腺分泌增加最显著。

3. 平滑肌　激动 M 受体，增加消化道平滑肌的张力和收缩力，大剂量可致痉挛；收缩支气管平滑肌可诱发哮喘；也可增加子宫、膀胱、胆囊和胆道平滑肌的兴奋性。

【临床应用】　主要用于眼科。

1. 青光眼　青光眼是以眼内压升高为特征的眼病。持续高眼压可压迫眼球各组织，引起头痛、视力减退，甚至失明。闭角型青光眼眼内压升高的主要原因是眼球局部的解剖结构变异，眼轴较短、前房浅、房角狭窄，晶状体相对靠前。由于虹膜与晶状体表面接触紧，房水通过瞳孔时阻力增加，导致后房水回流障碍。开角型青光眼前房角开放，其眼内压升高可能与小梁网 – 巩膜静脉窦变性、增厚、网眼变窄或闭塞，导致房水循环障碍有关。毛果芸香碱治疗闭角型青光眼效果好，通过收缩虹膜括约肌使前房角间隙扩大，虹膜与晶状体接触疏松，房水回流通畅，眼内压下降。毛果芸香碱对开角型青光眼同样有效。其通过收缩睫状肌，改变小梁网结构，从而减少流出阻力，促进房水循环，降低眼压。但新生血管性青光眼由于房角粘连关闭，虹膜已缺血萎缩，毛果芸香碱对其无效。

2. 手术缩瞳　先天性青光眼房角切开手术、小梁切开手术以及虹膜切除手术前，用毛果芸香碱滴眼，缩小瞳孔，使房角开放，降低眼压，便于手术，减少组织损害。小梁切开术后用毛果芸香碱滴眼缩瞳，将虹膜根部拉离切开的小梁网，便于恢复。毛果芸香碱滴眼也用于对抗阿托品的散瞳作用。

3. 口腔干燥症　毛果芸香碱能增加腺体分泌，口服用于唾液腺功能减退引起的口腔干燥症。

【不良反应】　全身用药不良反应较多，一般不全身给药。主要副作用为 M 样症状。滴眼时应压迫内眦，避免药液流入鼻腔，因吸收而产生全身副作用。

知识拓展

降眼压药物

常用的降眼压药物除了 M 胆碱受体激动药外，还有 α 肾上腺素受体激动药、β 肾上腺素受体阻断药、前列腺素衍生物、碳酸酐酶抑制剂和高渗剂。

1. α 肾上腺素受体激动药　主要有阿普可乐定、溴莫尼定等。这类药物既可减少睫状肌上皮生成房水，又可增加葡萄膜巩膜途径的房水外流。可用于原发性青光眼的药物治疗，也可用于手术前后辅助治疗。但降眼压不持久。

2. β 肾上腺素受体阻断药　主要有倍他洛尔、噻吗洛尔、卡替洛尔等。主要通过刺激睫状肌收缩，也可激动睫状前动脉 β₂ 受体抑制房水生成降低眼压，临床应用较广泛。可用于原发性青光眼、高眼压症、新生血管性青光眼等。噻吗洛尔常作为儿童青光眼的一线治疗药物。这类药会影响视乳头和视网膜血液循环，有缺血因素的青光眼患者应慎重选用。

3. 前列腺素衍生物　主要有拉坦前列素、贝美前列素、曲伏前列素、他氟前列素等。主要通过加快房水从葡萄膜巩膜途径流出降低眼压，具有增加房水从小梁网 – Schlemn 式管通道外流的作用。可用于原发性开角型青光眼、高眼压症和新生血管性青光眼等。降压幅度大、药效持久，每天滴用一次即可，局部副作用少，患者依从性好。

4. 碳酸酐酶抑制剂　主要有乙酰唑胺、甲醋唑胺、布林佐胺、多佐胺等。可抑制睫状上皮细胞内碳酸酐酶的活性而减少房水的分泌使眼压降低。

5. 高渗剂　主要有甘露醇、甘油、异山梨醇酯等。可升高血浆渗透压，使玻璃体容积减小，降低眼压。多用于原发性青光眼的急性发作期或继发性青光眼降眼压治疗，一般短期使用。

二、N 胆碱受体激动药

N 受体有 N_N 和 N_M 受体。N_N 受体分布于神经节和肾上腺髓质，N_M 受体分布于神经-肌肉接头。N 受体激动药有烟碱(nicotine)、洛贝林(lobelin)、四甲铵等。

烟碱是烟叶中提取的生物碱，对神经节的 N_N 受体和神经-肌肉接头的 N_M 受体均有激动作用，但大剂量则阻断 N 受体。烟碱能通过血-脑屏障，在中枢神经系统内产生激动作用。因此，烟碱的作用广泛而复杂，无临床应用价值。

洛贝林激动 N_N 受体，但作用弱于烟碱。临床主要用作呼吸兴奋药，能作用于主动脉体和颈动脉窦的化学感受器，兴奋呼吸中枢和迷走中枢。

三、全胆碱受体激动药

全胆碱受体激动药能兴奋所有胆碱能神经受体，包括神经节 N_N、骨骼肌 N_M 受体以及 M 受体。乙酰胆碱是其代表药。

乙酰胆碱

乙酰胆碱(acetylcholine，ACh)是胆碱能神经的递质，化学结构属胆碱酯类的季铵化合物，极性大，在水溶液中不稳定，在体内可迅速被 AChE 破坏而失活，不易通过生物膜和血-脑屏障，中枢作用弱，口服无效。因其作用广泛、副作用多，无临床实用价值。但 ACh 是科学研究的工具药。ACh 可激动 M 受体和 N 受体，兼有 M 样和 N 样作用。

1. M 样作用　小剂量 ACh 激动 M 受体，产生与兴奋胆碱能神经节后纤维相似的作用。主要表现为：①腺体分泌增加；②瞳孔缩小，调节痉挛；③内脏平滑肌收缩，括约肌松弛；④心脏抑制、血管舒张、血压下降。其血管舒张作用与血管内皮细胞 M 受体激动后释放一氧化氮有关。

2. N 样作用

（1）神经节　剂量稍大激动神经节 N_N 受体，兴奋自主神经系统。产生优势支配神经的作用。在以副交感神经支配占优势的胃肠道、膀胱平滑肌和腺体，表现为平滑肌收缩和腺体分泌。在以交感神经支配占优势的心血管，表现为心脏收缩增强，血管收缩，血压升高。

（2）肾上腺髓质　大剂量兴奋肾上腺髓质的 N_N 受体，使嗜铬细胞释放肾上腺素，使心脏收缩增强，血管收缩，血压升高。

（3）骨骼肌　激动运动终板 N_2 受体，使骨骼肌收缩、肌肉痉挛。

第二节　胆碱受体阻断药

胆碱受体阻断药(cholinoceptor antagonist)能与胆碱受体结合，但不激动受体，却能妨碍胆碱受体激动药与胆碱受体结合，拮抗胆碱受体激动药的作用。根据其结合受体的特异性分为 M 胆碱受体阻断药和 N 胆碱受体阻断药。

一、M 胆碱受体阻断药

M 胆碱受体阻断药根据其结合的 M 受体亚型，分为非特异性的 M 受体阻断药和特异性的 M_1 受体阻断药。临床常用的非特异性的 M 受体阻断药有阿托品类生物碱及人工合成解痉药，M_1 受体阻断药有哌仑西平等。

（一）阿托品类生物碱

阿托品类生物碱主要包括阿托品、东莨菪碱、山莨菪碱等，多是从茄科植物中提取。天然生物碱为不稳定的左旋莨菪碱，阿托品是处理后的消旋莨菪碱（dl‐hyoscyamine）。通常左旋体的 M 受体阻断作用较右旋体作用强。氧桥可产生较强的中枢镇静作用，而托品环上的羟基又可减弱镇静作用。东莨菪碱有氧桥，中枢镇静作用较强。阿托品和山莨菪碱无氧桥，镇静作用弱，山莨菪碱的托品环上多一羟基，几乎无镇静作用。

阿托品

【体内过程】阿托品（atropine）口服 1 小时后血药浓度达高峰，作用持续 3~4 小时，$t_{1/2}$ 约 4 小时。生物利用度约 80%。吸收后分布全身，可通过胎盘进入胎儿血液循环，也可从其他部位的黏膜吸收。肌内注射后，在 24 小时内有 85%~88% 经尿排出。阿托品通过房水循环排出慢，滴眼后作用可持续数天。

【药理作用】阿托品能与 M 受体结合，竞争性地阻断 M 受体，对 M_1、M_2 和 M_3 各种亚型都有阻断作用。大剂量可兴奋中枢。

1. 腺体　阿托品抑制唾液腺、汗腺及支气管等腺体的分泌。不同腺体的抑制作用强度不同。对唾液腺和汗腺的作用最强，治疗量（0.3~0.6mg）就可引起口干和皮肤干燥，较大剂量或者环境温度较高时，甚至引起体温升高。阿托品明显抑制泪腺和呼吸道腺体分泌。较大剂量可减少胃液分泌，但对胃酸浓度影响较小，因为阿托品不能阻断胃泌素和非胆碱能神经递质对胃酸的分泌作用。

2. 眼　阿托品阻断瞳孔括约肌和睫状肌的 M 受体，松弛瞳孔括约肌和睫状肌，引起瞳孔散大、眼内压升高和调节麻痹。

（1）瞳孔散大　阿托品松弛瞳孔括约肌，使去甲肾上腺素能神经支配的瞳孔开大肌功能占优势，使其向外缘收缩，引起瞳孔散大。

（2）升高眼内压　由于虹膜退向四周外缘，虹膜根部变厚，使前房角间隙变窄，虹膜与晶状体表面接触紧，房水通过瞳孔时阻力增加，房水回流受阻，引起眼内压升高。

（3）调节麻痹　阿托品通过阻断 M 受体，使睫状肌松弛而退向外缘，导致悬韧带拉紧，晶状体变扁平，屈光度变小，近距离的物体将成像于视网膜后，视近物模糊，而视远物清楚，固定于远视，即调节麻痹。

3. 内脏平滑肌　阿托品松弛多种内脏平滑肌，尤其对活动过度或痉挛状态的平滑肌作用显著，而对正常活动的平滑肌影响较小。对不同器官的平滑肌作用有差别，对胃肠道平滑肌的作用最明显，能降低肠蠕动的幅度和频率，迅速解除胃肠平滑肌痉挛；也降低膀胱逼尿肌的张力和收缩幅度；对胆管、输尿管和支气管的解痉作用较弱；对子宫平滑肌影响小。对胃肠道括约肌的作用取决于括约肌的功能状态，如幽门括约肌痉挛时，阿托品有松弛作用。

4. 心血管系统　剂量不同对心血管系统的影响也不同。

（1）心脏　治疗量（0.3~0.6mg）阿托品可使部分患者心率轻度短暂减慢，可能是由于阿托品阻断突触前膜 M_1 受体，减弱了 ACh 抑制递质释放的作用，使突触前膜释放 ACh 增加。较大剂量（1~2mg）阿托品阻断窦房结 M_2 受体，解除迷走神经对心脏的抑制，引起心率加快。加快的程度取决于迷走神经张力，在迷走神经张力高的青壮年，加快作用明显，对幼儿及老年人心率的影响则较小。

（2）血管和血压　多数血管缺乏胆碱能神经支配，因而治疗量阿托品对血管和血压无明显影响。大剂量阿托品能解除小血管痉挛，对皮肤血管的扩张较显著，表现皮肤潮红。这种作用不能用阻断 M 受体解释，可能与其抑制细胞内钙释放和抑制细胞外钙内流，以及促进血管内皮释放内皮依赖性的超极化因子有关。

5. 中枢神经系统　治疗量的阿托品对中枢神经系统的作用不明显，较大剂量可兴奋延髓呼吸中枢。更大剂量（2~5mg）则能兴奋大脑，引起烦躁不安、谵妄等反应；中毒剂量（10mg 以上）能引起幻觉、定向障碍、运动亢进甚至惊厥；严重中毒时兴奋转入抑制，出现昏迷及呼吸麻痹。

【临床应用】

1. 缓解平滑肌痉挛　适用于各种内脏绞痛。能迅速缓解胃肠绞痛；能松弛膀胱逼尿肌，对膀胱刺激症状如尿频尿急疗效好；也用于遗尿症，减少小便次数；对幽门梗阻、胆绞痛及肾绞痛疗效差，常需合用镇痛药。

2. 抑制腺体分泌　常用于全身麻醉前给药，皮下注射阿托品，减少呼吸道腺体分泌，以防止呼吸道阻塞及吸入性肺炎的发生；用于治疗严重盗汗和流涎症。

3. 眼科

（1）虹膜睫状体炎　阿托品可松弛虹膜括约肌及睫状体，使之休息，利于炎症消退。其散瞳作用，使虹膜退向边缘，防止虹膜与晶状体粘连。

（2）验光查眼底　阿托品的调节麻痹作用使晶状体固定，能准确测定晶状体的屈光度，有利于验光。阿托品滴眼，使瞳孔散大，有利于检查眼底。由于其调节麻痹时间长（2~3 天），成人已少用。但儿童的睫状肌调节能力强，只有阿托品才能使其充分麻痹，故只用于儿童验光。

4. 抗休克　大剂量阿托品能解除小血管痉挛，改善微循环，有助于休克好转。主要用于暴发性流行性脑脊髓膜炎、中毒性菌痢、中毒性肺炎等感染性休克。

5. 抗缓慢型心律失常　阿托品可用于治疗迷走神经过度兴奋引起的窦房阻滞、房室阻滞等缓慢型心律失常，使心率加快。也可用于治疗窦房结功能低下而出现的室性异位节律。在急性心肌梗死的早期，常伴有窦性或房室结性心动过缓，严重时房室传导阻滞，阿托品可恢复心率。

6. 解救有机磷酸酯类中毒　主要对抗有机磷酸酯类中毒时的 M 样症状。

【不良反应】M 受体分布广泛，因而阿托品的选择性差，副作用多。常见口干、便秘、视力模糊、心悸、皮肤潮红等。剂量超过 5mg，出现语言不清、烦躁、皮肤干燥、排尿困难、肠蠕动减弱。10mg 以上时，脉搏快弱，呼吸深快，中枢兴奋，可有谵妄、幻觉、惊厥等。严重中毒时，由兴奋转入抑制，产生昏迷和呼吸麻痹等。在炎热天气，由于抑制汗腺分泌而使体温上升，容易中暑。

青光眼及前列腺肥大者禁用。

东莨菪碱

东莨菪碱（scopolamine）主要是从洋金花和莨菪等植物中提取的生物碱。其阻断 M 受体的作用与阿托品相似，抑制腺体分泌作用较阿托品强；瞳孔散大、调节麻痹作用较阿托品弱，但起效迅速，消失快；对平滑肌的作用较阿托品弱。东莨菪碱能通过血-脑屏障，作用于中枢 M 受体产生较强的中枢抑制作用。小剂量镇静，大剂量催眠，较大剂量可使意识消失，进入浅麻醉状态。而东莨菪碱对呼吸中枢具有兴奋作用。东莨菪碱也有抗晕动病和抗帕金森病的作用，其防晕止吐作用可能与其抑制前庭神经内耳功能或大脑皮质以及胃肠道蠕动有关；缓解帕金森病的流涎、震颤和肌肉强直与阻断中枢 M 受体有关。东莨菪碱主要用于：①麻醉前给药，优于阿托品，因其具有镇静催眠等中枢抑制作用外，还能兴奋呼吸中枢、抑制腺体分泌；②晕动病、妊娠呕吐、放射病呕吐，与苯海拉明合用可增强效果，预防性用药效果较好；③治疗帕金森病；④减轻吗啡类依赖的戒断症状。东莨菪碱的副作用与阿托品相似。青光眼患者忌用。

山莨菪碱

山莨菪碱(anisodamine)是从唐古特莨菪中分离的左旋体生物碱，代号654，天然品为654-1，人工合成的消旋体称654-2。药理作用与阿托品类似。山莨菪碱抑制唾液分泌和扩瞳作用仅为阿托品的1/20～1/10，因不易进入中枢，故其中枢兴奋作用很弱。解除血管平滑肌痉挛和微循环障碍的作用较强。主要用于感染性休克、内脏平滑肌痉挛及微循环障碍性疾病等。副作用与阿托品相似，青光眼患者忌用。

(二)阿托品的合成代用品

阿托品选择性低，副作用多，眼科治疗视力恢复慢。为了克服缺点，通过结构改造，合成了一系列阿托品代用品，主要有散瞳药、解痉药和 M_1 受体阻断药。

1. 散瞳药 后马托品(homatropine)是短效 M 受体阻断药，其散瞳和调节麻痹作用较阿托品迅速而短暂，对儿童尤为明显，但作用不如阿托品完全，适用于眼底检查。托吡卡胺(tropicamide)散瞳作用起效快，作用时间短。常用于眼底检查和诊断时的散瞳。环喷托酯和尤卡托品亦为短效 M 受体阻断药。

2. 解痉药 合成解痉药有季铵类及叔胺类。季铵类口服吸收差，不易通过血–脑屏障，无中枢作用。给药后对胃肠道平滑肌解痉作用较强，神经节阻断作用也较明显，中毒量可导致神经肌肉传递阻滞，引起呼吸麻痹。常用的有丙胺太林(propantheline)、曲美布汀(trimebutine)和甲溴阿托品(atropine methbromide)。叔胺类的解痉作用较明显，对氯化钡性痉挛特别有效，也能抑制胃液分泌，且有中枢安定作用。常用的药物有贝那替秦(benactyzine)和双环胺(dicyclomine)。合成解痉药主要用于缓解内脏平滑肌痉挛，辅助治疗消化性溃疡。

3. M_1 胆碱受体阻断药 哌仑西平(pirenzepine)能选择性地阻断胃壁 M_1 胆碱受体，抑制胃酸分泌，对 M_2、M_3 受体作用弱，替仑西平(telenzepine)为哌仑西平同类物，对 M_1 受体的选择性作用更强。二药均可抑制胃酸及胃蛋白酶的分泌，主要用于治疗消化性溃疡。副作用少，治疗剂量时较少出现口干和视力模糊等反应。

二、N 胆碱受体阻断药

N 胆碱受体阻断药能与 N 受体结合，拮抗 ACh 激动 N 受体的作用。根据阻断受体的亚型，又分为 N_N 胆碱受体阻断药和 N_M 胆碱受体阻断药。

(一) N_N 胆碱受体阻断药

N_N 胆碱受体阻断药能特异性地与 N_N 受体结合，阻断神经冲动在神经节的传递，也称神经节阻断药。其对交感神经节和副交感神经节均有阻断作用，作用广泛而复杂。其综合效应主要依两类神经对器官支配的优势而定。如交感神经对血管支配占优势，故对血管主要表现为扩张作用，使血压下降。在平滑肌和腺体以副交感神经占优势，用药后常出现便秘、扩瞳、口干、尿潴留及胃肠道分泌减少等。

神经节阻断药可用于麻醉时控制血压，也用于主动脉瘤手术，因为其不仅降压，而且能防止因手术剥离而撕拉组织造成的交感神经反射，不致血压明显升高。代表性的神经节阻断药有六甲双铵(hexamethonium)、美加明(mecamylamine)和咪噻吩(trimethaphan)等。由于不良反应多，现已较少使用。

(二) N_M 胆碱受体阻断药

N_M 胆碱受体阻断药能选择性地与骨骼肌运动终板膜的 N_M 受体结合，阻断神经肌肉接头的信息传递，导致肌肉松弛，因此，又称骨骼肌松弛药，简称肌松药。根据作用特点，又分为非去极化型肌松药和去极化型肌松药。

1. 非去极化型肌松药 非去极化型肌松药能竞争性地与 N_M 受体结合，拮抗神经递质 ACh 对终板膜的去极化，引起骨骼肌松弛，故又称为竞争性肌松药。其特点是：①阻断 N_M 受体，肌松前无肌颤现象；②抗胆碱酯酶药如新斯的明可拮抗其作用；③氨基糖苷类抗生素等肌松药可加强其作用；④有神经节阻断作用。

本类药物主要有筒箭毒碱（tubocurarine）、戈拉碘铵和泮库溴铵类。其中筒箭毒碱为经典药物，但作用时间长，副作用多，临床已少用。泮库溴铵类是新的安全的非去极化型肌松药。常用量时无神经节阻断作用。泮库溴铵（pancuronium bromide）肌松作用强度是筒箭毒碱的 5 倍，而维持时间相近，常用量无组胺释放作用。主要不良反应为腺体分泌增加。阿曲库铵（atracurium）为中时效肌松药，效能约为筒箭毒碱的 1/2，静脉注射后 1~2 分钟显效，3~5 分钟达高峰，维持 20~35 分钟，其组胺释放作用弱。维库溴铵（vecuronium bromide）肌松效能是筒箭毒碱的 3 倍，静脉注射维持时间约 20~35 分钟。米库氯铵（mivacurium chloride）为短效神经-肌肉阻断药，可作为全麻辅助药，便于气管插管。1~2 分钟起效，维持 14 分钟，无蓄积作用。

2. 去极化型肌松药　去极化型肌松药又称非竞争型肌松药，能与运动终板 N_M 受体结合，激动受体，使终板产生与 ACh 相似而持久的去极化，导致终板对 ACh 反应降低，引起骨骼肌松弛。琥珀胆碱（suxamethonium）是常用的去极化型肌松药。其肌松作用有两个时相：去极化和脱敏。

（1）去极化　去极化型肌松药与 N_M 受体结合后，激动受体，产生终板电位，使终板膜去极化，出现短暂肌肉收缩。由于兴奋的终板膜持续去极化，失去了兴奋性，对再次冲动不产生反应，而导致肌肉松弛。作用可被胆碱酯酶抑制剂加强。

（2）脱敏　终板膜初期的去极化逐渐转变为复极化，但终板膜的兴奋性仍很低，对 ACh 不产生去极化反应。

（3）去极化型肌松药的特点　①由于肌纤维去极化时间的差异，药后常先出现短时肌束颤动；②连续用药可产生快速耐受性；③抗胆碱酯酶药不能拮抗其肌松作用；④无神经节阻断作用。

第三节　抗胆碱酯酶药及胆碱酯酶复活药

抗胆碱酯酶药（anticholinesterase agent）是一类抑制胆碱酯酶活性，增加突触间隙 ACh 浓度（图6-4），间接作用于胆碱受体的全胆碱受体激动药，亦称胆碱酯酶抑制药。抗胆碱酯酶药根据其与胆碱酯酶结合的复合物的水解难易程度分为易逆性和难逆性抗胆碱酯酶药两类。前者主要用于胆碱能神经功能低下的疾病，后者主要是杀虫，也可使人中毒；胆碱酯酶复活剂用于中毒的解救。

一、胆碱酯酶

胆碱酯酶是水解 ACh 的酶，分为两种：①乙酰胆碱酯酶（acetylcholinesterase，AChE），主要存在于胆碱能神经末梢突触后膜（运动终板）的皱褶中，能特异性地水解 ACh，又称真性胆碱酯酶；②丁酰胆碱酯酶，主要存在于神经胶质细胞、血浆、肝和肾，对 ACh 的特异性低，又叫非特异性或假性胆碱酯酶，其对终止 ACh 的作用并不重要，因而常说的胆碱酯酶即指 AChE。

AChE 是糖蛋白，酶的活性中心有两个能与 ACh 相结合的部位，即带负电荷的阴离子部位和酯解部位。阴离子部位由二羟基氨基酸构成，酯解部位含有一个由丝氨酸羟基构成的

图 6-4　胆碱酯酶抑制药作用原理示意图

酸性作用点和一个组氨酸咪唑环构成的碱性作用点。ACh 为季铵化合物，由季铵基团、烃基和羰基组成。AChE 水解 ACh 的过程可分为 3 步：①AChE 的阴离子部位以静电引力与 ACh 分子中带正电荷的季铵阳离子结合，酯解部位的丝氨酸羟基与 ACh 分子中羰基碳以共价键结合，形成 ACh–AChE 复合物；②ACh 酯键裂开，生成乙酰化胆碱酯酶，释放出胆碱；③乙酰化 AChE 迅速水解，分解出乙酸，使 AChE 游离，恢复活性（图 6–5）。ACh 活性极高，整个水解过程仅需 150 毫秒，使神经兴奋时末梢释放的 ACh 能即时奏效，并即时终止，以保证信息传递的即时性。抗胆碱酯酶药根据化学结构分为非共价结合抑制药、氨甲酰类抑制药和有机磷酸酯类 3 类，其与胆碱酯酶结合的复合物水解的难易程度有明显差异。

图 6–5 胆碱酯酶复合物的水解过程示意图

1. 非共价结合抑制药 这类药物如依酚氯铵（edrophonium chloride）、他克林（tacrine）和多奈哌齐（donepezil）含有季铵醇，能以静电、氢键的非共价形式与 AChE 的活性部位可逆结合，生成 AChE–抑制剂复合物，水解的速度比乙酰化 AChE 慢。由于其阻止了 ACh 与 AChE 结合，使 ACh 的浓度增加。

2. 氨甲酰类抑制药 这类药如新斯的明（neostigmine）、毒扁豆碱（physostigmine）、吡斯的明（pyridostigmine）等含氨甲酰酯，有季铵阳离子结构，具有更高的稳定性。其以季铵阳离子与 AChE 的阴离子部位结合，同时其分子中的羰基碳与 AChE 酯解部位形成共价键，生成氨甲酰类与 AChE 的复合物；然后生成氨甲酰化 AChE，最后水解形成复活的 AChE（图 6–5）。由于氨甲酰化 AChE 水解速度较 AChE–非共价结合抑制药慢，半衰期 15~20 分钟，酶的活性暂时消失。

3. 有机磷酸酯类 常用的甲拌磷（thimet，3911）、对硫磷（tarathion，E605）、内吸磷（systox，E1059）、乐果（rogor）、敌敌畏（DDVP）、马拉硫磷（malathion）为杀虫剂。有些用作战争毒气如沙林（sarin）、梭曼（soman）和塔崩（tabun）；少数用作缩瞳药治疗青光眼如乙硫磷（echothiophate iodide）和异氟磷（isoflurophate）。有机磷酸酯类的磷原子有亲电子性，与 AChE 酯解部位丝氨酸羟基上具有亲核性的氧原子以共价键结合，形成磷酰化 AChE。磷酰化酶不能自行水解，使 AChE 丧失活性（图 6–5），造成 ACh 大量积聚，引起中毒。时间稍久，磷酸化 AChE 的磷酰化基团上的烷基或烷氧基断裂，生成更稳定的磷酰化 AChE，难以活性恢复，称为酶"老化"。必须等待新生的 AChE 出现，才能水解 ACh。此过程尚需数周。

二、易逆性抗胆碱酯酶药

非共价结合抑制药和氨甲酰类抑制药与 AChE 结合后，均能可逆性地抑制 AChE，产生间接拟胆碱的作用。主要用于重症肌无力、腹胀、尿潴留、青光眼、神经-肌肉阻滞剂过量的解毒和阿尔茨海默病。

新斯的明

新斯的明(neostigmine)为人工合成的季铵类化合物。

【体内过程】 口服吸收少且不规则，服用量较大。口服后 0.5 小时生效，维持 2~3 小时；注射给药5~15 分钟生效，维持 0.5~1 小时。进入体内的新斯的明可部分被血中的胆碱酯酶水解失活。不易通过血-脑屏障，故无中枢作用。

【药理作用】 新斯的明抑制 AChE 活性，减少 ACh 的灭活而表现 M、N 样作用；还能直接兴奋 N_M 胆碱受体，促进运动神经末梢释放 ACh。对骨骼肌作用最强，对胃肠道和膀胱平滑肌作用较强，对心血管有抑制作用，对腺体、眼的作用弱。

【临床应用】

1. 重症肌无力的诊断 重症肌无力是一种自身免疫性的神经-肌肉传递功能障碍性疾病，机体产生N_M 受体抗体，损害运动终板的 N_M 受体，减少受体数目，降低骨骼肌的兴奋性。主要症状为骨骼肌进行性收缩无力，眼睑下垂，肢体无力，咀嚼和吞咽困难，休息后可以恢复。新斯的明通过增强骨骼肌的兴奋性，显著改善重症肌无力的症状。可进行抗胆碱酯酶药物试验，作为重症肌无力的诊断依据。

知识拓展

抗胆碱酯酶药物试验

1. 新斯的明试验 新斯的明 0.51mg 肌内注射，20 分钟后肌无力症状明显减轻者为阳性。可同时注射阿托品 0.5mg 以对抗新斯的明的 M 样反应(瞳孔缩小、心动过缓、流涎、多汗、腹痛、腹泻和呕吐等)。

2. 依酚氯胺试验 依酚氯胺 10mg 用注射用水稀释至 1ml，静脉注射 2mg，观察 20 秒。如无出汗、唾液增多等不良反应，再给予 8mg，1 分钟内肌无力症状好转为阳性，持续 10 分钟后又恢复原状。

2. 腹部胀气和尿潴留 因麻醉的影响，手术后胃肠和膀胱平滑肌张力降低，产生腹部胀气和尿潴留。新斯的明抑制胆碱酯酶，对胃肠道和膀胱平滑肌具有较强的选择性，明显增强肠蠕动和膀胱逼尿肌张力，促使排气和排尿，疗效显著。

3. 肌松药过量中毒的解救 新斯的明兴奋骨骼肌的作用可对抗非去极化型骨骼肌松弛药的过量中毒。

【不良反应】 治疗量不良反应轻。过量可产生恶心、呕吐、腹痛、心动过缓等症状，也可产生肌肉震颤或肌无力。禁用于机械性肠梗阻，尿路梗阻和支气管哮喘患者。

吡斯的明

吡斯的明(pyridostigmine)作用类似新斯的明，起效缓慢，而作用维持时间长。口服吡斯的明 2 小时血药浓度达峰值，作用维持时间为 6~8 小时。作用温和、平稳，不良反应小。主要用于重症肌无力、麻痹性肠梗阻和术后尿潴留。

依酚氯胺

依酚氯胺(edrophonium chloride)又名腾喜龙，抗 AChE 作用弱，兴奋骨骼肌的作用强。依酚氯胺显效快，用药后肌肉收缩力立即增强，但 5~15 分钟后作用消失。主要用于抗胆碱酯酶药物试验以诊断重症肌无力，或鉴别重症肌无力患者新斯的明的用量。

毒扁豆碱

毒扁豆碱（physostigmine）是从毒扁豆（physostigma venenosum balf）种子中提出的生物碱。属叔胺类化合物，脂溶性高，易通过生物膜，口服和注射均易吸收。能通过血脑屏障，故对中枢也有较强作用。毒扁豆碱的作用与新斯的明相似而较强，能可逆性抑制 AChE，间接产生 M、N 样作用，但不直接兴奋受体。小剂量兴奋中枢，大剂量则抑制，中毒量引起呼吸麻痹，甚至死亡。毒扁豆碱的选择性低，副作用多，主要局部应用治疗青光眼。其作用较毛果芸香碱强而持久，刺激性也较毛果芸香碱强。滴眼后约 5 分钟瞳孔开始缩小，眼压降低，其效果可维持 1~2 天。尽管其调节痉挛作用较短暂，但强烈的睫状肌收缩可能会引起头痛。滴眼时，应注意压迫内眦，避免药液经鼻腔吸收而引起毒性反应。

三、难逆性抗胆碱酯酶药

有机磷酸酯类是难逆性抗胆碱酯酶药，与 AChE 结合后产生的磷酰化胆碱酯酶复合物难以水解，造成 ACh 持久积聚，产生强烈毒性。主要用作杀虫剂，也有少数如异氟磷和乙硫磷局部给药治疗青光眼。

【体内过程】 有机磷酸酯类脂溶性高，可经胃肠道、呼吸道和皮肤吸收。吸收后分布全身，以肝中含量最高。部分有机磷酯类在体内代谢产物的毒性增强，如对硫磷在肝内可代谢成毒性更强的对氧磷；水解可使毒性降低，最后主要由肾排出体外。

【中毒表现】 慢性中毒多数发生于长期接触农药的人员，血中 AChE 活性持续明显下降，临床表现为头痛、头晕、失眠、腹胀、多汗、肌束颤动及瞳孔缩小。大量吸收有机磷酸酯类，使 AChE 失去活性，突触间隙 ACh 积聚引起急性中毒。急性中毒表现为 M 样症状、N 样症状及中枢症状。各症状的出现与中毒的程度有关。轻度中毒时，AChE 活力 70%~50%，以 M 样症状为主；中度中毒时，AChE 活力 50%~30%，M 样症状加重，出现 N 样症状；严重中毒时，AChE 活力低于 30%，除 M、N 样症状外，合并出现中枢神经系统症状。严重者可因循环衰竭和呼吸中枢麻痹而死亡。

1. M 样症状 过量 ACh 兴奋 M 受体，使腺体分泌增加，表现为流涎、出汗、重者大汗淋漓、口吐白沫。胃肠道平滑肌兴奋，引起恶心、呕吐、腹痛和腹泻；支气管平滑肌收缩和腺体分泌，引起呼吸困难，严重时肺水肿；重者因膀胱逼尿肌收缩引起尿失禁；中毒严重者瞳孔明显缩小，并出现视力模糊和眼部疼痛。可引起心率减慢和血压下降。

2. N 样症状 兴奋交感神经节和副交感神经节的 N_N 受体，表现复杂。通常在消化系统、呼吸系统和泌尿系统表现为 M 受体兴奋的症状，在心血管则表现为去甲肾上腺素能神经兴奋的症状。兴奋骨骼肌 N_M 受体引起肌肉颤动、抽搐，甚至呼吸肌麻痹。

3. 中枢神经系统 抑制脑内 AChE，使脑内 ACh 含量升高。首先出现兴奋、不安、谵妄、失眠。过度兴奋转为抑制而引起昏迷。严重时抑制血管运动中枢和呼吸中枢，引起血压下降，呼吸抑制，最后死于呼吸麻痹。

四、胆碱酯酶复活药

胆碱酯酶复活药属于肟类化合物，含有肟基和季铵基两个功能基团。其带正电荷的季铵阳离子能与磷酰化 ACh 的阴离子部位以静电引力结合，肟基部位与磷酰化 AChE 的磷酰基团的磷原子以共价键结合，形成肟类 – 磷酰化 AChE 复合物。磷原子从磷酰化 AChE 转移至肟基，生成磷酰化肟类复合物，使 AChE 游离而恢复其水解 ACh 的活性（图 6–6）。但对已经"老化"的酶效果差，因此应在磷酰化 AChE "老化"前使用。胆碱酯酶复活剂也能直接与体内游离的有机磷酸酯类结合，形成无毒的磷酰化肟，由尿排出，阻止有机磷酸酯类继续与 AChE 结合。目前临床常用的胆碱酯酶复活药有解磷定和双复磷。

图 6-6　胆碱酯酶复活示意图

解磷定

临床使用的解磷定（pralidoxime）是其季铵盐，有氯解磷定和碘解磷定。

【体内过程】碘解磷定（pralidoxime iodide，PAM-I）是最早应用的 AChE 复活药，在水溶液中不稳定，在碱性液中易破坏。因含碘刺激性大，须静脉注射。不易通过血脑屏障，$t_{1/2}$ 小于 1 小时。氯解磷定（pyraloxime chloride，PAM-Cl）在水溶液中稳定，无刺激性，可肌内注射和静脉注射。$t_{1/2}$ 为 1.5 小时。

【临床应用】解磷定主要用于中重度有机磷酸酯类中毒的解毒，对内吸磷、对硫磷、甲胺磷、甲拌磷等中毒疗效好，用药后明显改善骨骼肌的兴奋症状。静脉注射后能在几分钟内消除肌束颤动，对昏迷有一定改善作用，但对其他中枢症状不明显。由于解磷定对 M 样症状无直接对抗作用，因此，必须合用阿托品。解磷定对马拉硫磷、敌百虫、敌敌畏、乐果等中毒疗效差，或疗效不明显。

【不良反应】静脉注射过快可出现头痛、眩晕、乏力、视力模糊、恶心及心动过速。剂量过大时其本身也可以抑制 AChE，使神经肌肉传导阻断，加重中毒反应。碘解磷定还可引起咽痛、腮腺肿大及碘过敏反应，已较少使用。

双复磷

双复磷（obidoxime）有两个肟基，复活 AChE 的作用较解磷定强而持久，并具有阿托品样作用。其脂溶性高，易通过血脑屏障，对中枢神经系统症状改善较明显。双复磷主要用于有机磷酸酯类中毒的解毒，对敌敌畏及敌百虫中毒疗效较解磷定好。但双复磷不良反应较多，常见的有口周和四肢麻木、恶心、发热等。

五、有机磷酸酯类中毒解毒药物的应用原则

1. 尽早用药　磷酰化胆碱酯酶易"老化"，给药越早，疗效越好。

2. 联合用药　阿托品缓解 M 样症状；AChE 复活药能恢复 AChE 活性，也能改善中枢中毒症状，两

药合用疗效好。

3. 足量用药 阿托品的用量必须达到"阿托品化"，即能拮抗 ACh 积聚引起的 M 样症状。AChE 复活药足量的指标是 N 样中毒症状消失，AChE 活性恢复。

4. 重复用药 中重度中毒应重复给药，以巩固疗效。

思考题

答案解析

1. 阿托品的药理作用有哪些？
2. 新斯的明为什么不常用于重症肌无力的治疗？

（曹永孝 曹 蕾）

书网融合……

习题   微课   本章小结

第七章　作用于肾上腺素受体药

PPT

📖 **学习目标**

1. 通过本章学习，掌握去甲肾上腺素、异丙肾上腺素、肾上腺素、多巴胺、酚妥拉明、酚苄明、普萘洛尔的药理作用、临床应用和主要不良反应；熟悉去氧肾上腺素、羟甲唑啉、多巴酚丁胺、麻黄碱、酚苄明、阿替洛尔、拉贝洛尔的药理作用与临床应用；了解间羟胺、妥拉唑啉、坦索洛辛、纳多洛尔、噻吗洛尔、美托洛尔、卡维地洛的特点。

2. 具备运用所学知识为合理用药提供服务的能力。

3. 树立药学服务人类和满足大健康的理念，担负药学工作者应有的职责。

作用于肾上腺素受体药能与肾上腺素受体结合而产生作用，根据药物内在活性的不同分为肾上腺素受体激动药和肾上腺素受体阻断药。

第一节　肾上腺素受体激动药

肾上腺素受体激动药(adrenoceptor agonist)能激动肾上腺素受体，产生与肾上腺素相似的作用，故也称拟肾上腺素药(adrenomimetics)。由于这类药都是胺类，具有 β-苯乙胺的基本结构，产生的作用与交感神经兴奋的效应相似，故又称为拟交感胺类药(sympathomimetic amine)。肾上腺素、去甲肾上腺素、异丙肾上腺素和多巴胺在苯环的 3、4 位碳上有羟基，形成儿茶酚，故称儿茶酚胺类(catecholamine)。按药物结合受体的特异性，将肾上腺素受体激动药分为 α 受体激动药、β 受体激动药和 α、β 受体激动药。

一、α 受体激动药

α 受体激动药主要激动 α 受体，根据其激动受体的亚型，分为非特异性 α 受体激动药和特异性的 α_1 受体激动药和 α_2 受体激动药。

（一）非特异性 α 受体激动药

去甲肾上腺素

去甲肾上腺素(noradrenaline, NA)是交感神经末梢释放的主要递质，肾上腺髓质也少量分泌。药用其人工合成品。去甲肾上腺素性质不稳定，遇光或空气易氧化，在中性尤其碱性液中易氧化失效。在酸性溶液中稳定。

【体内过程】口服后因收缩胃肠黏膜血管而极少吸收，又易被碱性肠液破坏，故口服无效。皮下注射或肌内注射时，血管剧烈收缩也很少吸收，且易造成局部组织坏死，因此不宜皮下或肌内注射。静脉注射时，作用持续时间短。为了维持有效血药浓度，常静脉滴注。很难通过血-脑屏障，几乎无中枢作用。进入体内的去甲肾上腺素大部分被神经末梢摄取，也可被非神经组织摄取。

【药理作用】去甲肾上腺素主要激动 α 受体，对 β 受体作用弱。

1. 血管　激动血管 α_1 受体，收缩血管。除冠状血管外，收缩几乎所有的小动脉和小静脉，其中以皮肤黏膜血管收缩最显著，肾血管次之，肝、肠系膜甚至骨骼肌血管也出现收缩反应。对冠状血管的舒张作用，主要与心脏兴奋使心肌代谢物腺苷增加有关；同时血压升高也可提高冠状血管的灌注压，引起冠脉流量增加。

2. 心脏 激动心脏 β_1 受体，兴奋心脏。在整体情况下，由于血压升高反射性兴奋迷走神经，可表现为心率减慢。剂量过大时，也可导致心律失常。

3. 血压 小剂量收缩血管，增加外周血管阻力，增强心肌收缩力，增加心输出量，故收缩压和舒张压均升高，脉压略增大。大剂量血管强烈收缩，舒张压明显升高，脉压差减小。由于血管阻力增大，组织灌注降低（图 7-1）。

图 7-1 静脉滴注去甲肾上腺素、异丙肾上腺素、肾上腺素（10μg/min）
及多巴胺（500μg/min）对心率、血压和外周阻力的作用

【临床应用】

1. 抗休克 休克的病理生理基础是血压下降、微循环灌注不足，导致重要器官代谢紊乱。去甲肾上腺素可用于神经源性休克、过敏性休克等血管扩张、外周阻力低下所致的血压下降和各种休克的早期，可升高血压，维持重要器官的血流供应。

2. 上消化道止血 食管静脉扩张破裂出血及胃出血时，去甲肾上腺素稀释后口服，能收缩血管而止血。

【不良反应】

1. 局部组织缺血 当静脉滴注的药液浓度过高、滴注时间过长或药液外漏，可能导致血管剧烈收缩，引起组织缺血性坏死。此时，可通过局部注射 α 受体阻断药来对抗其收缩血管作用。

2. 急性肾功能衰竭 用药剂量过大或时间过久，可因肾血管强烈收缩，肾血管流量减少，导致急性肾功能衰竭，出现少尿、无尿。

3. 停药后的血压下降 长时间静滴后突然停药，可出现血压骤降，因此应逐渐减量停药。

动脉粥样硬化、高血压、器质性心脏病、少尿、微循环障碍及妊娠期妇女用药禁用。

间羟胺

间羟胺(metaraminol)为合成品。主要作用是激动血管 α 受体，也可被交感神经末梢摄取，进入囊泡后促进去甲肾上腺素释放，间接激动 α 受体。短时间内连续使用，囊泡内去甲肾上腺素逐渐减少，作用减弱，产生快速耐受性。

间羟胺不易被单胺氧化酶(monoamine oxidase，MAO)破坏，升高血压的作用比去甲肾上腺素持久而弱。不易引起局部缺血坏死，可肌内和皮下注射。主要代替去甲肾上腺素用于休克早期和低血压状态。因收缩肾血管作用弱，较少引起少尿；对心率影响不明显，不易引起心律失常。

(二) α₁ 受体激动药

去氧肾上腺素

去氧肾上腺素(phenylephrine)为合成的特异性 α₁ 受体激动药。温和持久地收缩血管、升高血压，可用于低血压状态。由于血压升高反射性地减慢心率，也用于合并低血压的阵发性室上性心动过速，但忌用于老年人、高血压和急性心肌梗死病人。能激动瞳孔开大肌 α₁ 受体，扩大瞳孔，起效快、维持时间短，可作为快速短效扩瞳药，不易引起眼压升高和调节麻痹。能收缩肾血管，明显降低肾血流量，较少用于休克。

知识拓展

阵发性室上性心动过速

连续 3 次以上室上性过早搏动称为阵发性室上性心动过速，常见于冠心病、心肌梗死、缺氧血症、低血钾症、预激综合征、心力衰竭、慢性阻塞性肺疾患及其他各种器质性心脏病或伴有心房扩大者，也可见于洋地黄或其他药物毒性反应、甲状腺功能亢进等，亦可见于无任何病因，或由于情绪激动、过度疲劳、吸烟、饮酒诱发。药物治疗首选腺苷，无效时可给予维拉帕米、普罗帕酮、胺碘酮、β 受体阻断药、洋地黄类药等，合并低血压的阵发性室上性心动过速可用去氧肾上腺素。

甲氧明

甲氧明(methoxamine)为人工合成品，能特异性激动 α₁ 受体，其作用类似去氧肾上腺素。主要收缩血管，升高血压，能延长心肌不应期，减慢心室传导，用于低血压状态和阵发性室上性心动过速。

(三) α₂ 受体激动药

羟甲唑啉

鼻黏膜血管扩张可使鼻黏膜充血，导致鼻塞。鼻黏膜血管的突触后膜的 α₁ 受体对儿茶酚胺类敏感，α₂ 受体对异吡唑类衍生物敏感。羟甲唑啉(oxymetazoline)是强的 α₂ 受体完全激动剂，也是弱的 α₁ 受体部分激动剂，可显著收缩鼻黏膜血管，消除鼻黏膜充血，改善通气。药效持续时间长，起效快，无血管扩张的后作用。广泛应用于治疗鼻黏膜充血。

溴莫尼定

溴莫尼定(brimonidine)能激动 α₂ 受体，可同时减少房水生成和促进房水外排，降低眼内压，用于青光眼的辅助治疗。

二、β 受体激动药

β 受体激动药根据其结合的受体亚型，分为非特异性的 β 受体激动药、特异性的 β₁ 受体激动药和 β₂ 受体激动药。

（一）β₁、β₂受体激动药

异丙肾上腺素

异丙肾上腺素（isoprenaline）系合成品，是典型的非特异性 β 受体激动药。

【体内过程】口服无效。气雾剂吸入吸收较快，舌下含服能经口腔黏膜吸收。吸收后主要在肝等组织被儿茶酚-O-甲基转移酶（catechol-O-methyltransferase，COMT）代谢，少量被 MAO 代谢或被去甲肾上腺素能神经末梢摄取。作用时间较短。代谢产物 3-甲氧异丙肾上腺素有 β 受体阻断作用，因而反复应用，药效减弱。

【药理作用】异丙肾上腺素激动 β 受体，对 α 受体几乎无作用。

1. 心脏　激动心脏 β₁受体，加快心率，加速传导，增强心肌收缩力，增加心输出量和心肌耗氧量。主要兴奋窦房结，对心肌的自律性影响较弱。

2. 血管　激动 β₂受体，舒张血管。其中骨骼肌血管舒张最显著，肾血管、肠系膜血管舒张作用弱。兴奋心脏后，心肌代谢增加及激动冠脉 β₂受体及增加的心肌代谢物也使冠状动脉舒张。

3. 血压　治疗量时由于激动 β₁受体，增加心输出量，升高收缩压；激动 β₂受体，血管舒张，舒张压下降，脉压差明显增大。大剂量时静脉强烈舒张，有效血容量下降，回心血量减少，使心输出量减少，导致血压下降。

4. 支气管　激动支气管平滑肌 β₂受体，松弛支气管平滑肌，作用较肾上腺素强；也能抑制组胺等过敏介质的释放，解除支气管痉挛。但因不激动 α 受体而不能消除支气管黏膜水肿。

5. 其他　增加肝糖原、肌糖原分解，增加组织耗氧量。促进游离脂肪酸释放和能量产生，增强基础代谢，增加全身耗氧量。

【临床应用】

1. 支气管哮喘　可迅速控制哮喘的急性发作，但易致心悸。反复用药可产生耐受性。

2. 传导阻滞和心脏骤停　可加速传导治疗二、三度房室传导阻滞。适用于心室节律缓慢、高度房室传导阻滞或窦房结功能衰竭并发的心脏骤停。为防止舒张压下降而减少冠脉灌注压，常与去甲肾上腺素或间羟胺合用心室注射。

3. 休克　在补足血容量的基础上，可用于心源性或感染性休克的治疗，但改善微循环作用不佳，目前已少用。

【不良反应】心悸、头痛和皮肤潮红常见。因哮喘患者处于缺氧状态，而异丙肾上腺素可增加心肌耗氧量，易致心律失常。

禁用于冠心病、心肌炎和甲状腺功能亢进。

（二）β₁受体激动药

多巴酚丁胺

多巴酚丁胺（dobutamine）的化学结构有旋光性，临床应用消旋体。左旋体激动 α₁受体，右旋体阻断 α₁受体，对 α 受体的作用因此而抵消。两者都激动 β 受体，而激动 β₁受体的作用比激动 β₂受体作用强。

多巴酚丁胺口服无效，$t_{1/2}$ 仅 2 分钟，须静脉滴注给药。在治疗量时，增加心肌收缩力和心输出量，而对心率和外周阻力影响小。但静脉滴注过快或浓度过高，则加快心率。适用于短期治疗心脏手术后或急性心肌梗死并发的心力衰竭。因加快房室传导，房颤者应避免使用。禁用于梗阻型肥厚性心肌病。

（三）β₂受体激动药

本类药物特异性激动 β₂受体，松弛支气管、子宫平滑肌，具有强大的解除支气管痉挛的作用，又不明显兴奋心脏。主要用于治疗支气管哮喘。常用药物如沙丁胺醇、特布他林等（见作用于呼吸系统药）。

三、α、β受体激动药

肾上腺素　e 微课

肾上腺素（adrenaline）是肾上腺髓质的主要激素，药用肾上腺素来源于家畜肾上腺的提取物或通过人工合成。性质不稳定，遇光、热易分解，在酸性溶液中稳定。

【体内过程】肾上腺素在碱性肠液、胃黏膜和肝中迅速破坏，口服无效。皮下注射因收缩局部血管而吸收缓慢，作用持续约 1 小时。肌内注射吸收较快，作用维持 10~30 分钟。吸收后，可被交感神经末梢摄取。未摄取部分主要在肝内经 COMT 和 MAO 代谢失活，从尿排出。

【药理作用】肾上腺素激动 α 和 β 受体，作用广泛而复杂。药效取决于器官受体的类型、分布优势和药物剂量。

1. 心脏　肾上腺素能激动心肌、窦房结和传导组织的 β_1 受体，从而加强心肌收缩力、加快心率和传导，增加心输出量，其作用迅速而强大。激动 β_2 受体，舒张冠状动脉，增加心肌血液供应。但因心脏做功与代谢增强，心肌耗氧量明显增加。剂量较大引起心律失常。

2. 血管　肾上腺素对血管的效应取决于血管上分布的受体类型和密度。激动 α 受体收缩血管，激动 β_2 受体舒张血管。皮肤、黏膜血管 α 受体分布数量占优势，收缩作用最强；对腹腔内脏（尤其肾）血管也有明显收缩作用；对肺和脑血管收缩作用轻微。小动脉及毛细血管前括约肌 α 受体密度高，收缩较明显；对 β 受体占优势的骨骼肌和冠状血管，产生舒张作用，而冠状动脉舒张的主要原因是由于心脏兴奋代谢产物（如腺苷）增加所致。

3. 血压　肾上腺素对血压的影响与用药物剂量有关。治疗量时，增强心肌收缩力，增加心输出量，升高收缩压；因骨骼肌血管的舒张作用抵消或超过皮肤、黏膜和内脏血管的收缩作用，故舒张压不变或下降，脉压增大。较大剂量或快速滴注时，由于激动 α 受体引起的血管收缩效应占优势，外周阻力增大，收缩压与舒张压均升高。由于血管 α 受体增加血管阻力的作用快而强，β 受体降低血管阻力的作用慢而弱，因而肾上腺素的典型血压改变为双相反应，给药后先出现明显的血压升高，而后出现微弱的血压降低。

4. 支气管　肾上腺素激动支气管平滑肌 β_2 受体，松弛支气管，在支气管痉挛时作用更显著。激动 α 受体收缩支气管黏膜血管，降低毛细血管通透性，减轻支气管黏膜水肿。肾上腺素作用于肥大细胞 β_2 受体，抑制过敏性介质的释放，有助于缓解支气管哮喘。

5. 胃肠道　肾上腺素激动 β 受体，降低胃肠张力、蠕动频率和幅度；激动肠神经丛胆碱神经末梢 α_2 受体，减少 ACh 释放，从而抑制胃肠平滑肌。相反，可增加胃肠括约肌的张力。但是，能松弛痉挛的括约肌。

6. 子宫和膀胱　降低妊娠晚期子宫平滑肌的张力与收缩力。激动 β 受体松弛膀胱逼尿肌，激动 α 受体收缩膀胱括约肌。

7. 代谢　肾上腺素增强机体代谢，增加耗氧量。激动肝 β_2 受体和 α 受体，促进肝糖元分解和糖原异生；激动胰岛 B 细胞 α 受体，抑制胰岛素分泌；激动胰岛 A 细胞的 β 受体，促进胰高血糖素分泌；激动脂肪细胞 β 受体，促进脂肪分解。

【临床应用】

1. 心脏骤停　用于麻醉、手术意外、溺水、药物中毒和房室传导阻滞等所致的心脏骤停。对电击引起的心脏骤停可用肾上腺素配合心脏除颤器或利多卡因等药物进行抢救。一般心室内注射。

2. 支气管哮喘　肾上腺素能抑制过敏介质释放，松弛支气管平滑肌，收缩血管，减轻黏膜水肿，有效控制哮喘的急性发作。能缓解血管神经性水肿、血清病、荨麻疹、枯草热等变态反性疾病的症状。

3. 过敏性休克　肾上腺素是治疗过敏性休克的首选药。当过敏性休克发生时，释放过敏介质，引起血管扩张，毛细血管通透性增加，血压下降；支气管平滑肌痉挛，黏膜水肿，呼吸困难。肾上腺素均可对抗这些变化：①抑制过敏介质释放；②收缩小动脉和毛细血管前括约肌，升高血压；③解除支气管痉挛，减轻黏膜水肿，缓解呼吸困难。肾上腺素也迅速解除其他速发型变态反应症状。

4. 局部止血　鼻或齿龈出血时，将浸有肾上腺素的纱布或棉球填塞出血处可局部止血。

5. 与局麻药配伍　将肾上腺素加入局麻药（如普鲁卡因）液中，能收缩注射部位血管，减少局麻药的吸收，延长局麻作用时间，并降低吸收中毒的可能性。

【不良反应】　常见心悸、波动性头痛、紧张不安、眩晕和乏力等。大剂量可出现中枢兴奋症状。剂量过大或快速静脉注射可使血压骤升，引起脑出血。较严重的不良反应有心律失常，甚至心室颤动。

禁用于高血压、器质性心脏病、冠状动脉粥样硬化、甲状腺功能亢进及糖尿病等患者。

多巴胺

多巴胺（dopamine）是去甲肾上腺素的前体，也是中枢黑质-纹状体通路等部位的重要递质。外周交感神经亦释放多巴胺。药用多巴胺为合成品。

【体内过程】　多巴胺易在肠和肝中破坏，口服无效。一般静脉滴注给药。多巴胺在体内 COMT 和 MAO 催化下迅速代谢失活，作用持续时间短暂。外源性多巴胺不易通过血脑屏障，几乎无中枢作用。

【药理作用】　多巴胺属于 α、β 受体激动药，在外周可激动 α 受体和多巴胺（D_1）受体，舒张血管；激动 β 受体，兴奋心脏。其作用与剂量、靶器官中受体的分布密切相关。

小剂量时激动血管 D_1 受体，舒张肾动脉和肠系膜动脉，增加肾血流量。抑制肾小管 Na^+ 的重吸收，有排钠利尿作用。中剂量激动心肌 $β_1$ 受体，兴奋心脏，增加心输出量。大剂量激动血管 α 受体，收缩血管，升高血压，减少肾血流量和尿量。剂量过大或静脉滴注过快可降低肾功能。

多巴胺能增加心输出量，升高收缩压。多巴胺不改变总外周阻力是肠系膜、肾血管阻力降低与其他血管阻力略增的综合效应。

【临床应用】　用于各种休克，尤其适用于伴有心肌收缩力减弱和尿量减少的休克。多巴胺作用维持时间短，需静脉滴注。与利尿药合用可治疗急性肾功能衰竭。此外，尚可用于急性心功能不全。

【不良反应】　静滴过快或剂量过大时，可出现心律失常。与 MAO 抑制剂或三环类抗抑郁药合用时，剂量应酌减。

麻黄碱

麻黄碱（ephedrine）是从麻黄中提取的生物碱，已能合成，化学性质稳定。

【体内过程】　口服易吸收，也可皮下注射或肌内注射，可通过血-脑屏障。小部分在体内经脱胺氧化而代谢，大部分以原型经肾排泄。消除缓慢，作用持久，一次给药作用持续 3~6 小时。

【药理作用】　麻黄碱既直接激动 α 和 β 受体，又能促进交感神经末梢释放去甲肾上腺素，间接激动 α 和 β 受体。其特点：①口服有效；②作用弱缓而持久；③中枢兴奋作用较显著；④有快速耐受性。

1. 血管　兴奋心脏，加强心肌收缩力，增加心输出量，升高血压。反射性地兴奋迷走神经，抵消其加快心率的作用，故整体条件下心率变化不显著。一般剂量下内脏血流量减少，但冠脉、脑血管和骨骼肌血流量增加。

2. 支气管　松弛支气管平滑肌，作用较肾上腺素弱、慢，维持时间长。

3. 中枢　较大剂量兴奋中枢神经系统，引起不安、失眠等兴奋症状。

【临床应用】

1. 低血压状态　用于防治蛛网膜下腔和硬脊膜外麻醉所引起的低血压。

2. 哮喘　治疗轻症的支气管哮喘及预防发作。

3. 其他　缓解荨麻疹和血管神经性水肿等过敏反应的皮肤黏膜症状。

【不良反应】常有失眠、不安、头痛和心悸等反应。短期内反复应用，产生快速耐受性，可能与递质耗竭有关，停药后可恢复。禁忌证同肾上腺素。

第二节　肾上腺素受体阻断药

肾上腺素受体阻断药能阻碍递质或拟肾上腺素药与受体结合，阻断其效应。这类药物依其阻断受体的不同，分为 α 肾上腺素受体（α 受体）阻断药和 β 肾上腺素受体（β 受体）阻断药。

一、α 受体阻断药

α 受体阻断药根据其结合 α 受体特异性的不同，将其分为非特异性 α 受体阻断药、α_1 受体阻断药和 α_2 受体阻断药 3 类。

（一）非特异性 α 受体阻断药

本类药物对 α_1 和 α_2 受体均有阻断作用，且不同药物与受体结合的牢固程度不同，作用时间长短不一，据此再分为短效和长效两类。

1. 短效 α 受体阻断药　能与 α 受体激动剂竞争受体，故也称竞争性 α 受体阻断药，以酚妥拉明和妥拉唑啉为代表。它们以氢键、离子键或范德华力与 α 受体结合，结合力较弱，易于解离，故作用时间短暂。

酚妥拉明

酚妥拉明（phentolamine）为咪唑啉衍生物，常用其甲磺酸盐。

【体内过程】口服吸收差，生物利用度低。一般肌内注射给药，作用持续 30~45 分钟。大部分药物以代谢产物形式从尿排出。

【药理作用】特异性阻断 α 受体，对 α_1 和 α_2 受体的亲和力相似。

酚妥拉明既能直接松弛血管平滑肌，又可阻断血管平滑肌 α 受体，舒张血管，降低外周阻力和血压。由于血压下降反射性地兴奋交感神经，同时阻断突触前膜 α_2 受体，促进去甲肾上腺素释放，引起心脏兴奋，心率加快，心肌收缩力增强，心输出量增加。酚妥拉明阻断 α 受体后，肾上腺素只能激动血管 β_2 受体，使血管舒张，将肾上腺素的升压作用变为降压作用，这种作用称为肾上腺素升压作用的翻转（表 7-1）。另外，酚妥拉明还能激动 M 受体，促进组胺释放，兴奋胃肠道平滑肌，增强胃肠道活动，增加胃酸分泌。

表 7-1　阻断肾上腺素受体对儿茶酚胺改变血压作用的影响

儿茶酚胺及作用	血压变化		
	对照	α 阻断（酚妥拉明）后	β 阻断（普萘洛尔）后
去甲肾上腺素 激动 α 受体		升压作用消失	不影响血压

续表

儿茶酚胺及作用	血压变化		
	对照	α 阻断(酚妥拉明)后	β 阻断(普萘洛尔)后
异丙肾上腺素 激动 β 受体		不影响血压	降压作用消失
肾上腺素 激动 αβ 受体		将升压翻转为降压	仅表现升压

【临床应用】

(1) 血管痉挛性疾病　治疗肢端动脉痉挛的雷诺综合征、血管闭塞性脉管炎。

(2) 去甲肾上腺素外漏　局部浸润注射拮抗去甲肾上腺素静滴外漏时引起的血管收缩,防止组织坏死。

(3) 嗜铬细胞瘤　缓解嗜铬细胞瘤分泌大量肾上腺素引起的高血压及高血压危象,也用于嗜铬细胞瘤的辅助诊断。

知识拓展

嗜铬细胞瘤

嗜铬细胞瘤是一种起源于嗜铬组织的肿瘤,80%~90%的嗜铬细胞瘤位于肾上腺髓质。肿瘤组织可阵发性或持续性地释放大量儿茶酚胺,如去甲肾上腺素、肾上腺素等。该病特征性表现是阵发性或持续性高血压、头痛、心悸、出汗及代谢紊乱,并可造成心、脑、肾等严重并发症。绝大多数为良性,10%为恶性肿瘤。首选手术切除治疗,药物治疗主要控制血压及术前准备。

(4) 抗休克　适用于心输出量低、外周阻力高、血容量已不足的感染性、心源性及神经源性休克。能舒张血管,增加心输出量,改善微循环,纠正休克。有主张与去甲肾上腺素联合使用,既对抗去甲肾上腺素激动 α 受体的收缩血管作用,又可以保留其激动 $β_1$ 受体的兴奋心脏作用。

(5) 急性心肌梗死和顽固性充血性心力衰竭　心衰时心输出量不足,反射性引起交感神经张力增高,血管收缩,心脏后负荷增加。酚妥拉明可扩张血管,降低外周血管阻力,降低心脏前后负荷和左室充盈压,增加心排出量,改善心功不全、肺水肿和全身性水肿。

【不良反应】大剂量可引起体位性低血压,静脉给药可引起心动过速和心绞痛,也有恶心、呕吐等胃肠道反应。冠心病和消化性溃疡者慎用。

妥拉唑啉

妥拉唑啉(tolazoline)阻断 α 受体的作用与酚妥拉明相似而弱;但拟胆碱作用和组胺作用较强。口服和注射均易吸收。主要用于外周血管痉挛性疾病,也可局部浸润注射防止去甲肾上腺素外漏引起的局部组织坏死。不良反应同酚妥拉明,但发生率高。

2. 长效 α 受体阻断药

酚苄明

酚苄明(phenoxybenzamine)是长效类 α 受体阻断药的代表,能与 α 受体牢固结合,结合后不易解离,不易被激动药所竞争,又称非竞争性 α 受体阻断药。

【药理作用】酚苄明分子中的氯乙胺基在体内环化为亚乙撑亚氨基,能以共价键与 α 受体牢固结合，故起效缓慢，作用强大而持久。阻断 α 受体，使血管舒张，外周阻力降低。其作用强度与交感神经控制血管的张力程度有关，对伴有代偿性血管收缩的患者（如血容量减少）可使血压显著下降。由于血压下降反射性兴奋交感神经，又因阻断突触前膜 α_2 受体，使心率明显加快。

【临床应用】用于外周血管痉挛性疾病，疗效优于酚妥拉明等短效类 α 受体阻断药。也可用于治疗嗜铬细胞瘤。因起效缓慢，抗休克不如酚妥拉明。酚苄明能阻断前列腺和膀胱底部的 α 受体，明显改善前列腺增生引起的阻塞性排尿困难，但作用出现缓慢。

【体内过程】口服吸收少；因局部刺激性强不宜肌内和皮下注射，临床仅静脉注射给药。药物脂溶性大，多蓄积于脂肪组织，而后缓慢释放，缓慢排泄，$t_{1/2}$ 约为 12 小时。用药 1 次作用维持 3~4 天。

【不良反应】常见体位性低血压、心悸、鼻塞和中枢抑制。大剂量口服时引起恶心、呕吐。应缓慢静注，密切监护，治疗休克时注意补液。

（二）α_1 受体阻断药

α_1 受体阻断药能特异性地阻断血管的 α_1 受体，对突触前膜 α_2 受体作用极弱，降压时加快心率的副作用弱。常用药物有哌唑嗪（prazosin）及同类药物特拉唑嗪（terazosin）、布那唑嗪（bunazosin）、坦索洛辛（tamsulosin）及多沙唑嗪（doxazosin）等。主要用于治疗高血压、顽固性心功能不全和良性前列腺肥大。

（三）α_2 受体阻断药

育亨宾（yohimbine）能特异性地阻断 α_2 受体，促进神经末梢释放去甲肾上腺素，增加交感张力，加快心率，收缩血管，升高血压。临床可用于阳痿。

二、β 受体阻断药

β 受体阻断药能拮抗 β 受体激动药的效应，广泛用于治疗高血压、心绞痛、心律失常和甲状腺功能亢进等疾病。根据 β 受体阻断药与受体结合的特异性，将其分为三类：①非特异性 β 受体阻断药；②β_1 受体阻断药；③兼 α 受体阻断的 β 受体阻断药。

（一）β 受体阻断药的共性

【药理作用】

1. β 受体阻断作用

（1）心脏　阻断 β 受体的效应与交感神经张力有关。对正常人心脏影响小，对交感神经张力增强（运动、应激、疾病）时的心脏抑制作用明显。阻断 β_1 受体，使心率减慢，心肌收缩力减弱，心输出量减少，心肌耗氧量降低。能减慢窦性心律，也能减低异位起搏点的自动去极化速度，减慢心房和房室结的传导，延长房室结的有效不应期。

（2）血管和血压　阻断血管 β_2 受体，加之心输出量减少，反射性兴奋交感神经，使血管收缩，外周阻力增加，器官血流量减少，冠脉血流量也减少。β 受体阻断药对正常血压影响不明显，但对高血压患者有降压作用。

（3）支气管　阻断支气管平滑肌 β_2 受体，收缩支气管，增加气道阻力。此作用对正常人影响不大，但对支气管哮喘患者，可诱发或加重哮喘。

（4）肾素　阻断肾近球细胞 β_1 受体，抑制肾素释放，是其降压机制之一。

（5）眼内压　阻断睫状体 β 受体，减少房水生成，降低眼内压。

（6）代谢　糖元的分解与 α 和 β_2 受体激动有关，β 受体阻断药对正常人血糖没有直接影响，但可减缓应用胰岛素后血糖水平的恢复速度；与 α 受体阻断药合用可拮抗肾上腺素的升高血糖作用。β 受体阻断药可抑制交感神经兴奋所引起的脂肪分解。甲状腺功能亢进时，体内 β 受体数目增多，敏感性增高，阻断 β 受体可控制甲状腺功能亢进的症状。

2. 内在拟交感活性　某些 β 受体阻断药有弱的 β 受体激动作用，即是 β 受体部分激动药。其在离体器官表现为弱的 β 受体激动作用，习惯上称为内在拟交感活性（intrinsic sympathomimetic activity），而在整体情况下由于较强的交感神经张力的存在，这种弱的激动作用表现为 β 受体阻断作用；其抑制心脏和诱发哮喘的作用弱。

3. 膜稳定作用　某些 β 受体阻断药能降低细胞膜对离子的通透性，使膜趋于稳定而不易去极化，这种作用称为膜稳定作用（membrane stabilizing action）。但产生膜稳定作用的浓度是临床有效血药浓度的几十倍，临床意义不大。

【临床应用】

1. 高血压　β 受体阻断药阻断 β₁ 受体，抑制心脏，减少肾素分泌；阻断突触前膜 β₂ 受体，减少交感神经末梢递质的释放；阻断中枢 β 受体，降低交感神经张力。适用于各型高血压。

2. 心律失常　β 受体阻断药可降低心脏自律性，减慢传导，延长有效不应期，对多种原因的心律失常有效，尤其对交感神经过度兴奋、甲状腺功能亢进、嗜铬细胞瘤或心肌缺血、强心苷中毒引起的心律失常疗效好。

3. 心绞痛和心肌梗死　阻断心肌 β₁ 受体，抑制心肌收缩力，减慢心率，降低心肌耗氧量，延长心舒张期，增加心脏灌注时间；使冠脉血流重分布，改善缺血区血供。对心绞痛有良好的疗效，同时能够降低心肌梗死的复发率和猝死风险。

4. 充血性心力衰竭　心力衰竭时交感神经活性代偿性增强，进一步加重心脏负担。β 受体阻断药阻断 β 受体：①减慢心率，降低心肌耗氧量，延长心肌灌注时间，改善心脏舒缩功能；②抑制肾素分泌，减轻心脏前后负荷；③抑制异位节律，减慢传导，防止心律失常的发生。缓解充血性心力衰竭症状，改善预后。

5. 其他　辅助治疗甲状腺功能亢进及甲状腺中毒危象，控制激动不安，心动过速和心律失常，降低基础代谢率。也用于治疗开角型青光眼、嗜铬细胞瘤和肥厚性心肌病、偏头痛等。

【不良反应】一般不良反应有恶心、呕吐、腹泻等消化道症状，偶见过敏性皮疹和血小板减少等。应用不当可产生严重的不良反应。

1. 心血管反应　阻断 β₁ 受体，抑制心脏，易加重心功能不全、窦性心动过缓和房室传导阻滞。阻断 β₂ 受体，可收缩外周血管，加重雷诺综合征、间歇跛行。

2. 诱发或加剧哮喘　哮喘者支气管平滑肌对 β 受体阻断药特别敏感，β 受体阻断药易诱发或加剧哮喘。即使特异性 β₂ 受体阻断药和有内在拟交感活性的 β 受体阻断对哮喘患者也应慎用。

3. 反跳现象　长期应用 β 受体阻断药突然停药，可引起原病情加重，其机制与受体上调节有关。因此应逐渐减量。

4. 其他　可有疲乏、失眠和抑郁等症状。少数人可出现低血糖，并掩盖低血糖的症状。

（二）常用 β 受体阻断药

β 受体阻断药根据阻断受体的特异性分为非特异性 β 受体阻断药、特异性 β₁ 受体阻断药和兼有阻断 α 受体的 β 受体阻断药。

1. 非特异性 β 受体阻断药　非特异性 β 受体阻断药能同时阻断 β₁ 和 β₂ 受体，包括普萘洛尔、纳多洛尔、噻吗洛尔、吲哚洛尔、阿普洛尔等，其中吲哚洛尔和阿普洛尔是 β 受体部分激动药，具有内在拟交感活性。

普萘洛尔

普萘洛尔（propranolol）为 β 受体阻断药的典型代表，由于其在治疗冠心病等方面的重要贡献，于 1988 年获诺贝尔奖。

【体内过程】普萘洛尔口服吸收，但首过效应明显，生物利用度低。血浆蛋白结合率 90%。容易通过血-脑屏障，也可通过胎盘和分泌于乳汁中。主要在肝代谢，其代谢产物 4-羟基普萘洛尔仍有 β 受体阻断作用。$t_{1/2}$ 约 4 小时。普萘洛尔的体内过程个体差异大，口服同剂量的不同个体的血药浓度可相差 20 倍。

【药理作用】普萘洛尔阻断 β 受体作用强，对 β_1、β_2 受体无特异性。阻断 β_1 受体抑制心脏，降低心输出量，减少心肌耗氧量；降低心脏自律性，减慢传导，延长有效不应期；减少肾素分泌；阻断突触前膜 β_2 受体，减少交感神经末梢释放递质；阻断中枢 β 受体，降低交感神经张力。

【临床用途】主要治疗高血压、心绞痛、心肌梗死、心律失常、嗜铬细胞瘤、甲状腺功能亢进症。也治疗焦虑症、肌震颤及预防偏头痛等。

纳多洛尔

纳多洛尔（nadolol）是作用时间较长的非特异性 β 受体阻断药，阻断 β 受体的作用强度是普萘洛尔的 2~9 倍，无膜稳定作用。口服吸收，生物利用度 35%，个体差异较小。$t_{1/2}$ 为 12~24 小时。主要用于高血压、心绞痛及心律失常，也用于甲状腺功能亢进和预防偏头痛等。口服可降低青光眼患者的眼内压。

噻吗洛尔

噻吗洛尔（timolol）阻断 β 受体的作用是普萘洛尔的 5~10 倍，无膜稳定作用，几无内在拟交感活性。药理作用与临床用途类似普萘洛尔，能减少房水生成，降低眼内压。滴眼治疗青光眼，对瞳孔和视力无影响。滴眼时仍可吸收，哮喘及心衰者慎用。

吲哚洛尔

吲哚洛尔（pindolol）阻断 β 受体的作用强度为普萘洛尔的 6~15 倍，有较强的内在拟交感活性。主要激动平滑肌 β_2 受体，舒张血管，有利于高血压的治疗；激动 β_1 受体减少对心肌的抑制。临床用于心律失常、高血压、心绞痛和甲状腺功能亢进等。

2. 特异性 β_1 受体阻断药　β_1 受体阻断药主要阻断心脏 β_1 受体，对支气管平滑肌 β_2 受体影响小。主要药物有阿替洛尔、美托洛尔、艾司洛尔和醋丁洛尔，其中醋丁洛尔是 β 受体部分激动药，具有内在拟交感活性。

阿替洛尔

阿替洛尔（atenolol）特异性阻断 β_1 受体，阻断 β_2 受体作用弱，支气管痉挛的反应少。口服吸收，生物利用度 50%~60%。不易通过血-脑屏障，中枢神经系统不良反应少。$t_{1/2}$ 为 6~7 小时。主要治疗高血压、心律失常和心绞痛等。尚可用于甲状腺亢进、偏头痛及肌震颤等。哮喘患者仍须慎用。

美托洛尔

美托洛尔（metopmlol）能阻断 β_1 受体。口服吸收，生物利用度 40%。个体血药浓度可相差 17 倍。$t_{1/2}$ 约 3~4 小时。临床用于高血压、心绞痛及室上性心律失常，也用于甲状腺功能亢进和偏头痛等。静脉给药可用于急性心肌梗死的初期治疗，但禁用于心率慢、房室传导阻滞或较严重心衰的急性心肌梗死。

艾司洛尔

艾司洛尔（esmeolol）是超短效的心脏 β_1 受体阻断药。静脉滴注 6~10 分钟达到最大效应，药效维持时间短，$t_{1/2}$ 仅 8 分钟，易于控制和调节是其特点。主要用于室上性快速型心律失常的紧急状态，可迅速有效控制心动过速和高血压。也适用于急性不稳定型心绞痛。

醋丁洛尔

醋丁洛尔（acebutolol）特异性阻断 β_1 受体，有内在拟交感活性。口服吸收，生物利用度 40%。不易通过血-脑屏障。$t_{1/2}$ 为 3~4 小时。其主要代谢产物二醋洛尔仍有活性，该代谢产物的 $t_{1/2}$ 为 8~13 小时。用于抗高血压、心绞痛及心律失常。由于有内在拟交感活性，减慢心率的作用较轻。

3. 兼 α 受体的 β 受体阻断药　在降压和降低心肌耗氧量时，单 β 受体阻断药能减少心输出量，但又反射性收缩血管；单血管扩张药能降低血压，但易引起反射性的心脏兴奋。兼 α 受体的 β 受体阻断药在阻断 β 受体的同时兼有一定的 α 受体阻断作用，既能阻断 β 受体减少心输出量，又能阻断 α 受体舒张血管，把血管舒张和心输出量降低的作用同时集于一药。这类药物以拉贝洛尔为代表，还包括卡维地洛、地来洛尔、氨磺洛尔、阿罗洛尔及布新洛尔等，由于其阻断 β 受体的作用远强于 α 受体的作用，因而归属 β 受体阻断药。

拉贝洛尔

拉贝洛尔（labetalol）有 4 种立体异构体，各异构体活性不同，临床用其消旋混合物。R,R-型主要阻断 β 受体，对 β_2 受体有内在活性；S,S-型阻断 α 受体。拉贝洛尔的 β 受体阻断作用是 α 受体阻断作用的 10~15 倍，对 β 受体的阻断作用为普萘洛尔的 2/5，对 α 受体的阻断作用为酚妥拉明的 1/6~1/10。临床用于中重度高血压和高血压危象，也用于嗜铬细胞瘤和心绞痛。与单用 β 受体阻断药比较，能降低卧位血压和外周阻力，一般不降低心输出量。

卡维地洛

卡维地洛（carvedilol）阻断 α_1 受体和 β 受体，对 β 受体的阻断作用较强，α_1 受体与 β 受体的阻断强度比率为 1：10；无内在拟交感活性。卡维地洛扩张血管作用突出，能降低心率和心肌收缩力，减少心肌耗氧量，但不引起反射性心动过速。临床用于原发性高血压、充血性心力衰竭及心绞痛的治疗。

思考题

答案解析

1. β 受体阻断药的药理作用有哪些？
2. β 受体阻断药的临床应用有哪些？

（曹永孝　曹　蕾）

书网融合……

习题　　　微课　　　本章小结

第八章　麻醉药 📱微课

学习目标

1. 通过本章学习，掌握全身麻醉药的分类及各类代表药物；局部麻醉药的作用机制及代表药物；熟悉各种复合麻醉及局部麻醉方法；了解麻醉药品的管理。
2. 具备用所学知识为麻醉药合理应用提供指导的能力。
3. 树立药学服务人类和满足大健康的理念，担负药学工作者应有的职责。

第一节　全身麻醉药

全身麻醉药（general anesthetics）简称全麻药，能够可逆性抑制中枢神经系统功能，引起感觉和意识消失，以便实施外科手术。理想的全麻药应当能消除全部痛觉和不利的反射活动，松弛骨骼肌，不影响循环和呼吸功能，无后遗毒性，并且可随时调整麻醉深度。全身麻醉药分为吸入性麻醉药和静脉麻醉药。

一、吸入性麻醉药

吸入性麻醉药（inhalational anesthetics）为气体或挥发性液体，经呼吸道给药而产生全身麻醉作用。吸入性麻醉药诱导的麻醉深度可通过对吸入气体中的药物浓度（分压）调节加以控制。

（一）作用机制

全麻药诱导麻醉作用的机制目前尚未阐明。早期脂质学说认为化学结构各异的全麻药均具有较高的脂溶性，容易进入神经细胞膜的脂质层，引起细胞膜物理、化学性质改变，使膜受体及钠、钾通道发生构象和功能改变，抑制神经细胞除极或影响递质的释放，进而广泛抑制神经冲动的传递，从而产生全身麻醉作用。后来研究认为全麻药可与中枢神经系统中多种靶点相结合，通过增强中枢神经系统的抑制性神经递质功能或抑制兴奋性神经递质功能而发挥麻醉作用，其中涉及抑制性神经递质 γ-氨基丁酸（GABA）及其受体（GABA$_A$），抑制性甘氨酸受体，兴奋 N-甲基-D-天冬氨酸（NMDA）受体和神经元烟碱受体等。全身麻醉药的全身麻醉作用机制尚未阐明。

（二）体内过程

吸入性麻醉药均为脂溶性高的挥发性液体或气体，首先进入肺泡，透过肺泡弥散入血，再随血液循环透过血-脑屏障进入脑组织。一般而言，吸入性麻醉药浓度越高，吸收速率越快，麻醉作用越迅速。因此，吸入性麻醉药在中枢神经系统中的浓度与麻醉深度及不良反应密切相关。

吸入性麻醉药诱导与苏醒时间的长短受肺通气量、吸入气中的药物浓度和血/气分布系数等影响。全麻药的血/气分布系数，即血中的溶解度，是指血中药物浓度与吸入气体中的药物浓度达到平衡时的比值，其数值越大表示药物在血中的溶解度越大。血中药物分压上升越慢，麻醉诱导时间越长。提高吸入气体中的药物浓度可缩短诱导期。

（三）常用吸入性麻醉药

七氟烷

七氟烷（sevoflurane）又名七氟醚，为无色透明液体，大部分以原型从肺呼出，小部分经肝药酶代谢生成六氟异丙醇，再与葡萄糖醛酸结合生成葡萄糖醛酸酯，从胆汁及尿液排出。七氟烷全麻效能高，诱导、苏醒作用迅速且过程平稳，麻醉深度容易调节。七氟烷有一定肌松作用，能增强并延长非去极化肌松药的作用。七氟烷对心肺功能影响小。七氟烷适用于成人和儿科患者的院内手术和门诊手术的全身麻醉诱导与维持。

异氟烷及恩氟烷

异氟烷（isoflurane）又名异氟醚，是恩氟烷（enflurance）的同分异构体，为无色透明液体，有刺激性气味，恩氟烷则无明显刺激性气味。异氟烷主要在肝脏进行代谢，生成无机氟化物和三氟乙酸，随尿液排出，而原型药物几乎全部从肺呼出；恩氟烷80%以上以原型从肺呼出，仅2%~5%被代谢。

异氟烷及恩氟烷全麻效能高，麻醉诱导平稳、迅速，苏醒较快，具有一定镇痛作用，并可增强非去极化肌松药的神经肌肉阻滞作用；对循环系统有抑制作用，能扩张血管，降低外周阻力和血压。主要用于麻醉维持，适用于各种年龄、各个部位以及各种疾病的手术，包括一些其他麻醉药不宜使用的疾病，如癫痫、重症肌无力、嗜铬细胞瘤、糖尿病、哮喘等。此外，异氟烷亦可用于控制性降压。

地氟烷

地氟烷（desflurane）又名地氟醚、脱氟醚，地氟烷麻醉作用强度小，为现有吸入麻醉药中最低者，诱导、苏醒迅速。大剂量时引起脑血管扩张、脑血流量增加、颅内压增高。地氟烷对神经肌肉的阻滞作用比其他含氟麻醉药强，肌松作用显著；可降低心肌收缩力、心排血量和血压；对呼吸系统有抑制作用。地氟烷主要用于麻醉诱导，亦可用于麻醉维持。

氧化亚氮

氧化亚氮（nitrous oxide，N_2O）俗称笑气，为无色、带有甜味、无刺激性的气体。N_2O主要经肺以原形呼出。N_2O全麻效能低，诱导、苏醒均很迅速。N_2O可增强交感神经系统的活动，有较强的镇痛作用，肌松作用差，可使脑血管扩张，脑血流量增加，颅内压增高，且对心肌有直接抑制作用。由于N_2O麻醉效能低，故主要用于诱导麻醉，是复合麻醉的常用药。

二、静脉麻醉药

凡经静脉途径给予的全身麻醉药，统称为静脉麻醉药（intravenous anesthetics）。与吸入性麻醉药相比，静脉麻醉药起效快，使用方便，不需要特殊设备，不刺激呼吸道，不污染手术室空气，无燃烧爆炸危险；但往往麻醉深度不够，个体差异大，药物排泄慢。静脉麻醉药适用于小手术，主要作为辅助药物与吸入性麻醉药配合使用，常用药物有硫喷妥钠、丙泊酚、氯胺酮、依托咪酯等。

硫喷妥钠

硫喷妥钠（thiopental sodium）是超短效麻醉药，该药具有较高的脂溶性，与中枢神经系统有特殊亲和力，静脉注射后10秒便能发挥作用，但由于该药再分布特征显著，故麻醉维持时间短，一次静脉注射仅维持数分钟。临床常用于复合麻醉，单用适合于小手术或抗惊厥。

丙泊酚

丙泊酚(propofol)属于烷基酚类化合物，具有高度脂溶性。该药血浆蛋白结合率高，在体内主要经肝代谢，代谢产物无药理活性，适合于连续静脉输注维持麻醉。丙泊酚的作用机制尚未阐明，目前认为与激活 $GABA_A$ 受体有关。

丙泊酚是目前最为常用的静脉麻醉药，起效迅速、诱导平稳，苏醒快而完全，无兴奋现象，普遍用于麻醉诱导、麻醉维持，特别适用于门诊患者的胃、肠镜诊断性检查、人工流产等短时小手术的麻醉。丙泊酚滥用会导致成瘾。

氯胺酮

氯胺酮(ketamine)是苯环己哌啶的衍生物，临床所用的氯胺酮是消旋体，右旋氯胺酮的效价是左旋的 4 倍。氯胺酮主要经肝代谢生成去甲氯胺酮，麻醉效价降低，但半衰期延长，故氯胺酮麻醉苏醒后仍有一定镇痛作用。

氯胺酮是 NMDA 受体的非竞争性阻断药，阻断 NMDA 受体是氯胺酮产生全身麻醉作用的主要机制。氯胺酮具有显著的镇痛作用，尤以体表镇痛效果好，对内脏的镇痛效果差，腹腔手术时牵拉内脏仍有反应。主要用于短时或浅表手术、小儿基础麻醉、全麻诱导及非全麻的辅助用药，或复合麻醉。氯胺酮目前也用于治疗难治性重度抑郁障碍。氯胺酮对边缘系统如海马有兴奋作用，口服或吸入产生幻觉，可成瘾。

知识拓展

氯胺酮的抗抑郁作用

作为临床上常用的麻醉剂，氯胺酮因其能产生快速且长效的抗抑郁作用，目前已成为用于治疗难治性重度抑郁障碍的非单胺能抗抑郁药。研究显示，氯胺酮与 NMDAR 结合后，能够迅速阻断大脑"反奖赏中心"——外侧缰核神经元的簇状放电，从而解除外侧缰核对多巴胺"奖赏中心"的抑制，产生快速抗抑郁作用。此外，氯胺酮在与其靶点分子 NMDAR 作用时，只会进入开放状态的 NMDAR 进行阻断，之后会滞留在 NMDAR 通道内，一方面阻止通道开放，另一方面使其免于代谢酶的作用，从而长时程阻断通道，发挥长效抗抑郁作用。尽管目前对氯胺酮的抗抑郁作用已有深入研究，但其抗抑郁的作用靶点和主要分子机制仍待进一步阐明。

依托咪酯

依托咪酯(etomidate)为咪唑类衍生物，具有催眠麻醉作用。静脉注射后快速进入脑组织，然后快速分布于其他组织，因此起效快，苏醒快。其突出优点是对心功能无明显影响，适用于冠心病和其他心脏储备功能差的患者。依托咪酯是强效、短效静脉麻醉药，因缺乏镇痛及肌松作用，主要用于麻醉诱导及人工流产等门诊小手术，用于麻醉维持须与麻醉性镇痛药、肌松药复合应用。

三、复合麻醉

吸入性麻醉药和静脉麻醉药单独使用均存在麻醉效能、镇痛效果、肌肉松弛作用和安全性较差等缺点，为克服以上各类药物单独使用的缺点，临床上常采用联合用药的方式。复合麻醉(combined anesthesia 或 balanced anesthesia)是指同时或先后使用两种以上的麻醉药物或其他辅助药物如镇静催眠药、镇痛药、肌松药、胆碱受体阻断药等，以达到理想的麻醉效果及安全性。

1. 麻醉前给药(premedication) 指病人进入手术室前应用的药物。手术前夜通常使用镇静催眠药、镇痛药或冬眠合剂消除病人对手术的紧张情绪，增强麻醉药的镇痛作用或减少麻醉药的用量，如服用地西泮使患者产生短暂记忆缺失，减轻紧张或恐惧的感觉；注射阿托品类药物减少唾液及支气管分泌物增加，保持呼吸道通畅，减少术后并发症。

2. 基础麻醉(basal anesthesia) 对过度紧张的病人或不合作的小儿，在进入手术室之前给予大剂量的镇静催眠药，使其进入浅麻醉状态，在此基础上进行麻醉。这样既可减少麻醉药用量，又可使麻醉过程平稳。

3. 诱导麻醉(induction of anesthesia) 先应用起效快的全麻药，如硫喷妥钠、N_2O，再用起较慢的全麻药进行维持，使麻醉诱导期缩短、平稳，减少诱导期不良反应的出现及麻醉意外。

4. 合用骨骼肌松弛药 在麻醉时适当加用非去极化肌松药或琥珀胆碱，可减少全麻药用量并满足手术对肌肉松弛的要求。

5. 低温麻醉(hypothermal anesthesia) 在全麻的基础上合用氯丙嗪，使体温在物理降温时下降至较低水平(28~30℃)，降低心、脑等重要器官的耗氧量，增强组织对缺血、缺氧的耐受，便于进行脑、心脏的手术，减少术后并发症。

6. 神经安定镇痛术(neuroleptanalgesia) 常用氟哌利多和芬太尼按50∶1制成氟芬合剂静脉滴注，使患者达到意识模糊、痛觉消失、自主动作停止状态，适用于外科小手术。如同时加用 N_2O 及肌松药，则可达到满意的外科麻醉，称为"神经安定麻醉"(neuroleptanesthesia)。

7. 控制性降压(controlled hypotension) 为减少手术失血，麻醉时加用作用短暂的血管扩张药硝普钠或钙通道阻断药使血压适度、适时下降，并抬高手术部位，以减少出血。常用于止血较为困难的颅脑手术。

第二节　局部麻醉药

局部麻醉药(local anesthetics)简称局麻药，是指作用于神经末梢或神经干，阻断神经冲动的发生和传导，在保持意识清醒的状态下，使神经支配的部位出现暂时、可逆的感觉丧失的药物。局麻作用消失后，神经功能可完全恢复，并对各类组织无损伤性影响。

人类最早发现的具有局麻作用的药物是可卡因(cocaine)，但由于可卡因性质不稳定，且毒性及成瘾性较大，因此在可卡因结构基础上合成了普鲁卡因，进而发现多种局麻药。目前使用的局麻药基本结构主要由三部分组成：芳香基团、中间链和胺基团。芳香基团是麻醉药亲脂疏水性的主要结构，决定药物的脂溶性；中间链由酯键或酰胺键组成，决定局麻药的代谢途径并影响作用强度；胺基团多数为叔胺，决定局麻药的亲水性，主要影响药物分子的解离度。根据芳香基团与胺基团连接的中间链结构，局麻药分为酯类和酰胺类局麻药。酯类局麻药主要由血浆中酯酶水解，酰胺类局麻药主要在肝脏代谢。

一、药理作用及机制

局麻药对所有神经(外周或中枢、传入或传出、突起或胞体、末梢或突触)冲动的产生和传导均有阻滞作用。局麻药对神经阻滞的强度与神经纤维的类别有关，一般规律是神经末梢、神经节及中枢神经系统的突触部位对局麻药最为敏感，细神经纤维比粗神经纤维更易被阻断。局麻药必须与神经组织直接接触才能发挥作用。局麻药引起的感觉消失顺序依次为痛觉、温觉、触觉、深部感觉，其次是运动功能。

局麻药经局部血管吸收或直接注入血管时，可产生全身作用。若血药浓度达到一定水平，可诱发严重毒性反应，如对中枢神经系统的作用可致烦躁不安、肌肉震颤，严重者出现神志错乱及全身性强直-阵挛性惊厥。对心血管系统有抑制作用，使心肌收缩性减弱、传导减慢、血管平滑肌松弛等。

局麻药产生局麻作用的机制是抑制神经细胞的电压依赖性钠通道，抑制动作电位的产生和兴奋的传导。

二、常用局麻药

利多卡因

利多卡因（lidocaine）为中效酰胺类局麻药。利多卡因具有起效快、穿透性强、弥散广、无明显扩张血管作用等特点。利多卡因是临床最为常用的局部麻醉药，广泛用于表面麻醉、浸润麻醉、神经阻滞麻醉、硬膜外麻醉等。因利多卡因有明显的神经毒性，一般不用于蛛网膜下腔麻醉。利多卡因毒性大小与药物浓度有关，浓度增大，毒性增强。对中枢神经系统有抑制作用，低浓度时，患者表现为镇静、嗜睡、痛阈增高；浓度大时可引起惊厥。利多卡因也是一种抗心律失常药物。

普鲁卡因

普鲁卡因（procaine）为酯类局麻药，进入体内后，主要由血浆胆碱酯酶水解生成对氨基苯甲酸和二乙氨基乙醇，代谢速度快。普鲁卡因起效快，作用时间可维持45~60分钟。普鲁卡因扩散力与穿透能力差，不适用于表面麻醉，注射用于浸润麻醉、神经阻滞麻醉、蛛网膜下腔麻醉、硬膜外麻醉及封闭疗法等。

丁卡因

丁卡因（tetracaine）为长效酯类局麻药，具有较好的脂溶性，穿透力强，吸收迅速，因此表面麻醉效果好。丁卡因的麻醉效价和毒性高于普鲁卡因，主要由血浆假性胆碱酯酶水解，代谢速度慢。丁卡因用于表面麻醉、神经阻滞麻醉、硬膜外麻醉和蛛网膜下腔麻醉，一般不单独用于浸润麻醉。丁卡因对中枢神经系统及心脏有较强的抑制作用，中毒时可引起心力衰竭，心脏骤停。

布比卡因

布比卡因（bupivacaine）为长效酰胺类麻醉药。布比卡因为消旋体，即为左旋（S-）与右旋（R+）两种对映体的等量混合型，其中枢神经系统和心脏毒性主要来源于右旋体。布比卡因常规剂量对心血管系统功能无影响，大剂量可引起中枢神经系统和循环系统的中毒反应。主要适用于神经阻滞麻醉、硬膜外麻醉和蛛网膜下腔麻醉。

罗哌卡因

罗哌卡因（ropivacaine）为长效酰胺类麻醉药，对神经纤维的阻滞较布比卡因更为广泛，对感觉纤维的阻滞优于运动纤维，术后运动阻滞迅速消失。对心脏兴奋和传导的抑制均弱于布比卡因，有明显的收缩血管的作用。主要适用于神经阻滞麻醉、硬膜外麻醉。因对子宫和胎盘血流影响小，适用于产科手术麻醉。

三、局麻药的麻醉方法

1. 表面麻醉（surface anesthesia）　将穿透力强的局麻药喷或涂于黏膜表面，使黏膜下神经末梢麻醉。常用于眼睛、口腔、鼻腔、咽喉及泌尿生殖道黏膜的浅表手术。

2. 浸润麻醉（infiltration anesthesia）　将局麻药注入皮下或手术视野附近的组织，使局部感觉神经末梢受到药物浸润而麻醉。可用于浅表小手术或口腔手术。

3. 神经阻滞麻醉(nerve block anesthesia)　将局麻药注射到神经干或神经丛周围，阻断神经冲动传导，使该神经所分布的区域麻醉。常用于四肢及口腔手术。

4. 蛛网膜下腔麻醉(subarachnoid anesthesia)　又称脊髓麻醉或腰麻，是将麻醉药自腰椎间注入蛛网膜下腔，首先被阻断的是交感神经纤维，其次是感觉神经纤维，最后是运动神经纤维。因麻醉范围较广，常用于下腹部及下肢手术。

5. 硬膜外麻醉(epidural anesthesia)　将麻醉药注入硬膜外腔，药物沿着脊神经根扩散进入椎间孔，阻断神经根，暂时使其支配区域产生麻醉。常用于颈部到下肢的手术，特别适用于上腹部手术。

思考题

答案解析

1. 简述各种复合麻醉方法。
2. 简述局部麻醉药的麻醉方法。

（董德利）

书网融合……

习题　　　微课　　　本章小结

第九章　镇静催眠药 微课

PPT

学习目标

1. 通过本章学习，掌握苯二氮䓬类药物的药理作用、临床应用和不良反应；地西泮的药理作用、作用机制、临床应用和不良反应；熟悉巴比妥类药的分类、药理作用、作用机制和药动学特点；了解睡眠时相，唑吡坦、佐匹克隆的药理作用。

2. 具备应用所学睡眠、失眠及镇静催眠药物的知识，为临床合理化用药服务和相关药物研发打下基础。

3. 树立关爱人类健康的理念，了解和宣传睡眠重要性，担负药学工作者应有的职责。

镇静催眠药（sedative-hypnotics）是一类对中枢神经系统具有抑制作用的药物。能缓和激动、减轻兴奋、安静情绪的药物称为镇静药（sedative）；能诱导和维持近似生理性睡眠的药物称为催眠药（hypnotics）。该类药物小剂量服用时可产生镇静作用，较大剂量则产生睡眠作用。随着剂量的增加，部分镇静催眠药还会产生抗惊厥、抗癫痫和麻醉作用，过量的镇静催眠药会导致呼吸麻痹，甚至引起死亡。

觉醒与睡眠是人类维持中枢神经系统功能正常的一种生理现象。根据睡眠时脑电图（electroencepha-logram，ECG）的变化以及眼球活动情况等特点，一般可以将睡眠分为非快动眼睡眠（non-rapid-eye movement sleep，NREMS）和快动眼睡眠（rapid-eye movement sleep，REMS）两个时相。NREMS 又可分为浅睡期和深睡期，深睡期也称慢波睡眠（slow wave sleep，SWS）。SWS 有利于机体的发育和体力的恢复，在 SWS 期间，大脑皮层高度抑制，分泌大量的生长激素，有利于大脑皮层的休息、生长发育和生命物质的补充。REMS 的主要特点是眼球快速运动，脑电波呈现去同步化快波，故又称为快波睡眠（fast wave sleep，FWS）。REMS 与脑的发育成熟和智力的提高有明显关系，可促进记忆和智力的发展。睡眠时 NREMS 和 REMS 两个时相交替出现。入睡后首先进入 NREMS，约经 60~90 分钟后进入 REMS，REMS 一般持续大约 25 分钟，再次进入 NREMS。成人一夜中两个时相约交替 4~6 次。REMS 时相具有不可压缩性，人为（如药物）缩短，骤然停药后则会出现反跳性延长。

睡眠障碍可分为 4 类：①入眠及睡眠困难，是最常见的睡眠障碍，又称为失眠，包括入睡障碍、中途觉醒、过早觉醒和缺乏睡眠满足感等；②睡眠过剩；③睡眠觉醒障碍；④阶段性睡眠或与部分性觉醒有关的机能障碍。失眠是临床常见病症之一。对于失眠的治疗，应首先消除引起失眠的病因如环境因素、个体因素、药物因素等。

理想的镇静催眠药应能引起类似生理性睡眠，不影响睡眠结构，不发生反跳性失眠和躯体依赖。但是现有的镇静催眠药所引起的药物性睡眠与生理性睡眠有所不同。如巴比妥类主要缩短 REMS 时相；苯二氮䓬类主要缩短 NREMS，对 REMS 的影响较小。巴比妥类长期用药骤停后会引起 REMS 反跳延长，出现多梦、焦虑不安和失眠等症状，亦有依赖成瘾性，造成停药困难。因此，有必要进一步研发新的临床疗效较好、成瘾性小，且安全范围较大的镇静催眠药。

按化学结构不同，镇静催眠药分为苯二氮䓬类、巴比妥类及其他类镇静催眠药。苯二氮䓬类临床疗效较好、成瘾性小，且安全范围较大，是目前临床最常用的镇静催眠药。

知识拓展

睡眠与梦境

睡眠是我们生活中不可或缺的一部分，而梦境则是睡眠中的一种神秘现象。每个人每晚都会做多个梦，但大多数时候我们醒来后并不记得这些梦。

科学家们对睡眠和梦境的研究一直在进行中。他们发现，睡眠不仅仅是身体的休息，还与大脑的记忆、学习和情绪调节等功能密切相关。在睡眠过程中，大脑会进行一系列的活动，包括清理代谢废物、巩固记忆等。

梦境则被认为是大脑在睡眠时对各种信息的加工和整合。奇特的梦境可能与大脑在梦中的创造性思维有关。梦境与我们的情绪和心理状态有关，通过分析梦境，我们可以更好地了解自己的内心世界。

此外，睡眠和梦境还与我们的健康息息相关。长期睡眠不足或睡眠质量差会增加患各种疾病的风险，如心血管疾病、糖尿病、抑郁症等。因此，保持良好的睡眠习惯对于我们的身心健康至关重要。

第一节　苯二氮䓬类

苯二氮䓬类药物(benzodiazepines，BZ 或 BDZ)均具有 1,4-苯并二氮䓬环的基本结构(图 9-1)，不同基团取代 R_1、R_2、R_3、R_4、R_7、R_2' 位后则形成一系列衍生物。目前在临床常用的药物有 20 多种，其药理学特性基本相似。根据药物半衰期的长短可将该类药物分为长效($t_{1/2} > 25$ 小时，如地西泮等)、中效($t_{1/2} \approx 5\sim24$ 小时，如劳拉西泮等)和短效($t_{1/2} < 5$ 小时，如三唑仑)三类。

一、苯二氮䓬类药物的共性

【体内过程】苯二氮䓬类药物脂溶性高，口服吸收迅速而完全，大多数药物生物利用度超过 80%，0.5~1.5 小时血药浓度达峰值。与血浆蛋白结合率较高，易透过血-脑屏障及其他屏障组织。静脉注射时首先分布至脑组织和其他血流量丰富的组织和器官，随后在体内脂肪和肌肉组织中聚集。本类药物主要经肝药酶代谢，多数代谢物仍具有与原型药物相似的药理活性，而其 $t_{1/2}$ 更长。如氟西泮的血浆 $t_{1/2}$ 仅为 1~2 小时，而其代谢产物 N-去烷基氟西泮的血浆 $t_{1/2}$ 却超过 50 小时。因此，连续使用长效苯二氮䓬类药物时，应注意药物的蓄积作用。苯二氮䓬类药物及其代谢产物在肝脏与葡萄糖醛酸结合后，经肾脏排泄。苯二氮䓬类药物作用持续时间差异很大，肝功能下降、老年及饮酒可使本类药物在体内的氧化代谢受到抑制，半衰期延长。

图 9-1　苯二氮䓬类药的基本结构

【药理作用】

1. 对中枢神经系统的作用

（1）抗焦虑 苯二氮䓬类药物在小于镇静剂量就能产生良好的抗焦虑作用，可减轻焦虑症患者精神紧张、恐惧、忧虑、失眠等状态，不会或较少影响意识和高级精神活动，对各种原因引起的焦虑症均有显著效果。其抗焦虑作用与选择性抑制大脑边缘系统有关。

（2）镇静催眠 随着剂量增加，苯二氮䓬类药物可依次出现镇静和催眠作用，能缩短患者入睡时间，延长睡眠持续时间，减少觉醒次数。由于缩短 NREMS 时相，故可减少发生于此期的夜惊和夜游症。与巴比妥类药物比较，苯二氮䓬类药物：①对 REMS 时相则影响较小，较少出现停药后 REMS 反跳性延长引起的多梦；②治疗指数高，对呼吸影响小，不引起麻醉，安全范围大；③对肝药酶几无诱导作用，不影响其他药物的代谢；④依赖性和戒断症状较轻。

（3）抗惊厥、抗癫痫 较大剂量苯二氮䓬类药物具有抗惊厥作用，能抑制癫痫病灶异常放电的扩散，但对病灶本身的异常放电没有影响。其抗惊厥、抗癫痫作用与促进中枢抑制性递质 γ-氨基丁酸（GABA）的突触传递有关。

（4）中枢性肌肉松弛 苯二氮䓬类药物可通过中枢作用降低肌肉紧张，缓解肌肉痉挛。动物实验结果显示苯二氮䓬类药对切除大脑所致僵直有明显的肌肉松弛作用，明显缓解人类大脑损伤所致肌肉僵直。此作用与镇静作用无关，可能与抑制脊髓多突触反射有关。大剂量对神经-肌肉接头有阻断作用。

（5）其他 较大剂量苯二氮䓬类药物可干扰记忆路径的产生，会导致暂时性记忆缺失。

2. 对心血管系统的作用

（1）对血压的影响 苯二氮䓬类药物可使血压下降，下降程度与药物剂量、给药途径以及机体状态有关。一般情况下仅使血压轻度下降，而血压高者和处于焦虑状态者下降幅度更明显，低血容量或心力衰竭的病人，其降低血压作用更为显著。

（2）对心脏的影响 对心肌收缩力无明显影响，可轻度增加心率，在不明显增加心排出量的情况下降低心肌耗氧量，这对心功能不全和冠心病病人有利。

3. 对呼吸系统的影响 口服对呼吸抑制作用不明显，静脉注射时尤其是速度较快时，可发生一过性呼吸暂停，对阻塞性肺疾病的病人会产生不良后果。

【作用机制】 苯二氮䓬类药物对中枢的抑制作用与脑内抑制性神经递质 GABA A 受体有关（图 9-2）。GABA A 受体是由不同亚基构成的环状五聚体，为神经元上的配体-门控型 Cl⁻ 通道。在 Cl⁻ 通道周围有 GABA、苯二氮䓬类、巴比妥类、印防己毒素和乙醇等 5 个结合位点。GABA A 受体有 19 种不同的亚单位，按其氨基酸排列次序可分为 8 亚家族（α，β，γ，δ，ε，π，θ 和 ρ），不同类型的亚单位间组合可形成不同的 GABA A 受体亚型。苯二氮䓬类药物结合点位于 α 亚单位，而 α，β 和 γ 亚单位的集合是苯二氮䓬类药物结合位点的基本要求。当苯二氮䓬类药物与其相应位点结合，就会促进 GABA 与 GABA A 受体的结合，导致 Cl⁻ 离子通道开放的频率增加，大量 Cl⁻ 内流，使神经细胞超极化，产生突触前和突触后传递的抑制。含有 α_2 亚基的 GABA A 受体可介导苯二氮䓬类药物的抗焦虑作用，而镇静催眠作用是通过含有 α_1 亚基的 GABA A 受体介导的。

【临床应用】

（1）焦虑症 对于处于持续性焦虑的患者，可选用长效类如氟西泮或地西泮等；间断性严重焦虑患者，可选用中、短效类药物，如硝西泮、氯氮䓬或奥沙西泮等用于治疗。近年来，随着抗抑郁药越来越受到重视以及行为疗法的联合使用，苯二氮䓬类药常用来治疗急性焦虑状态，临床上已较少用此类药物来治疗比较严重的病例。

（2）失眠症 根据失眠的具体状态来选择药物。入眠困难者一般选择短效类，对于睡眠持续障碍

图 9-2   苯二氮䓬类药对 GABA 受体的作用机制

者则宜选用中、长效类药物。与巴比妥类药物相比，苯二氮䓬类药物的治疗指数高，安全范围大，是临床上治疗失眠的首选药物。但连续使用后会产生耐受性和依赖性，故不可长期服用。

（3）惊厥和癫痫   辅助治疗小儿高热、破伤风、子痫和药物中毒所致的惊厥，以地西泮和三唑仑作用比较明显。地西泮静脉注射，对癫痫大发作持续状态有显著效果，安全性大；氯硝西泮用于失神发作、肌阵挛发作；硝西泮则对癫痫肌阵挛发作具有良好疗效。

（4）麻醉前给药   多选用地西泮。可减轻患者对手术恐惧导致的焦虑和紧张情绪，并加强麻醉药的作用。较大剂量服用时会产生暂时性记忆缺失，手术前用药可使患者对术中的不良刺激不复记忆。

（5）缓解肌紧张   可缓解中枢神经系统病变引起的肌张力增强、局部病变如腰肌劳损及内窥镜检查所致的肌肉痉挛，且不影响其协调性。

【不良反应】苯二氮䓬类药物毒性较小，安全范围大。常见不良反应有嗜睡、头昏、乏力和记忆力下降，尤以长效类较明显；部分药物具有口干、便秘等副作用。大剂量时偶致共济失调、运动功能障碍、语言含糊不清甚至昏迷和呼吸抑制。静脉注射速度过快可导致呼吸和循环抑制，严重者可致呼吸和心跳停止，可用苯二氮䓬受体拮抗剂氟马西尼抢救。

长期使用苯二氮䓬类药物会产生耐受性和依赖性，突然停用可出现反跳现象和戒断症状，表现为失眠、头晕、焦虑、震颤、呕吐、心动过速等。但戒断症状发生比巴比妥类药物更轻。癫痫患者突然停药可致发作，严重的精神抑郁可致病情加重，甚至产生自杀倾向。

对苯二氮䓬类药物过敏者慎用。老年患者、肝肾功能不全、阻塞性肺病、青光眼、重症肌无力患者以及需要集中精力的高危作用人群，哺乳期妇女和妊娠期妇女慎用。中枢神经系统处于抑制状态如酒精中毒者慎用。

【相互作用】与其他中枢抑制药、乙醇合用时，可增加中枢抑制作用，严重者可致死。与其他成瘾性药物合用，成瘾的危险性增加。与可乐定、阿片类镇痛药、吩噻嗪类药物、单胺氧化酶抑制药和三环类抗抑郁药合用时，相互作用增强，应调整剂量。与抗高血压药合用时可使降压作用增强，应减少用量。与左旋多巴合用可降低后者的疗效。利福平可增加本类药物的消除。与地高辛合用，可提高地高辛的血药浓度而致中毒。

二、常用的苯二氮䓬类药物

地西泮

地西泮（diazepam，安定）为典型苯二氮䓬药物，是临床上常用的镇静催眠、抗焦虑药。

【体内过程】地西泮口服吸收迅速且完全，约 1 小时后血药浓度达峰值。脂溶性高，能快速通过血-脑屏障（BBB）而进入中枢神经系统，并很快分布到其他组织。与血浆蛋白结合率约为 90%，其 $t_{1/2}$ 约为 25~50 小时，属于长效苯二氮䓬药物。几乎全部在肝脏代谢，代谢产物为去甲地西泮和羟基地西泮，都有类似地西泮的作用，前者 $t_{1/2}$ 长达 48~96 小时，故反复应用可导致代谢产物蓄积。地西泮容易通过胎盘屏障，导致新生儿呼吸抑制、嗜睡等，故不宜用于待产妇。老年患者、肝功能障碍以及血浆白蛋白减少者可使地西泮的血药浓度增加，注意减量或延长给药间隔。

【药理作用】地西泮与 BZ 受体的亲和力较其他苯二氮䓬药物强。小剂量即选择性与边缘系统 BZ 受体结合，抑制神经元电活动的发放与传递，产生抗焦虑作用。

随着剂量的增大，地西泮有镇静催眠作用。可明显缩短入睡时间、延长睡眠持续时间，减少觉醒次数。

地西泮具有较强的抗惊厥和抗癫痫作用，在较小剂量即可明显对抗戊四氮等药物引起的惊厥。不能阻止癫痫病灶神经元的异常放电，但可抑制其异常放电的扩散，表现出明显的抗癫痫作用。

地西泮对猫去大脑僵直和人大脑损伤所引起的肌肉僵直均有明显缓解作用，表现出较强的肌肉松弛作用。

【临床应用】地西泮是治疗焦虑症的重要药物，对各种原因引起的焦虑症均有显著疗效。

目前，地西泮和其他的苯二氮䓬类药物已取代巴比妥类药物成为最常用的镇静催眠药。除用于镇静催眠外，还可用于麻醉前给药，以减轻病人的紧张情绪。

地西泮临床可用于辅助治疗破伤风、子痫、小儿高热惊厥及药物中毒性惊厥等。地西泮对癫痫大发作可迅速缓解症状，对癫痫持续状态可用作首选药，采取静脉注射给药可取得显著疗效。

地西泮发挥肌肉松弛作用的剂量一般对其他正常活动无明显影响。临床上可用于脊髓损伤、脑血管意外、局部关节病变、腰肌劳损等中枢或局部病变引起的肌强直或肌肉痉挛等症状。

【不良反应】小剂量短时间使用不良反应轻微，剂量偏大或长期服用可有嗜睡、头晕、头痛、幻觉等不良反应，减量或停药后可恢复。偶尔可引起躁动、谵妄和兴奋等反应。静脉注射可引起血栓性静脉炎。长期服药有耐受性和依赖性，突然停药可出现戒断症状。

其他常用的苯二氮䓬类药物的作用特点见表 9-1

表 9-1　常用的苯二氮䓬类药物的作用特点

药物	半衰期(h)	活性代谢物	作用特点	临床应用
短效类				
咪达唑仑	1.9±0.6		起效迅速，代谢失活快，持续时间短，后遗作用小	入睡困难性失眠、麻醉前给药和维持麻醉
三唑仑	2.3±0.4		催眠，抗焦虑作用强	对焦虑性失眠疗效好
奥沙西泮	7.6±2.2		抗焦虑作用显著，抗惊厥作用较强	对顽固性焦虑症效果好
阿普唑仑	12±2		抗焦虑、镇静、催眠作用强，有抗抑郁作用	焦虑、恐惧、失眠，对伴有抑郁的失眠症效果好
劳拉西泮	14±5		抗焦虑作用强于地西泮	焦虑症、麻醉前给药、紧张性失眠
艾司唑仑	14~24		催眠作用温和，比硝西泮强 2 倍，无后遗作用	失眠症，也可用于麻醉前给药、焦虑症
中效类				
氟硝西泮	15±5	去甲氟硝西泮	镇静、催眠作用强，比地西泮强 10 倍以上	各种失眠症，诱导麻醉
氯硝西泮	23±5		抗惊厥作用比地西泮强 5 倍，肌肉松弛作用强	癫痫、惊厥、精神性失眠、神经性失眠和麻醉前给药
硝西泮	26±3		催眠作用显著，抗惊厥作用强	失眠、肌阵挛性癫痫、婴儿痉挛
长效类				
氯氮䓬	10±3.4	去甲氯氮䓬、奥沙西泮	与地西泮相似，作用强度为地西泮的 1/10~1/5	抗焦虑、催眠、乙醇戒断
地西泮	44±13	去甲地西泮、奥沙西泮	抗焦虑、镇静、催眠、抗惊厥、中枢性肌松	焦虑、失眠、癫痫持续状态、麻醉前给药、骨骼肌痉挛
氟西泮	74±24	N_1-脱烷基氟西泮	催眠作用强，对焦虑所致的失眠效果好	失眠症，尤其是入睡困难，夜间屡醒及早醒患者、顽固性神经衰弱

附：氟马西尼——苯二氮䓬受体拮抗药

【药理作用】 氟马西尼(flumazenil)为咪唑并苯二氮䓬化合物，能与 BZ 受体有特异性亲和力但无内在活性，可竞争性拮抗 BZ 受体激动药如地西泮、反向激动剂如 β-卡波林衍生物的中枢抑制效应。可拮抗苯二氮䓬类药物的抗焦虑、镇静催眠以及抗惊厥等药理作用，这个过程是可逆的，对苯二氮䓬类药过量的病人应用氟马西尼后出现惊厥患者，可再用地西泮等苯二氮䓬类药解除。但对巴比妥类药物和羟丁酸钠所致的中枢抑制无效。

氟马西尼对呼吸和心血管系统无明显影响，对于苯二氮䓬类药物引起的呼吸抑制有一定的拮抗作用，但对于对巴比妥类药物和麻醉性镇静药所致的呼吸抑制无拮抗作用。

【临床应用】 临床用于麻醉后拮抗苯二氮䓬类药物的残余作用，促进手术后早期清醒。也可用于苯二氮䓬类药物过量中毒的诊断与解救，能有效地催醒患者和改善中毒所致的呼吸和循环抑制。

【不良反应】 常见不良反应有恶心、呕吐、烦躁、焦虑不安等。有癫痫史患者可诱发癫痫发作，长期服用苯二氮䓬类药物的患者可诱发戒断症状。

第二节 巴比妥类

巴比妥类药(barbiturates)药物是巴比妥酸 C-5 位上的氢原子被不同基团取代后，所获得的一系列具有中枢抑制衍生物。若取代基长而有分支(如异戊巴比妥)或双键(如司可巴比妥)，则作用强而短；若其中一个氢原子被苯基取代(如苯巴比妥)，则具有较强的抗惊厥、抗癫痫的作用；若 C-2 位上的 O 被 S 取代(如硫喷妥钠)，则脂溶性高，作用迅速，但维持时间短。

巴比妥类药物镇静催眠疗效不如苯二氮䓬类，且安全范围较窄，成瘾性和耐受性均较苯二氮䓬类强，现已不作为镇静催眠的首选药物。但该类药物在抗惊厥、抗癫痫、麻醉作用上仍有重要的临床地位。

【体内过程】 巴比妥类药物口服或肌内注射均易吸收，并迅速分布于全身组织、体液，易通过胎盘进入胎儿循环。各药入脑组织的速度与药物脂溶性成正比。如硫喷妥钠脂溶性最高，容易通过血脑屏障，静脉注射后可立即奏效，而因其迅速自脑组织转移到外周脂肪组织(再分布)，故作用短暂；苯巴比妥脂溶性较小，静脉注射需 30 分钟才起效。脂溶性高的药物，如司可巴比妥等主要在肝脏代谢而失效，作用持续时间较短；脂溶性小的药物如苯巴比妥主要以原型自肾脏排泄而消除，因有部分药物经肾小管重吸收，故作用持续时间较长。尿液 pH 对巴比妥类药物的排泄影响较大，碱化尿液时，该药解离增多，肾小管再吸收减少，可加速自尿中的排泄。

常用巴比妥类药物的药动学特点见表 9-2。

表 9-2 巴比妥类药物药动学主要特点

分类	药物	显效时间(h)	作用维持时间(h)	$t_{1/2}$(h)	油/水分配系数	消除方式
长效类	巴比妥	(慢)	8~12	–	1	主要经肾脏排泄，部分在肝脏代谢
	苯巴比妥	0.5~1	6~12	50~144	3	主要经肾脏排泄，部分在肝脏代谢
中效类	戊巴比妥	0.25~0.5	3~6	15~48	39	主要在肝脏代谢
	异戊巴比妥	0.25~0.5	3~6	14~40	42	主要在肝脏代谢
短效类	司可巴比妥	0.25	2~3	20~28	52	主要在肝脏代谢
超短效	硫喷妥钠	静脉滴注 30 秒内显效	0.25	3~8	580	主要在肝脏代谢

【药理作用】巴比妥类药物对中枢神经系统具有普遍抑制作用。其随着剂量的增加，抑制作用由弱变强，相应表现为镇静、催眠、抗惊厥和抗癫痫、麻醉等作用。大剂量对心血管系统有抑制作用，10倍催眠量可引起呼吸中枢麻痹而致死。

巴比妥类药物通过与 GABA A 受体上相应位点（巴比妥酸结合位点）的 γ 亚单位结合，促进 GABA 与 GABA A 受体的结合，导致 Cl⁻ 通道的开放时间延长，从而增加 Cl⁻ 内流，引起膜超极化，从而产生中枢抑制作用。

【临床应用】

（1）镇静催眠 小剂量的巴比妥类药物可起到镇静作用，可缓解焦虑、烦躁不安状态。中等剂量可催眠，即缩短入睡时间，减少觉醒的次数，延长睡眠时间。巴比妥类药物可改变正常睡眠模式，缩短 REMS 睡眠，引起非生理性睡眠。久用停药后，可反跳性地延长 REMS 睡眠时相，伴有多梦，引起睡眠障碍。由于安全性差，易产生依赖性，其应用日渐减少。

（2）抗惊厥 临床用于小儿高热、破伤风、子痫、脑炎及中枢兴奋药引起的惊厥，一般肌内注射苯巴比妥钠，也可用异戊巴比妥钠等中短效类药物。苯巴比妥抗惊厥作用较强，常用于癫痫大发作和癫痫持续状态的治疗。

（3）麻醉及麻醉前给药 巴比妥类药物亦可用于基础麻醉或麻醉前给药，可缓解患者紧张情绪，减少麻醉药用量。硫喷妥钠主要用于诱导麻醉及基础麻醉。

（4）增强其他中枢抑制药的作用 可增强解热镇痛药的镇痛作用，也能增强其他药物的中枢抑制作用。

【不良反应】催眠剂量巴比妥类药物可引起眩晕、困倦、嗜睡、精神不振、精细运动不协调等后遗效应（亦称宿醉）。较大剂量或静脉注射较快时，会抑制呼吸中枢，致呼吸困难。支气管哮喘、严重肺功能不全及颅脑损伤致呼吸中枢抑制者禁用。误服或吞服大量巴比妥类药物可导致急性中毒，表现为深度昏迷、呼吸抑制、各种反射消失、血压下降等，如果不及时抢救可能死于呼吸和循环抑制。

长期使用巴比妥类药物可使患者产生躯体和精神依赖性，如突然停药可出现戒断症状，表现为激动、失眠、焦虑，甚至惊厥。短期内反复应用巴比妥类药物可以产生耐受性。

第三节 其他镇静催眠药

唑吡坦

唑吡坦（zolpidem）又称为思诺思（stilnox），为咪唑吡啶类新型镇静催眠药。

【体内过程】口服吸收迅速，约 0.5~3 小时血药浓度达峰值，生物利用度约为 70%，血浆蛋白结合率为 92%。$t_{1/2}$ 为 1.4~3.8 小时，主要在肝脏代谢，不到 0.5% 药物以原型从尿中排泄。

【药理作用】具有较快速镇静催眠作用。可选择性作用于 BZ 受体，通过增加 Cl⁻ 通道的开放而产生中枢抑制作用。

唑吡坦可缩短入睡时间，减少夜醒次数，增加总睡眠时间和改善睡眠质量。与苯二氮䓬类药物相比较，治疗剂量唑吡坦几乎不改变睡眠结构，对慢波睡眠和快动眼睡眠影响少。

【临床应用】临床上用于各种失眠。

【不良反应】常见不良反应有片断的意识障碍、记忆减退、睡前幻觉、眩晕、步履不稳、夜间躁动、头痛等。后遗效应、药物依赖性、耐受性和停药戒断症状轻微，安全范围大，但与其他中枢抑制药合用可引起呼吸抑制。

水合氯醛

【体内过程】水合氯醛(chloral hydrate)脂溶性高，口服或灌肠均易吸收，易透过血-脑屏障，可迅速分布至脑及其他组织，约30分钟起效。大部分在肝脏代谢为更强的三氯乙醇，后者与葡萄糖醛酸结合而失活，主要以代谢物形式通过肾脏排泄，小部分可经胆汁排泄。作用持续 6~8 小时，$t_{1/2}$ 为 5~10 小时。

【药理作用】水合氯醛为三氯乙醛的水合物，抑制脑干网状结构上行激活系统而产生中枢抑制作用。催眠剂量30分钟可诱导入睡，催眠作用温和，不缩短 REMS 时间，对睡眠时相结构影响小，无明显后遗效应。

【临床应用】主要用于顽固性失眠及对其他催眠药效果不佳的患者。大剂量有抗惊厥作用，用于小儿高热、子痫及破伤风等所致惊厥。该药对胃肠有刺激性，可水稀释后服用或采用直肠给药。

【不良反应】对胃黏膜有刺激作用，口服可引起上腹部不适、恶心、呕吐。大剂量可抑制心肌收缩，缩短心肌不应期，过量则对心、肾、肝实质性脏器有损伤，因此对心、肾、肝疾病严重患者禁用。长期使用也可产生耐受性和成瘾性，戒断症状较严重，应防止滥用。

佐匹克隆

佐匹克隆(zopiclone)又称为吡唑酮，是一新型快速催眠药，属于环吡咯酮类，是一新型快速催眠药。口服吸收迅速，约 1.5~2 小时血药浓度达峰值，可迅速分布到全身各组织。$t_{1/2}$ 约为 5 小时，主要在肝脏代谢消除，不到7%的药物以原型从尿中排泄，也可随进入乳汁，其乳汁中药物浓度-时间曲线下面积(AUC)约为血浆的 AUC 的 50%。

佐匹克隆可缩短睡眠潜伏期，减少觉醒次数，提高睡眠质量。临床上主要用于各种原因引起的失眠症。不良反应较少，偶见嗜睡、口苦、口干、肌无力、遗忘、醉态等。长期使用后如突然停药可出现焦虑、震颤、失眠、神志模糊等戒断症状。

思考题

答案解析

1. 理想的镇静催眠药应具备哪些特点？现有的镇静催眠药存在哪些不足之处？
2. 苯二氮䓬类药物的作用机制是什么？
3. 长期使用巴比妥类药物可能会产生哪些不良反应？

（刘　波）

书网融合……

习题　　　　微课　　　　本章小结

第十章 中枢兴奋药 ⓔ微课

PPT

📖 学习目标

1. 通过本章学习，掌握中枢兴奋药的分类及其代表性药物，如咖啡因、莫达非尼、吡拉西坦药理作用特点、临床应用和不良反应；熟悉哌甲酯、匹莫林、尼可刹米、单唾液酸四己糖神经节苷脂药理作用特点、临床应用和不良反应；了解甲氯芬酯、胞磷胆碱药物作用特点。

2. 具备中枢兴奋药的基本理论知识，为临床制订合理化用药方案服务。

3. 通过本章学习，提示同学们应用中枢系统兴奋药时，充分考虑到药物的依赖性、成瘾性和安全性，避免药物滥用。

中枢兴奋药(central stimulants)是一类能选择性兴奋中枢神经系统，提高其功能活动的药物。根据药物对中枢兴奋部位的不同分为三类：①主要兴奋大脑皮层的药物，如咖啡因、哌甲酯等；②主要兴奋呼吸中枢的药物，如尼可刹米、洛贝林等；③主要兴奋脊髓的药物，如士的宁，因毒性较大，无临床应用价值，故本章不作介绍。另有一类作用于中枢，能改善脑代谢，恢复神经元功能的药物，如吡硫醇、吡拉西坦等。中枢兴奋药的作用部位可随着剂量的增加而扩大，大剂量均可引起中枢神经系统的广泛兴奋导致惊厥。

第一节 主要兴奋大脑皮层的药物

精神振奋药物可选择性兴奋大脑皮层，也称为大脑皮层兴奋药。临床常用于颅脑外伤后昏迷、脑动脉硬化及中枢抑制剂中毒所致意识障碍，也常用于儿童精神迟钝、多动症的治疗。

咖啡因

咖啡因(caffeine)即咖啡碱，是由咖啡或茶叶中提得的一种生物碱，属黄嘌呤类。

【体内过程】口服、注射或直肠给药均能迅速吸收，而后迅速到达中枢神经系统，亦可分布在唾液和乳汁中。血浆半衰期为3~4小时，在体内不积蓄，经肝代谢后由肾排出。

【药理作用】

（1）中枢兴奋作用 咖啡因的中枢兴奋作用较弱，小剂量(50~200mg)选择性兴奋大脑皮层，可使人睡意消失，精神振奋、思维敏捷。较大剂量可直接兴奋延脑呼吸中枢和血管运动中枢，使呼吸加深加快，血压升高。当呼吸中枢抑制时作用更显著。

（2）兴奋心脏和扩张血管作用 咖啡因可直接兴奋心脏，扩张血管(冠状血管、肾血管等)，但此作用常被兴奋迷走中枢及血管运动中枢的作用掩盖，无治疗意义。

（3）其他作用 咖啡因还有舒张支气管平滑肌、利尿和刺激胃酸分泌等作用。咖啡因的中枢兴奋作用和舒张支气管平滑肌的作用可能与其阻断腺苷受体有关。

【临床应用】

（1）治疗中枢抑制状态 解救因急性感染中毒、镇静催眠药、麻醉药、镇痛药、抗组胺药过量引起的呼吸、循环衰竭，可肌注苯甲酸钠咖啡因。

（2）治疗神经官能症　与溴化物合用（咖溴合剂、巴氏合剂），使大脑皮层的兴奋、抑制过程恢复平衡。

（3）联合应用　与麦角胺配伍治疗偏头痛，与解热镇痛药配伍治疗一般性头痛，可能因为咖啡因收缩脑血管，减小血管搏动的幅度而增强止痛药物的效果。

【不良反应】小剂量时不良反应较轻。较大剂量时可导致激动、不安、失眠。当口服 1g，血浆药物浓度达到 30μg/mL 时，即可发生头痛、呕吐、肌肉震颤甚至惊厥，特别是婴儿高热时易致惊厥。还可出现心动过速和呼吸加快，尿液内可出现红细胞。可增加胃酸分泌，消化性溃疡病患者不宜使用。孕妇大量摄入可引起流产、早产，故应慎用。咖啡因久用后会产生耐受和成瘾，停药后出现兴奋和头痛。

哌甲酯

哌甲酯（methylphenidate，利他林）有温和的中枢兴奋作用，能改善精神活动，振奋精神，消除睡意及疲乏感。大剂量也能引起惊厥。

【体内过程】口服后首过效应明显，2 小时血药浓度达峰值，脑内浓度超过血浆浓度，作用维持 4 小时。药物半衰期为 2 小时，在体内代谢为哌甲酯酸从尿中排出。

【药理作用】促进大脑皮质、脑干网状结构上行激活系统内去甲肾上腺素、5-HT、多巴胺等递质的释放，亦能抑制单胺氧化酶的活性。兴奋中枢的作用较温和，对呼吸中枢有较弱的兴奋作用。小剂量改善精神活动，解除轻度中枢抑制及疲乏感，大剂量可导致惊厥。

【临床应用】

（1）对抗中枢抑制药中毒，如巴比妥类药物引起的嗜睡、倦怠以及麻醉过深的呼吸抑制。

（2）小儿遗尿症，可兴奋大脑皮层，使之易于被尿意唤醒。

（3）儿童多动综合征，增加大脑皮质儿茶酚胺的水平，使多动症儿童注意力集中，学习能力提高。

（4）发作性睡病、抑郁症。

【不良反应】常见食欲减退、紧张激动、不易入睡。偶有眩晕、心悸、厌食、头痛及恶心等。注射能引起血压暂时明显升高。儿童长期应用可产生食欲减退、失眠，偶见腹痛、心动过速和过敏。久用产生耐受性。妊娠期妇女、青光眼、过度兴奋者及 6 岁以下小儿禁用。癫痫或高血压患者慎用。

匹莫林

匹莫林（pemoline）又名苯异妥英，中枢兴奋作用温和，强度介于苯丙胺与哌甲酯之间，约相当于咖啡因 5 倍。此外，尚具有弱拟交感作用。

【体内过程】口服易吸收，血浆蛋白结合率为 50%，2~4 小时血药浓度达峰值。多次给药时，2~3 天血药浓度达稳态。$t_{1/2}$ 为 12 小时。在肝内代谢，代谢产物为匹莫林结合物、匹莫林双酮、扁桃酸等，由肾排泄，24 小时可排出口服药的 75%，其中 50% 为原型药。

【药理作用】特点为作用温和，对精神活动作用较明显，而对运动的兴奋作用较弱，对心血管系统的影响小。

【临床应用】用于儿童多动综合征、发作性睡病、性欲低下、轻度抑郁及遗传性过敏性皮炎。

【不良反应】常见厌食、失眠或体重减轻。少见头昏、头痛、恶心、眼球震颤、运动障碍、易激惹、皮疹、胃疼。罕见粒细胞减少、黄疸。禁用于舞蹈病、抽搐、癫痫、躁狂、孕妇、肝肾功能损害及 6 岁以下儿童。

莫达非尼

莫达非尼（modafinil）是一种新型的提神醒脑药物，高度选择性的作用于中枢神经系统，对纹状体内的多巴胺活性影响较小。目前认为，莫达非尼的中枢兴奋作用与中枢抑制性递质 γ-氨基丁酸（GABA）有关，并受 5-HT 和去甲肾上腺素的调控。莫达非尼口服后迅速完全吸收，约 2~4 小时血药浓度达到峰值，食物不影响生物利用度，但可延缓药物的吸收。在体内广泛分布，表观分布容积约为0.9L/kg，血浆蛋白结合率为 60%，主要与血浆白蛋白结合。在肝脏被 CYP3A4 代谢，若联合应用 CYP3A4 的诱导剂或抑制剂，会影响其血药浓度及疗效。$t_{1/2}$ 为 10~14 小时。

莫达非尼能提高正常人群的中枢兴奋性，临床主要用于发作性睡病及自发性睡眠过度的治疗，可显著减少白天睡眠时间和次数，而不影响夜间睡眠时间和质量。此外，能增强抗抑郁症药物的治疗效果，还有抗震颤麻痹及神经保护作用。莫达非尼的副作用较少且轻微，无苯丙胺样的成瘾性、焦虑或困惑感。耐受性好，安全性高，未发现其致突变、致癌及生殖毒性。最常见的不良反应主要为失眠和食欲减退。

阿莫达非尼为莫达非尼的左旋体，具有比莫达非尼更强的优势。

知识拓展

精神类药品

精神类药品是指直接作用于中枢神经系统，使之兴奋或抑制，连续使用能产生依赖性的药品。依据人体对精神类药品产生的依赖性和危害人体健康的程度，分为三类精神药品。精神类药品由国家指定的生产单位按计划生产，其他任何单位和个人不得从事精神药品的生产活动。医生应当根据医疗需要合理使用精神药品，严禁滥用。除特殊需要外，第一类精神药品的处方，每次不超过三日常用量；第二类精神药品的处方，每次不超过七日常用量。本章节哌甲酯和莫达非尼都属于第二类精神药品，要依据医生处方遵从医嘱进行使用，同时考虑药物的依赖性和安全性。

第二节 主要兴奋呼吸中枢的药物

尼可刹米

尼可刹米（nikethamide，可拉明）口服、注射吸收好。作用时间短暂，一次静注作用维持 5~10 分钟。药物在体内迅速代谢为烟酰胺，再甲基化为 N-甲基烟酰胺，经尿排出。

尼可刹米能直接兴奋延髓呼吸中枢，也可刺激颈动脉体和主动脉体化学感受器反射性兴奋呼吸中枢，提高呼吸中枢对 CO_2 的敏感性，使呼吸加深加快。对大脑皮层、脊髓和血管运动中枢有微弱的兴奋作用。用于各种原因所致的中枢性呼吸抑制的急救。安全范围较大，但过量仍可引起血压升高、心动过速，肌震颤及僵直、咳嗽、呕吐和出汗等。应及时停药以防惊厥。惊厥出现时及时注射苯二氮䓬类和硫喷妥钠。

多沙普伦

多沙普伦（doxapram）又名多普兰，作用与尼可刹米相似，但较强。小剂量刺激颈动脉体化学感受器反射性兴奋呼吸中枢，使呼吸加深加快，潮气量增加，并有轻度中枢兴奋作用。加大剂量可直接兴奋延脑呼吸中枢和脑桥的其他中枢。有轻度升高血压的作用，可能与增加儿茶酚胺释放有关。常用于解救麻醉药及其他中枢抑制药引起的呼吸抑制。静脉注射后即起效，但维持时间短，必要时每 5 分钟一次，直至病人苏醒。也可用于肺阻塞性疾病患者，能增加患者的潮气量和血氧饱和度。不良反应包括恶心、出汗、焦虑和幻觉。

洛贝林

洛贝林(lobeline)又名山梗菜碱，是从北美的山梗菜中提得的一种生物碱，现已能化学合成。洛贝林不能直接兴奋延脑呼吸中枢，主要兴奋颈动脉体和主动脉体化学感受器反射性兴奋呼吸中枢。作用短暂，仅维持数分钟。安全范围大，不易致惊厥。临床常用于新生儿窒息、一氧化碳引起的窒息、吸入麻醉剂及其他中枢抑制药引起的呼吸衰竭的急救。大剂量可引起心动过速，亦可引起心脏传导阻滞。

二甲弗林

二甲弗林(dimefline)又名回苏灵，可直接兴奋呼吸中枢，作用比尼可刹米强100倍，亦强于贝美格，苏醒率可达90%~95%。静脉注射后能迅速增加肺通气量，使动脉血氧分压提高，二氧化碳分压下降。具有作用快、维持时间短及疗效明显等特点。用于各种原因引起的中枢性呼吸衰竭，对肺性脑病有苏醒作用。剂量大可引起肌肉震颤、惊厥等。静脉给药应稀释后缓慢注射，并随时注意患者的反应。

贝美格

贝美格(bemegride)又名美解眠，中枢兴奋作用迅速，维持时间短，用量过大或注射速度太快易致惊厥。用于巴比妥类、水合氯醛等药物中毒的辅助治疗，并可用于加速硫喷妥钠麻醉后的恢复。

第三节　改善脑代谢药物

目前临床常用的脑代谢改善药物主要通过增加蛋白质的合成，恢复神经元的正常功能，改善脑细胞缺血，治疗急慢性脑功能不全(如脑卒中、椎基底动脉供血不足、脑外伤等)，以及末梢循环及神经障碍。

改善脑代谢的目的是促进丧失功能和濒临死亡的脑细胞逐步恢复功能，改善精神退化症状和学习能力障碍。对于在急性期已经破坏的神经细胞，应用改善脑代谢药物无效。

吡硫醇

吡硫醇(pyritinol)又名脑复新，系维生素 B_6 的衍生物。

【药理作用】能促进脑内葡萄糖及氨基酸代谢，改善全身同化作用。增加颈动脉血流量，改善脑血流量。

【临床应用】可用于脑震荡综合征、脑外伤后遗症、脑炎及脑膜炎后遗症等的头胀痛、头晕、失眠、记忆力减退、注意力不集中、情绪变化等症状的改善。亦用于脑动脉硬化症、老年痴呆等。

【不良反应】少数病人服后出现皮疹、恶心等，停药后可恢复。动物实验有引起第二代动物唇裂的倾向，故孕妇慎用。

吡拉西坦

吡拉西坦(piracetam)又名脑复康，为 γ-氨基丁酸的衍生物。能促进大脑皮层细胞代谢，增进线粒体内 ATP 的合成，提高脑组织对葡萄糖的利用率，保护脑缺氧所致的损伤。

【体内过程】口服易吸收，30~40 分钟后血药浓度达峰值，消除半衰期4~6 小时，易通过血-脑屏障及胎盘屏障。在体内不降解，不被转化，以原型由尿和粪便排泄。

【药理作用】具有激活和保护、修复脑细胞的作用，可提高大脑中 ATP/ADP 比值，促进氨基酸和磷脂的吸收、蛋白质合成以及葡萄糖的利用。能促进乙酰胆碱的合成，增强胆碱能神经元的兴奋传递。可拮抗物理和化学因素所致脑功能损害，改善学习记忆能力。无镇静、抗胆碱、抗组胺作用。

【临床应用】可用于老年精神衰退综合征、老年性痴呆，脑动脉硬化症、脑血管意外所致记忆及思维功能减退、一氧化碳中毒所致思维障碍及儿童智力下降等。

【不良反应】个别患者有口干、食欲减退、呕吐、荨麻疹及失眠等，停药后可消失。锥体外系疾病、亨廷顿(Huntington)舞蹈病禁用本品，以免加重病情。妊娠期妇女，新生儿，肝、肾功能不良者禁用。

【相互作用】与华法林联合应用时，可延长凝血酶原时间，抑制血小板聚集。同时应用时注意调整抗凝药物剂量和用法。

同类药物还有茴拉西坦和奥拉西坦，作用和用途与吡拉西坦相似。

单唾液酸四己糖神经节苷脂

单唾液酸四己糖神经节苷脂(GM₁)是最重要的神经节苷脂之一，可改善脑细胞代谢，营养脑神经，在中枢神经系统病变的治疗中起重要作用。

【体内过程】GM₁对神经组织有亲和性，外源性GM₁可以通过血-脑屏障，给药后2小时在脑和脊髓测得放射活性高峰。4~8小时后减半。GM₁主要经肝脏代谢，通过肾脏排泄，药物的清除缓慢。

【药理作用】神经节苷脂(gangliosides)是含唾液酸的糖神经鞘脂，神经系统中含量尤其丰富，是哺乳类动物神经细胞膜的组成成分，能促进神经再生，促进神经轴突生长和突触形成以及神经支配功能恢复；改善神经传导、促进脑电活动及其他神经电生理指标的恢复；保护细胞膜、促进细胞膜各种酶活性恢复等。

GM₁除具有上述神经节苷脂的共同作用外，还可以通过维持中枢神经细胞膜上的 Na^+、K^+-ATP 酶及 Ca^{2+}，Mg^{2+}-ATP 酶的活性，起到维持细胞内外离子平衡、减轻神经细胞水肿、防止细胞内 Ca^{2+} 积聚的作用；GM₁可以对抗兴奋性氨基酸的神经毒性作用，减少自由基对神经细胞的损害等。动物实验显示，GM₁可改善帕金森病所致的行为障碍。

【临床应用】用于中枢神经系统病变，包括脑脊髓创伤、脑血管意外、帕金森病。

【不良反应】少数病人使用后出现皮疹样反应，应建议停用。已证实对该药过敏，遗传性糖脂代谢异常(神经节苷脂累积病如家庭性黑蒙性痴呆、视网膜变性病)禁用。

甲氯芬酯

甲氯芬酯(meclofenoxate)又名氯酯醒，主要作用于大脑皮质，能促进脑细胞的氧化还原，调节神经细胞的代谢，增加对糖类的利用。对中枢抑制状态的患者有兴奋作用。临床用于外伤性昏迷、新生儿缺氧症、脑动脉硬化、中毒所致意识障碍、儿童精神迟钝、小儿遗尿及酒精中毒、一氧化碳中毒等。

胞磷胆碱

胞磷胆碱(citicoline)又名胞嘧啶核苷二磷酸胆碱，是合成卵磷脂的主要辅酶，为脑代谢激活剂，能够促进脑细胞呼吸，改善脑功能，增强上行网状结构激活系统的功能，促进苏醒，降低脑血管阻力，从而改善脑血循环、脑缺氧和脑物质代谢。因胞磷胆碱是构成人体生物膜的重要组成成分，中枢神经损伤后，胞磷胆碱可参与修复和再生，起神经保护作用；在神经介质的转移和生物电的传导中也起重要作用。

临床主要用于治疗颅脑损伤和脑血管意外所导致的神经系统的后遗症，也可用于帕金森综合征和老年性痴呆症的辅助治疗。对急性中风、外科手术后引起的神经损伤、意识障碍、青光眼等有明显的治疗效果。

思考题

1. 何为中枢兴奋药？简述中枢兴奋药的分类及代表药。
2. 简述咖啡因的药理作用和临床应用。
3. 临床常用影响脑代谢的药物包括哪些？
4. 简述尼可刹米的药理作用。

（霍　蓉）

书网融合……

习题　　　　　　　微课　　　　　　　本章小结

第十一章 抗癫痫药和抗惊厥药 🔲 微课

学习目标

1. 通过本章学习，掌握常用抗癫痫药物苯妥英钠等药物的药理作用、临床应用和主要不良反应；熟悉抗惊厥药硫酸镁和抗癫痫药物的用药原则；了解癫痫病的常见类型及发作特点。
2. 具备用所学知识，为临床合理化用药方案服务。
3. 树立药学服务人类和满足大健康的理念，担负药学工作者应有的职责。

第一节 抗癫痫药

一、癫痫的定义及分类

癫痫(epilepsy)是一类反复发作的中枢神经系统疾病，其特征为大脑皮层局部神经元突发异常同步高频放电，并向周围组织扩散造成大脑功能短暂失调的综合征。中枢神经系统疾病中，癫痫的发病率仅次于中风，约为 0.4%~0.9%，青少年和老年人是癫痫发病的重要人群。癫痫发作与基因突变、中枢神经系统感染、中风、脑肿瘤和脑外伤等多种病理因素有关。

由于异常放电神经元所在部位(病灶)和扩散范围不同，临床表现为不同的运动、感觉、意识、行为和自主神经功能紊乱的症状。癫痫的临床分型很复杂，常见有以下几种类型见表 11 –1。

表 11 –1 癫痫主要发作类型

发作类型	临床特征	治疗药物
局限性发作		
单纯局限性发作	因大脑皮层局部神经细胞群受刺激而表现为一侧面部或肢体肌肉抽搐或感觉异常，主要特征是不伴有意识障碍	卡马西平、苯妥英钠、苯巴比妥、丙戊酸钠、扑米酮
复合性局限性发作(精神运动性发作)	伴有意识障碍的局限性发作，常有不协调和无意识的动作，如摇头、唇抽动等。发作持续数小时，有时长达数天	卡马西平、苯妥英钠、苯巴比妥、丙戊酸钠、扑米酮
局限性发作继发全身强直-阵挛发作	上述两种局限性发作可发展为伴有意识丧失的强直-阵挛发作，全身肌肉处于强直收缩状态，而后进入收缩 – 松弛(阵挛性)状态，可持续 1~2 分钟	卡马西平、苯妥英钠、苯巴比妥、丙戊酸钠、扑米酮
全身性发作		
失神性发作(小发作)	突发性精神活动中断、意识丧失、伴肌阵挛或自动症，而无全身痉挛现象。每日可有多次发作，一次发作数秒至十余秒	乙琥胺、氯硝西泮、丙戊酸钠、拉莫三嗪
非典型失神发作	与典型的失神性发作相比，发作和停止过程较慢，脑电图呈多样化	乙琥胺、氯硝西泮、丙戊酸钠
肌阵挛性发作	肢体部分肌群或全身部分肌群发生短暂的休克样抽动，脑电图伴有短暂爆发的多棘波	氯硝西泮、丙戊酸钠、糖皮质激素
强直-阵挛发作(大发作)	突然意识丧失，先强直后阵挛性痉挛，常伴尖叫、尿失禁、舌咬伤、口吐白沫或血沫、瞳孔散大，持续数十秒或数分钟后痉挛发作自然停止	卡马西平、苯妥英钠、苯巴比妥、扑米酮、丙戊酸钠
癫痫持续状态	大发作持续状态，反复抽搐，持续昏迷，不及时解救会危及生命	地西泮、奥拉西泮、苯妥英钠、苯巴比妥

癫痫按病因的分类

癫痫按病因可分为原发性癫痫和继发性癫痫两大类。

原发性癫痫，指病因尚不清楚的癫痫，暂时未能确定脑内结构性损伤或功能异常，主要由遗传因素所引起，临床表现大多为大发作或小发作。继发性癫痫，又称症状性癫痫，指由其他疾病导致的癫痫，有明确的致病因素，如颅脑损伤、感染、颅内肿瘤、脑血管病等。发作形式多为部分性发作，如单纯部分性发作(运动性、感觉性等)、复杂部分性发作(精神运动性发作)等，少数患者可发展为全身性发作。

二、抗癫痫药的作用方式及作用机制

抗癫痫药物(antiepileptic drugs，AED)是控制癫痫发作的主要手段。抗癫痫药能直接抑制病灶神经元过度放电；或作用于病灶周围正常神经组织，以遏制异常放电的扩散。抗癫痫药的主要作用机制如下。

(1) 抑制 Na^+、Ca^{2+} 内流，抑制 K^+ 外流，减少动作电位的产生，延长不应期。Ca^{2+} 与癫痫发作的关系已经明确，Ca^{2+} 内流是癫痫发病的基本条件。家系调查也发现调控 $P/Q-Ca^{2+}$ 通道、Na^+ 通道、K^+ 通道、γ-氨基丁酸(GABA)受体亚单位的基因突变与癫痫相关。

(2) 加强脑内 GABA 介导的抑制作用。$GABA_A$ 受体构成一个氯离子(Cl^-)通道，它是抑制性神经元传导过程的中心。临床发现复合性局限性发作的癫痫病人病灶脑组织中谷氨酸脱羧酶(GABA 合成酶)活性低下。$GABA_A$ 受体阻断药能引起痉挛，而 $GABA_A$ 受体激动药有抗惊厥作用。

(3) 抑制谷氨酸介导的兴奋性传导作用。兴奋性神经递质谷氨酸在癫痫模型动物大脑皮质、海马及癫痫病人和动物的脑脊液内含量增高，由离子型和代谢型谷氨酸受体介导的突触传递紊乱可同步地诱发皮层神经元癫痫样放电。减少谷氨酸释放和稳定神经细胞膜有抗癫痫的作用。

约 80% 的癫痫患者可以通过合适的药物治疗使病情得到控制，但仍有约 20% 的患者抗癫痫药物仍难以控制，被称为难治性癫痫(refractory epilepsy)，可考虑手术或伽马刀进行治疗。

三、常用抗癫痫药物

抗癫痫药发展较慢，1912 年发现了第一个化学药物苯巴比妥，1938 年开始应用苯妥英钠，20 世纪 50—60 年代陆续开发出扑米酮、乙琥胺、卡马西平等药物，20 世纪 70 年代广谱抗癫痫药丙戊酸钠应用于临床开创了 AED 的新纪元，80 年代后奥卡西平、氨己烯酸、唑尼沙胺、拉莫三嗪、加巴喷丁、托吡酯、左乙拉西坦、非氨酯等相继问世。第三代抗癫痫药物为 2008 年以后批准上市的，包括拉科酰胺、卢非酰胺、依佐加滨、吡仑帕奈、拉考沙胺、醋酸艾司利卡西平、布瓦西坦以及司替戊醇，使临床医师有了更多的选择。目前一线治疗常用的是卡马西平、丙戊酸钠、苯妥英钠和乙琥胺。临床用药必须根据患者癫痫发作类型、癫痫综合征以及病因合理选择用药。常用抗癫痫药物的选择见表 11-2。

表 11-2 临床常用的抗癫痫药物

药物名称	临床常用抗癫痫药				
	强直-阵挛性发作（大发作）	复合性局限性发作（精神运动性发作）	单纯局限性发作	失神性发作（小发作）	癫痫持续状态
卡马西平	+	+ *	+		
丙戊酸钠	+	+	+	+	
苯妥英钠	+ *	+	+		+
苯巴比妥	+	+			+
乙琥胺				+ *	
扑米酮	+				
氟桂利嗪	+				
托吡酯		+	+	+	
地西泮					+ *
氯硝西泮	+			+	+
氨己烯酸		+			
加巴喷丁	+	+	+		
拉莫三嗪		+	+	+	

注："+"表示有效，不代表强度；"+ *"表示可作为该型的首选药物。

苯妥英钠

苯妥英钠（phenytoin sodium）又称为大仑丁（dilantin），属乙内酰脲类药物。

【体内过程】苯妥英为一种弱酸，难溶于水，其钠盐苯妥英钠呈碱性（pH 10.4），刺激性大，不宜作肌内注射。口服吸收慢而不规则，连续口服 6~10 天才能维持稳态的有效血药浓度（10~20μg/ml）。脂溶性高，易通过血-脑屏障，故脑中浓度高；同时，由于组织储存（脂肪、肌肉、肝）与代谢，血浆浓度很快降低，在血中约有 85%~90% 与血浆蛋白结合。

主要经肝药酶代谢成无活性的对羟基苯妥英，再与葡萄糖醛酸结合经肾脏排出，以原型经尿排出者不足 5%。消除速率与血浆浓度密切相关，血药浓度低于 10μg/ml 时，按一级动力学消除，$t_{1/2}$ 为 6~24 小时；高于 10μg/ml 时，按零级动力学消除，$t_{1/2}$ 可延长至 20~60 小时，易引起蓄积中毒。苯妥英钠常用剂量的血药浓度个体差异较大，故应检测患者血药浓度以调节用药剂量，做到用药个体化。

【药理作用】

（1）抑制 PTP 苯妥英钠不能抑制癫痫病灶的异常放电，但可以阻止放电向周围正常脑组织的扩散，可能与抑制突触传递的强直后电位增强（posttetanic potential，PTP）有关。PTP 是指反复高频电刺激突触前神经纤维，引起突触传递易化，使突触后纤维反应增强的现象。PTP 在癫痫病灶异常放电的扩散过程中发挥易化作用，治疗浓度的苯妥英钠选择性地抑制 PTP 的形成，使异常放电的扩散受到阻抑。

（2）膜稳定作用 苯妥英钠能降低细胞膜对 Na^+ 和 Ca^{2+} 的通透性，抑制其内流，降低细胞膜的兴奋性，减少扩布性动作电位产生发挥膜稳定性作用，也是治疗三叉神经痛等中枢性疼痛综合征和抗心律失常的药理作用基础。

（3）增强 GABA 的作用 苯妥英钠能增强脑内 GABA 的功能，延长 GABA 所引起的 Cl^- 通道开放的时间或降低 Cl^- 的阻力，从而增加 Cl^- 内流，促使细胞膜的超极化，抑制异常放电的发生和扩散。

【临床应用】

（1）抗癫痫 对强直-阵挛性发作（大发作）疗效好，为首选药。对复合性局限性发作（精神运动性发作）和单纯局限性发作亦有效，对失神性发作（小发作）无效，有时甚至使病情恶化。亦可用静脉注射控制癫痫持续状态。

（2）治疗外周神经痛　对三叉神经痛疗效好，对舌咽神经痛和坐骨神经痛也有一定疗效，使疼痛减轻，发作次数减少，直至完全消失。这种作用可能与其细胞膜稳定作用有关。

（3）抗心律失常　用于治疗强心苷过量中毒所致的室性心律失常，详见抗心律失常药。

【不良反应】

（1）局部刺激　本品碱性较强，对胃肠道有刺激性，口服易引起食欲减退、恶心、呕吐、腹痛等症状，宜饭后服用。静脉注射可引起静脉炎。

（2）牙龈增生　长期用药约20%的患者齿龈增生，为胶原代谢异常引起结缔组织增生的结果，多见于儿童和青少年。注意口腔卫生、经常按摩牙龈，一般停药3~6个月后可恢复。

（3）神经系统反应　为服用量过大引起的急性中毒或长期服用致慢性中毒的症状，轻症时主要表现为小脑-前庭功能失调，包括眩晕、共济失调、眼球震颤、复视等。严重者可致语言障碍、精神错乱甚至严重昏睡、昏迷等。

（4）造血系统反应　苯妥英钠可抑制二氢叶酸还原酶的活性，长期服用导致叶酸代谢障碍，引起巨幼红细胞性贫血，可用甲酰四氢叶酸治疗。

（5）过敏反应　偶可引起皮疹、粒细胞缺乏、血小板减少、再生障碍性贫血和肝脏损害等。应定期作血常规和肝功能检查，发现异常及时停药。

（6）骨骼系统反应　苯妥英钠可诱导肝药酶，加速维生素 D 的代谢，长期应用可出现低钙血症，儿童患者可出现佝偻病，少数成年患者可出现骨软化症。必要时应用维生素 D 预防。

（7）其他　妊娠早期用药偶致畸胎，如小头症、智能障碍、斜视、眼距过宽、腭裂等，被称为"胎儿妥英综合征"，故孕妇慎用。偶见女性多毛症、男性乳房增大和淋巴结肿大。静注过快可致心律失常、心脏抑制和血压下降，宜在心电图监护下进行。

【相互作用】与肝药酶诱导剂如苯巴比妥、乙醇等合用，将使苯妥英钠血药浓度降低；氯霉素、异烟肼、双香豆素、氯丙嗪等通过抑制肝药酶可提高苯妥英钠血药浓度；保泰松、磺胺类、水杨酸类、苯二氮䓬类和口服抗凝药等可与苯妥英钠竞争血浆蛋白结合部位，使后者游离型血药浓度增加；有肝胆疾患亦使苯妥英钠代谢减慢，血药浓度增高。

苯巴比妥

苯巴比妥（phenobarbital，鲁米那，lumina），于1912年发现并率先用于治疗癫痫的药物，至今仍以其起效快、疗效好、毒性小和价廉而广泛用于临床。

【药理作用】苯巴比妥能抑制癫痫病灶神经元的高频异常放电，阻止异常放电的扩布。其作用机制包括：①增强 GABA 介导的抑制作用；②阻断突触前膜 Ca^{2+} 的摄取，减少 Ca^{2+} 依赖的神经递质（去甲肾上腺素、乙酰胆碱和谷氨酸）的释放；③膜稳定作用。

【临床应用】临床主要用于治疗癫痫大发作和癫痫持续状态，起效比苯妥英钠快，口服1~2小时生效，有效血药浓度10~20μg/ml。对单纯局限性发作及精神运动性发作有效，对小发作无效。

【不良反应】苯巴比妥为镇静催眠药，较大剂量时可引起嗜睡、精神不振、共济失调等。少数病人发生过敏反应，如皮疹，药热等。偶尔出现巨幼红细胞性贫血、白细胞、血小板减少。此类药物为肝药酶诱导剂，与其他药物合用时应注意调整剂量。

卡马西平

卡马西平（carbamazepine）又名酰胺咪嗪，为安全、有效、广谱、无认知功能不良反应的抗癫痫药，临床应用广泛。

【体内过程】口服易吸收，约2~6小时血药浓度达到峰值，血浆蛋白结合率约80%。经肝脏代谢为有活性的环氧化物，经肾排泄。用药初期血浆$t_{1/2}$平均为35小时，连续用药3~4周后，由于其自身诱导作用，$t_{1/2}$可缩短50%。控制癫痫发作的最佳血药浓度有较大的个体差异，可根据血药浓度调整剂量。

【药理作用】作用方式与苯妥英钠相似，抑制癫痫病灶神经元异常放电的扩散。机制与降低细胞膜对Na^+和Ca^{2+}的通透性，降低神经元的兴奋性和延长不应期，以及增强GABA神经元的突触传递功能有关。

【临床应用】

（1）抗癫痫 对精神运动性发作最有效，可作为首选药。对大发作、混合型癫痫也有效，对小发作效果差。

（2）治疗外周神经痛 对三叉神经痛和舌咽神经痛的疗效优于苯妥英钠。

（3）抗躁狂作用 可用于锂盐无效的躁狂症患者，其副作用比锂盐少而疗效好。

（4）治疗尿崩症 能促进抗利尿激素（ADH）的分泌或提高效应器对ADH的敏感性，对中枢性尿崩症有效。

【不良反应】与其他抗癫痫药相比，不良反应较少。用药早期可出现头昏、眩晕、恶心、呕吐和共济失调，亦可有皮疹和心血管反应，一周后可逐渐消退，偶见一过性白细胞减少。大剂量可致房室传导阻滞。严重肝功能不全、骨髓抑制和房室传导阻滞及哺乳期妇女禁用，冠心病、糖尿病、青光眼、肾病及妊娠初期等患者慎用。服药期间应定期检查血常规及肝功能。

奥卡西平

奥卡西平（oxcarbazepine）又名曲莱，是卡马西平的衍生物。奥卡西平为前药，口服吸收后，快速代谢为活性代谢物利卡西平（licarbazepine）。利卡西平的$t_{1/2}$约9小时，其抗癫痫的作用机制和临床适应证与卡马西平相似，能阻断电压依赖的钠通道，使癫痫发作频率减少及精神症状减轻。适用于治疗全身强直-阵挛性发作和部分性发作。用药开始时可能出现轻度的不良反应，如乏力、头晕、头痛等，继续用药后这些不良反应可消失。偶见胃肠功能障碍、皮肤潮红、血细胞计数下降等不良反应。

醋酸艾司利卡西平

醋酸艾司利卡西平（eslicarbazepine acetate）是为提高卡马西平和奥卡西平的疗效、改善其耐受性而开发的新药，为前药，口服吸收后在肝脏快速水解成活性代谢物艾司利卡西平（eslicarbazepine）。艾司利卡西平主要通过阻断电压门控钠离子通道发挥抗癫痫作用，长期给药耐受性好，疗效和安全性较高。

丙戊酸钠

丙戊酸钠（sodium valproate）是一种广谱抗癫痫药，化学名为二丙基醋酸钠。早在1882年即被合成，1963年发现有强的抗惊厥作用。

【药理作用】丙戊酸钠的抗癫痫作用与增强GABA介导的抑制作用有关。丙戊酸钠能抑制脑内GABA转氨酶，减慢GABA的代谢；提高谷氨酸脱羧酶活性，使GABA合成增多；能提高突触后膜对GABA的反应性，从而增加GABA能神经突触后抑制，有效地阻止病灶异常放电的扩散。此外，丙戊酸钠能抑制电压敏感性Na^+通道以及L型Ca^{2+}通道。

【临床应用】丙戊酸钠在临床上对各类癫痫都有一定疗效，对大发作疗效不如苯妥英钠和苯巴比妥，注射给药可迅速缓解癫痫持续性发作。丙戊酸钠对小发作疗效优于氯硝西泮、乙琥胺，但有肝毒性，不作首选药。对精神运动性发作疗效与卡马西平相似。

【不良反应】常见不良反应有恶心、呕吐、食欲减退，饭后服用或逐渐加量可减轻以上反应。严重毒性为肝功能损害，约25%～40%的患者服药数日后出现肝功能异常，尤其是在用药的前几个月常见，故在用药期间需定期检查肝功能。妊娠期妇女慎用。

乙琥胺

乙琥胺（ethosuximide）属琥珀酰亚胺类，口服易吸收。可对抗戊四唑引起的阵挛性惊厥，对小发作有效，疗效虽不及氯硝西泮，但不良反应较少，耐受性较好。目前仍是治疗小发作的首选药，对其他类型的癫痫无效。作用机制与抑制丘脑神经元T型Ca^{2+}通道有关。

乙琥胺副作用较少，常见为胃肠道反应，其次为中枢神经系统症状。易引起精神行为异常，表现为焦虑、抑郁、攻击行为、多动、幻听等。偶见嗜酸性粒细胞缺失，严重者可发生再生障碍性贫血，故用药期间应定期检查血象。

扑米酮

扑米酮（primidone，扑痫酮）化学结构与苯巴比妥类似，口服后吸收迅速、完全，3小时血药浓度达峰值，血浆$t_{1/2}$为7～14小时。在体内代谢生成苯巴比妥和苯乙基丙二酰胺，原型及其两种代谢物都有抗癫痫作用。

扑米酮对大发作和局限性发作疗效较好，优于苯巴比妥。对精神运动性发作的疗效不如卡马西平和苯妥英钠。对小发作无效。扑米酮与苯巴比妥相比并无特殊优点，故只用于其他药物不能控制的患者。呕吐为常见不良反应。宜从小剂量开始，逐渐增量。不宜与苯巴比妥合用。

氟桂利嗪

氟桂利嗪（flunarizine）是双氟化哌啶衍生物，为强Ca^{2+}通道拮抗剂，选择性阻滞T型和L型Ca^{2+}通道。多年来在欧美各国用于治疗偏头痛和眩晕症，近年发现它具有较强的抗惊厥作用。能防止因缺血等原因导致的细胞内病理性钙超载而造成的细胞损害。氟桂利嗪能缓解血管痉挛，对血管收缩物质引起的持续性血管痉挛有持久的抑制作用，可用于治疗偏头痛。氟桂利嗪还有前庭抑制作用，能增加耳蜗小动脉血流量，改善前庭器官循环，治疗眩晕症；氟桂利嗪可阻断神经细胞的病理性钙超载而防止阵发性去极化、细胞放电，从而避免癫痫发作。在应用抗癫痫药物治疗的基础上，加用氟桂利嗪可以提高抗癫痫效果。

口服易吸收，2～4小时血药浓度达峰值，血浆$t_{1/2}$为19～22天，99%与血浆蛋白结合。可透过胎盘屏障，且可随乳汁分泌。

氟桂利嗪毒性小，严重不良反应少见，是一种较安全的抗癫痫药。常见不良反应为嗜睡和疲惫感，其次为镇静和进食量增加、体重增加。有抑郁症病史时以及急性脑出血性疾病禁用，孕妇和哺乳期妇女忌用。

苯二氮䓬类

苯二氮䓬类（benzodiazepines）中用于抗癫痫的药物多为可生成活性代谢产物的长效类。该类药物促进GABA与GABA_A受体的结合，增加Cl^-通道开放频率，使细胞去极化阈值相对提高。地西泮（diazepam）是治疗癫痫持续状态的首选药，静脉注射显效快且安全性高。硝西泮（nitrazepam）主要用于肌阵挛性发作、癫痫小发作和婴儿痉挛等。氯硝西泮（clonazepam）是苯二氮䓬类中抗癫痫谱较广的药物，对各型癫痫均有效，尤以对小发作、肌阵挛性发作和不典型小发作为佳。不良反应轻，常见中枢神经系统反应和消化系统症状，停药后可恢复。但一些病人用药1～6月后产生耐受性，久服突然停药可加剧癫痫发作，甚至诱发癫痫持续状态。

托吡酯

托吡酯（topiramate，妥泰）是 1999 年上市的一种含有磺胺基的单糖衍生物，结构上与传统的抗癫痫药物不同。口服吸收迅速、完全，生物利用度为 80%，约 2 小时血药浓度达峰值。血浆蛋白结合率仅 13%~17%，代谢产物几无活性，大部分以原形经肾脏排泄。

托吡酯抗癫痫的作用机制涉及多方面：①阻断电压依赖性 Na^+ 通道，减少癫痫样放电的持续时间；②促进 GABA 与 GABA 受体结合，增加 Cl^- 通道开放频率；③拮抗 AMPA 亚型谷氨酸受体，抑制兴奋性氨基酸的激动作用；④阻断 L 型电压依赖性 Ca^{2+} 通道。对单纯局限性发作和复杂性局限性发作都有效，对小儿各型癫痫疗效较好。也可用于成人局限性发作的辅助治疗和难治性局限性癫痫发作的治疗。

托吡酯可引起焦虑、头昏、头痛、感觉异常、嗜睡、共济失调、精神障碍等中枢神经系统不良反应。

左乙拉西坦

左乙拉西坦（levetiracetam）是一种吡咯烷酮衍生物，于 2000 年 4 月获 FDA 批准，在美国和欧盟上市，2007 年正式在中国上市。口服吸收迅速，口服绝对生物利用度接近 100%。给药后约 1.3 小时血药浓度达峰值，血浆蛋白结合低（<10%）。血浆 $t_{1/2}$ 约 6~8 小时。左乙拉西坦抗癫痫作用的确切机制尚不清楚。体外、体内试验显示，左乙拉西坦抑制海马癫痫样突发放电，而对正常神经元兴奋性无影响，提示左乙拉西坦可能选择性地抑制癫痫样突发放电的超同步性和癫痫发作的传播。临床用于成人及 4 岁以上儿童难治性癫痫，对局限性发作和全身性发作均有效，对局限性发作疗效更好，对难治性儿童肌阵挛持续状态疗效显著。

本品安全范围大，不良反应少。较常见的不良反应有嗜睡、乏力和头晕，常发生在治疗的开始阶段。随时间的推移，中枢神经系统相关的不良反应发生率和严重程度会随之降低。

氨己烯酸

氨己烯酸（vigabatrin）对 GABA 氨基转移酶具有选择性的不可逆的抑制作用，增加 GABA 浓度，抑制脑皮质高度异常同步放电，从而减少癫痫发作。口服吸收迅速，食物不影响其吸收速度。服药约 2 小时后血药浓度达峰值，$t_{1/2}$ 为 5~7 小时。临床研究表明，氨己烯酸可使一半的难治性癫痫患者发作频率减少 50% 以上，对局限性发作疗效优于全身性发作，不宜用于失神性发作和肌阵挛性发作。不良反应可有嗜睡、共济失调、头痛、头晕、情绪激动、记忆障碍及体重增加。有临床研究报道，连续用药两年以上的患者 40% 出现了视力异常。全身性癫痫发作和有精神病史者禁用。

拉莫三嗪

拉莫三嗪（lamotrigine）是苯基三嗪类化合物，可抑制戊四唑和电刺激所致的惊厥，缩短病灶、皮层和海马区兴奋后的放电时间，对抗局限和全身性癫痫发作。其作用机制与抑制脑内兴奋性氨基酸—谷氨酸、天门冬氨酸的释放产生抗癫痫作用有关。此外，还可以阻滞 Na^+ 通道，并抑制 N 型和 P 型 Ca^{2+} 通道。

拉莫三嗪口服吸收完全，生物利用度为 100%。服药后约 2.5 小时血药浓度达峰值。拉莫三嗪经肝脏代谢消除，平均血浆 $t_{1/2}$ 为 29 小时。主要用于其他抗癫痫药不能控制的局限性和全身性癫痫发作的辅助治疗，可以显著缓解其他常规抗癫痫药物治疗无效的症状。对肌阵挛发作无效。副作用小，特别是不影响癫痫儿童的生长发育及行为认知功能，不影响妇女的生育、月经周期、卵巢功能及骨骼健康。常见副作用有恶心、头痛、视物模糊、眩晕、共济失调等。偶见皮疹，反应不严重时可不撤药。罕见血管神经性水肿和 Stevens Johnson 综合征。妊娠早期妇女不宜用。

加巴喷丁

加巴喷丁（gabapentin）是 GABA 的衍生物，口服易吸收，生物利用度约 60%。易透过血-脑屏障。在体内不被代谢，以原型从尿中排出。$t_{1/2}$ 约 5~7 小时。加巴喷丁的抗癫痫机制与改变 GABA 代谢有关。主要用于难治性癫痫的辅助治疗，对局限性发作和继发全身强直-阵挛发作特别有效，对失神性发作无效，甚至加重发作。用药早期常见不良反应包括嗜睡、眩晕、步态不稳以及疲劳感等，停药后消失。肾功能减退患者应减量。

拉考沙胺

拉考沙胺（lacosamide）也称拉科酰胺，于 2008 年和 2009 年分别被欧盟和 FDA 批准用于成人及青少年癫痫患者部分发作的辅助治疗药物。拉考沙胺的作用机制不同于目前临床所用的其他抗癫痫药，它通过降低异常增加的钠通道活性，减少 Na^+ 内流，控制癫痫发作。临床研究还显示，拉考沙胺可与脑衰反应调节蛋白-2（CRMP-2）结合，发挥神经保护的作用。此外，拉考沙胺另一适应证是治疗糖尿病神经性疼痛。最常见的不良反应是眩晕、头痛、呕吐和复视。

吡仑帕奈

吡仑帕奈（perampanel，卫克泰）属于第三代新型抗癫痫药物，于 2012 年经 FDA 批准上市，2019 年在我国上市，用于成人和 4 岁及以上儿童癫痫部分性发作患者的治疗。吡仑帕奈在我国被多部指南推荐用于局灶性癫痫治疗，其中《临床诊疗指南·癫痫病分册 2023 版》推荐该药为局灶性发作的一线药物。它是非竞争性 α-氨基-3-羟基-5-甲基-4-异噁唑丙酸（AMPA）谷氨酸受体拮抗剂，具有半衰期长（长达105 小时）、生物利用度高的特点。常见的不良反应包括头晕、嗜睡、眩晕、恶心、食欲变化、焦虑、易怒等，偶见自杀倾向。

第二节 抗惊厥药

惊厥是中枢神经系统过度兴奋的一种症状，表现为全身骨骼肌不自主的强烈收缩，呈强直性或阵挛性抽搐。常见于小儿高热、子痫、破伤风、癫痫大发作以及某些药物引起的过度中枢兴奋。常用的抗惊厥药（anticonvulsants）有巴比妥类、苯二氮䓬类、水合氯醛和硫酸镁等。

硫酸镁

硫酸镁（magnesium sulfate）可因给药途径不同而产生不同的药理作用。口服给药很少吸收，有泻下和利胆作用，外用热敷有消炎消肿作用，注射给药则产生中枢抑制和骨骼肌松弛等全身作用。

Mg^{2+} 主要存在于细胞内液，细胞外液仅占 5%。血中 Mg^{2+} 为 0.25~0.35mmol/L，低于此浓度时，神经肌肉的兴奋性升高。Mg^{2+} 参与多种酶活性的调节，对神经冲动的传递和神经肌肉应激性的维持发挥着重要作用。硫酸镁注射给药能抑制中枢及外周神经系统，松弛骨骼肌、心肌、血管平滑肌，从而发挥肌松和降压作用，Mg^{2+} 与 Ca^{2+} 化学性质相似，Mg^{2+} 可特异性竞争 Ca^{2+} 受点，拮抗 Ca^{2+} 作用。如运动神经末梢的乙酰胆碱释放过程需要 Ca^{2+} 参与，而 Mg^{2+} 竞争拮抗 Ca^{2+} 的这种作用，干扰 Ca^{2+} 的释放，使神经肌肉接头处乙酰胆碱减少，导致骨骼肌松弛。同时 Mg^{2+} 作用于中枢神经系统，引起感觉及意识消失。临床上主要用于各种原因所致的惊厥（尤其对子痫疗效好），也常用于高血压危象。

硫酸镁注射的安全范围窄，血镁过高即可抑制延髓呼吸中枢和血管运动中枢，引起呼吸抑制、血压骤降和心脏骤停。中毒时应立即进行人工呼吸，并缓慢注射氯化钙或葡萄糖酸钙加以对抗。

答案解析

思考题

1. 癫痫分为哪几种类型及其各类型的首选药是什么？
2. 试述苯妥英钠的药理作用及不良反应。
3. 试述卡马西平的药理作用和临床应用。
4. 比较苯巴比妥和丙戊酸钠的抗癫痫机制和临床应用异同点。
5. 简述硫酸镁抗惊厥的作用机制。

（李婷婷　季　晖）

书网融合……

习题　　　　　　微课　　　　　　本章小结

第十二章　治疗中枢神经系统退行性疾病的药物

PPT

学习目标

1. 通过本章学习，掌握抗帕金森病药的分类；拟多巴胺药左旋多巴和中枢抗胆碱药苯海索的体内过程、药理作用、临床应用和不良反应；治疗阿尔茨海默病药物的分类；多奈哌齐及美金刚的作用特点和临床应用；熟悉卡比多巴、石杉碱甲、加兰他敏的药理作用及临床应用；了解帕金森病及阿尔茨海默病的发病机制；金刚烷胺和溴隐亭的作用特点和临床应用；其他治疗阿尔茨海默病药物的作用特点。

2. 具备用所学治疗中枢神经系统退行性疾病的药物知识。

3. 面对我国伴随老龄化社会到来的现状，为相关疾病临床合理化用药及药物研发打下基础，树立服务意识、关爱病人，将来为健康中国战略做出贡献。

中枢神经系统退行性疾病（neurodegenerative diseases of the central nervous system）是一类慢性中枢神经系统不同区域神经元进行性退行性变性甚至缺失而产生疾病的总称。主要包括帕金森病（Parkinson's disease，PD）、阿尔茨海默病（Alzheimer's disease，AD）、亨廷顿病（Huntington disease，HD）、肌萎缩侧索硬化症（Amyotrophic lateral sclerosis，ALS）等。虽然本组疾病的病因及病变的部位各不相同，但在该类疾病患者脑中大多发现了由某些蛋白质异常聚集所形成的不溶性沉积物，如帕金森病患者脑中的 α-突触核蛋白沉积，阿尔茨海默病患者脑中 β-淀粉样蛋白及异常磷酸化 tau 蛋白聚集，亨廷顿病患者脑中异常亨廷顿蛋白聚集，肌萎缩侧索硬化症患者脑中超氧化物歧化酶蛋白聚集等；病理上均可见脑或（和）脊髓发生神经元退行性变、凋亡、脱失。由于该类疾病确切病因和发病机制尚不清楚，故目前的药物治疗仍然主要是针对神经元丢失的功能代偿，尚不能逆转神经元的丢失及疾病的进程。除帕金森病患者通过合理用药可使寿命延长和提高生活质量外，其他中枢神经系统退行性疾病的治疗效果均难令人满意，且其药物治疗尚未成系统，因此，本章仅介绍帕金森病和阿尔茨海默病治疗药物。

第一节　抗帕金森病药

帕金森病又称震颤麻痹（Paralysis agitans），由英国医生 James Parkinson 于 1817 年首先描述，是中枢神经系统一种常见的慢性、进行性运动障碍性疾病，属锥体外系疾患。临床症状主要为静止性震颤（tremor at rest）、运动迟缓（bradykinesia）（行走时呈典型的拖曳步态，活动开始很难，一旦开始又不能及时停止或改变方向）、肌强直（rigidity）、姿势与运动平衡失调等运动症状以及嗅觉减退、便秘、睡眠行为异常、抑郁等非运动症状，严重者伴有记忆障碍等痴呆症状。绝大多数发生于老年人。此外，老年性血管硬化、一氧化碳中毒、病毒性脑炎、脑外伤及某些抗精神病药物等也可引起类似 PD 的症状，统称为帕金森综合征（Parkinsonism）。

PD 的病因尚不十分清楚，一般认为与遗传、环境、线粒体功能障碍、泛素蛋白酶体功能障碍、氧化应激、兴奋性氨基酸的毒性作用等多种因素有关。PD 的主要病理学特征是黑质致密带（substantianigra pars compacta，SNc）多巴胺能神经元缺失、残存神经元胞浆内路易小体（Lewy 小体）的出现及纹状体内神经末梢的退行性变。关于 PD 的病理生理学机制，目前比较公认的为黑质-纹状体 DA 能神经-胆碱能神经功能失衡学说。该学说认为，黑质多巴胺能神经元发出上行纤维到达新纹状体（尾核和壳核），其末梢与尾核-壳核神经元形成突触，以 DA 为神经递质，对纹状体 γ-氨基丁酸（GABA）能神经元发挥抑制作用。尾核中的胆碱能神经元与尾—壳核神经元所形成的突触以乙酰胆碱（ACh）为神经递质，对纹状体 GABA 能神经元发挥兴奋作用。正常时两种递质（DA 与 ACh）相互对抗，处于动态平衡状态，共同参与调节机体的运动机能。帕金森病患者由于双侧黑质多巴胺能神经元变性受损，传入纹状体的多巴胺能神经减少，造成黑质—纹状体通路多巴胺能神经功能减弱，而胆碱能神经功能相对占优势，致使锥体外系功能失调。当纹状体内的多巴胺含量降低到正常水平的 20%~40% 就会出现 PD 症状（图 12 - 1）。

图 12 - 1　黑质纹状体神经模式图

-，表示抑制作用；+，表示促进作用；粗线，表示功能增强；细线，表示功能减弱。

目前临床使用的抗帕金森病药大多是根据黑质纹状体 DA 能神经-胆碱能神经功能失衡学说而研制的。根据作用机制将抗帕金森病药分为拟多巴胺类药和中枢胆碱受体阻断药，两类药物合用时可增强疗效（图 12 - 2）。

图 12 - 2　抗帕金森病药物分类

一、拟多巴胺类药

（一）多巴胺前体药

左旋多巴 微课

左旋多巴（levodopa，L-dopa）由人工合成，也可从豆科植物常绿油麻藤（Mucuna sempevirens Hemsl.）的种子藜豆中提取。

【体内过程】左旋多巴口服经小肠迅速吸收，生物利用度为 41%±16%，阈值有效浓度为 8ng/ml。1 小时左右血药浓度达峰值，$t_{1/2}$ 为 1~3 小时，但个体差异较大。本药的吸收率与胃排空时间和胃液的

pH值有关，胃排空延缓和胃内酸度增加，可降低其生物利用度。左旋多巴依赖芳香族氨基酸转运载体进入脑内，经L-芳香氨基酸脱羧酶(L-amino acid decarboxylase，AADC)脱羧转化成为DA才能发挥药理作用。口服左旋多巴后，只有1%左右能够进入脑内发挥作用，绝大多数左旋多巴在肝脏、肠黏膜以及其他外周组织被多巴脱羧酶代谢成为DA，而DA不能通过血-脑屏障进入中枢，这不但会降低其疗效，还会成为左旋多巴副作用的重要原因(图12-3)。因此，左旋多巴一般与外周多巴脱羧酶抑制药如卡比多巴或苄丝肼同时服用。多巴脱羧酶抑制药本身不易透过血脑屏障，能减少外周左旋多巴转变成DA，可使血浆左旋多巴浓度提高，增加左旋多巴进入脑内量5~10倍，因此，可减少左旋多巴剂量70%~80%，并降低不良反应。

左旋多巴在体内代谢后，大部分转变为DA，DA进一步被代谢其主要代谢物3-甲氧基-4-羟苯乙酸(高香草酸，HVA)和二羟苯乙酸(DOPAC)，迅速经尿排泄。

图12-3 左旋多巴的代谢及药物作用

【药理作用】左旋多巴为DA的前体药物，本身无药理活性。左旋多巴易透过血-脑屏障，可在黑质-纹状体多巴胺能神经元内经多巴脱羧酶作用脱去羧基生成DA，补充纹状体中DA的不足，而发挥治疗帕金森病作用。左旋多巴的作用特点是：①起效慢，一般需服药后2~3周才显效，1~6个月后疗效达最大；②改善肌僵直及运动困难效果好，缓解震颤效果差；③疗效与黑质纹状体损伤程度相关，轻症病人及较年轻患者疗效好，重症和年老体弱者疗效较差。

【临床应用】

1. PD 左旋多巴是治疗PD最有效的药物，是治疗帕金森病的标准疗法。复方左旋多巴为治疗PD的一线药物，特别是对于晚发型或伴有智能减退的患者，一般首选复方左旋多巴治疗。左旋多巴用药早期，约80%的患者症状明显改善，可提高PD患者生活质量，延长患者寿命。但是，左旋多巴并不能延缓或阻止黑质DA能神经元的变性及死亡，随着用药时间的延长，左旋多巴的疗效逐渐下降，多数患者3~5年后的疗效明显降低，并会出现异动症及症状波动等严重不良反应。使用左旋多巴时不能突然停药，以免发生撤药恶性综合征。

此外，左旋多巴对于其他原因引起的帕金森综合征也有一定的疗效，但对于阻断多巴胺受体的抗精神病药(如吩噻嗪类)引起的锥体外系不良反应无效。

2. 肝性脑病 进入脑中的左旋多巴可以增加去甲肾上腺素生成，利于中枢神经系统功能的恢复，使肝性脑病的患者清醒，但不能改善肝脏的功能。

【不良反应】

1. 早期反应

（1）胃肠道反应　治疗早期约80%患者出现厌食、恶心、呕吐，这是由于DA直接刺激胃肠道和兴奋延脑呕吐化学感受区而引起。也能引起腹气胀、腹痛、腹泻或便秘，饭后服药或减慢剂量递增速度均可使上述反应减轻。或与外周脱羧酶抑制药同服，胃肠道反应可明显减少或逐渐消失。偶见消化道溃疡出血、穿孔，故消化道溃疡病人慎用。

（2）心血管反应　治疗初期约30%患者出现体位性低血压，继续用药低血压症状减轻。此外，由于DA兴奋β受体，可引起心律失常，如心动过速及室性早搏。

2. 长期反应　随着PD病情进展DA能神经受损加重，神经末梢缓冲DA的能力降低，以及长期使用左旋多巴治疗突触后神经元对药物适应，服用左旋多巴后主要出现以下不良反应。

（1）症状波动　包括以下2种形式：①疗效减退（wearing-off）或剂末恶化（end of dose deteriortion），每次用药有效时间缩短，症状随血药浓度发生规律性波动；②"开-关反应"（on-off response），"开期"，即症状控制期，此时活动正常或接近正常；"关期"，即症状失控制期，突然出现严重的PD症状。关期可持续几秒钟或数分钟，然后又突然转为"开期"。多发生在初期疗效好而且持续服药1年以上的患者。症状波动与左旋多巴血药浓度的波动有关，左旋多巴的半衰期较短，使用缓释剂型、或合用儿茶酚-氧位-甲基转移酶抑制药及单胺氧化酶-B抑制药等，使患者的血浆多巴胺水平稳定地保持在治疗窗内可以减少发作。在早期使用DA受体激动药可延缓"开-关反应"的发生。

（2）运动障碍（又称异动症）　服药两年以上的患者此症状发生率可高达90%，如抽搐、手足徐缓运动症、肌张力障碍等。包括剂峰异动症（peak-dose dyskinesia），服用大量左旋多巴后在药物峰浓度时出现；双相异动症（biphasic dyskinesia），包括剂初异动症和剂末异动症；肌张力障碍（dystonia），常在药物谷浓度时出现。

（3）精神障碍　引起幻觉、妄想、躁狂、失眠、焦虑和抑郁等。严重心血管病，器质性脑病，内分泌失调及精神病患者禁用。

【药物相互作用】维生素 B_6 是多巴脱羧酶的辅基，能加速左旋多巴在肝中转化成DA而降低疗效，增加外周副作用。抗精神病药物，如吩噻嗪类和丁酰苯类，能阻断DA受体，利血平耗竭DA，这些药物均能引起锥体外系运动失调，出现药源性PD，对抗左旋多巴的疗效。抗抑郁药能引起直立性低血压，增强左旋多巴的副作用。以上药物均不宜与左旋多巴合用。

（二）左旋多巴增效药

1. 氨基酸脱羧酶抑制药

卡比多巴

卡比多巴（carbidopa）是较强的L-芳香氨基酸脱羧酶抑制药，由于不能通过血-脑屏障，故与左旋多巴合用时，仅抑制外周左旋多巴的脱羧反应，减少外周的多巴胺生成，使得血中更多的左旋多巴进入中枢，故可减少左旋多巴用量，同时，还可以明显减轻左旋多巴的不良反应。卡比多巴口服吸收约40%~70%，大约有50%~60%以原型或代谢产物由尿中排出，主要与左旋多巴合用治疗帕金森病（图12-4）。目前常用本品与左旋多巴以1：10或者1：4组成复方制剂（卡比多巴/左旋多巴=10/100mg或25/250mg；卡比多巴/左旋多巴=25/100mg或50/200mg）。

苄丝肼

苄丝肼（benserazide），又称羟苄丝肼、色丝肼。其作用特性与卡比多巴相同。口服吸收快，吸收率约

图 12-4 左旋多巴与卡比多巴合用

图中箭头的宽度代表药物在该部位的绝对量。百分数表示药物的相对比例

两药合用可减少左旋多巴在外周的损失，增加脑内左旋多巴水平（动物资料）

为 58%，在肠内外代谢。左旋多巴和苄丝肼按 4∶1 组成复方制剂为多巴丝肼（levodopa and benserazide）。

2. COMT 抑制药 左旋多巴在外周主要通过两条途径代谢：一是由多巴脱羧酶转化为 DA，二是由儿茶酚-O-甲基转移酶（Catechol-O-methyltransferase，COMT）代谢转化成 3-O-甲基多巴（3-O-MD）。COMT 抑制药可降低左旋多巴在外周的降解，提高左旋多巴的生物利用度和进入脑内的水平，从而增强左旋多巴的作用效果（图 12-3）。在中枢，左旋多巴脱羧称为 DA，COMT 可使 DA 降解为 3-甲氧基酪胺（3-methoxytyramine，3-MT），COMT 抑制药可阻止其降解，而延缓 DA 的代谢。

恩他卡朋

恩他卡朋（entacapone）是一种选择性外周 COMT 可逆性抑制药，不能通过血-脑屏障，只抑制外周的 COMT，而不影响脑内 COMT。本药能延长左旋多巴半衰期，稳定血药浓度，促进左旋多巴进入脑组织。恩他卡朋单独使用无效，临床上常与左旋多巴制剂合用，可明显改善 PD 病人的日常生活能力和运动功能，尤其适用于症状波动的病人，延长"开"期，明显缩短"关"期，提高患者生活质量。恩他卡朋长期应用的常见不良反应为运动障碍、恶心、腹泻及尿液颜色加深等。

（三）多巴胺受体激动药

多巴胺受体激动药主要作用于 D_2 受体，部分通过 D_1 或 D_3 受体起作用。该类药物主要有麦角类和非麦角类两种类型，麦角类包括溴隐亭（bromocriptine）、α-二氢麦角隐亭（dihydroergocryptine）、卡麦角林（cabergoline）和麦角乙脲（lisuride）等；非麦角类包括普拉克索（pramipexole）、罗匹尼罗（ropinirole）、吡贝地尔（piribedil）及罗替戈汀（rotigotine）等。由于麦角类多巴胺受体激动剂可导致心脏瓣膜病变和肺胸膜纤维化等，因此，目前已不主张使用。而非麦角类半衰期长，能避免对纹状体突触后膜的多巴胺受体产生"脉冲"样刺激，从而预防或减少运动并发症的发生，故目前大多推荐使用非麦角类多巴胺受体激动剂，尤其适用于早发型帕金森病患者的病程初期以推迟左旋多巴的应用或与左旋多巴联合应用以减轻左旋多巴的运动合并症，也可用于左旋多巴治疗后产生"开-关"现象的患者或对左旋多巴出现耐受性的患者。不良反应与左旋多巴相似，不同之处是它的症状波动和异动症发生率低，而体位性低血压、脚踝水肿和精神异常（幻觉、食欲亢进、性欲亢进等）的发生率较高。

吡贝地尔

吡贝地尔（piribedil）是一种非麦角类多巴胺受体激动药，直接兴奋黑质-纹状体神经元的 D_2 受体和中脑-皮层、中脑-边缘系统的 D_3 受体。该药单用或与左旋多巴合用可改善 PD 的症状，对震颤的改善较为明显，对部分患者的抑郁症状也有改善作用，这可能与其 D_3 受体激动作用有关。本药口服吸收好，

1小时血药浓度即可达峰值，作用维持时间较长。不良反应中最常见恶心、呕吐，非常罕见昼间昏睡和突发性睡眠（sudden sleep attack），服药期间不可驾驶车辆或进行机器操作等工作。

普拉克索

普拉克索（pramipexole）对 D_1 样受体（D_1、D_5）无亲和力，对 D_2 样受体（D_2、D_3、D_4）具有高亲和力，尤其选择性激动 D_3 受体，对神经元有抗氧化等保护作用。口服吸收快，2小时后血浆药物浓度达峰值，通过肾脏排泄。普拉克索单独应用对早期 PD 有改善作用，尚可减轻 PD 患者的抑郁症状。与左旋多巴联合应用治疗重症 PD，能降低30%左右左旋多巴的剂量，明显减少静息时震颤等症状，减轻症状波动现象等不良反应。应用普拉克索初期，常出现直立性低血压；偶发突发性睡眠，服药期间禁止从事高空作业及驾驶等工作。

罗匹尼罗

罗匹尼罗（ropinirole）是非麦角类选择性 D_2 受体激动药，能直接激动纹状体多巴胺受体。单独应用对较年轻 PD 患者的早期疗效与左旋多巴相似，耐受性良好。与左旋多巴合用治疗出现"开-关现象"的患者，可减少左旋多巴用量20%。本药限二线用药。

阿扑吗啡

阿扑吗啡（apomorphine）对纹状体中多巴胺 D_1 样受体（D_1 及 D_5 受体）及 D_2 样受体（D_2、D_3 及 D_4 受体）有激动作用，改善 PD 患者运动障碍，改善患者"off"症状，增加含左旋多巴药物给药次数及增加其他抗帕金森病药剂量无效的情况下使用本药。也可直接兴奋催吐化学感受区（CTZ）发挥催吐作用。不良反应有恶心、嗜睡、突发性睡眠、呼吸困难、疲劳等；剂量过大时可引起持续性呕吐、呼吸抑制、一过性血压快速降低等，可使用纳洛酮解救。

（四）MAO-B 抑制药

多巴胺降解需要两种酶，即单胺氧化酶（monoamine oxidase，MAO）和儿茶酚-氧位-甲基转移酶（COMT）（图 12-3）。单胺氧化酶分为 A、B 两型，MAO-A 主要分布于肠道，其功能是对食物中、肠道内和血液循环中的单胺进行氧化脱氨而解毒；MAO-B 主要分布于黑质-纹状体，其主要功能是降解多巴胺。多巴胺经脑内 MAO-B 氧化降解，并在其代谢过程中产生大量氧自由基损伤神经元。因此，抑制 MAO-B 的活性既能延长多巴胺在脑内的停留时间，增强疗效，减少左旋多巴的用量及其不良反应，又可能间接发挥保护神经元作用。

司来吉兰

司来吉兰（selegiline）口服后迅速吸收并通过血-脑屏障，在脑中形成高浓度。体内被迅速代谢，但由于不可逆性抑制 MAO-B，其作用时间远长于其在体内从吸收到代谢、排泄为止的时间。司来吉兰抑制黑质-纹状体中的 MAO-B（图 12-3），减少 DA 的降解，增加 DA 在脑内的浓度；对外周 MAO-A 影响较小；司来吉兰还可减少自由基生成，具有神经保护作用，使黑质细胞免于神经毒素的侵害。在 PD 早期治疗中，司来吉兰可作为单药治疗，能延缓疾病进展，延迟左旋多巴的使用。在 PD 发展中可与左旋多巴联合使用，降低左旋多巴的用量，改善患者的症状波动。不良反应少且较轻。常见不良反应有兴奋、失眠、幻觉及胃肠道不适。代谢物为苯丙胺类物质，故应避免晚间使用。本药必须严格控制剂量，大剂量（>10mg/d）亦可抑制 MAO-A，有可能引起高血压危象。

雷沙吉兰

雷沙吉兰（rasagiline）是第二代不可逆和选择性 MAO-B 抑制药，对脑内 MAO-B 的选择性更高，其效价是司来吉兰的 5~10 倍。能缓解早期或进展期 PD 症状，并具有神经保护作用。临床应用与司来吉兰相同。雷沙吉兰的代谢产物是无活性的非苯丙胺物质，无拟交感活性，副作用包括体位性低血压、嗜睡症、突然入睡、幻觉等。本药限二线用药。

沙芬酰胺

沙芬酰胺（safinamid）是一种新型可逆的 MAO-B 抑制药，与司来吉兰、雷沙吉兰相比，沙芬酰胺对 MAO-B 具有更高的选择性；还可抑制电压依赖性 Na^+ 通道，减少谷氨酸释放，发挥非多巴胺能抗 PD 作用。作为辅助治疗手段，适用于服用左旋多巴及其复方制剂后运动症状控制不佳的 PD 患者。常见的不良反应有运动迟缓、头痛、高血压、白内障、背痛、关节痛、乏力等。

（五）其他

金刚烷胺

金刚烷胺（amantadine）促进黑质-纹状体内残存的多巴胺能神经元释放多巴胺，并可抑制多巴胺再摄取，还有抗胆碱作用，发挥缓解 PD 的作用。对肌强直、震颤及运动迟缓均有缓解作用。口服吸收完全，$t_{1/2}$ 约为 10~28 小时，90% 以原型从尿排出。金刚烷胺起效较左旋多巴快，服药后 48 小时即可获得最高疗效。与左旋多巴合用，可协同增强药效，减少左旋多巴剂量及不良反应。金刚烷胺不良反应少，偶见皮肤青斑和踝部水肿，其次为激动或抑郁、失眠或嗜睡、口干及肠胃反应等，均不严重。精神病、癫痫、肾功能不全、肝病、闭角型青光眼患者慎用，哺乳期妇女禁用。

伊曲茶碱

伊曲茶碱（istradefylline）是选择性的腺苷 A_{2A} 受体拮抗剂，阻断纹状体及苍白球 A_{2A} 受体，明显缩短关期，延长开期，改善左旋多巴剂末现象，可单纯用于治疗早期 PD 症状，也可治疗 PD 患者的精神症状，如焦虑、抑郁等，不良反应为可引起运动障碍、嗜睡、便秘等，也可引起突发性睡眠，因此用药期间不可驾驶车辆或从事高空作业等危险操作。

二、中枢抗胆碱药

苯海索

苯海索（benzhexol）是中枢抗胆碱药。本药口服易吸收，通过拮抗中枢 M 胆碱受体而减弱黑质-纹状体通路 ACh 的作用。对震颤及僵硬效果好，但对运动迟缓效果差。对一些继发症状如忧郁、流涎、多汗等有改善作用。其抗胆碱作用约为阿托品的 1/10~1/3，副作用与阿托品相同。主要适用于伴有震颤的 PD 患者，而对无震颤的患者不推荐应用。现主要用于：①PD 早期轻症患者，单独应用时精神神经方面的不良反应少于左旋多巴类；②少数不能接受左旋多巴或多巴胺受体激动药的 PD 患者；③与左旋多巴类合用，用于单独左旋多巴疗效不佳者；④对氯丙嗪等抗精神病药阻断 DA 受体引起的锥体外系反应有效。对小于 60 岁的患者，要告知长期应用本类药物可能会导致其认知功能下降，要定期复查认知功能，一旦发现患者的认知功能下降则应立即停用；对大于 60 岁的患者不推荐应用抗胆碱能药。闭角型青光眼及前列腺肥大患者禁用。口服 1 小时起效，作用可持续 6~12 小时。与氯丙嗪合用时，本药的血药浓度降低。

此外，中枢 M 受体阻断药还有吡哌立登（biperiden）及苯扎托品（benzatropine）等，其药理作用、临床应用及不良反应均与苯海索相似。

第二节　治疗阿尔茨海默病药

阿尔茨海默病(Alzheimer′s disease，AD)是一种以进行性认知功能障碍和记忆损害为特征的神经退行性疾病。其临床表现为全面持久的智能减退，包括记忆力、判断力、计算力、抽象思维能力和语言功能的减退，情感和行为异常，丧失工作能力和独立生活能力。AD 可分为家族性 AD(familial Alzheimer′s disease，FAD)和散发性 AD(sporadic Alzheimer′s disease，SAD)，前者有明确的遗传性，而后者无明显的遗传性。

AD 病因尚不清楚，一般认为，涉及遗传因素及环境因素。患者尸检显示脑组织萎缩，特别是海马和前脑基底部神经元脱失。最具特征的两大病理学特征为细胞外老年斑(senile plaque)沉积和神经元内的神经原纤维缠结(neurofibrillary tangle，NFT)形成，并伴有神经炎症、线粒体紊乱、突触功能障碍等病理过程。

阿尔茨海默病病理生理学机制有多种假说，包括中枢胆碱能神经损伤假说、兴奋性氨基酸毒性假说、β 淀粉样蛋白(β-amyloid protein，Aβ)毒性假说、Tau 蛋白异常磷酸化假说、炎症假说、自由基损伤假说及胰岛素信号转导异常假说等。

1. 胆碱能神经损伤假说　基底前脑的胆碱能神经元合成大量乙酰胆碱，经投射纤维输送至大脑皮质和海马。乙酰胆碱功能与学习和记忆密切相关，而海马是学习记忆的重要解剖基础。AD 患者基底前脑的胆碱能神经元丢失，造成乙酰胆碱的合成、储存及释放减少，从而导致以记忆和识别功能障碍为主的多种临床表现。本假说支持了早期 AD 药物研发，胆碱酯酶抑制药(Acetylcholinesterase inhibitor，AchEI)多奈哌齐、加兰他敏成为临床治疗 AD 的主要药物。

2. 兴奋性氨基酸毒性假说　脑组织锥体细胞接受胆碱能神经调节并以谷氨酸为传出递质，通过突触上的 N-甲基-D-天冬氨酸(NMDA)受体，使钙通道适度开放，参与神经元的兴奋性突触传递，调节多种形式的学习和记忆过程等。在 AD 患者脑中，谷氨酸能神经系统被过度激活，释放大量谷氨酸，激活突触外的 NMDA 受体，引起细胞内钙超载，突触可塑性的下降，甚至导致神经元死亡。NMDA 受体非竞争性拮抗剂美金刚已成为临床治疗 AD 的有效药物。

3. β-淀粉样蛋白级联假说　Aβ 是组成老年斑的主要成分，由淀粉样前体蛋白(β-amyloid precursor protein，APP)分别经 β-分泌酶(β-secretase)和 γ-分泌酶(γ-secretase)水解而产生，并可释放至细胞外。可溶性 Aβ 寡聚体产生一系列神经毒性反应，包括损伤线粒体功能，导致细胞能量代谢障碍；阻断兴奋性氨基酸转运体(EAAT)抑制谷氨酸再摄取，促进兴奋性氨基酸释放；诱导细胞 Ca^{2+} 超载；诱导 Tau 蛋白过度磷酸化影响轴突转运；激活小胶质细胞，导致神经炎症损伤；引起氧化应激而损伤神经元；抑制突触可塑性而损害突触结构与功能等，在 AD 的发生与发展中起着核心作用。

4. Tau 蛋白过度磷酸化假说　Tau 蛋白可促进微管蛋白组装连接形成微管，引导运输各种分子在轴突、树突中流动，参与细胞骨架形成。AD 患者脑中 NFT 的主要成分为高度磷酸化 Tau 蛋白，高度磷酸化的 Tau 蛋白可脱离微管，彼此缠结成双螺旋纤维(PHF)，进而聚合成 NFT，堆积于细胞中，从而导致微管结构破坏，细胞传导运输功能障碍，轴突退变，细胞损伤，促发 AD。

目前对 AD 的治疗主要是延缓疾病进展，改善 AD 病人的记忆和认知功能障碍以及精神行为异常。现临床用于 AD 的治疗药物主要为 AchEI 和 NMDA 受体拮抗药。脑代谢激活药等可用于 AD 的辅助治疗。

一、胆碱酯酶抑制药

多奈哌齐

多奈哌齐(donepezil)为六氢吡啶衍生物，是第二代可逆性胆碱酯酶抑制药。

【体内过程】口服吸收好，生物利用度95%以上，3~4小时达血药峰浓度。主要由肝药酶代谢，代谢产物中6-O-脱甲基衍生物的体外抗AChE活性与母体药物相同。代谢产物及少量原型药物经肾脏排泄，$t_{1/2}$约为70小时，故可每日服用一次。

【药理作用】多奈哌齐对中枢神经系统AChE的选择性高，对丁酰胆碱酯酶几无作用。能提高中枢神经系统，特别是大脑皮质和基底节神经突触ACh的浓度，激动M_1受体进而改善认知功能。多奈哌齐的记忆障碍改善作用与激动N胆碱受体、减少炎症因子的释放，抑制脑内Aβ的沉积，保护损伤的大脑皮质及海马神经元，增加脑血流量和能量生成等有关。

【临床应用】临床主要用于轻、中度及重度AD的治疗。其中，对轻度AD作用更佳，是目前临床治疗AD最常用的药物。多奈哌齐改善认知功能障碍及日常生活能力疗效确切，对早期AD患者的精神行为异常也有改善作用，并能延缓AD的进展，其延缓进程的作用与疗程成正比。该药也用于治疗血管性痴呆、PD、精神分裂症、脑震荡等疾病所致的认知功能障碍等。

【不良反应】主要为外周胆碱能神经兴奋导致的不良反应。治疗轻、中度AD的剂量时，多数患者不良反应轻微，可见恶心、呕吐、腹泻、肌痛、肌肉痉挛、疲乏、失眠和头晕，少数患者出现血肌酸激酶轻微增高。多奈哌齐大剂量制剂治疗重度阿尔茨海默病患者的上述副作用发生率明显升高，最常见的是消化系统症状，如恶心、呕吐、腹泻和食欲减退等。多奈哌齐可致Q-T间期延长、心脏传导阻滞等。

加兰他敏

加兰他敏(galanthamine)属于第二代胆碱酯酶抑制药，为选择性、竞争性及可逆性AChE抑制药，对中枢神经系统AChE的抑制作用比血中丁酰胆碱酯酶强50倍，可抑制大脑皮质及海马等脑区突触间隙ACh的分解，改善认知与记忆障碍。作用机制还包括：①通过激活烟碱受体α7-nAChR促进NMDA受体依赖的长时程突触增强(Long-Term Potentiation, LTP)的产生，易化突触传递；②通过线粒体及内质网通路发挥抗神经元凋亡及神经保护作用；③抑制Aβ诱导的神经元氧化应激损伤；④干预淀粉样前体蛋白(APP)表达和代谢过程，增加sAPPα的产生，可减少Aβ的产生；⑤促进脑神经元新生；⑥抑制Aβ诱导的阻抑细胞生长的自噬。

临床用于治疗轻、中度AD，用药6~8周后疗效显著。还可用于重症肌无力、脊髓灰质炎的恢复期或后遗症、儿童脑性瘫痪、面神经麻痹、挠神经麻痹、多发神经炎等。治疗初期(2~3周)有恶心、呕吐及腹泻等不良反应，连续用药可逐渐消失。心动过缓、严重哮喘或肺功能障碍、重度肝肾损害者及机械性肠梗阻病人禁用。

卡巴拉汀

卡巴拉汀(rivastigmine)，又称利斯的明，属于第二代胆碱酯酶抑制药。该药对大脑皮层和海马的AChE具有选择性抑制作用，而对纹状体、脑桥和心脏的AChE影响小，尚可减慢淀粉样前体蛋白(APP)的形成。还可抑制丁酰胆碱酯酶。卡巴拉汀对轻、中度AD患者有效，尤其适用于患有心脏、肝脏以及肾脏等疾病的AD患者，改善认知能力的效果显著，如记忆力、注意力和方位感的改善。对血管性痴呆也有一定的治疗效果。最常见的不良反应是恶心、呕吐及腹泻。

石杉碱甲

石杉碱甲（huperzine A）是我国学者于 1982 年从中药蛇足杉（Huperzia serrata）中提取的生物碱。为可逆性高效、高选择性 AChE 抑制药，其作用强度大于加兰他敏，兼具抗氧化应激和抗神经细胞凋亡等作用。口服吸收迅速，生物利用度为 96.9%，易透过血-脑屏障。临床用于老年性记忆功能减退及 AD 患者，对血管性痴呆也有一定治疗作用，显著改善记忆功能和认知功能。少数患者用药后出现恶心、出汗、腹痛、肌肉震颤、视力模糊和瞳孔缩小等不良反应。哮喘、重症心动过缓和重症低血压患者慎用，癫痫、肾功能不全、心绞痛、机械性肠梗阻等禁用。

二、NMDA 受体非竞争性拮抗剂

美金刚

美金刚（memantine）为非竞争性 NMDA 受体拮抗剂，抑制谷氨酸浓度病理性升高导致的神经元损伤；与 NMDA 受体呈低、中度亲和力，因此，在阻断谷氨酸兴奋性毒性的同时，不干扰谷氨酸对正常学习记忆等生理功能的调节；还可能通过减少海马 Aβ 沉积，抑制 Tau 蛋白磷酸化，增加大脑皮层脑源性神经营养因子（BDNF）含量，抗氧化，进而保护神经元，改善学习记忆障碍。

临床用于治疗中、重度 AD 及帕金森病所致痴呆，有效改善 AD 患者的认知功能及日常生活能力，延缓 AD 病程由中度向重度的进展。与 AChE 抑制药或尼莫地平联合治疗的效果优于单独使用，且安全性较高。美金刚的不良反应小，可见轻微眩晕、头痛、口干等，饮酒可加重不良反应。少见的不良反应有焦虑、肌张力增高、呕吐、膀胱炎和性欲增加。肾功能不良时减量。严重肝功能不良、意识紊乱患者以及孕妇、哺乳期妇女禁用。

除上述两类药物外，单克隆抗体药物也获批用于 AD 的治疗。仑卡奈单抗（lecanemab）是 2023 年批准上市的人源性抗 Aβ 抗体药物，能与 Aβ 寡聚体结合，促进大脑 β-淀粉样蛋白的清除，2024 年在我国获批用于 AD 轻度认知障碍及 AD 轻度痴呆，可以延缓疾病进展；不良反应包括淀粉样蛋白相关成像异常（amyloid-related imaging abnormalities，ARIA），包括水肿、渗出或微出血。多奈单抗（donanemab）于 2024 年在我国获批用于轻度 AD 认知功能障碍。目前这类药物的治疗费用较为昂贵。

📎 **知识拓展**

帕金森病轻度认知障碍及其治疗

认知功能障碍为 PD 较为常见的一种非运动症状，包括帕金森病轻度认知障碍（mild cognitive impairment in PD，PD-MCI）和帕金森病痴呆（Parkinson disease dementia，PDD）。PD-MCI 临床表现为执行功能、注意力、工作记忆、视空间能力、语言能力及记忆力中单项或者多项受损。病理解剖学检查显示，PD-MCI 患者皮层存在 α-突触核蛋白沉积、Aβ 沉积及神经元缠结（NFT）等 AD 样病理改变；大部分 PDD 患者则存在路易小体及 Aβ 斑块，极少数 PDD 患者在此基础上还存在 NFT。目前临床推荐的治疗药物有胆碱脂酶抑制药利伐斯的明。

思考题

答案解析

1. 请思考左旋多巴的药理作用及左旋多巴增效药的代表药物。
2. 请解释"开-关"现象。

3. 请思考抗帕金森病的分类及其代表药物。

4. 请思考阿尔茨海默病治疗药物的作用机制及特点。

(夏明钰)

书网融合……

习题	微课	本章小结

第十三章　抗精神病药

学习目标

1. 通过本章学习，掌握第一代抗精神病药氯丙嗪和第二代抗精神病药利培酮的药理作用、临床应用和不良反应；氟西汀、文拉法辛的药理作用、作用机制、临床应用和不良反应；熟悉抗抑郁症药的分类和代表药，经典抗精神分裂症药与非经典抗精神分裂症药的异同；了解精神分裂症的发病假说；抗躁狂药碳酸锂的作用特点和临床应用。

2. 具备用所学抗精神病药物知识，为临床合理化用药服务，为将来进行相关药物研发打下基础。

3. 树立关爱精神障碍患者的理念，担负药学工作者应有的职责。

精神失常（psychiatric disorder）是由多种原因引起的在思维、智能、情感、意志和行为等精神活动方面出现异常的一类疾病，包括精神分裂症、双相障碍和抑郁障碍等。治疗这些疾病的药物统称为抗精神病药。根据其临床用途分为抗精神分裂症药（antipsychotic drugs）或神经安定药（neuroleptics）、抗躁狂症药（antimanic drugs）和抗抑郁障碍药（antidepressants）。

第一节　抗精神分裂症药

精神分裂症是以思维、知觉、情感、行为之间不协调，精神活动与现实相脱离为主要特征的一种常见的精神疾病。多发病于青少年及成年早期，其病程具有慢性进行性和易复发的特点。临床症状包括阳性症状（幻觉、妄想、幻听、感觉错乱、躁动等）、阴性症状（情感淡漠、意志缺乏、兴趣缺失、社交逃避等）、认知症状（注意力下降、工作记忆受损、信息整合能力受损）及情感症状（心境不安、绝望）等。

精神分裂症的病因仍不确切，易感基因与环境的相互作用被认为是导致发病的重要因素。其发病机制有很多假说，如脑内多巴胺（dopamine，DA）能神经元功能亢进、5-羟色胺（5-hydroxytryptamine，5-HT）能神经系统功能异常、γ-氨基丁酸（γ-butyric acid，GABA）能神经元退变、去甲肾上腺素（noradrenaline，NA）能神经元功能不足、NMDA 受体功能低下等。其中，多巴胺能神经元功能亢进学说得到较多证据的支持。

脑内主要存在 4 条多巴胺能神经通路：①中脑-边缘系统通路与情绪和行为功能有关；②中脑-皮质通路与认知、思维、感觉、理解、推理能力及联想等有关；③黑质-纹状体通路与锥体外系功能有关；④结节-漏斗部通路与催乳素分泌相关。中脑-边缘系统通路及中脑-皮质通路 DA 功能紊乱可导致严重的精神疾病。

脑内 DA 受体分为两类：D_1 样受体和 D_2 样受体。其中，D_1 样受体（与兴奋性 G 蛋白 Gs 耦联）包括 D_1 与 D_5 两个亚型，D_2 样受体（与抑制性 G 蛋白 Gi 耦联）包括 D_2、D_3、D_4 三个亚型。中脑-边缘系统通路及中脑-皮质通路主要分布 D_2 样受体，黑质-纹状体通路分布 D_1 样受体和 D_2 样受体，结节-漏斗部通路主要存在 D_2 样受体中的 D_2 亚型。

精神分裂症的多巴胺机制

精神分裂症发病机制中最常见的是多巴胺（DA）学说，即精神分裂症是由脑内 DA 神经功能亢进和失调引起的。其证据包括：① 抗精神分裂症药物阻断 D_2 受体，可以有效缓解精神分裂症患者阳性症状；②服用苯丙胺（促进 DA 释放）或者阿扑吗啡（直接激动多巴胺受体）可以产生精神分裂症症状；③服用左旋多巴（DA 前体）可以产生幻觉；④解剖学及医学影像学结果均证明精神分裂症患者脑组织 DA 受体密度增加；⑤精神分裂症治疗成功的患者体内 DA 代谢产物高香草酸（HVA）的量发生变化。

目前研究结果表明，中脑-边缘系统 D_2 受体功能亢进与精神分类症的阳性症状与有关；中脑-皮质系统中神经活动减退与阴性症状有关；前额叶皮质 D_1 受体功能低下与认知症状及阴性症状有关。5-HT 能神经可调控 DA 能神经功能，前额叶皮质部位神经元上的 $5-HT_{1A}$ 受体可刺激 DA 的释放。$5HT_{2A}$ 拮抗药可促进前额叶和基底神经节 DA 的释放，进而改善阴性症状及认识症状在黑质-纹状体 D_2 拮抗的情况下降低锥体外系反应的风险。

目前临床使用的抗精神分裂症药物主要分为两大类，即经典抗精神病药和非典型抗精神病药。

经典抗精神分裂症药也称为第一代抗精神病药。该类药有氯丙嗪、奋乃静、氟奋乃静、三氟拉嗪、氟哌啶醇等，均是强效 DA 受体阻断药，主要是通过阻断中脑-边缘系统和中脑-皮质系统的 D_2 受体而发挥疗效，因此其对阳性症状疗效显著，而对阴性症状及认知症状疗效有限。该类药物在发挥疗效时均不同程度地可引起难以解决的锥体外反应系和及内分泌系统的副作用泌乳素升高等副作用，这是由于这些药物非特异性阻断黑质-纹状体通路和结节-漏斗系统通路的 D_2 样受体所致。

非典型抗精神分裂症药也称为第二代抗精神病药，是 20 世纪 80 年代后开发的一类抗精神病药物，包括氯氮平、奥氮平、喹硫平、利培酮、齐拉西酮、阿立哌唑、氨磺必利、帕利哌酮、布南色林、哌罗匹隆和鲁拉西酮等。除阻断 DA 受体外，还能阻断 5-HT 受体。不仅改善精神分裂症患者阳性症状，对阴性症状也有效，还能改善患者的认知症状、情感症状等。其适应证扩大到双相障碍、精神病性抑郁和痴呆的精神病性症状等。而且不良反应较轻，表现在以下几方面：①引起急性锥体外系症状的危险性较小；②导致迟发性运动障碍（tardive dyskenesia，TD）的倾向性较小，且能改善原有的 TD；③催乳素水平升高的程度较轻，导致泌乳、闭经、性功能障碍的可能性较小；④镇静作用较小，对患者的精神运动行为影响较小；⑤引起或加重继发性阴性症状的可能性较小。但是，非典型抗精神分裂症药物可能引起其他不良反应，如体重增加、糖脂代谢障碍等，阿立哌唑和齐拉西酮较少引起体重的增加。

一、常用经典抗精神分裂症药物

根据化学结构的特点，将经典抗精神分裂症药物分为：吩噻嗪类（phenothiazines）、硫杂蒽类（thioxanthenes）、丁酰苯类（butyrophenones）及其他类。

（一）吩噻嗪类

氯丙嗪　微课

氯丙嗪（chlorpromazine）通过阻断中脑-边缘系统及中脑-皮质通路的 D_2 受体而发挥抗精神分裂症作用，阻断 α 肾上腺素受体、M 胆碱受体、5-羟色胺受体、组胺 H_1 受体及多巴胺 D_1 受体；又可抑制脑干网状结构的上行激活系统产生镇静作用。

【体内过程】氯丙嗪口服达峰时间为 2~4 小时，有首过效应。肌内注射吸收迅速，也可静脉滴注，不宜静脉推注。血浆蛋白结合率 90% 以上。易透过血-脑屏障，脑中药物浓度约为血浆药物浓度 10 倍。

主要在肝脏代谢后经肾排泄。易蓄积在脂肪组织，停药后数周至半年后，尿中仍可检测到其代谢物。不同个体服用相同剂量氯丙嗪后血药浓度可相差 10 倍以上，故给药剂量应个体化。在脑内的消除和代谢随年龄增长而递减，故老年患者需减量。

【作用与用途】

1. 中枢神经系统

（1）抗精神分裂症作用　氯丙嗪对中枢神经系统有较强的抑制作用，正常人口服治疗量氯丙嗪后，表现安静、活动减少、感情淡漠、注意力下降、对周围事物缺乏兴趣，但理智正常，在安静环境下易入睡，但易唤醒，醒后神志清醒。精神分裂症患者服用后，能迅速控制兴奋躁动症状，连续用药能消除患者的幻觉和妄想等症状，使患者恢复理智，情绪安定，生活自理。对精神分裂症的精神运动性兴奋和幻觉妄想等阳性症状较好，尤其对于急性患者效果显著，但不能根治，需长期用药，防止复发；对阴性症状无效，甚至加重病情。亦可用于躁狂症。

（2）镇吐作用　氯丙嗪有较强的镇吐作用，小剂量氯丙嗪抑制延脑催吐化学感受区（CTZ）的 D_2 受体，抑制呕吐，大剂量氯丙嗪直接抑制呕吐中枢。可用于强心苷、吗啡等药物和尿毒症、恶性肿瘤、放射病等疾病所致的呕吐。但不能对抗前庭刺激引起的呕吐（如晕动症），对顽固性呃逆有效。

（3）体温调节作用　氯丙嗪能抑制体温调节中枢，使体温调节失灵、体温随环境温度而变化。氯丙嗪配合物理降温用于低温麻醉；与哌替啶、异丙嗪组成人工冬眠合剂，可使患者深睡，体温、基础代谢及组织耗氧量均降低，增强患者对缺氧的耐受力，降低机体对伤害性刺激的反应性，有利于危重患者度过缺氧、缺能阶段，为进行其他抢救措施赢得时间。可用于严重创伤、感染性休克、高热惊厥及甲状腺危象等辅助治疗。

2. 自主神经系统
氯丙嗪有明显的 α 受体阻断作用，可引起直立性低血压，也可翻转肾上腺素的升压作用，故氯丙嗪引起的低血压禁用肾上腺素抢救；对 M 受体具有较弱的阻断作用，呈现阿托品样效应，表现为口干、便秘、视力模糊、尿潴留等。

3. 内分泌系统
氯丙嗪可阻断结节－漏斗部位的 D_2 受体，抑制下丘脑分泌多种激素，如催乳素释放抑制因子及卵泡刺激素释放因子、黄体生成素释放因子等，使催乳素释放增加、促性腺激素分泌减少。

【不良反应】

1. 常见不良反应　氯丙嗪可引起嗜睡、淡漠、无力、鼻塞、直立性低血压、口干、便秘、视力模糊等症状。能升高眼压，青光眼患者禁用。

2. 锥体外系反应　黑质—纹状体通路所含 DA 占全脑含量 70% 以上，是锥体外系运动功能的高级中枢。氯丙嗪阻断该通路后，使纹状体中 DA 能神经功能抑制，胆碱能神经功能相对亢进而引起锥体外系反应，主要包括以下四种。

（1）帕金森综合征（Parkinsonism）　临床表现与帕金森病相似，有肌张力增高、面容呆板、动作迟缓、肌肉震颤、流涎等，通常在用药的前几周或数月出现。

（2）急性肌张力障碍（acute dystonia）　以面、颈、唇及舌肌痉挛多见，可见强迫性张口、斜颈、伸舌、吞咽困难及语言障碍等症状，多在用药后 1~5 天或剂量快速增加后出现。

（3）静坐不能（akathisia）　患者坐立不安，反复徘徊。多在用药开始后的前几天出现，是该药最常见的不良反应之一。

以上三种锥体外系反应可用减少用量或停药来减轻或消除，也可用中枢抗胆碱药苯海索治疗。

（4）迟发性运动障碍（tardive dyskinesia）　表现为不自主的刻板运动，如吸吮、舔舌、鼓腮等口、舌、腮三联症，广泛性舞蹈样手足徐动症。多为连续用药 1 年以上和大剂量服药停药或减量后产生，停药后长期不消失，其机制可能是突触后膜 DA 受体长期被抗精神病药阻断，使 DA 受体数目上调或反射性促进突触前膜 DA 释放增加所致。难以治疗，用中枢抗胆碱药反而使症状加重。使用抗 DA 药使症状减轻，若早期发现，及时停药可以恢复。

3. 内分泌系统反应 阻断结节–漏斗通路的 D_2 受体后，可导致内分泌紊乱，引起乳房增大及泌乳、排卵延迟、月经停止，儿童生长减慢等。

4. 过敏反应 较常见为皮疹，也可见白细胞减少、光敏性皮炎及溶血性贫血等。少数患者可见肝损害。

5. 其他 氯丙嗪会降低癫痫的发作阈值，诱发癫痫，有癫痫史者慎用。老年人伴有动脉粥样硬化、高血压者可出现直立性低血压，甚至持续性低血压休克，冠心病患者服用易致猝死。

6. 急性中毒 一次服用超大剂量（1~2g）氯丙嗪，可发生急性中毒。出现昏睡、血压下降至休克水平，出现心肌损害，如心动过速、心电图异常，应立即对症治疗。

【药物相互作用】氯丙嗪可以增强其他中枢抑制药的作用，如乙醇、镇静催眠药、抗组胺药、镇痛药等。与其他中枢抑制药合用时，应适当减少中枢抑制药的剂量。特别是与吗啡、哌替啶等合用时要注意呼吸抑制与血压降低问题。可抑制左旋多巴的作用。

（二）硫杂蒽类

氯普噻吨

氯普噻吨（chlorprothixene）药理作用与氯丙嗪相似，但抗精神分裂症作用较弱，镇静作用较强。其结构与三环类抗抑郁药相似，故有弱的抗抑郁和抗焦虑作用。适用于伴有焦虑或焦虑性抑郁的精神分裂症、更年期抑郁症等。

（三）丁酰苯类

氟哌啶醇

氟哌啶醇（haloperidol）为首个丁酰苯类药物，能选择性阻断 D_2 样受体，抗精神分裂症作用及镇吐作用强，镇静、降压作用弱。用于治疗急、慢性各型精神分裂症、躁狂症、反应性精神分裂症、抽动秽语综合征及其他具有兴奋、躁动、幻觉、妄想等症状的重症精神分裂症。锥体外系反应发生率高，程度严重。对心血管的副作用较轻，因此也用于老年性精神障碍。

氟哌利多

氟哌利多（droperidol）作用与氟哌啶醇相似。因其具有镇痛、安定、镇吐、抗休克作用，临床常与芬太尼合用，使患者处于特殊的麻醉状态：痛觉消失、精神恍惚、对环境淡漠，称为"神经安定镇痛术"（neuroleptanalgesia），可以进行小的手术、各种窥镜检查、造影、严重烧伤清创及换药等。

（四）其他抗精神病药物

五氟利多

五氟利多（penfluridol）是二苯丁基哌啶衍生物，为长效抗精神分裂症药，本药储存于脂肪组织并自其中徐缓释出，因此起效慢，半衰期长。每周口服 1 次，血药浓度于 24~72 小时达峰值，7 日后仍可自血中检出。适用于慢性精神分裂症维持与巩固疗效，也用于抽动秽语综合征，其疗效与氟哌啶醇相近，但无明显镇静作用，锥体外系反应较氟哌啶醇稍轻。不良反应主要为锥体外系反应。一次服药过多或耐受性差者，可在服药次日出现急性肌张力障碍，如颈斜或扭转痉挛。出现较重锥体外系反应时，时常产生焦虑反应与睡眠障碍。该药不适用于年老体弱者。五氟利多与各种短效抗精神分裂症药物有协同和相互强化作用，故使用该药时，不宜再合用其他短效抗精神分裂症药物，以防止锥体外系副作用的发生。

舒必利

舒必利（sulpiride）为苯甲酰胺类药物，选择性拮抗 D_2 受体，锥体外系反应轻。可改善患者与周围的接触、活跃情绪、减轻幻觉和妄想，对情绪低落、忧郁等症状也有治疗作用。对紧张性精神分裂症疗效好、奏效快。还有强大的止吐作用。副作用有月经不调、泌乳、失眠、运动失调、癫痫发作及心电图异常等。

二、常用非典型抗精神分裂症药物

氯氮平

氯氮平（clozapine）可选择性阻断 D_4 亚型受体，而 D_4 亚型受体特异性地存在于中脑-边缘系统及中脑-皮质 DA 通路；还可阻断 $5-HT_{2A}$ 受体、M_1 受体、α_1 受体、H_1 受体，对 D_2 受体亲和力弱于上述受体。氯氮平对精神分裂症的阳性症状及阴性症状均有治疗作用，为广谱神经安定药，尤其适用于难治性精神分裂症或应用其他抗精神病药治疗无效的患者。作用强，多在一周内见效。氯氮平几无锥体外系反应，亦不致内分泌紊乱。治疗早期可出现流涎。严重不良反应主要有白细胞减少和粒细胞缺乏，用药期间必须定期检查血常规，还可引起心肌炎等心脏副作用以及糖尿病酮症酸中毒。用量过大（＞每日 500mg）可引起癫痫发作。增量过快易致低血压。癫痫及严重心血管病患者慎用。因其严重的毒性和不良反应，通常不作为精神分裂症的一线药物。

利培酮

利培酮（risperidone）能阻断 $5-HT_2$ 受体和 D_2 受体，对 $5-HT_{2A}$ 受体亲和力大于 D_2 受体，改善精神分裂症的阳性症状及阴性症状，也可减轻与精神分裂症有关的情感症状，并有改善精神分裂症患者注意力及认知功能的优点。其镇静作用较奥氮平或氟哌啶醇轻。

作为一线用药，用于治疗首发急性和慢性精神分裂症，疗效与氟哌啶醇相当；对其他各种精神分裂症阳性症状和阴性症状也有很好疗效。但对难治性精神分裂症的治疗效果不及奥氮平和氯氮平。与典型抗精神病药相比，利培酮较少引起运动功能抑制以及强直性昏厥，患者依从性优于其他抗精神分裂症药。不良反应有失眠、焦虑、疲劳、注意力下降、体位性低血压、水肿、体重增加等；若出现锥体外系反应，可通过降低剂量或服用抗帕金森症药物消除。

奥氮平

奥氮平（olanzapine）能阻断 $5-HT_2$ 受体、多巴胺受体及乙酰胆碱 M 受体，对 H_1 受体及 α_1 受体也有阻断作用，对 α_2 受体亲和力弱于氯氮平。对中枢 $5-HT_2$ 受体亲和力大于多巴胺 D_2 受体。奥氮平选择性地减少中脑边缘系统多巴胺能神经元的放电，而对纹状体的运动功能通路影响较轻微。精神分裂症患者脑前额叶存在多巴胺 D_1 受体功能减弱及谷氨酸能神经传导障碍，奥氮平还可促进脑前额叶 DA 及 NA 的释放、修复谷氨酸能神经传导障碍。奥氮平还有抗焦虑作用。适用于有严重阳性症状和/或阴性症状的精神分裂症的急性期和维持治疗，亦可缓解精神分裂症及相关疾病常见的继发性情感症状。治疗双相障碍躁狂发作疗效确切，比锂盐、丙戊酸钠起效快，疗效相近。不良反应较氯氮平少而轻，主要为短暂的镇静、体位性低血压和体重增加等。

喹硫平

喹硫平（quetiapine）对 5-HT 能和 DA 能神经通路具有平衡调控作用，为 $5-HT/D_2$ 样受体阻断药，对 $5-HT_2$ 受体亲和力大于 D_2 受体。选择性作用于边缘系统；不仅对精神分裂症的阳性症状有效，对阴性症状也有效；还可改善认知功能；具有锥体外系不良反应发生率低的优点。用于治疗精神分裂症和双向情感障碍躁狂症状，还能控制抑郁症状，从而提高双相情感障碍患者生活质量，已在心境障碍的治疗中得到应用。可见困倦、心悸、直立性低血压、口干等不良反应，也可引起血总胆固醇和甘油三酯增高、血糖升高、体重增加等不良反应。

齐拉西酮

齐拉西酮（ziprasidone）为哌嗪衍生物，是 $5-HT_{2A}/D_2$ 受体拮抗剂，对 $5-HT_{2A}$ 亲和力高于 D_2 受体，可通过对 $5-HT_{2C}$、$5-2HT_{1A}$、$5-2HT_{1D}$ 受体等的联合阻断作用而发挥抗精神分裂症作用，还可抑制 5-HT 及 NA 的再摄取。适用于治疗急性及慢性精神分裂症以及其他各种精神疾病所引起的明显的阳性症状和阴性症状，并改善患者认知功能，同时还能减轻精神分裂症伴随的情感障碍（如抑郁、负罪感、焦虑等）。美国 FDA 已经批准齐拉西酮用于躁狂抑郁症的治疗。同其他非典型抗精神病药物比较，齐拉西酮具有更高的安全性，不增加患者的体重，没有代谢异常的危险，也不增加患者的血清泌乳素水平。

阿立哌唑

阿立哌唑（aripiprazole）为喹啉酮类衍生物，是首个 D_2 受体部分激动剂，对 $5-HT_{2A}$ 受体具有拮抗作用，对 $5-HT_{1A}$ 受体及 D_3 受体具有部分激动作用。用于精神分裂症及急性双相性躁狂症的治疗。对精神分裂症的阳性和阴性症状均有效，并能改善精神分裂症患者认知功能障碍，对语言记忆障碍的改善作用优于奥氮平。起效快，精神分裂症患者用药后 1~2 周症状明显改善。也用于自闭症儿童与青少年异常情绪的治疗。极少产生锥体外系不良反应，不增加血浆催乳素水平，嗜睡和体重增加不明显，最常见的不良反应是头痛、焦虑和失眠。

布瑞哌唑

布瑞哌唑（brexpiprazole）对多巴胺 D_2 受体及 $5-HT_{1A}$ 受体具有部分激动作用，对 $5-HT_{2A}$ 受体具有拮抗作用，对 M_1 受体亲和力极弱。2015 年美国 FDA 批准上市，2024 年在中国获批上市。可改善精神分裂症阳性症状、阴性症状、情感症状及认知功能。2023 年首个被 FDA 批准用于治疗阿尔茨海默病痴呆相关激越症状。

第二节　抗躁狂症药

躁狂症又称情感性精神障碍（affective disorders），表现为情绪高涨、联想敏捷、活动过度和语言增多不能自制。因躁狂和抑郁常在同一患者身上交替发作，故又称双相障碍（Bipolar disorder）。其发病机制可能与脑内单胺类递质功能失衡有关，5-HT 缺乏是其共同的生化基础。躁狂患者脑内 NA 及 DA 功能亢进，而抑郁患者脑内 NA 及 DA 功能不足。此外，躁狂症可能还与 GABA、cAMP 及磷脂酰肌醇（PI）系统失衡有关，cAMP 升高、PI 系统功能低下导致躁狂，反之出现抑郁表现。

除碳酸锂外，非经典抗精神分裂症药物奥氮平、利培酮、齐拉西酮、阿立哌唑、帕利哌酮、喹硫平及经典抗精神分裂症药物氯丙嗪、氟哌啶醇等也常用来治疗躁狂症，此外一些抗癫痫药物，如卡马西平和丙戊酸钠，对躁狂症也有效，且较碳酸锂起效快。在此仅以碳酸锂为代表加以介绍。

碳酸锂

【体内过程】碳酸锂（lithium carbonate）口服吸收快且完全，2~4 小时达血药峰浓度，5~7 天达稳态血药浓度，脑脊液达稳态药物浓度则需更长时间，故碳酸锂起效缓慢。锂离子不与血浆蛋白结合，半衰期约为 18~36 小时。碳酸锂主要自肾排泄，约 80% 由肾小球滤过的锂离子在近曲小管与 Na^+ 竞争重吸收，故缺钠或肾小球滤过减少时，可导致体内锂潴留，引起中毒。

【药理作用与作用机制】主要是锂离子发挥药理作用，锂离子情绪安定作用的确切机制仍不清楚。目前可能的解释是①抑制 NA 和 DA 从神经末梢释放，而不影响或促进 5-HT 的释放；②促进突触间隙中儿茶酚胺摄取，并增加其灭活；③抑制腺苷酸环化酶和磷脂酶 C 所介导的反应，进而调节受体的敏感性；④影响 Na^+、Ca^{2+}、Mg^{2+} 的分布，影响葡萄糖的代谢。

【临床应用】治疗躁狂症，特别是急性躁狂和轻度躁狂疗效显著，有效率为 80%，还可用于治疗双相障碍。长期使用碳酸锂可减少躁狂复发，并预防抑郁复发，但对抑郁的作用不如躁狂明显。

【不良反应】锂盐不良反应较多，安全范围窄，急性治疗的最佳血药浓度为 0.6~1.2mmol/L，维持治疗的最佳血药浓度为 0.4~0.8mmol/L，血药浓度超过 1.5mmol/L 即出现中毒症状。轻度的毒性症状包括发音不清、共济失调、震颤加重、恶心、呕吐、腹泻等；较严重的毒性反应包括精神紊乱、反射亢进、惊厥直至昏迷和死亡。由于该药治疗指数小，测定血药浓度至关重要。一旦发现中毒征象，应立即停药并采取治疗措施。

【药物相互作用】碳酸锂与碘化物合用，可促发甲状腺功能低下；与氨茶碱、咖啡因或碳酸氢钠等碱性药物合用，可增加本品的尿排出速度，降低血药浓度和药效；与噻嗪类等排钠利尿药合用时，可使本品的肾清除率降低约 25%；与强心苷类药物合用，可增加心脏毒性。故应避免与上述药物合用。

【禁忌证】心血管疾病、肾功能不全、妊娠期妇女、儿童和哺乳期妇女患者禁用。

第三节 抗抑郁障碍药

抑郁障碍（depressive disorder）是一种常见的情感障碍性精神疾病，其临床表现包括情感症状（心境低落、缺乏愉快感等）、躯体症状（睡眠障碍、食欲缺乏、性欲减退等）、认知症状（思维迟缓、注意力不集中等），严重者常出现自杀冲动。抗抑郁障碍药（antidepressant drugs）可使大多数患者病情明显改善，维持治疗可使反复发作的抑郁障碍减少复发。

一、抑郁障碍的发病机制

抑郁障碍发病机制尚未完全阐明，与遗传、心理、环境等多种因素交互作用相关。目前，最主要的理论是单胺神经递质假说。该学说认为，抑郁障碍是由于脑内某些部位 NA 及 5-HT 等单胺神经递质缺乏而造成；此外，突触前膜 $5-HT_{1A}$ 受体数量增多，加强了对 5-HT 释放的抑制，突触后膜 $5-HT_{1A}$ 受体数量减少，其信息转导受到抑制。选择性 5-HT 再摄取抑制药在几分钟内即可增加突触间隙单胺类递质的浓度，长期应用可以改变突触前、后膜 $5-HT_{1A}$ 受体敏感度、发挥药效。

抑郁障碍发病机制还与下丘脑-垂体-肾上腺皮质轴（HPA 轴）等内分泌系统失调、谷氨酸能神经功能异常、γ-氨基丁酸浓度异常、内源性阿片功能紊乱以及中枢炎症等有关。此外，神经可塑性与抑郁病程相关，抑郁患者的海马和前额叶皮质萎缩，神经元丢失、活性明显降低，海马缩小程度与发作次数相关；杏仁核活动亢进伴随杏仁核体积增大、树突的长度和分支数量增加。上述研究表明，抑郁障碍发病机制远不止是脑内突触间隙单胺水平改变，可能存在更复杂的原因。

二、抗抑郁障碍药物的分类

目前临床使用的抗抑郁障碍药大多是基于单胺神经递质假说研发的，主要通过增加突触间隙单胺类递质浓度来发挥抗抑郁作用。临床使用的抗抑郁障碍药物根据作用机制分为以下几类。

1. 选择性 5-HT 再摄取抑制药（SSRI） 氟西汀、氟伏沙明、舍曲林、帕罗西汀、西酞普兰、艾司西酞普兰等，为一线抗抑郁药。

2. 选择性 5-HT 和 NA 再摄取抑制药（SNRI） 文拉法辛、米那普仑、度洛西汀等，为一线抗抑郁药。此外，还有三环类抗抑郁药阿米替林、氯米帕明、丙米嗪等，但是因其副作用明显，为二线抗抑郁药。

3. NA 再摄取抑制药（NRI） 马普替林、多塞平、地昔帕明、瑞波西汀等。

4. 单胺氧化酶抑制药（MAOI） 异卡波肼、吗氯贝胺等。

5. 5-HT 受体拮抗药及 5-HT 再摄取抑制药 曲唑酮、奈法唑酮。

6. 去甲肾上腺素及多巴胺再摄取抑制药（NDRI） 代表药物安非他酮，为一线抗抑郁药。

7. 去甲肾上腺素能及特异性 5-羟色胺能抗抑郁药（NaSSA） 米氮平，为一线抗抑郁药。

8. 其他 选择性 5-HT 再摄取激活药（SSRA）噻奈普汀、α_2 - 受体和 5-HT 受体拮抗剂米安色林。

三、常用抗抑郁障碍药

（一）选择性 5-HT 再摄取抑制药

氟西汀

【体内过程】 氟西汀（fluoxetine）口服吸收良好，达峰值时间为 6~8 小时，血浆蛋白结合率80%~95%；血浆半衰期为 48~72 小时，在肝脏经肝药酶代谢可生成去甲氟西汀，其活性与母体相同，但半衰期较长（4~16 天）。

【药理作用】 氟西汀是一种强效选择性 5-HT 再摄取抑制药，比抑制 NA 摄取作用强 200 倍，可增加突触间隙 5-HT 浓度，对肾上腺素受体、组胺受体、GABA 受体、M 胆碱受体、5-HT 受体几乎没有亲和力。

【临床应用】 氟西汀对抑郁障碍的疗效稍优于三环类抗抑郁障碍药物，而耐受性与安全性更好。还可用于治疗惊恐障碍、强迫症及神经性贪食症等。

【不良反应】 偶有恶心、呕吐、头痛、头晕、乏力、失眠、厌食、体重下降、震颤、惊厥、性欲降低等。肝病患者服用后半衰期延长，须慎用。肾功能不全者，长期用药须减量，延长服药间隔时间。心血管疾病、糖尿病患者应慎用。

【药物相互作用】 氟西汀与 MAOI 合用可能导致严重的"5-HT 综合征"的发生，初期阶段主要表现为不安、激动、恶心、呕吐或腹泻，随后高热、强直、肌阵挛或震颤、心律失常、血压升高、意识障碍，最后可引起痉挛和昏迷，严重者可致死，应引起临床重视。如需将氟西汀转换为 MAOI 治疗时，应在氟西汀停药 5 周后再开始服用 MAOI。氟西汀是肝药酶抑制剂，可能抑制其他药物的代谢。

氟伏沙明

氟伏沙明（fluvoxamine）特异性阻断突触前膜 5-HT 转运体而抑制 5-HT 的再摄取，对 5-HT 再摄取的特异性比氟西汀更高，还能激动 Sigma - 1 受体，提高对强迫症状的控制，长期应用可刺激海马神经元的神经再生，改善认知功能。临床广泛用于抑郁障碍、惊恐障碍、广泛性焦虑、社交焦虑障碍及创伤后应激障碍等。常见不良反应有恶心、嗜睡、乏力、头痛等。

舍曲林

舍曲林（sertraline）口服吸收缓慢，6~8 小时达血浆药物峰浓度，血浆蛋白结合率为 95% 以上，消除半衰期为 26~32 小时，服药后 7 天达稳态血药浓度。主要经肝脏代谢，仅约 0.2% 以原型从尿液排泄，肝损伤导致舍曲林的半衰期明显延长。舍曲林对 5-HT 再摄取的抑制作用是对 NA 或 DA 再摄取抑制能力的 20 倍左右，无拮抗 M 胆碱受体、组胺 H_1 受体、多巴胺 D_2 受体及肾上腺素受体的作用，故极少引起便秘、口干及嗜睡等副作用。舍曲林的适应证包括重症抑郁障碍、强迫障碍、创伤后应激障碍、惊恐障碍、经前期紧张障碍等，是第一个获准用于治疗儿童青少年抑郁障碍的 SSRIs。常见不良反应有胃肠功能紊乱、睡眠障碍、头痛、性功能异常等。

帕罗西汀

帕罗西汀（paroxetine）属强效、高选择性 SSRI，可使突触间隙中 5-HT 浓度升高，增强中枢 5-HT 神经功能。仅微弱抑制 NA 和 DA 的再摄取，与 M_1、M_2 受体、肾上腺素受体、D_2 受体、5-HT_1、5-HT_2 受体和组胺 H_1 受体几乎没有亲和力。对 MAO 无抑制作用。用于治疗抑郁障碍、社交焦虑障碍及广泛性焦虑，可治疗各种类型抑郁障碍。主要不良反应有嗜睡、失眠、激动、震颤、焦虑、头晕以及消化系统异常等，通常不影响治疗。

西酞普兰

西酞普兰（citalopram）为高选择性 5-羟色胺再摄取抑制，对 NA 和 DA 再摄取作用弱，与 5-HT、DA、NA 等神经递质受体无亲和力或亲和力低。用于抑郁症。口服易吸收，血药浓度达峰时间为 2~4 小时，半衰期为 36 小时。不良反应有恶心、多汗、体重增加等。服用 MAOI 时不可同服西酞普兰，否则可出现严重不良反应，应在 MAOI 停用 14 天后开始服用西酞普兰。西酞普兰为外消旋体，其左旋对映体为艾司西酞普兰。

（二）选择性 5-HT 和 NA 再摄取抑制药

丙米嗪

丙米嗪（imipramine）结构中有 2 个苯环和 1 个杂环，属于三环类抗抑郁症药（tricyclic antidepressants，TCAs）。

【体内过程】口服吸收良好，达峰时间为 2~8 小时，血浆半衰期为 10~20 小时。代谢物地昔帕明（去甲丙米嗪）具有抗抑郁作用。主要在肝内经肝药酶代谢成 2-羟基代谢物，并与葡萄糖醛酸结合，自尿排出。

【药理作用】丙米嗪主要通过阻断 NA、5-HT 在神经末梢的再摄取，从而使突触间隙的递质浓度增高，促进突触传递功能而发挥抗抑郁作用，抑郁症患者连续服用药物后，出现精神振奋、情绪高涨，缓解抑郁症状。丙米嗪还有抗利尿激素作用。治疗量的丙米嗪有明显的阻断 M 胆碱受体的作用，与视物模糊、口干、便秘和尿潴留等副作用有关。

【临床应用】用于治疗各种抑郁障碍，对内源性抑郁障碍、更年期抑郁障碍效果较好，对反应性抑郁障碍次之，对精神病的抑郁症状效果较差。还可用于治疗强迫症、焦虑障碍和恐怖症。也适用于遗尿症的治疗。

【不良反应】常见的不良反应有口干、扩瞳、视力模糊、便秘、排尿困难和心动过速等 M 胆碱受体阻断作用，还可出现多汗、无力、头晕、失眠、皮疹、直立性低血压、反射亢进、共济失调、肝功能异常、粒细胞缺乏症等。另外，丙米嗪对心肌有奎尼丁样直接抑制效应，故心血管患者慎用。

【药物相互作用】苯妥英钠、保泰松、阿司匹林、东莨菪碱及吩噻嗪可与丙米嗪竞争性地与血浆蛋白结合，从而降低丙米嗪血浆蛋白结合率。丙米嗪和 MAOI 合用，可引起 5-HT 综合征（血压明显升高、高热和惊厥等）。丙米嗪还能增强中枢抑制药的作用。

【禁忌证】前列腺肥大、青光眼患者禁用。

文拉法辛

文拉法辛（venlafaxine）主要通过阻断 5-HT 和 NA 的再摄取而发挥作用，对 5-HT 再摄取的抑制作用弱于 SSRI，对 NA 再摄取的抑制作用弱于选择性 NA 再摄取抑制药，对 DA 再摄取有弱的抑制作用。该药对各种抑郁障碍包括单相抑郁、双相抑郁、伴焦虑的抑郁、难治性抑郁等均有较好疗效。在安全性和耐受性方面，文拉法辛优于三环类抗抑郁药，与 SSRI 常见的不良反应相似。最常见不良反应的是恶心，发生率可达 35%，连续用药数周后可明显减轻。一日量超过 200mg 时，可引起高血压，服药期间须定期检查血压。文拉法辛的缓释制剂一日服用一次，改善易引起恶心的不良反应。

氯米帕明

氯米帕明（clomipramine）药理作用和临床应用与丙米嗪相似，但对 5-HT 再摄取的抑制作用较强，从而发挥抗抑郁及抗焦虑作用。临床用于抑郁障碍、强迫症、恐惧症和发作性睡眠引起的肌肉松弛。不良反应与注意事项同丙米嗪。

阿米替林

阿米替林（amitriptyline）的药理作用、作用机制及临床应用与丙米嗪相似，与后者相比，阿米替林对 5-HT 再摄取的抑制作用明显强于对 NA 再摄取的抑制；可拮抗组胺 H_1 受体及乙酰胆碱 M 受体。具有抗焦虑作用、镇静作用及抗胆碱作用。适用于治疗焦虑性抑郁障碍、强迫症与恐惧症等，对兼有焦虑的抑郁障碍患者的疗效优于丙米嗪。不良反应与丙米嗪相似，但比丙米嗪严重，偶有加重糖尿病症状的报道。临床上作为二线用药。

度洛西汀

度洛西汀（duloxetine）为 5-HT 与 NA 再摄取的强效、高度特异性双重抑制剂。在下行痛觉抑制通路中 5-HT 和 NA 介入抑制痛觉神经通过脊髓的上行传导，故 5-HT 和 NA 双递质再摄取抑制可有效缓解躯体疼痛。度洛西汀对乙酰胆碱 M 受体、组胺 H_1 受体和肾上腺素 α_1 及 α_2 受体无亲和力，无 MAO 抑制活性。用于治疗重症抑郁症、抑郁伴发性疼痛、糖尿病周围神经疼痛以及应激性妇女尿失禁。其常见的不良反应为恶心、失眠、头痛、嗜睡、头晕、便秘、出汗增多、焦虑、腹泻和疲劳等。该药有使血压升高的危险，所以心肌梗死和不稳定冠心病患者慎用，严重肝功能不全患者等慎用。

（三）选择性 NA 再摄取抑制药

马普替林

马普替林（maprotiline）是四环类抗抑郁药，口服血药浓度平均达峰时间为 12 小时，半衰期为 40~50 小时，血浆蛋白结合率 90%。马普替林选择性抑制 NA 再摄取，对 5-HT 再摄取几无影响，也可降低突触前膜 α 受体及突触后 β 受体敏感性。具有抗抑郁与抗焦虑作用。抗胆碱作用与丙米嗪相似，远比阿米替林弱。其镇静作用和对血压的影响与丙米嗪相似。对心脏的影响也与三环类抗抑郁药相同，延长 Q-T 间期，增加心率。其他不良反应有困倦、头晕、震颤、口干、便秘等，少数患者可引起惊厥。

多塞平

多塞平（doxepin）药理作用与丙米嗪相似，抗抑郁作用较后者弱，抗焦虑作用强，适用于伴有焦虑症状的抑郁障碍，用药数日后可缓解焦虑、紧张、情绪低落、行动迟缓等症状。也可治疗消化性溃疡。不良反应与丙米嗪相似，镇静作用和对血压影响比丙米嗪强，但对心脏影响较小。孕妇和儿童慎用。

瑞波西汀

瑞波西汀(reboxetine)选择性阻断 NA 的再摄取,对其他神经递质和受体几乎没有影响。治疗抑郁症疗效与丙米嗪等三环类抗抑郁药及氟西汀等 5-HT 再摄取抑制剂相当,耐受性良好,不良反应少,常见的不良反应有口干、出汗、恶心、便秘等。

(四)选择性 MAO 抑制药

异卡波肼

异卡波肼(isocarboxazid)是不可逆性单胺氧化酶抑制剂。最初认为,单胺氧化酶抑制剂的抗抑郁作用是由于减少单胺的降解,增加脑内单胺的浓度。近年来发现,连续用药几周后,β 受体、α_1 和 α_2 受体及 5-HT$_1$ 和 5-HT$_2$ 受体密度下调,可能与该类药物的抗抑郁作用有关。临床用于中、重度抑郁障碍,对缓解焦虑症状也有效;对精神分裂症的抑郁症状无效。常见不良反应有直立性低血压、头晕、便秘、厌食、口干、视模糊、水肿等。老年、癫痫及青光眼患者慎用。心脑血管疾病及嗜铬细胞瘤等患者禁用。

吗氯贝胺

吗氯贝胺(moclobemide)为短效、可逆性选择 MAO-A 亚型抑制剂,抑制中枢 NA、5-HT 及 DA 的代谢,但其作用持续时间短。对各种抑郁障碍均有效,其治疗抑郁障碍的疗效与丙米嗪、地昔帕明、阿米替林等相当;对精神运动性迟滞并伴有焦虑的非典型老年抑郁患者疗效较好。几乎无抗胆碱作用和心脏毒性,常见的不良反应为恶心,较大剂量时可出现头痛、眩晕、失眠、直立性低血压、便秘和焦虑等。嗜铬细胞瘤、甲状腺机能亢进患者禁用,禁止与哌替啶配伍应用。

(五)5-HT 受体拮抗药及 5-HT 再摄取抑制药

曲唑酮

曲唑酮(trazodone)对 5-HT 能神经系统的作用比较复杂,选择性抑制 5-HT 再摄取,但此作用明显弱于氟西汀等 SSRIs;可阻断 5-HT$_2$ 受体,对 5-HT$_{1A}$ 受体、5-HT$_{1C}$ 受体、α 受体及组胺受体也有阻断作用,但对 DA 受体及 M 受体的作用非常微弱。用于治疗抑郁障碍,疗效与阿米替林、多塞平及米安色林基本相当,还有抗焦虑作用,心脏毒性低且不良反应轻微;与 SSRIs 联合应用可增强疗效,尤其是睡眠障碍的改善更加明显。

(六)去甲肾上腺素及多巴胺再摄取抑制药

安非他酮

安非他酮(amfebutamone)是较弱的 DA 及 NA 再摄取抑制药,无明显 5-HT 再摄取抑制作用。对多种类型的抑郁障碍均有效,其疗效与 SSRIs 相当;用于 SSRIs 无效的戒烟者伴有的抑郁及注意缺陷/多动障碍(Attention deficit hyperactivity disorder, ADHD)的治疗,FDA 批准口服治疗尼古丁成瘾。导致性功能障碍的发生率低,较少引起镇静作用及体重增加。

(七)去甲肾上腺素能和 5-羟色胺能抗抑郁药

米氮平

米氮平(mirtazapine)是一种强效的选择性突触前肾上腺素 α_2 受体阻断药,反馈性促进 NA 和 5-HT 的释放;阻断 5-HT$_2$ 及 5-HT$_3$ 受体,选择性增强对 5-HT$_1$ 受体的激动作用;阻断组胺 H$_1$ 受体。具有明显的镇静作用,改善睡眠、抗焦虑,适用于有明显失眠症状的抑郁症患者。抗抑郁作用与阿米替林、氯米帕明、多赛平等相近,且避免了 SSRI 相关的胃肠道副作用及头痛、性功能障碍等副作用。常见不良反应有镇静、嗜睡、食欲增加;少见不良反应有体位性低血压,躁狂、惊厥,急性骨髓抑制(嗜红细胞增多、粒细胞缺乏、再生障碍性贫血以及血小板减少症）及血清转氨酶水平增加等，须进行血常规监测。

（八）其他

噻奈普汀

噻奈普汀（tianeptine）结构上属于三环类抗抑郁药的类似物，但却具有独特的药理作用，可促进大脑皮层及海马突触前膜对 5-HT 的再摄取，增加囊泡中 5-HT 的储存，不影响 5-HT 的合成及突触前膜的释放；降低下丘脑-垂体-肾上腺素轴的功能；抑制应激引起的海马神经元树突的萎缩，对海马神经元具有保护作用。噻奈普汀治疗抑郁症具有良好的疗效，对抑郁性神经病、慢性酒精中毒和戒酒后出现的抑郁也有效。服药后 2 周起效。因其不阻断 M、H 及 α_1 受体，故极少引起心血管系统不良反应。具有较好的依从性，特别是对老年抑郁症病人，长期治疗的安全性较高。

米安色林

米安色林（mianserine）不抑制 NA 的再摄取，却可阻断中枢突触前 α 受体，促进 NA 向突触间隙释放，加快脑内 NA 转换；还能阻断脑内某些部位的 5-HT 受体。用于治疗各种类型的抑郁障碍。由于没有明显的抗毒蕈碱作用，不增加心率，心脏毒性低于 TCAs。有明显的镇静作用。尤适合用于患有心血管疾病及老年抑郁障碍患者。最常见的不良反应为嗜睡。治疗 1 周后逐渐减轻。双相障碍、严重肝病患者禁用。可能引起粒细胞缺乏症和再生障碍性贫血，须进行血常规监测。

思考题

答案解析

1. 请思考氯丙嗪的作用机制。
2. 请思考氯丙嗪引发的锥体外系反应及其原因。
3. 请比较思考氯丙嗪与阿司匹林的降低体温作用特点及相应的临床应用。
4. 请思考抗抑郁药的分类及代表药物。

（夏明钰）

书网融合……

习题   微课   本章小结

第十四章　镇痛药

PPT

📖 学习目标

1. 通过本章学习，掌握吗啡、哌替啶的体内过程、药理作用、临床应用、不良反应、禁忌证和耐受性；可待因、纳洛酮的药理作用和临床应用；熟悉吗啡的作用机制；美沙酮、芬太尼、曲马朵的作用特点及临床应用；了解阿片受体的分型。

2. 具备用所学镇痛药相关知识，服务临床合理化用药及镇痛药的应用和管理。

3. 作为药学工作者应加强自身思想道德的约束及责任心，同时加强对患者的用药教育，合理使用中枢镇痛药，珍爱生命、远离毒品。

疼痛是一种与实际或潜在组织损伤相关的不愉快感觉和情绪体验，是机体受到伤害性刺激（化学、机械或热等）时的一种报警信号，通过神经系统的调节，使人或动物反射性地或主动地脱离危险环境，免受进一步的伤害。疼痛也是许多疾病的临床症状，表现为自发性疼痛、痛觉超敏（非伤害性刺激即引起疼痛）或痛觉过敏（轻微的疼痛刺激即引起强烈的痛反应）。疼痛与多种受体和离子通道有关，包括阿片受体、胆碱能受体、电压依赖性钙离子通道及电压依赖性钠离子通道等。

镇痛药（analgesics）是一类主要作用于中枢神经系统特定部位，在镇痛剂量时，选择性减轻或消除疼痛及疼痛引起的烦躁不安等不愉快情绪，但不影响意识及其他感觉的药物。包括麻醉性镇痛药和非麻醉性镇痛药。麻醉性镇痛药（narcotic analgesics）因其镇痛作用与激动阿片受体有关，且易产生药物依赖性（drug dependence）或成瘾性（addiction），因此，又称阿片类镇痛药（opioid analgesics）或成瘾性镇痛药（addictive analgesics），主要包括吗啡、可待因、哌替啶、美沙酮、芬太尼及其同系物等。本类药物中多数属于麻醉药品和精神药品管理范围，其生产、运输、销售、保管及使用必须严格遵守相关的法律法规。非麻醉性镇痛药是一类成瘾性较小，未被列入麻醉药品品种目录的药物，本章涉及的非麻醉性镇痛药包括：喷他佐辛、罗通定、奈福泮和高乌甲素等。根据药物的作用机制，可把镇痛药分为：阿片受体激动药、阿片受体部分激动药和其他镇痛药。部分激动药对不同的阿片受体亚型可表现出激动、部分激动和拮抗作用。

疼痛的部位、性质、体征等是诊断疾病的重要依据，因此，在疾病未确诊之前应慎用镇痛药，以免掩盖症状，贻误诊治。但剧烈疼痛如心肌梗死、癌症晚期及外伤等，不仅使患者痛苦，还可引起机体生理功能的紊乱，甚至休克、死亡。故应合理应用镇痛药，有效缓解疼痛和减轻患者痛苦，提高生存质量。

第一节　阿片受体激动药

阿片受体激动药包括阿片生物碱类镇痛药（吗啡、可待因）及人工合成镇痛药（哌替啶、芬太尼、美沙酮等）。

吗啡 🅴 微课

吗啡（morphine）的化学结构于1902年确定，母核为氢化吡啶菲的稠环，由 A、B、C、D 环构成氢化菲核，菲核环 A 与环 C 间有氧桥，环 B 与环 D 相稠合。环 A 上的酚羟基和环 C 上的醇羟基具有重要的药理作用。环 A 上酚羟基的氢原子被甲基取代，即成为可待因，其镇痛作用减弱；环 A 和环 C 上的羟基均被甲氧基取代，即成为蒂巴因，是具有强大镇痛作用的埃托啡（etorphine）等药物的前体；叔胺氮上的甲基被烯丙基取代，则变成吗啡的拮抗药如烯丙吗啡和纳洛酮；破坏氧桥，且 17 位无侧链，则成为阿扑吗啡（apomorphine），完全失去镇痛作用而产生很强的催吐作用。3 位上的酚羟基被取代的药物容易通过血脑屏障，如海洛因（diamorphine，heroin）和可待因（表 14 - 1）。

图 14 - 1　吗啡的化学结构

表 14 - 1　吗啡及其衍生物的构效特点

药物	3 位	6 位	17 位	作用特点
吗啡（morphine）	- OH	- OH	- CH$_3$	镇痛，易成瘾（激动药）
可待因（codeine）	- OCH$_3$	- OH	- CH$_3$	镇痛，成瘾性减弱，镇咳（激动药）
乙基吗啡（codethyline）	- OC$_2$H$_5$	- OH	- CH$_3$	镇痛，成瘾性减弱（激动药）
海洛因（heroin）	- OCOCH$_3$	- OCOCH$_3$	- CH$_3$	镇痛，成瘾性增强（激动药）
烯丙吗啡（nalorphine）	- OH	- OH	- CH$_2$CH = CH$_2$	阿片受体部分激动药
纳洛酮 *（naloxone）	- OH	= O	- CH$_2$CH = CH$_2$	阿片受体阻断药

注：*，C$_7$ - C$_8$ 位为单键，14 位有—OH。

【体内过程】吗啡口服易从胃肠道吸收，但首过消除明显（70%），生物利用度约为 25%。常注射给药，皮下注射 30 分钟后吸收 60%，硬膜外或椎管内注射可快速渗入脊髓发挥作用。吸收后约 1/3 与血浆蛋白结合，游离型吗啡迅速分布于血液灌流丰富的组织，如肺、肝、肾、脾等。在组织滞留时间短，脂溶性较低，虽仅有少量通过血-脑屏障，已足以发挥中枢性药理作用。吗啡在肝内与葡萄糖醛酸结合，代谢产物吗啡-6-葡萄糖醛酸具有药理活性，其血浆浓度远高于吗啡，其镇痛强度是吗啡的 2 倍，如直接脑内或椎管内注射，作用强度为吗啡的 100 倍。吗啡主要以吗啡-6-葡萄糖醛酸的形式经肾排泄，少量经乳腺排泄，并可通过胎盘屏障。吗啡血浆 $t_{1/2}$ 为 2~3 小时，吗啡-6-葡萄糖醛酸血浆 $t_{1/2}$ 稍长。肾功能减退者和老年患者吗啡-6-葡萄糖醛酸排泄缓慢，易致蓄积效应。

【药理作用】

1. 中枢神经系统

（1）镇痛作用　吗啡对绝大多数急性和慢性疼痛具有强大的镇痛作用。对持续性慢性钝痛作用优于间断性锐痛，对组织损伤、炎症和肿瘤等所致疼痛的效果优于神经性疼痛。成人皮下注射吗啡 5~10mg 即可提高痛阈 60%~70%，明显减轻或消除各种疼痛。一次给药，镇痛作用可持续 4~6 小时。镇痛作用的产生与激动脊髓胶质区、丘脑内侧、脑室及导水管周围灰质的阿片受体有关，也可能与杏仁核以及外周的阿片受体有关。

（2）镇静、致欣快作用　吗啡在镇痛剂量下具有明显的镇静作用，能改善疼痛所引起的紧张、焦虑、恐惧等情绪反应，提高对疼痛的耐受力，在安静环境中易诱导入睡，老年人更加明显。相反，在多种动物身上表现兴奋作用。吗啡还可引起欣快感（euphoria）和漂浮感（floating），这是吗啡镇痛效果较好的重要因素，也是造成强迫用药的重要原因。吗啡的致欣快作用与患者所处状态有关，对正处于严重疼痛状态的患者十分明显，而对已经适应慢性疼痛的患者则不甚显著，甚至引起烦躁不安。吗啡影响情绪及精神活动的作用可能与激动边缘系统及蓝斑核阿片受体，以及中脑边缘叶的中脑腹侧背盖区 – 伏隔核多巴胺能神经与阿片受体/阿片肽系统的相互作用有关。

（3）呼吸抑制　镇痛剂量的吗啡即可使呼吸频率减慢，潮气量降低，肺泡内的二氧化碳分压升高。呼吸抑制的程度与剂量相关，剂量越大，抑制作用就越显著。中毒剂量时，可使呼吸频率减慢至 3~4 次/分。呼吸抑制发生快慢及程度与给药途径密切相关，静脉注射吗啡 5~10 分钟或肌内注射 30~90 分钟时呼吸抑制最为明显。与麻醉药、镇静催眠药等中枢抑制药以及乙醇合用，可加重其呼吸抑制。值得注意的是，吗啡的呼吸抑制作用受同时传入的其他感官刺激影响。例如存在严重疼痛时，较大剂量的吗啡并不易引起呼吸抑制，一旦疼痛缓解，同样剂量的吗啡即可能导致严重的呼吸抑制。呼吸系统功能正常的患者能耐受吗啡引起的中等呼吸抑制，但呼吸功能不全的患者就会出现严重的后果。呼吸抑制而死亡，是吗啡急性中毒的主要死因。该作用主要是通过 μ 受体产生，与其抑制脑干的呼吸中枢，降低呼吸中枢对 CO_2 张力的敏感性有关。

（4）镇咳　吗啡作用于延脑孤束核等阿片受体，抑制咳嗽中枢，使咳嗽反射减轻或消失；对各种剧咳均有良效，但吗啡易成瘾，故临床上只使用成瘾性较低的可待因。

（5）缩瞳　吗啡可兴奋支配瞳孔的副交感神经，引起虹膜括约肌收缩，使瞳孔缩小，无耐受性，针尖样瞳孔为其中毒特征，因而，对吗啡过量的诊断很有价值。

（6）催吐　兴奋脑干催吐化学感受区（CTZ），引起恶心和呕吐。

（7）其他中枢作用　吗啡作用于下丘脑体温调节中枢，改变体温调定点，使体温略有降低，但长期大剂量应用，体温反而升高；抑制下丘脑释放促肾上腺皮质激素释放激素和促性腺激素释放激素，从而降低血浆促肾上腺皮质激素、黄体生成素和卵泡刺激素等的浓度。

2. 平滑肌

（1）胃肠道平滑肌　治疗剂量吗啡提高胃肠道平滑肌张力，使胃蠕动及肠道推进性蠕动减慢，导致胃排空及肠内容物通过延缓和水分吸收增加，并抑制消化腺的分泌；提高回盲瓣及肛门括约肌张力，吗啡的中枢抑制作用也会减弱便意和排便反射，因而易引起便秘。

（2）胆道平滑肌　吗啡引起胆道奥狄氏括约肌痉挛性收缩，使胆道排空受阻，胆总管压及胆囊内压明显提高，可致上腹不适甚至胆绞痛。

（3）其他平滑肌　吗啡降低子宫平滑肌收缩幅度和频率，可延长产妇分娩时程；提高膀胱括约肌张力，引起尿潴留；治疗量对支气管平滑肌兴奋作用不明显，但大剂量可引起支气管收缩，诱发或加重哮喘，可能与其促进柱状细胞释放组胺有关。

3. 心血管系统　吗啡对心脏节律和频率无明显影响；吗啡可促进组胺释放、抑制血管运动中枢，能扩张血管、降低外周阻力，患者可发生体位性低血压。吗啡能模拟缺血性预适应（ischemic preconditioning, IPC）对心肌缺血性损伤的保护作用，缩小梗死病灶，减少心肌细胞死亡。吗啡对脑循环影响很小，但因抑制呼吸使体内 CO_2 蓄积，引起脑血管扩张和阻力降低，导致脑血流增加和颅内压增高。

4. 免疫系统　吗啡对免疫系统有抑制作用，包括抑制淋巴细胞增殖，减少细胞因子的分泌，减弱自然杀伤细胞的细胞毒作用，进而使吗啡滥用者易感染人类免疫缺陷病毒（HIV），其他感染性疾患发病率亦明显提高。

【作用机制】1962 年我国学者邹刚等证明吗啡镇痛的部位在中枢第三脑室周围灰质。1973 年 Snyder 等采用放射自显影和配体结合技术证实了脑内阿片受体的存在及其与镇痛药的关系。1992 年成功克隆出 3 种阿片受体，分别为 μ、δ 及 κ 受体。三种阿片受体有明显的氨基酸序列同源性，且均有不同的受体亚型，如 $μ_1$、$μ_2$、$δ_1$、$δ_2$、$κ_1$、$κ_2$ 和 $κ_3$。μ 受体与镇痛、欣快、镇静以及呼吸抑制、依赖性等密切相关，大部分的阿片类镇痛药是 μ 受体激动药。δ 受体也参与镇痛，其对外周的镇痛作用可能更重要。

κ受体产生脊髓水平的镇痛，并引起镇静、缩瞳及烦躁不安。阿片受体介导的效应见表14－2。

表14－2　阿片受体介导的效应

作用	阿片受体亚型	
	μ/δ	κ
镇痛	脑、脊髓及外周	脊髓、外周
呼吸抑制	＋＋＋	＋
缩瞳	＋＋	＋
抑制胃肠道蠕动	＋＋	＋
对情绪的影响	致欣快、镇静	烦躁不安、轻度镇静
躯体依赖性	＋＋＋	

研究发现丘脑内侧、脊髓胶质区、脑室及导水管周围灰质的阿片受体密度较高，与疼痛刺激的传入、感觉的整合及感受有关；边缘系统及蓝斑核受体密度最高，与情绪及精神活动有关；延脑孤束核的阿片受体可能与镇咳及呼吸抑制有关；脑干极后区及迷走神经背核等部位的阿片受体与胃肠活动有关。此外，肠道和输精管也有阿片受体存在。

阿片受体的发现提示体内存在内源性阿片样物质。1975年，Hughes等从猪脑中分离出两种由5个氨基酸组成的小肽，即甲硫氨酸脑啡肽（M－enkephalin）和亮氨酸脑啡肽（L-enkephalin），统称为脑啡肽家族，它们具有很强的阿片生物活性。此后又陆续分离出内啡肽家族，包括α-内啡肽（α-endorphin）、β-内啡肽（β-endorphin）、γ-内啡肽（γ-endorphin）；强啡肽家族，包括强啡肽A（dynorphin A）和强啡肽B（dynorphin B）。至今已经分离出20多种与阿片生物碱作用相似的肽类，统称内源性阿片肽（endogenous opioid peptides）或内阿片肽。内源性阿片肽在体内分布与阿片受体相似，作为神经递质或神经调质，对痛觉、神经内分泌、心血管功能和免疫反应等发挥重要的调节作用，其作用可被纳洛酮拮抗。此外，内源性阿片肽也分布于自主神经节、肾上腺、消化道等组织和器官。

内源性阿片肽和阿片受体共同组成机体的抗（镇）痛系统。伤害性刺激使痛觉传入神经末梢兴奋并释放P物质、谷氨酸等递质，与接受神经元上的受体结合，通过脊髓丘脑束将痛觉冲动传入中枢。从导水管周围灰质发出的下行神经通路激活脊髓背角的神经元，其末梢释放的内源性阿片肽可激动感觉神经突触前、后膜的阿片受体，通过G蛋白耦联机制，抑制腺苷酸环化酶，开放钾通道，抑制钙通道，使突触前膜递质释放减少，突触后膜超级化，最终减弱或阻滞痛觉信号的传递，产生镇痛作用。阿片类药物通过激活下行神经通路和直接激动脊髓传入神经末梢上特定的阿片受体，模拟内源性阿片肽对痛觉的调制功能而产生镇痛作用。近年研究表明，除上述中枢作用外，吗啡等阿片类药物还可与外周的阿片受体结合而发挥镇痛作用，故在损伤局部应用吗啡有明显的外周镇痛效果。

【临床应用】

1. 剧烈疼痛　吗啡对多种疼痛均有效，可消除或缓解严重创伤、烧伤、心肌梗死等引起的剧痛和晚期癌症疼痛；自卫生部推行癌症三阶梯镇痛疗法以来，广泛应用于重度癌痛的治疗中，可因个体止痛之需增加剂量，较少产生成瘾性；对内脏平滑肌痉挛引起的胆绞痛、肾绞痛需加用阿托品等M受体阻断剂才可有效缓解；对心肌梗死引起的剧痛，除能缓解疼痛和减轻焦虑外，其扩血管作用可减轻患者心脏负担。但吗啡久用易成瘾，除癌症性剧痛外，一般仅限于其他镇痛药无效时短期使用。

2. 心源性哮喘　对于左心衰竭突发急性肺水肿所致的心源性哮喘，除应用强心苷、氨茶碱及吸氧外，静脉注射吗啡常可迅速缓解患者气促和窒息感。其机制可能是由于吗啡扩张外周血管，降低外周阻力，减轻心脏前、后负荷，有利于肺水肿的消除；其镇静作用有利于消除患者的焦虑、恐惧情绪；此外，吗啡还降低呼吸中枢对CO_2的敏感性，减弱过度的反射性呼吸兴奋，使急促浅表的呼吸得以缓解。

但伴有昏迷、严重肺部疾患或痰液过多时禁用。

3. 腹泻 能缓解急、慢性消耗性腹泻症状。可选用阿片酊，如伴有细菌感染，应同时服用抗生素。

4. 其他 用于麻醉及手术前给药，使患者处于安静、嗜睡状态。

【不良反应】

1. 一般反应 治疗量吗啡可引起恶心、呕吐、眩晕、呼吸抑制、便秘、尿潴留、胆绞痛、低血压、荨麻疹等。与女性相比，男性使用后恶心、呕吐及皮肤瘙痒的发生率较低，但尿潴留的发生率较高。有引起 5-HT 综合征、肾上腺皮质功能不全及雄性激素不足的风险。

2. 耐受性及依赖性 连续多次应用阿片类药物易产生耐受性和依赖性。除缩瞳和便秘外，其他大部分效应都会产生耐受性，且阿片类药物间有交叉耐受性。其原因可能与吗啡引起血脑屏障中 P-糖蛋白表达增加，使通过血脑屏障药物减少，孤啡肽生成增多，拮抗吗啡作用，脊髓线粒体钙单向转运体的激活及 PKC 激活进而活化 NMDA 受体等有关。

连续长时间使用吗啡，易产生药物依赖性。吗啡依赖者一旦停药，会出现戒断综合征，出现哈欠、流泪、流涕、出汗、恶心、呕吐、腹痛、肌肉酸痛、失眠等症状，停药时需逐渐减量。

3. 急性中毒 吗啡过量可引起急性中毒，出现昏迷、呼吸抑制、针尖样瞳孔、血压下降甚至休克。呼吸麻痹是致死的主要原因，应进行人工呼吸，吸氧和静脉注射阿片受体阻断药纳洛酮等进行抢救。

【禁忌证】吗啡能通过胎盘进入胎儿体内，并对抗缩宫素对子宫的兴奋作用而延长产程，故禁用于分娩止痛；吗啡可经乳汁分泌，禁用于哺乳妇女止痛；由于抑制呼吸与咳嗽反射，并释放组胺可致支气管收缩，禁用于支气管哮喘及肺心病患者；颅脑损伤所致颅内压增高者、肝功能严重减退者、新生儿和婴儿禁用。

可待因

可待因（codeine）又称甲基吗啡，口服易吸收，在细胞色素 P450 同工酶 CYP2D6 的作用下转化为吗啡（10%）和其他具有活性的阿片类代谢产物，因此，体内缺乏这种酶的人服用可待因，不产生镇痛作用。可待因生物利用度为 50%，血浆 $t_{1/2}$ 为 3~4 小时，过量时可延长至 6 小时。大部分在肝内代谢，代谢产物及少量原型（10%）经肾排泄。

可待因的药理作用与吗啡相似，但作用较弱，为中度阿片受体激动药，镇痛作用为吗啡的 1/12~1/10，与解热镇痛药合用有协同作用。镇咳作用为吗啡的 1/4，镇咳剂量不抑制呼吸。无明显的镇静作用。临床常用于轻至中度疼痛和剧烈干咳。无明显便秘、尿潴留及体位性低血压等副作用，欣快及依赖性也低于吗啡，连续用药后突然减量或者停止用药可出现哈欠、流泪、出汗、恶心、呕吐、腹痛、肌肉酸痛、失眠等症状，停药时需逐渐减量。

哌替啶

哌替啶（pethidine）为人工合成的阿片受体激动药。

【体内过程】口服易吸收，生物利用度为 40%~60%，皮下或肌注吸收更迅速，起效更快，常注射给药。血浆蛋白结合率为 60%，能通过胎盘屏障，进入胎儿体内。在肝内代谢为哌替啶酸及去甲哌替啶，两者再以结合形式经肾排泄，仅少量以原型排出。血浆 $t_{1/2}$ 为 3 小时，肝硬化患者显著延长。去甲哌替啶血浆 $t_{1/2}$ 为 15~20 小时，肾功能不良或反复大剂量应用可能引起蓄积。去甲哌替啶有中枢兴奋作用，因此，反复大量使用哌替啶可引起肌肉震颤，抽搐甚至惊厥。

【药理作用】主要激动 μ 阿片受体，作用机制与吗啡相似，效价强度约为吗啡的 1/10~1/7，作用持续时间为 2~4 小时，短于吗啡。镇静、呼吸抑制、致欣快和扩张血管作用与吗啡相当。无镇咳作用。兴奋平滑肌，提高平滑肌和括约肌的张力，但作用时间短，较少引起便秘和尿潴留，但仍可引起胆绞痛。

大剂量哌替啶也可引起支气管平滑肌收缩。对妊娠末期子宫收缩无影响，也不对抗缩宫素的作用，故不影响产程。

【临床应用】

1. 各种剧烈疼痛　代替吗啡用于外伤、手术后疼痛等各种急性中、重度疼痛。哌替啶的止痛作用比吗啡弱，止痛作用维持时间短；其体内代谢产物去甲哌替啶具有中枢神经毒性作用，且其半衰期长，长期给药后可发生去甲哌替啶蓄积并引起神经中毒症状；皮下或肌内注射均可引起局部发炎和软组织硬化，故哌替啶不作为晚期癌症止痛的首选药。胆绞痛等内脏绞痛时应合用解痉药如阿托品。由于哌替啶的排泄不涉及葡萄糖醛酸结合反应，其在新生儿体内的作用时程明显短于吗啡，且不延长产程，适用于分娩止痛，但产前 2~4 小时内不能使用，以免抑制新生儿的呼吸。因有依赖性，故慢性钝痛不宜使用。

2. 心源性哮喘　作为心源性哮喘的辅助治疗效果良好，可消除患者的恐惧和不安的情绪，机制与吗啡相同。

3. 麻醉前给药以及人工冬眠　麻醉前给药，能使患者安静，消除患者术前紧张和恐惧情绪，减少麻醉药用量及缩短诱导期。哌替啶与氯丙嗪、异丙嗪组成冬眠合剂，配合物理降温，降低基础代谢下降及组织耗氧量，使机体在严重创伤和感染中毒引起衰竭时得以度过危险的缺氧和缺能阶段，为争取其他治疗措施赢得时间。

【不良反应】可致眩晕、出汗、口干、恶心、呕吐、心悸及体位性低血压等。久用产生耐受性和依赖性。用量过大可抑制呼吸，偶可出现震颤，肌肉挛缩，反射亢进甚至惊厥等中枢兴奋症状。禁忌证与吗啡相同。

【药物相互作用】本品与 MAOI 合用，可因干扰去甲哌替啶的代谢而使之蓄积，引起谵妄、高热、多汗，惊厥，中度呼吸抑制、昏迷甚至死亡。

芬太尼及同系物

芬太尼（fentanyl）主要激动 μ 受体，属短效镇痛药，作用与吗啡相似，镇痛效力为吗啡的 80~100 倍。起效快，静脉注射后 1~2 分钟达高峰，维持约 10 分钟；肌内注射 15 分钟起效，维持 1~2 小时。血浆蛋白结合率为 84%，经肝脏代谢而失活，血浆 $t_{1/2}$ 为 3~4 小时。用于麻醉辅助用药和静脉复合麻醉，亦可通过硬膜或蛛网膜下腔给药治疗急性术后痛和慢性痛。与氟哌利多合用于神经松弛镇痛，以完成某些小手术或医疗检查，如烧伤换药、内窥镜检查等。其透皮贴剂可提供药物的持续释放以控制各种慢性剧痛。不良反应有恶心、呕吐及胆道括约肌痉挛等，弱于吗啡。大剂量可产生明显肌肉僵直，静脉注射过快可致呼吸抑制，反复用药也能产生依赖性。不宜与单胺氧化酶抑制药合用，禁用于支气管哮喘、重症肌无力、颅脑肿瘤或颅脑外伤引起昏迷的患者以及 2 岁以下婴幼儿。

舒芬太尼（sufentanil）、阿芬太尼（alfentanil）及瑞芬太尼（remifentanil）主要作用于 μ 受体，对 κ 和 δ 受体作用较弱。舒芬太尼的镇痛作用是吗啡的 1000 倍，而阿芬太尼弱于芬太尼。起效快，作用时间短，特别是瑞芬太尼，1 分钟可达有效浓度，作用持续时间仅 5~10 分钟，消除半衰期（$t_{1/2}$）为 6 分钟。用于全麻诱导和全麻中维持镇痛。

二氢埃托啡

二氢埃托啡（dihydroetorphine）为高效镇痛药，是阿片受体的激动药，与 μ、δ、κ 受体的亲和力都远远大于吗啡，特别对 μ 受体的亲和力大于 δ 和 κ 上千倍。镇痛作用较吗啡强 6000~10000 倍，还有镇静作用。主要不足为镇痛有效时间较短。临床用于创伤性疼痛、手术后疼痛、痛经、晚期癌症疼痛等各种重度疼痛，包括使用吗啡、哌替啶无效的剧痛。口服吸收差，舌下吸收快，经 10~15 分钟疼痛可获明显减轻，剂量仅相当于口服的 1/30。在治疗剂量下一般无明显不良反应，少数病人可出现头晕、恶心、呕吐、乏力、出汗。无欣快感，潜在成瘾性比吗啡小，戒断症状较吗啡轻。在规定的镇痛剂量下很少发生呼吸抑制，但超剂量使用时可明显抑制呼吸。

羟考酮

羟考酮（oxycodone）是一种半合成的蒂巴因衍生物，是阿片受体激动药，对 μ 受体具有一定选择性。主要用于由癌症及其他疾病引起的中、重度慢性疼痛。药理作用及注意事项类似吗啡。不良反应为便秘、恶心、呕吐、嗜睡、眩晕、头痛、瘙痒、口干、乏力和出汗。

临床常用盐酸羟考酮控释片，具有安全、高效和每 12 小时服用 1 次的特点。口服生物利用度高达 87%，是硫酸吗啡的 3 倍以上，由于羟考酮控释片具有双相吸收的模式，38% 快吸收相（$t_{1/2} = 37$ 分钟），62% 慢吸收相（$t_{1/2} = 6.7$ 小时），在 1 小时之内出现镇痛作用，在 12 小时内可以稳定控制疼痛。适用于需长期服用阿片类药物的初始治疗和随着疼痛强度增强而增加剂量的维持治疗，可与各种非阿片类镇痛药和辅助药联用。其疗效受年龄、性别、种族和疾病状态的影响小；用药剂量与血药浓度及药效作用相关性好；肾功能低下时仍然可以相对安全地使用；幻觉，瘙痒等不良反应少见。

美沙酮

美沙酮（methadone）为长效 μ 阿片受体激动药，对 N-甲基-D-天冬氨酸（N-methyl D-aspartate，NMDA）受体也有拮抗作用。

【体内过程】口服吸收良好，30 分钟左右起效，2 小时达到血浆峰浓度，血浆蛋白结合率 90%，药物主要在肝脏代谢并由肾脏排泄，酸化尿液，可增加其排泄。$t_{1/2}$ 为 15~40 小时，达到稳态血药浓度的时间为 4~10 小时。

【药理作用】美沙酮镇痛作用强度与吗啡相当，但持续时间较长；美沙酮还能抑制 5-HT 和去甲肾上腺素的再摄取，结合 NMDA 的拮抗作用，使美沙酮对神经性疼痛的疗效优于吗啡和芬太尼等其他阿片类药物。但镇静、抑制呼吸、缩瞳、引起便秘及升高胆道内压等作用较吗啡弱。耐受性与依赖性发生较慢。由于能先与血管外组织结合后再缓慢释放入血，其戒断症状相对吗啡等药物出现较慢而轻，这是其用于成瘾者脱毒的药理学基础。

【临床应用】

1. 剧烈疼痛　适用于创伤、手术及晚期癌症等所致的剧痛。

2. 脱毒　广泛应用于吗啡、海洛因等依赖者的脱毒治疗和慢性复吸的维持用药。每日常规口服美沙酮，成瘾者最终不再需要吗啡及海洛因，但需要坚持长期甚至终身服用美沙酮。

【不良反应】可致恶心、呕吐、便秘、头晕、口干和抑郁等。长期用药易致多汗、淋巴细胞数增多、血浆白蛋白和糖蛋白以及催乳素含量升高。皮下注射可致疼痛和硬结。禁用于分娩止痛。

第二节　阿片受体部分激动药

喷他佐辛

喷他佐辛（pentazocine）为苯并吗啡烷类衍生物。主要激动 κ、σ 受体，对 μ 受体具有部分激动作用（弱激动作用及弱拮抗作用）。镇痛效价强度是吗啡的 1/3。镇静作用弱，较高剂量时甚至出现噩梦、幻觉、烦躁不安等症状。呼吸抑制效价强度是吗啡的 1/2。对肠道和子宫的作用与哌替啶相似，但对括约肌的兴奋作用弱，胆道内压力升高不明显。临床主要用于各种慢性剧痛及术后疼痛。本药成瘾性小，与吗啡同用时可对抗吗啡的药理作用，并能催促成瘾者的戒断症状。由于对 μ 受体具有一定的阻断作用，未列入麻醉品管理范围，但被列入第二类精神药品管理。常见不良反应有恶心、呕吐、出汗、眩晕等。剂量过大引起呼吸抑制、血压升高、心率加快及心律失常，对冠心病患者可增加心脏做功量。局部注射有刺激症状。

丁丙诺啡

丁丙诺啡（buprenorphine）又称布诺啡，是一个强效、长效的菲类衍生物，为 μ 受体部分激动药，κ 受体的弱拮抗剂，对 δ 受体也有拮抗作用。丁丙诺啡脂溶性是吗啡的 5 倍，镇痛作用强度相当于吗啡的 25~40 倍。作用持续时间长，依赖性比吗啡小，海洛因依赖者服用后，能较好的控制毒瘾。临床用于术后、外伤和癌症疼痛以及肾绞痛、胆绞痛等中、重度疼痛，也可用于吗啡或海洛因依赖者的脱毒治疗，其维持效果与美沙酮相似。安全性高，很少产生药物依赖，呼吸抑制发生率较低。

布托啡诺

布托啡诺（butorphanol）是一种混合型阿片受体激动－拮抗药。激动 κ 受体，对 μ 受体有部分激动作用。其可以在未出现显著致幻效应剂量下，产生高效镇痛效果，镇痛效价为吗啡的 4~8 倍，哌替啶的 30~40 倍，作用持续时间与吗啡相似，成瘾性发生率较低。临床主要用于术后、外伤等中至重度疼痛。不良反应常见恶心、呕吐、乏力、出汗，个别可见嗜睡、头痛、眩晕、精神错乱等。

纳布啡

纳布啡（nalbuphine）激动 κ 受体，拮抗 μ 受体，依赖性仅与非麻醉性镇痛药喷他佐辛相当，镇痛作用是喷他佐辛的 3 倍。静注 2~3 分钟起效，30 分钟达最大效应，镇痛作用可维持 3~6 小时，与吗啡维持时间相当。可用于各种疾病引起的中度到重度疼痛的止痛治疗。不良反应比吗啡轻，无心血管系统副作用，呼吸抑制轻微，消化系统作用也远比吗啡弱，恶心呕吐发生率约 5% 左右。

曲马朵

曲马朵（tramadol）对 μ 受体有弱的激动作用，还可抑制 5-HT 和去甲肾上腺素（NE）的再摄取，在脊髓水平加强 5-HT 和 NE 对疼痛传导的抑制效应。本药的活性代谢产物去甲基曲马朵也可激活 μ 受体，镇痛活性是母体药的 2~4 倍。曲马朵镇痛作用 ED_{50} 是吗啡的 10 倍，镇咳强度是可待因的 1/2。纳洛酮仅能部分阻断曲马朵的镇痛作用。

曲马朵口服吸收迅速，20~30 分钟起效，作用持续 4~6 小时，$t_{1/2}$ 约为 6 小时。主要在肝脏代谢，原形药及代谢物由尿液排出。广泛用于手术后、创伤、各种骨关节疾病及晚期肿瘤等引起的中度至重度疼痛，并应用于慢性疼痛综合征的控制。除了镇痛和痛觉过敏外，曲马朵还有抗抑郁、抗焦虑和抗颤抖的作用。治疗剂量无呼吸抑制、便秘、欣快感或心血管反应发生，静脉注射速度太快时，可出现心悸、出汗和面部潮红。禁与 MAOI 合用，从事驾驶或机械操作的人员慎用，孕妇及哺乳妇女不宜使用。

长期或大量使用可导致依赖性，停药后的戒断反应强烈。我国已将曲马朵及其复方制剂列为二类精神药品管理。对吗啡的戒断症状无效，不能作为阿片类药物的代用品用于脱毒治疗。

第三节 其他镇痛药

罗通定

罗通定（rotundine）即左旋四氢巴马丁，为中药延胡索所含生物碱，现已人工合成。其镇痛作用较哌替啶弱，但较解热镇痛药强。镇痛作用与脑内阿片受体及前列腺素无关，可能与阻断脑内多巴胺受体以及促进脑啡肽及内啡肽释放有关。口服后 10~30 分钟起效，维持 2~5 小时。对慢性持续性钝痛效果较好，对创伤、手术后疼痛或晚期癌症疼痛的效果较差。可用于治疗胃肠及肝胆系统的钝痛、一般性头痛以及脑震荡后头痛，也可用于痛经及分娩止痛。安全性较高，无明显依赖性。

奈福泮

奈福泮（nefopam）是一种中枢性的强效镇痛药。口服易吸收，主要在肝脏代谢，原型药及代谢产物主要由肾排泄，$t_{1/2}$ 约 4 小时。其镇痛作用强度约为吗啡的 1/3，但有研究提示，在术后镇痛方面，奈福泮的镇痛效果强于吗啡，且镇痛持续时间较长，无依赖性。镇痛机制尚未完全阐明，与脑内阿片受体及前列腺素无关。它既是 NMDA 受体拮抗剂，又可通过抑制突触小体对多巴胺、5-HT、去甲肾上腺素的重摄取从而达到镇痛效果。此外，尚具有中枢性肌松、抗胆碱及拟交感作用。适用于创伤、手术、癌症引起的疼痛，也可用于肌痛、牙痛及急性内脏平滑肌绞痛。不良反应主要有恶心、呕吐、嗜睡、幻觉等。

高乌甲素

高乌甲素（lappaconitine）又称拉巴乌头碱，可口服或注射给药。镇痛作用强度与哌替啶相当，虽起效慢，但维持时间长。主要通过阻滞钠离子通道，抑制突触前膜对去甲肾上腺素的再摄取，减少痛觉传入神经 P 物质的释放，发挥镇痛作用。该药无成瘾性，无呼吸抑制、嗜睡和蓄积中毒作用。并具有解热、抗炎、局麻等作用，临床为轻、中度疼痛的备选药物。

布桂嗪

布桂嗪（bucinnazine，强痛定）镇痛作用约为吗啡的 1/3。口服 10~30 分钟后或皮下注射 10 分钟后起效，持续 3~6 小时。对皮肤、黏膜及运动器官的疼痛有明显的镇痛作用，适用于偏头痛、三叉神经痛、炎症性及外伤性疼痛、关节痛、痛经等。偶有恶心、头晕、困倦等不良反应，停药后消失。有一定成瘾性。

氟吡汀

氟吡汀（flupirtine）是一种非阿片类中枢性镇痛药物，为嘧啶类衍生物。口服氟吡汀胃肠道吸收90%，直肠给药吸收70%。静脉或口服氟吡汀其血浆半衰期为 7 小时。氟吡汀是选择性神经元钾通道开放剂，除对多种疼痛均有良好的镇痛效果外，还有肌肉松弛和神经保护作用。可以有效缓解肌紧张引起的急性和慢性疼痛，缓解骨骼肌疼痛和骨质疏松引起的疼痛。氟吡汀的术后镇痛效果与喷他佐辛和二氢可待因相似，但中枢神经系统的副作用明显少于后两者。氟吡汀对癌痛的镇痛效果明显强于喷他佐辛和曲马多，而且副作用少，耐受性好。氟吡汀的不良反应少而轻微，最常见的不良反应为疲倦。此外，还常见头晕、头痛、恶心、呕吐、胃部不适、便秘、口干，偶见精神错乱、视力障碍、过敏反应。无药物依赖性。

齐考诺肽

齐考诺肽（ziconotide）是一个人工合成的由 25 个氨基酸组成的多肽，不与 μ 受体或 κ 受体结合，故不属于阿片类镇痛药，而是一个具有全新作用机制的镇痛药。本品结合并阻断脊髓背角浅层内的初级伤害感受性传入神经上的 N-型电压敏感钙通道，从而阻止初级传入神经末梢兴奋性神经递质的释放，阻断痛觉传入而止痛。临床鞘内注射本品以治疗带状疱疹后遗神经痛、幻肢痛、HIV 相关神经病理性疼痛、难治性癌痛、手术后疼痛等症。无耐受性及成瘾性。最常见的不良反应为头晕、恶心、思维混乱及头痛。此外，可见眼球震颤、步态异常、便秘、尿潴留、嗜睡、体位性低血压等。有精神病史的病人禁用。

普瑞巴林

普瑞巴林（pregabalin）是 γ-氨基丁酸（GABA）的结构衍生物，具有镇痛、抗惊厥、抗焦虑以及调节睡眠等作用。其镇痛作用的机制尚不十分明确，目前认为，普瑞巴林能够与电压依赖性钙离子通道的 α_2-δ 亚单位结合，减少钙离子内流，使谷氨酸、去甲肾上腺素、5-羟色胺、多巴胺和 P 物质等多种神经递质释放减少，从而控制神经性疼痛。该药作为治疗神经病理性疼痛的一线用药，在美国被批准用于治疗成人纤维肌痛、糖尿病神经疼痛、脊髓损伤神经痛、带状疱疹后疼痛；也用于 4 岁及以上患者部分发作性癫痫，其抗癫痫效果优于加巴喷丁。在我国主要用于治疗带状疱疹后神经疼痛。常见不良反应有头晕、嗜睡、体重增加、食欲增加及口干等。

第四节　阿片受体拮抗药

纳洛酮

纳洛酮(naloxone)对于各型阿片受体都有竞争性拮抗作用，强度依次为 $\mu > \kappa > \delta$ 受体。纳洛酮能催促戒断症状，可用其滴眼液对阿片类药物依赖者进行鉴别诊断。临床用于急性阿片类药物过量，解救呼吸抑制及其他中枢抑制症状，是研究疼痛与镇痛的重要工具药，也用于急性酒精中毒、休克、脊髓损伤、中风、脑外伤、心肺脑复苏等。不良反应少，大剂量偶见轻度烦躁不安。因半衰期短，必要时可重复给药，不产生耐受性，长期慢性给药，停药后也不产生戒断症状。

纳曲酮

纳曲酮(naltrexone)与纳洛酮相似，作用时间长，但对 κ 受体的拮抗作用强于纳洛酮。临床应用同纳洛酮。

纳曲醇(naltrexol)是纳曲酮的主要代谢产物，有 2 个同分异构体：6-α-纳曲醇和 6-β-纳曲醇，均是阿片受体的非选择性拮抗剂，目前认为 6-β-纳曲醇具有生物学活性，可对抗吗啡(25mg)作用达 2~3 天，是纳曲酮长效作用的主要原因。纳曲酮主要在肝脏代谢，纳曲醇血药浓度大于纳曲酮血药浓度。若肝功能受损则会影响纳曲酮代谢，减少纳曲醇的生成。

纳美芬

纳美芬(nalmefen)是纳曲酮的衍生物，但仅可静脉注射。临床应用同纳曲酮，而半衰期长(8~10 小时)，用于阿片类过量的解救。

第五节　阿片类药物依赖性的治疗

知识拓展

阿片类药物依赖形成机制

阿片类药物依赖包括躯体依赖与心理依赖。目前认为躯体依赖性的产生与蓝斑核密切相关。吗啡与蓝斑核 μ 受体结合后，通过激活钾通道、抑制钙通道以及代偿性上调腺苷酸环化酶/cAMP 通路，进而抑制蓝斑核 NA 能神经元。一旦停用吗啡，则会出现神经元内 cAMP 浓度迅速升高，受抑制的蓝斑核 NA 神经元放电增加，引起自主神经系统功能紊乱症状，导致戒断反应的发生。阿片类药物心理依赖性的形成与其强大的奖赏效应密切相关。阿片类药物奖赏系统涉及中脑腹侧被盖区(ventral tegmental area, VTA)、伏隔核、弓状核、杏仁核、蓝斑、导水管周围灰质、额前皮质(prefrontal cortex, PFC)等脑区及核团，其中 VTA 和伏隔核是各种奖赏效应的共同通路。在生理状态下，VTA 的 DA 能神经元受到 γ-氨基丁酸（GABA）能神经元的紧张性抑制。吗啡等阿片类药物通过激动 GABA 能中间神经元上的 μ 受体抑制该神经元活动，从而解除 GABA 能神经元对 VTA DA 能神经元的抑制，增加其投射靶区伏隔核内 DA 的释放，作用于多巴胺受体而产生奖赏效应，促发依赖性。传入 VTA 的谷氨酸能神经可以强化其奖赏效应。此外，去甲肾上腺素、乙酰胆碱、5-羟色以及脑内催产素等多种蛋白质表达的改变均参与心理依赖性的形成。

药物依赖性治疗的目标包括控制戒断症状、预防复吸及回归社会三个方面。目前，控制戒断症状的方法已比较成熟，包括替代疗法、非替代疗法和对症治疗。药物依赖性的治疗方法如下。

1. 美沙酮替代递减治疗 采用作用持久、温和及戒断症状较轻的美沙酮代替作用迅速而强烈的海洛因等。戒断症状被有效控制后逐次递减美沙酮剂量。美沙酮的维持剂量及维持时间的调整应根据患者情况做到给药个体化。且美沙酮自身也能产生依赖性，因此应在戒毒医疗机构中进行治疗。

2. α_2受体激动药 阿片类药物依赖者的中枢蓝斑核受阿片类药物的抑制，一旦停药，蓝斑核神经元高度兴奋，自主神经系统功能紊乱，出现恶心、呕吐、流汗、肌肉痉挛、心动过速、血压升高等症状。α_2受体激动药可乐定（clonidine）或洛非西定（lofexidine）能抑制蓝斑核肾上腺素能神经的传递，选择性激动抑制性神经元，导致交感神经末梢 NA 释放减少，从而减轻恶心、呕吐、腹痛、腹泻、出汗、呼吸及心率加快和血压升高等戒断症状，而控制打哈欠、流泪、肌肉酸痛等症状较缓慢，对焦虑、失眠及对毒品的渴求作用较差。洛非西定与 α_2受体的亲和力更强，疗效优于可乐定，又无降低血压的缺点，起效快且无依赖性。

3. 东莨菪碱综合脱毒法 应用东莨菪碱脱毒是基于戒断反应通常表现为迷走神经亢进症状的原理。东莨菪碱脱毒不仅可控制吗啡成瘾的戒断症状，减轻或逆转吗啡耐受，还能促进毒品的排泄。与美沙酮脱毒法及可乐定脱毒法相比，东莨菪碱脱毒法具有明显的优势，控制戒断症状快、不成瘾；可部分减轻精神依赖；脱瘾同时或脱瘾后可迅速进行纳曲酮维持治疗。

4. 预防复吸方法 吸毒者脱瘾后，坚持服用长效阿片受体阻断药纳曲酮，能防止吸毒产生的欣快感，以预防复吸。此外，还可采用美沙酮终身替代治疗。

只有在药物脱毒治疗的基础上，同时进行心理、生理、家庭、社会和法律等多方面的干预，才能收到较好的效果，帮助患者逐渐恢复正常人格，重塑回归社会的信心与能力。

思考题

答案解析

1. 请思考吗啡对中枢神经系统的作用。
2. 请思考吗啡用于治疗心源性哮喘但却不能用于治疗支气管哮喘的原因。
3. 请思考吗啡急性中毒的症状及解救方法。
4. 请比较吗啡与哌替啶的异同点。

（夏明钰）

书网融合……

习题　　微课　　本章小结

第十五章　解热镇痛抗炎药 🔲 微课

📖 学习目标

1. 通过本章学习，掌握解热镇痛抗炎药的药理作用、作用机制及常见不良反应，阿司匹林的药理作用、临床应用、不良反应；熟悉非选择性环氧合酶抑制药的种类，常见的选择性环氧合酶-2 抑制药；了解抗痛风药。

2. 具备用所学解热镇痛抗炎药的知识，为患者提供用药指导，为将来进行相关药物研发打下基础。

3. 具备解决用药相关问题的能力，担负药学工作者应有的职责。

第一节　概　述

解热镇痛抗炎药(antipyretic-analgesic and anti-inflammatory drugs)是一类具有解热、镇痛作用的药物，其中大多数还同时具有抗炎、抗风湿作用。鉴于其化学结构和抗炎作用特点与糖皮质激素不同，故又称为非甾体抗炎药(non-steroidal anti-inflammatory drugs，NSAIDs)。根据化学结构不同，此类药物通常可分为水杨酸类、苯胺类、芳基乙酸类、芳基丙酸类、烯醇酸类、吡唑酮类等。此类药物作用机制相似，即通过抑制体内环氧合酶(cyclooxygenase，COX)活性，减少局部组织前列腺素 E_2(prostaglandin E_2，PGE_2)等前列腺素(prostaglandins，PGs)生物合成而发挥药理作用。

COX 至少有两种亚型，如 COX-1 和 COX-2。COX-1 是环氧合酶的稳定表达型，具有保护胃肠黏膜、调节外周血管阻力、维持肾血流量及调节血小板聚集等功能；COX-2 是环氧合酶的诱导型，在炎症部位能被诱导急剧升高，促进炎症组织大量合成致炎性 PGE_2，引起炎症反应。根据药物对 COX 作用的选择性，NSAIDs 可分为非选择性 COX 抑制药和选择性 COX-2 抑制药。目前认为 NSAIDs 对 COX-1 的抑制是此类药物引起不良反应的毒理学基础，而对 COX-2 的抑制则是其发挥药效的基础。传统的 NSAIDs 抑制 COX 的选择性低，在发挥治疗作用的同时会对消化道和肾脏等部位产生不同程度不良反应。近年合成的选择性 COX-2 抑制药，如塞来昔布(celecoxib)、帕瑞昔布(parecoxib)等，消化道不良反应较轻微，但长期使用会增加心血管风险。

一、磷脂代谢及非甾体抗炎药的药理作用

(一) 膜磷脂代谢

炎症反应过程中，细胞膜磷脂在磷脂酶 A_2(phospholipase A_2，PLA_2)的作用下释放出花生四烯酸(arachidonic acid，AA)。AA 经 COX 作用生成 PGs 和血栓素 A_2(thromboxane A_2，TXA_2)；AA 经脂氧合酶(lipoxygenase，LOX)作用则生成白三烯类(leukotrienes，LTs)、脂氧素(lipoxin)和羟基环氧素(hepoxilin，HX)。

PGs 是炎症反应中一类活性较强的炎症介质，纳克级水平的 PGE_2 就能引起炎症反应。PGE_2 可扩张小血管，增加微血管通透性，还有致热、募集中性粒白细胞及其他炎症介质的协同作用。LTs 是花生四

烯酸5-LOX代谢途径的活性产物，是一类重要的炎症介质。在各种诱导因素作用下，体内多种炎症细胞，如肥大细胞、中性粒细胞、巨噬细胞、嗜酸性粒细胞等，可产生并释放 LTB_4、LTC_4、LTD_4 和 LTE_4，它们对嗜酸性粒细胞、中性粒细胞、单核细胞有极强的趋化作用，使这些炎症细胞聚集在炎症局部，释放炎症介质，诱导免疫系统产生"瀑布式"连锁反应，收缩支气管，增加血管通透性。羟基环氧素除诱导炎症细胞聚集外，可能还具有信使样作用。细胞膜磷脂代谢的各种产物均可参与细胞的炎症反应过程，NSAIDs 可以通过抑制膜磷脂代谢的多个环节发挥抗炎作用，见图 15-1。

图 15-1　膜磷脂生成物质及抗炎药物作用示意图

（二）药理作用及作用机制

NSAIDs 通过抑制体内 COX 活性而减少局部组织前列腺素和血栓素合成，从而产生解热、镇痛、抗炎及抗血小板聚集作用。相关药理作用及机制如下。

1. 解热作用　人正常体温受下丘脑调节和支配，下丘脑体温调节中枢维持机体散热和产热的动态平衡。在炎症反应中，细菌内毒素可促进巨噬细胞释放 IL-1β、IL-6、IFN-α、IFN-β 和 TNF-α 等细胞因子，从而促使下丘脑视前区附近合成 PGE_2，通过 cAMP 触发下丘脑的体温调节中枢使体温调定点上调，产热增加，体温升高。NSAIDs 主要通过抑制下丘脑 PGE_2 合成发挥解热作用。当体温升高时，NSAIDs 能使升高的体温恢复到正常水平，而对正常体温没有明显影响。这与氯丙嗪的解热作用不同，后者通过抑制下丘脑体温调节中枢，使体温调节失灵，机体体温可随环境温度变化而升降。

2. 镇痛作用　NSAIDs 通过抑制 PGE_2 合成，使局部感受器对缓激肽等致痛物质的敏感性降低，对炎症和组织损伤引起的疼痛尤为有效，对慢性钝痛（头痛、牙痛、神经痛、肌肉痛、关节痛、痛经）亦有效，但对急性锐痛、剧痛、内脏绞痛无效。部分 NSAIDs 尚能在中枢神经系统产生镇痛作用，主要作用于脊髓。该作用可能与其阻碍中枢神经系统 PGE_2 合成或干扰可损伤感受系统的介质和调质的产生及释放有关。

3. 抗炎作用 大多数 NSAIDs 都具有抗炎作用。炎症反应中，PGE_2 可致血管扩张、组织水肿，并与缓激肽等协同产生致炎作用。NSAIDs 的抗炎作用与其抑制 COX-2 的活性，减少 PGE_2 的合成，同时抑制某些细胞黏附分子的活性表达有关。此外，NSAIDs 还抑制磷酸二酯酶活性，减少溶酶体酶释放而抑制炎症反应。

4. 其他 NSAIDs 通过抑制 COX，减少血小板中的 TXA_2 生成，进而对血小板聚集产生强大的、不可逆的抑制作用。NSAIDs 还可能抑制某些肿瘤的发生、发展及转移，该作用可能与其抑制 PGE_2 产生，激活 caspase-3 和 caspase-9，诱导肿瘤细胞凋亡，抑制肿瘤细胞增殖，以及抗新生血管形成等作用有关。此外，本类药物尚有预防和延缓阿尔茨海默病发病及延缓角膜老化等作用。

二、药物不良反应

（一）常见不良反应

NSAIDs 通过抑制 COX 产生抗炎镇痛作用，但并不能消除炎症产生的原因。同时，由于 PGE_2 具有抑制胃酸分泌、保护胃黏膜、调节肾血流、增加肾小球滤过率、抑制血小板聚集及促进钠排泄、降低血压等诸多作用，因此，NSAIDs 抑制 PGE_2 生成可能诱发胃肠道的不良反应，如胃肠黏膜糜烂、溃疡、出血、穿孔或胃肠道梗阻等。NSAIDs 亦可产生肾脏损害，如急性肾功能不全、间质性肾炎及肾坏死等，还可引起皮肤反应、肝脏损害以及血液系统、中枢神经系统的不良反应。

1. 胃肠道反应 胃肠功能紊乱是 NSAIDs 最常见的不良反应，包括上腹不适，恶心、呕吐、溃疡、出血甚至穿孔等。非选择性 NSAIDs 对 COX-2 和 COX-1 均有抑制作用，在发挥治疗作用的同时会对胃肠道产生不同程度的不良反应。口服前列腺素类似物可减轻这类药物的胃肠道损伤。

2. 皮肤反应 皮肤反应也是 NSAIDs 常见不良反应，以舒林酸、萘普生、甲氯芬酸和吡罗昔康为多见。主要表现为皮疹、荨麻疹、瘙痒、光敏等皮肤反应。此外，包括选择性 COX-2 抑制药在内的 NSAIDs 都可能引起严重的皮肤反应，如多样型红斑、剥脱性皮炎和皮肤黏膜眼综合征（Stevens–Johnson syndrome）。

3. 肾脏损害 一般情况下，短期应用治疗剂量 NSAIDs 很少引起肾脏损害。但在某些病理情况或伴有其他肾脏危险因素状态下，如充血性心力衰竭、肝硬化、高血压、糖尿病等患者已有肾功能降低、应用利尿剂等情况，可引起肾脏损害，包括急性肾功能衰竭、水钠潴留、高钾血症以及急性间质性肾炎、肾病综合征等。长期服用 NSAIDs 可引起"镇痛药性肾病"，导致慢性肾炎和肾乳头坏死。

4. 肝脏损害 NSAIDs 所致的肝功能障碍，轻者表现为转氨酶升高，重者可有肝细胞变性坏死。但肝脏损害发生率较低，不可逆性肝损伤罕见。老年人、肾功能损害、长期大剂量用药者肝脏损害风险增大。

5. 心血管系统不良反应 NSAIDs 可导致新发高血压病或使已有的高血压症状加重。长期用药可能引起严重心血管血栓不良事件、心肌梗死和卒中风险增加，甚至危及生命。有心血管疾病或心血管疾病危险因素的患者风险更大。鉴于 NSAIDs 的潜在心血管风险，FDA 要求生产厂家须在说明书中加黑框警示。

6. 血液系统不良反应 NSAIDs 可抑制血小板聚集，延长出血时间，但只有阿司匹林能导致不可逆性反应。部分 NSAIDs 可引起粒细胞减少、再生障碍性贫血、凝血障碍等。吲哚美辛、保泰松、双氯芬酸产生再生障碍性贫血风险较大。NSAIDs 的血液系统不良反应机制尚未阐明，可能与变态反应有关。

7. 其他不良反应 所有 NSAIDs 都有不同程度的中枢神经系统反应，如头晕、头痛、嗜睡、精神错乱等。其他不良反应尚有耳鸣、耳聋、视力模糊、视网膜病变、味觉异常等。

（二）不良反应的机制

1. 抑制 COX 活性，干扰花生四烯酸代谢，阻断 PGs 生物合成　NSAIDs 不良反应多与其抑制 COX 酶的不同亚型有关。

已知人体的 COX 至少存在 3 种亚型。其中，COX-1 是构建型 COX，在人体大部分组织、细胞中均有表达，特别在血小板、内皮细胞及胃肠道细胞中有较高表达。其主要功能是保护胃肠道黏膜、调节血小板聚集、调节外周血管阻力和肾血流量分布。NSAIDs 对 COX-1 的抑制作用是其不良反应的毒理学基础。此类药物的胃肠道反应、凝血障碍、肾损伤等不良反应，均与其抑制 COX-1 相关，且抑制作用越强，导致的不良反应就越大。

COX-2 是诱导型环氧合酶，可以被细菌脂多糖（LPS）、白介素-1（IL-1）等多种因子诱导。正常情况下，其在组织中分布很少，但在炎症时，组织中此类因子浓度急剧升高，导致炎症组织中致炎性 PGs 水平，尤其是 PGE_2 增加，产生红肿、水肿、痛觉过敏和发热。抑制 COX-2 是 NSAIDs 的药效学基础，且抑制作用越强，抗炎、镇痛效果就越显著。

COX-3 在人体表达有组织特异性，以脑皮层和心脏内表达最丰富。COX-3 可能是 COX-2 或 COX-1 的异构体，许多临床常见的慢性炎性疾病如类风湿性关节炎的典型缓解期可能与 COX-3 的表达有关。

2. 直接损伤作用　某些有机弱酸类 NSAIDs 在胃酸 pH 偏低情况下呈非离子型，而进入中性环境的胃黏膜细胞则解离成离子型。由于离子型不易跨膜，因此会在细胞内聚集而使细胞受损。高浓度水杨酸离子在细胞中积聚产生刺激就属此类情况。

为降低不良反应，研发更安全有效的 NSAIDs 及剂型受到广泛关注。NO 是一种信使物质，具有与 PGs 相似的调节黏膜完整性和黏膜血流量的作用。阿司匹林衍生物 NO-阿司匹林具有良好的抗炎和抗血栓作用，而对胃肠道损害明显减小。NO-NSAIDs 可望成为治疗风湿性、类风湿性关节炎等疾病的重要药物。正常情况下，花生四烯酸的两条代谢途径呈动态平衡，抑制其中一条途径，即可使大量花生四烯酸进入另一条途径。此外，若选择性抑制了 COX 的活性反而使 5-LOX 代谢产物增加，而这些代谢物可促进炎症发展。因此，5-LOX/COX-2 双重抑制药可具有协同抗炎效果。新研发的选择性 5-LOX/COX-2 双重抑制药利克非隆（licofelone，ML-3000）等与萘普生相比，胃/肠耐受性更好，胃肠道安全性可能优于传统 NSAIDs，在治疗骨关节炎方面可望更优越。

目前，选择性 COX-2 抑制剂、新一代 COX-3 特异性制剂、NO 释放型 NSAIDs、COX/5-LOX 双重抑制剂、特异性 5-LOX 抑制剂已渐成为抗炎药物研究热点。

第二节　非选择性环氧合酶抑制药

自首个 NSAIDs 乙酰水杨酸问世，已历 100 余年。现已发展成结构各异、种类繁多的一大类药物。此类药物均具有解热、镇痛作用，但抗炎作用各有特点，如阿司匹林和吲哚美辛的抗炎作用较强，某些有机酸的抗炎作用中等，而苯胺类则几无抗炎作用。常用的 NSAIDs 分类及主要作用见表 15-1。

表 15-1　常用 NSAIDs 的分类及主要作用比较

化学分类	代表药物	镇痛	解热	抗炎
水杨酸类	阿司匹林	+	+	+
苯胺类	对乙酰氨基酚	+	+	-
吲哚类	吲哚美辛	+	+	+ +
芳基乙酸类	双氯芬酸	+ +	+	+ +

续表

化学分类	代表药物	镇痛	解热	抗炎
芳基丙酸类	布洛芬	+	+	+
烯醇酸类	吡罗昔康	+	+	+ +
烷酮类	萘丁美酮	+	+	+

一、水杨酸类

水杨酸类药物包括阿司匹林(aspirin)和水杨酸钠(sodium salicylate)。其中以阿司匹林最为常用。

阿司匹林

阿司匹林(aspirin)又称乙酰水杨酸(acetylsalicylic acid)。

【体内过程】 本品口服可迅速被胃肠道黏膜吸收,小部分在胃,大部分在小肠中吸收,1~2小时血药浓度达峰值。在吸收过程中与吸收后,原型药可迅速被胃黏膜、血浆、红细胞及肝中酯酶水解为水杨酸。因此阿司匹林血浆浓度低,血浆 $t_{1/2}$ 约15分钟。本品水解后,以水杨酸盐的形式分布全身组织,包括关节腔、脑脊液和胎盘。水杨酸盐与血浆蛋白结合率可高达80%~90%,从而使白蛋白-药物的结合点基本处于饱和状态。故增加剂量易导致游离药物浓度急剧增高,并与其他药物竞争蛋白结合位点,发生药物相互作用。

水杨酸大部分在肝内氧化代谢。代谢产物与甘氨酸或葡萄糖醛酸结合,经尿液排出。尿液 pH 变化对水杨酸盐排泄影响很大。碱性尿液使水杨酸盐解离增多,重吸收减少,排出增多;酸性尿液则相反。故同时服用碳酸氢钠可促进其排泄,降低血药浓度。低剂量阿司匹林(1g以下)口服,水解产生的水杨酸量较少,代谢呈一级动力学,血浆 $t_{1/2}$ 约2~3小时;剂量达1g以上,水杨酸生成增多,代谢呈零级动力学,血浆 $t_{1/2}$ 延长为15~30小时;剂量更大,血中游离水杨酸浓度急剧上升,可出现中毒症状。

【药理作用】 阿司匹林对 COX 具有不可逆抑制作用,阿司匹林及其代谢物水杨酸对 COX-1 和 COX-2的抑制作用基本相当,具有相似的解热、镇痛、抗炎作用。

(1)解热镇痛及抗风湿 本品可使被致热原升高的体温调节中枢调定点恢复(降至)正常水平,并可抑制 PGE_2 合成,使体温下降。主要通过抑制 PGE_2 及其他使痛觉敏感性增高的介质(如缓激肽、组胺)的合成而发挥外周镇痛作用。阿司匹林抗炎、抗风湿作用较强,能明显减轻炎症引起的红、肿、热、痛等症状,迅速缓解风湿性关节炎的症状。

(2)影响血小板功能 阿司匹林对血小板 COX 的敏感性远较血管 COX 强。低浓度阿司匹林主要抑制血小板中的 COX,减少 TXA_2 的生成,从而影响血小板的聚集及抗血栓形成,发挥抗凝作用。高浓度阿司匹林能直接抑制血管壁中 COX,减少前列环素(prostacyclin,PGI_2)合成。PGI_2 为 TXA_2 生理拮抗剂,其合成减少可促进血栓形成。

【临床应用】

(1)解热镇痛 可缓解轻、中度钝痛,如头痛、牙痛、神经痛、肌肉痛及月经痛等。亦可用于感冒和流感等退热。但仅能缓解症状,不能治疗病因。

(2)急性风湿热 患者用药后可于24~48小时内退热,关节红、肿、剧痛缓解,血沉下降,主观感觉好转。由于其控制急性风湿热疗效迅速、确切,故本品也可用于该病的鉴别诊断。

(3)风湿性或类风湿关节炎 本品较大剂量(成人每日3~5g,分4次口服)具有较强的抗风湿作用。类风湿性关节炎患者用药后,可迅速镇痛、消炎,减轻关节损伤。

(4)缺血性心脑血管疾病 小剂量(每日口服50~100mg)阿司匹林可用于预防血栓形成。治疗缺血性心脏病，包括稳定型、不稳定型心绞痛及进展性心肌梗死患者，能降低病死率及再梗死率。此外，用于血管形成术及旁路移植术也有效。对一过性脑缺血发作患者，服用小剂量阿司匹林（每日30~50mg），可防止脑血栓形成。

（5）儿科　用于皮肤黏膜淋巴结综合征（川崎病），旨在减轻炎症反应并预防血管内血栓形成。

（6）其他　本品能缓解轻度癌痛。有研究显示，小剂量阿司匹林可显著降低某些胃肠道肿瘤的发生率，特别是结肠、直肠癌。

【不良反应】阿司匹林短期小剂量用药不良反应一般较轻，但大剂量、长疗程用药，不良反应多且较重。

（1）胃肠道反应　最为常见。本品可直接刺激胃黏膜，引起上腹不适、恶心、呕吐。血药浓度过高可刺激延髓催吐化学感受区（CTZ），也可致恶心及呕吐。较大剂量口服（抗风湿治疗）可引起胃溃疡及无痛性胃出血、原有溃疡病症状加重。餐后服药或同服止酸药可减轻胃肠道反应。因本品的胃肠道反应与其直接刺激局部胃黏膜及抑制胃壁 COX-1 使前列腺素如 PGE_2 生成减少有关，联用 PGE_1 衍生物米索前列醇（misoprostol）可减少溃疡发生率。

（2）加重出血倾向　阿司匹林不可逆抑制 COX，对血小板合成 TXA_2 有强大持久的抑制作用，而机体合成 TXA_2 能力恢复有待于新生血小板补充（约需7~8天）。但因血管内皮有合成 COX 能力，故药物对 PGI_2 合成的抑制作用弱而短暂，从而可导致血液 TXA_2/PGI_2 比率下降，血小板凝集受抑制，血液不易凝固，出血时间延长。大剂量阿司匹林可以抑制凝血酶原形成，导致凝血障碍，加重出血倾向，维生素 K 可以预防。严重肝病、出血倾向者如血友病、产妇和妊娠期妇女禁用。手术患者应于术前1周停用阿司匹林。

（3）水杨酸反应　阿司匹林剂量过大（5g/d）时，可出现头痛、眩晕、恶心、呕吐、耳鸣、视、听力减退，称"水杨酸反应"，是水杨酸类中毒表现。严重者可出现过度呼吸、高热、脱水、酸碱平衡失调，甚至精神错乱，此时应立即停药，静脉滴入碳酸氢钠溶液碱化尿液，加速水杨酸盐排泄。

（4）过敏反应　少数患者可出现荨麻疹、血管神经性水肿和过敏性休克。某些哮喘患者可诱发哮喘，称"阿司匹林哮喘"。这是由于药物抑制 COX，PGE_2 合成受阻，但不影响脂氧合酶，致使花生四烯酸生成白三烯及其他脂氧合酶代谢物增多，导致支气管痉挛，诱发哮喘。肾上腺素治疗"阿司匹林哮喘"无效，宜用抗组胺药和糖皮质激素治疗。哮喘、鼻息肉及慢性荨麻疹患者禁用。

（5）瑞夷综合征（Reye's syndrome）　病毒感染性疾病，如流感、水痘、麻疹、流行性腮腺炎等儿童患者使用本品，偶可引起急性肝脂肪变性-脑病综合征（瑞夷综合征），以肝衰竭合并脑病为突出表现，虽少见，但预后差。故病毒感染患儿忌用本品退热，可用对乙酰氨基酚。

（6）对肾脏的影响　本品对正常肾功能无明显影响。但在少数人，特别是老年人及伴心、肝、肾功能损害患者，即使肾功能正常，也可引起水肿、多尿等肾小管功能受损症状。这可能与本品抑制 PGE_2，取消其代偿机制，以及存在隐性肾损害或肾小球灌注不足有关。偶见间质性肾炎、肾病综合征，甚至肾衰竭，机制未明。

【药物相互作用】本品可通过竞争白蛋白结合位点，升高游离血药浓度而引起药物相互作用。与口服抗凝血药双香豆素合用时易引起出血；与肾上腺皮质激素合用，不但能竞争性与白蛋白结合，且有药效学协同作用，易诱发溃疡及出血；与磺酰脲类口服降糖药合用引起低血糖；与丙戊酸、呋塞米、青霉素、甲氨蝶呤等弱碱性药物合用时，由于竞争肾小管主动分泌载体，增加各药游离血药浓度。

双水杨酯

本药属非乙酰化水杨酸。口服不溶于胃液，但溶于小肠液，并在肠道分解出双分子水杨酸发挥作用。其抗炎、镇痛作用类似阿司匹林，但不具有抑制血小板聚集的作用。可用于缓解各类中度疼痛，如头痛、牙痛、神经痛、关节痛及软组织炎症等，对各类急、慢性关节炎和软组织风湿有一定疗效。胃肠道刺激较阿司匹林小，与其他 NSAIDs 交叉过敏反应较阿司匹林轻。大剂量与口服抗凝药联用，有出血风险。

二、苯胺类

对乙酰氨基酚

对乙酰氨基酚(acetaminophen)，又名扑热息痛(paracetamol)是非那西丁(phenacetin)的体内代谢产物，化学结构为苯胺类。

【体内过程】本品口服易吸收，0.5~1 小时血药浓度达峰值。常用剂量下，绝大部分药物在肝脏与葡萄糖醛酸或硫酸结合为无活性代谢物，从尿中排出，$t_{1/2}$ 为 2~4 小时。较高剂量可使催化结合反应的代谢酶饱和，药物改由肝微粒体混合功能氧化酶代谢为对乙酰苯醌亚胺(N-acetyl-p-benzoquinone imine)，后者为一毒性代谢中间体，可与谷胱甘肽(glutathione)结合而解毒。长期用药或过量中毒，体内谷胱甘肽耗竭，其可以共价键形式与肝、肾中重要的酶和蛋白分子不可逆结合，引起肝细胞、肾小管细胞坏死。

【药理作用】本药解热镇痛作用与阿司匹林相当，但抗炎作用极弱。通常认为其主要通过抑制中枢神经系统 COX-3 活性，抑制 PGE_2 合成，产生解热镇痛作用，在外周组织对 COX-1、COX-2 没有明显的作用，这可能与其无明显抗炎作用有关。

【临床应用】临床主要用于退热和镇痛。由于其胃肠刺激作用不明显，故适用于阿司匹林不宜的头痛、发热病人。

【不良反应】短期用药不良反应轻微。常见恶心和呕吐，偶见皮疹、粒细胞缺乏症、贫血、药热和黏膜损害等过敏反应。过量中毒可导致肝损伤。长期大剂量用药，尤其肾功能低下者，可出现肾绞痛、急性或慢性肾衰竭等"镇痛药性肾病"。

三、吲哚类

吲哚美辛

吲哚美辛(indomethacin，消炎痛)为人工合成吲哚衍生物。

【体内过程】本品口服吸收迅速而完全，约 3 小时血药浓度达峰值。血浆蛋白结合率 90%。直肠给药较口服更易吸收。主要经肝脏代谢，代谢物从尿、胆汁、粪便排泄；10%~20% 以原型从尿中排泄。血浆 $t_{1/2}$ 约为 2~3 小时。

【药理作用】本品对 COX-1 和 COX-2 均有强抑制作用，也可抑制磷酯酶 A_2 和磷酯酶 C，减少粒细胞游走和淋巴细胞增殖。其抗炎作用比阿司匹林强 10~40 倍，具有显著抗炎及解热作用，对炎性疼痛有明显镇痛效果。

【临床应用】不良反应多见，仅用于其他药物不耐受或疗效不显著病例。对急性风湿性及类风湿关节炎用药，约 2/3 患者症状明显改善。用药 2~4 周仍不见效者，应改用他药。对关节强直性脊椎炎、骨关节炎也有效；对癌性发热及其他不易控制的发热常能见效。

【不良反应】30%~50% 患者应用治疗量吲哚美辛即可发生不良反应。约 20% 患者必须停药。大多数不良反应与剂量过大有关。

（1）胃肠道反应　可见食欲不振、恶心、腹痛、腹泻、上消化道溃疡，偶可引起穿孔、出血。可引起急性胰腺炎。

（2）中枢神经系统　25%~50% 患者有头痛、眩晕，偶有精神失常。

（3）造血系统 可引起粒细胞减少、血小板减少、再生障碍性贫血等。

（4）过敏反应 常见皮疹，严重者可诱发哮喘、血管性水肿及休克等。"阿司匹林哮喘"者禁用。

四、芳基乙酸类

双氯芬酸

双氯芬酸（diclofenac）为邻氨基苯甲酸（灭酸）类衍生物。

【体内过程】本品口服吸收迅速且完全，有首过消除，口服生物利用度约50%。血浆蛋白结合率99.7%，口服1~2小时血药浓度达峰值。可在关节滑液中积聚。本品在肝脏代谢后，与葡萄醛酸或硫酸结合而消除，$t_{1/2}$约1.1~1.8小时，长期应用无蓄积作用。

【药理作用】本药可抑制炎症反应中的脂氧合酶和环氧合酶，为强效抗炎镇痛药。解热、镇痛、抗炎效应均强于吲哚美辛、萘普生等。

【临床应用】临床适用于各种中等程度疼痛、类风湿关节炎、粘连性脊椎炎、非炎性关节痛、椎关节炎等引起的疼痛。亦可用于各种神经痛、手术及创伤后疼痛，以及各种疼痛所致发热等。

【不良反应】不良反应较轻，除与阿司匹林相同外，偶见肝功能异常、白细胞减少。NSAIDs诱发哮喘、荨麻疹或急性鼻炎史及活动性消化溃疡患者禁用。

五、芳基丙酸类

布洛芬

布洛芬（ibuprofen）是首个用于临床的丙酸类NSAID。其后相继有萘普生（naproxen）、非诺洛芬（fenoprofen）、酮洛芬（ketoprofen）、氟比洛芬（flurbiprofen）和奥沙普秦（oxaprozin，噁丙嗪）等。

【体内过程】本品口服吸收迅速，与食物同服，可使药物吸收速率减慢，但吸收量不减。口服给药后，约1~2小时血浆浓度达峰值，血浆蛋白结合率高，可缓慢进入滑膜腔。血浆$t_{1/2}$约2小时。主要经肝脏代谢。同类药萘普生$t_{1/2}$约13小时，奥沙普秦的$t_{1/2}$长达40~60小时。

【药理作用】本类药物具有明显的抗炎、解热、镇痛作用。其机制主要是通过抑制COX而减少PGE_2的合成。同类药除效价存在差异外，其他药理学性能相似。

【临床应用】临床主要用于风湿性关节炎、类风湿关节炎、骨关节炎、强直性关节炎、急性肌腱炎、滑液囊炎等，也可用于痛经。

【不良反应】胃肠道反应是最常见不良反应，主要有恶心、上腹部不适。长期使用可引起胃出血。可见头痛、耳鸣、眩晕等中枢神经系统症状，偶有皮肤黏膜过敏、血小板减少及视力障碍等。

六、烯醇酸类

吡罗昔康

吡罗昔康（piroxicam，炎痛喜康）为烯醇酸类衍生物。

【体内过程】本品口服吸收完全，约2~4小时血药浓度达峰值，血浆$t_{1/2}$约36~45小时，血浆蛋白结合率高。大部分经肝脏代谢，代谢产物及少量原形药物自尿和粪便排泄。一次服药后，可多次出现血药峰值，提示该药存在肠肝循环。作用迅速而持久，且不会在血液中聚积。

【药理作用】本品属长效抗风湿药，可通过抑制COX使组织局部PGE_2合成减少并可抑制白细胞趋化和溶酶体释放，从而发挥较强的镇痛抗炎作用。此外，本品还可抑制软骨中的黏多糖酶和胶原酶活性，减轻炎症反应及对软骨的破坏。

【临床应用】 主要用于风湿性及类风湿关节炎，对急性痛风、腰肌劳损、肩周炎、原发性痛经也有一定疗效。作用与阿司匹林、吲哚美辛及萘普生相似。但只能缓解疼痛及炎症，不能改变各种关节炎病程的进展，所以必要时须联用糖皮质激素。

【不良反应】 偶见头晕、浮肿、胃部不适、腹泻或便秘、粒细胞减少、再生障碍性贫血等，停药后一般可自行消失。该药不宜长期服用，以免引起胃溃疡及大出血。如需长期服药，应定期检测血象及肝肾功能，并注意大便色泽变化，必要时进行大便隐血试验。

美洛昔康

美洛昔康（meloxicam） 对 COX-2 的选择性抑制作用比 COX-1 高 10 倍。适应证与吡罗昔康相同。口服吸收良好，进食对药物吸收没有影响。血浆蛋白结合率达 99%，$t_{1/2}$ 约为 20 小时，每日 1 次给药。治疗量时胃肠道不良反应少，剂量过大或长期服用可致消化道出血、溃疡，应予以注意。

氯诺昔康

氯诺昔康（lornoxicam，劳诺昔康） 本品口服吸收迅速而完全，呈剂量线性关系，达峰时间 1~2 小时，食物能明显延缓和减少其吸收。$t_{1/2}$ 约 3~5 小时，个体差异较大。该药对 COX-2 有高度选择性抑制作用和很强的镇痛抗炎作用，但解热作用弱。本品可激活中枢镇痛系统，诱导体内强啡肽及 β-内啡肽释放，镇痛作用强大，故可作为阿片类药物替代药或辅助药，用于中度或剧烈疼痛，而无阿片类的镇静、呼吸抑制和依赖性等不良反应。可用于缓解术后疼痛，剧烈坐骨神经痛及强直性脊柱炎的慢性疼痛，疗效与吗啡相当。也可替代其他 NSAIDs 用于关节炎的治疗。

七、吡唑酮类

保泰松

保泰松（phenylbutazone）及其代谢物羟基保泰松（oxyphenbutazone）为吡唑酮类衍生物，具有很强的抗炎、抗风湿作用，而解热作用较弱。临床主要用于类风湿关节炎、风湿性关节炎及痛风。因其不良反应较多，现已少用。

八、烷酮类

萘丁美酮

萘丁美酮（nabumetone）是一种非酸性、非离子性前体药物。本品口服吸收后，经肝脏迅速转化为主要活性产物 6-甲氧基-2-萘基乙酸（6-methoxy-2-naphthylacetic acid，6-MNA）。6-MNA 血浆蛋白结合率约 99%，体内分布广泛，$t_{1/2}$ 约 24 小时。6-MNA 经肝脏转化为非活性代谢物，代谢物的 80% 经肾脏排泄，10% 从粪便排出。6-MNA 具有强效 COX 抑制作用，抑制 PGE_2 合成，呈抗炎、镇痛和解热作用。临床用于类风湿性关节炎、运动性关节炎、术后疼痛、牙痛、痛经等。

第三节　选择性环氧合酶-2 抑制药

传统的 NSAIDs 多为非选择性 COX 抑制药，其对 COX-2 的抑制作用，可产生显著的解热、镇痛、抗炎疗效；而对 COX-1 的抑制作用，则会导致胃肠道、肾功能、血液系统的损伤，产生不良反应。选择性 COX-2 抑制药，对 COX-2 有高度选择性，既有显著的解热、镇痛、抗炎作用，又可较少影响 COX-1，使胃肠道等不良反应明显减少。但因其抑制 PGE_2、PGI_2 而不抑制 TXA_2，可致凝血机制中的促凝-抗凝过程失衡，从而产生促凝血及血栓倾向等不良反应。

越来越多的证据表明，选择性 COX-2 抑制药可能导致严重的心血管系统不良反应。如罗非昔布、塞来昔布等可能使心脏病发作、中风及其他一些严重后果成倍增加，从而对 COX-2 抑制药的风险/效益比提出了质疑。"罗非昔布事件"更加剧了对此类药物的安全性争议。鉴于 COX-2 抑制药的疗效与安全性有待进一步确定，因此，临床用药必须根据患者病情，全面权衡用药的利益和风险。

塞来昔布

塞来昔布（celecoxib）为选择性 COX-2 抑制药。

【体内过程】本品口服易吸收，约 3 小时血药浓度达峰值，血浆蛋白结合率高，主要在肝脏经 CYP2C9 代谢，代谢物经尿和粪便排泄，$t_{1/2}$ 约 11 小时。

【药理作用】本药抑制 COX-2 的作用较 COX-1 高 375 倍，治疗剂量下对 COX-1 无明显影响，也不影响 TXA_2 的合成，因而有较好的抗炎、解热、镇痛作用而胃肠道不良反应及出血发生率较低。

【临床应用】用于风湿性、类风湿关节炎和骨关节炎，也可用于手术后疼痛、牙痛、痛经等。

【不良反应】本品的胃肠道不良反应、出血和溃疡发生率均较非选择性 NSAIDs 低。但可能引起水肿、多尿和肾损害。有血栓形成倾向者慎用，磺胺类过敏者禁用。

【药物相互作用】本品与 CYP2C9 抑制药如氟康唑、氟伐他汀和扎鲁司特等联用，可增高塞来昔布血药浓度。此外，本品能抑制 CYP2D6，可增高 β-受体阻断药、抗抑郁药和抗精神病药的血药浓度。

帕瑞昔布

帕瑞昔布（parecoxib）是高选择性 COX-2 抑制药，需注射用药。

【体内过程】本品静注或肌注后，经肝脏酶水解，迅速转化为有药理学活性的伐地昔布（valdecoxib）。单次静注或肌注 20mg 后，伐地昔布分别于 0.5 小时或 1 小时血药浓度达峰值。伐地昔布分布容积约 55L。血浆蛋白结合率达 98%，可广泛分布于红细胞内。伐地昔布主要在肝脏消除，约 70% 药物以非活性代谢物形式经尿液排泄，不到 5% 以原型经尿排泄，$t_{1/2}$ 约 8 小时。

【药理作用】帕瑞昔布的活性代谢物伐地昔布是高选择性 COX-2 抑制药，对 COX-2 的抑制作用是 COX-1 的 2.8 万倍。在发挥镇痛、抗炎作用的同时较少发生因抑制 COX-1 活性而产生的不良反应，这对维持胃肠道黏膜的完整性和血小板介导的正常凝血状态有重要意义。

【临床应用】用于中度或重度术后急性疼痛。

【不良反应】较少引起胃肠道黏膜损伤和凝血异常等不良反应，但仍有增加心血管不良事件的风险，故用药时应充分权衡利弊，对心血管事件高危患者尤应如此。

尼美舒利

尼美舒利（nimesulide）为新型 NSAIDs，对 COX-2 选择性抑制作用较强。具有抗炎、镇痛和解热作用。口服吸收迅速完全，生物利用度高，血浆蛋白结合率达 99%，$t_{1/2}$ 为 2~3 小时。因其抗炎作用强，胃肠道不良反应少而轻微，常用于类风湿关节炎和骨关节炎、腰腿痛、牙痛、痛经治疗。

📖 知识拓展

基因多态性与 NSAIDs 的个体差异

临床实践表明，各类 NSAIDs 的疗效及不良反应存在明显的个体差异，甚至可能导致个别患者治疗无效或发生严重毒性反应。现已证实，该现象与药物代谢酶 CYP2C9 的基因多态性及环氧合酶 COX 基因多态性密切相关。

多数 NSAIDs 由肝 CYP2C9 代谢，而该酶呈基因多态性。其常见的等位基因型 CYP2C9 * 2 及 CYP2C9 * 3 因基因突变使 CYP2C9 酶活性明显降低，药物代谢消除减慢，是造成 NSAIDs 疗效及不良反应个体差异的重要原因。与野生型受试者相比，这两种基因型可使布洛芬、塞来昔布的 AUC 及峰药浓度显著增加，药物暴露量增大。近年推荐的"CYP2C9 基因型与 NSAIDs 治疗的临床指南"，倡导根据基因型指导赛来昔布、布洛芬、双氯芬酸等药物的个体化用药方案，可望达到更理想的用药效果。

COX 的多态性也对 NSAIDs 疗效有显著影响。有人发现，COX-1 的基因多态性影响阿司匹林疗效，甚至产生"阿司匹林抵抗"。COX-2 的基因多态性也与 NSAIDs 的疗效差异有关。赛来昔布对 COX-2 的作用可因基因型的不同而差异显著，阿司匹林、布洛芬、罗非昔布等药物的镇痛效果对不同基因型的患者也差异极大。

第四节 抗痛风药

痛风是人体嘌呤代谢紊乱和(或)尿酸排泄障碍所引起的代谢性疾病。临床表现为反复发作性关节炎、痛风性肾病、痛风凝结物沉积、尿酸性泌尿系统凝结物生成。尿酸水平升高是痛风的生化基础，患者伴有高尿酸血症。痛风的药物治疗主要是促进尿酸排泄和/或减少尿酸生成，控制症状和并发症。

根据药理作用不同，抗痛风药物分为以下几类：①抑制尿酸合成药物，如别嘌醇；②增加尿酸排泄药物，如丙磺舒、苯磺吡酮、苯溴马隆等；③抑制白细胞进入关节药物，如秋水仙碱等；④解热镇痛抗炎药，如 NSAIDs 等。近年发现的尿酸转运体新靶点，为研制安全高效的抗痛风新药提供了新途径。

秋水仙碱

秋水仙碱(colchicine)对急性痛风性关节炎有选择性抗炎作用，可用于痛风急性期缓解疼痛。本品的作用可能是其与微管蛋白结合，引起微管蛋白解聚，中断了粒细胞迁移，抑制了急性发作局部的粒细胞浸润，尚能与有丝分裂纺锤体结合，阻断细胞的分裂；此外，本品还可抑制白三烯的合成与释放。口服迅速从胃肠道吸收，可从胆汁分泌形成肠肝循环。用药后可在 12 小时内缓解关节红、肿、热、痛症状。但本品对一般性疼痛及其他类型关节炎无效。本品不良反应多见，主要是胃肠道反应如恶心、呕吐、腹痛、腹泻。中毒时出现水样腹泻及血便、脱水、休克；对肾及骨髓有损伤作用。

别嘌醇

别嘌醇(allopurinol，别嘌呤醇)为次黄嘌呤的异构体。体内的次黄嘌呤及黄嘌呤由黄嘌呤氧化酶催化生成尿酸。低浓度别嘌醇竞争性抑制该酶，高浓度时则为非竞争性抑制。此外，别嘌醇在肝脏的代谢物奥昔嘌醇也是酶的非竞争性抑制剂，且在组织中滞留时间较长，使尿酸生物合成受阻，尿酸血浓降低，并使患者组织内尿酸结晶重新溶解。临床多用于慢性痛风。

本品口服易吸收，$0.5 \sim 1$ 小时血药浓度达峰值，$t_{1/2}$ 约为 $2 \sim 3$ 小时。其代谢产物奥昔嘌醇的 $t_{1/2}$ 约为 $14 \sim 28$ 小时。不良反应较少，偶见皮疹、胃肠道反应、转氨酶升高和白细胞减少。

丙磺舒

丙磺舒(probenecid)通过竞争性抑制肾小管的有机酸转运，抑制肾小管对尿酸的再吸收，增加尿酸排泄。本品无镇痛及抗炎作用，仅适用于慢性痛风。口服吸收完全，血浆蛋白结合率 $85\% \sim 95\%$，血浆 $t_{1/2}$ 与剂量相关，治疗剂量时 $t_{1/2}$ 为 $6 \sim 12$ 小时。本药大部分经肾近曲小管主动分泌排泄。因脂溶性大，易被再吸收，故排泄慢。碱化尿液排泄增加。不良反应少见。

苯磺吡酮

苯磺吡酮(sulfinpyrazone,硫氧唑酮、苯磺保泰松)本品抑制肾小管的尿酸再吸收,促进尿酸的排泄,降低血尿酸水平。此外,尚可抑制血小板聚集,增加血小板存活时间,并有弱抗炎和镇痛作用。可用于慢性痛风性关节炎和高尿酸血症,亦可用于动脉血栓性疾病防治,减缓或预防痛风结节的形成和关节痛风病变。常见不良反应有恶心、呕吐、腹痛、皮疹、咽痛、肝损害。

苯溴马隆

苯溴马隆(benzbromarone,苯溴香豆素)为苯并呋喃衍生物,作用机制主要是抑制肾小管对尿酸的再吸收,从而降低血中尿酸浓度。由于其不影响嘌呤核苷酸的代谢,故适用于高尿酸血症及痛风患者的长期治疗。

本药口服易吸收,约2~3小时血药浓度达峰值。代谢产物有活性,$t_{1/2}$为12~13小时。主要以原型药从尿液、粪便及胆汁排泄。不良反应较少,少数患者可见粒细胞减少,故应定期检查血常规。极个别病例会发生抗药性及持续性腹泻。

思考题

答案解析

1. 解热镇痛抗炎药的作用机制是什么?
2. 阿司匹林与其他解热镇痛抗炎药相比,有哪些独特的药理作用和不良反应?
3. NSAIDs的分类有哪些?请列举各类药物的代表药。

（宋　珏　吕雄文　李　俊）

书网融合……

习题　　　微课　　　本章小结

第十六章　抗心律失常药

PPT

📖 **学习目标**

1. 通过本章学习，掌握正常心脏电生理特征，心律失常发生的电生理学机制，抗心律失常药的基本作用机制和分类以及常用抗心律失常药物；熟悉不同抗心律失常药物药理作用和临床应用的差异；了解抗心律失常药物致心律失常的作用。

2. 具备用所学知识为抗心律失常药物合理应用提供指导的能力。

3. 树立药学服务人类和满足大健康的理念，担负药学工作者应有的职责。

心律失常(arrhythmia)是指心脏冲动频率、节律、起源部位、传导速度和传导顺序等发生异常。心脏正常的泵血功能依赖于心脏协调而有节律的收缩和舒张活动，心率过快、过慢或心动节律不同步均可导致心脏泵血功能障碍，进而出现全身症状。各种器质性心血管疾病、药物中毒、电解质失衡等因素均可引起心律失常，严重的心律失常可危及生命。根据发作时心率快慢，心律失常分为两大类：缓慢型心律失常和快速型心律失常。缓慢型心律失常有窦性心动过缓、房室传导阻滞等，常用阿托品、异丙肾上腺素治疗，严重者采用起搏器治疗。快速型心律失常包括房性期前收缩、房性心动过速、心房颤动、心房扑动、阵发性室上性心动过速、室性期前收缩、室性心动过速及心室颤动等多种类型，本章所述抗心律失常药为抗快速型心律失常的药物。

第一节　心律失常发生的电生理学机制

一、正常心脏电生理特征

心脏由多种具有特定功能的细胞组成，其中窦房结细胞、房室结细胞、希氏-浦肯野系统具有自律性和传导性，心房肌和心室肌细胞具有传导性和收缩性。这些不同功能的心脏细胞具有不同的电生理特征，而这些不同的电生理特征又保证了心脏整体电生理和机械活动的协调一致(图16-1)。

不同类型心脏细胞的静息膜电位和动作电位特征不同，浦肯野细胞、心房肌和心室肌细胞具有相似的快反应细胞的动作电位特征，而窦房结、房室结细胞具有相似的慢反应细胞的动作电位特征。

以心室肌细胞为代表的快反应细胞的动作电位特征见图16-2。心室肌细胞静息膜电位为-90~-80mV。当心室肌细胞受到刺激产生兴奋时，细胞膜两侧电位发生变化，形成动作电位(action potential)。动作电位分为0、1、2、3、4期，动作电位不同时期所参与的电流不同。

1. 0期　为除极期，由钠通道开放、Na^+内流所致，0期电位上升速率反映细胞的传导性。钠通道阻滞药抑制0期Na^+内流，可抑制传导。

2. 1期　为快速复极初期，由短暂K^+外流以及Cl^-内流所致。

3. 2期　为平台期，由Ca^{2+}和少量Na^+内流(晚钠电流)以及K^+外流所致，由于内流的阳离子和外流的阳离子处于相对平衡，因此2期膜电位维持平台状态。2期残存的钠电流称为晚钠电流，抑制晚钠电流的药物可减少Na^+内流，缩短动作电位时程，但相对延长有效不应期，如利多卡因。

图 16-1　心脏不同类型细胞的动作电位特征及与心电图关系

图 16-2　心室肌细胞动作电位特征及主要参与电流

4. 3 期　为快速复极末期，K$^+$外流增加，膜电位迅速下降并复极至静息膜电位水平。抗心律失常药物中的钾通道阻滞剂抑制 K$^+$外流，可显著延长动作电位时程和有效不应期。参与 3 期复极的钾通道有多种类型，目前的抗心律失常药物中的钾通道阻滞剂主要抑制快速激活的延迟整流钾电流（"rapidly activating" delayed rectifier K$^+$ current，I$_{Kr}$），该通道蛋白是由 hERG（human ether-a go-go-related gene）基因编码的，但抑制 I$_{Kr}$过度，延长动作电位时程又可诱发心律失常。

5. 4 期　为静息期，在 Na$^+$，K$^+$-ATP 酶的作用下，细胞泵出 Na$^+$，摄入 K$^+$，恢复静息电位时的离子分布，此期，心房肌和心室肌细胞的静息膜电位较为稳定，而希氏-浦肯野系统因存在起搏通道可发生自动除极化而产生自律性。4 期自动除极化是自律细胞产生自动节律性兴奋的电生理学基础。抑制起搏电流或抑制钠电流可抑制快反应细胞的自律性。

上述 0 期开始至 3 期复极结束的时间称为动作电位时程（action potential duration，APD）。在动作电位时程中，当膜电位恢复到 -60~-50mV 时，细胞才对新刺激产生可扩布的动作电位。从 0 期开始到能够接受刺激产生可扩布动作电位的时间称为有效不应期（effective refractory period，ERP），它反映钠通道恢复有效开放所需的最短时间。

以窦房结细胞为代表的慢反应细胞的动作电位特征见图 16-3。窦房结细胞最大复极电位约为 -70~-60mV，其动作电位除极化速度缓慢，只有 0、3、4 期。0 期为除极期，由 L-型钙通道开放、Ca^{2+}内流所致，L-型钙通道阻滞药可抑制 0 期除极速率，抑制慢反应细胞传导。3 期为复极期，由 K$^+$外流所致。4 期为自动除极期，由于 K$^+$外流进行性衰减和起搏电流（If）进行性增加，使膜电位除极化达

图 16-3　窦房结细胞动作电位特征及主要参与电流

到 T-型钙通道激活电位、T-型钙通道开放，进而使膜电位进一步除极化，达到 L-型钙通道激活电位，产生 0 期除极化。抑制起搏电流或抑制 L-型钙通道可抑制慢反应细胞的自律性，减慢 L-型钙通道复活或延长动作电位时程可延长慢反应细胞的有效不应期。

二、心律失常发生的电生理学机制

(一) 冲动形成异常

1. 自律性异常 自律性异常包括正常自律细胞(如窦房结、房室结、希氏-浦肯野细胞)自律活动改变或非自律细胞(如心房肌、心室肌细胞)产生异常自律性。正常状态下,心脏的兴奋来自窦房结,而病理状态如低血钾、心肌缺血、缺氧等可使窦房结以外自律细胞的自律性异常增高;非自律细胞如心房肌和心室肌细胞在缺血、缺氧条件下也可出现自律性。

2. 后除极和触发活动 后除极是指在一个动作电位中继0期除极后所发生的除极化,其频率较快,振幅较小,呈振荡性波动,当达到阈电位时可引起异常冲动,引起触发活动(triggered activity)。根据发生时间,后除极分为早后除极和迟后除极。

(1) 早后除极(early afterdepolarization, EAD) 是一种发生在完全复极之前的后除极,常见于2、3期复极中(图16-4A)。早后除极主要与复极过程延长有关,延长动作电位时程的药物易诱发早后除极。早后除极所触发的心律失常以尖端扭转型心动过速(torsades depointes, TdP)最常见。

(2) 迟后除极(delayed afterdepolarization, DAD) 是一种在心肌完全复极后发生的后除极,常出现于动作电位4期,主要由细胞内Ca^{2+}超载而诱发的Na^+短暂内流所致(图16-4B)。诱发迟后除极的因素有心肌缺血、儿茶酚胺、强心苷中毒等。

图16-4 早后除极(A)和迟后除极(B)示意图

(二) 冲动传导异常

冲动传导异常包括单纯传导障碍和折返激动(reentry)。单纯传导障碍包括传导减慢、传导阻滞。折返激动是指一次冲动下传后,又沿着另一环形通路折回,并再次兴奋原已兴奋过的心肌,是引发快速型心律失常的重要机制,折返形成机制见图16-5。折返发生的条件包括:存在解剖性环路;存在单向传导阻滞而反向导通区;相邻细胞有效不应期不一致等。折返可发生在心房内或心室内,心房内或心室内存在多个折返环路可诱发心房或心室的扑动和颤动;心房和心室之间存在旁路传导形成折返,可诱发预激综合征。

图16-5 折返形成机制

第二节　抗心律失常药的基本作用机制和分类

一、抗心律失常药的基本作用机制

心律失常发生的电生理学机制包括冲动形成异常或冲动传导异常或两者兼有。抗心律失常药通过影响心肌细胞膜离子通道，减少异位自律性或后除极、消除折返而发挥抗心律失常作用。

抗心律失常药物作用机制如下。

（一）降低自律性

通过抑制自律细胞4期自动除极化速率、提高动作电位发生阈值、增大最大舒张电位、延长动作电位时程等方式降低异常自律性。以快反应细胞为例，降低细胞自律性的机制见图16-6。

- - - - 基础状态
——— 药物作用状态

图16-6　降低自律性的机制
A. 降低4期除极斜率；B. 提高阈电位；
C. 增大最大舒张电位；D. 延长动作电位时程

（二）抑制后除极和触发活动

早后除极的发生与动作电位时程过度延长有关，迟后除极的发生与细胞内钙超载有关，因此要避免动作电位时程过度延长，减少早后除极引起的触发活动；抑制细胞钙超载，减少迟后除极及其诱导的触发活动。

（三）消除折返

折返激动产生的主要机制是单向传导阻滞和邻近心肌组织有效不应期不均一，抗心律失常药物可通过减慢传导，变单向传导阻滞为双向传导阻滞，终止折返激动，如钙通道阻滞药或 β 肾上腺素受体阻断药可减慢房室结的传导，消除房室结折返所致室上性心动过速。适当延长有效不应期的药物，使反向传导落入细胞有效不应期内，也可抑制折返。

二、抗心律失常药的分类

根据 Vaughan Williams 分类法，抗心律失常药分为四大类：Ⅰ类钠通道阻滞药，Ⅱ类 β 受体阻断药，Ⅲ类延长动作电位时程药(钾通道阻滞药)，Ⅳ类钙通道阻滞药。

1. **Ⅰ类——钠通道阻滞药**　根据药物对钠通道的阻滞程度，钠通道阻滞药又分为Ⅰa、Ⅰb、Ⅰc三个亚类。

(1) **Ⅰa类**　适度阻滞钠通道，降低动作电位0期上升速率，不同程度地抑制钾通道、钙通道，降低自律性，减慢传导，延长动作电位时程和有效不应期。代表药有奎尼丁、普鲁卡因胺等。

(2) **Ⅰb类**　轻度阻滞钠通道，轻度降低动作电位0期上升速率，抑制晚钠电流，可缩短动作电位时程但相对延长有效不应期。代表药有利多卡因、苯妥英钠等。

(3) **Ⅰc类**　重度阻滞钠通道，显著降低0期上升速率，抑制传导，降低自律性。代表药有普罗帕酮、氟卡尼等。

2. **Ⅱ类——β 肾上腺素受体阻断药**　通过拮抗心肌细胞 β-受体兴奋的效应，间接抑制起搏电流、L-型钙电流，降低窦房结自律性，减慢房室结传导，代表药有普萘洛尔、美托洛尔等。

3. **Ⅲ类——钾通道阻滞药(延长动作电位时程药)**　通过抑制 K^+ 外流，延长复极过程，明显延长动作电位时程和有效不应期，代表药有胺碘酮、索他洛尔等。

4. **Ⅳ类——钙通道阻滞药**　通过阻滞心肌细胞 L-型钙通道，降低窦房结细胞自律性，减慢房室结传导，代表药有维拉帕米等。

第三节　常用抗心律失常药 微课

一、Ⅰ类——钠通道阻滞药

(一) Ⅰa类

奎尼丁

奎尼丁(quinidine)为金鸡纳树皮中分离出的生物碱，是奎宁的右旋异构体。

【体内过程】口服吸收迅速，血药浓度达峰时间为1~2小时，生物利用度为75%，血浆蛋白结合率约80%，组织中药物浓度较血浆药物浓度高10~20倍，心肌浓度尤高，体内表观分布容积为2~4L/kg。本品大部分经肝脏氧化代谢，主要代谢产物3-羟基奎尼丁仍有药理活性。约20%原形药物经肾脏排泄，血浆消除半衰期5~8小时。

【药理作用】奎尼丁阻滞心肌细胞 Na^+ 通道和多种 K^+ 钾通道，较高浓度时尚可阻滞 L-型钙通道。阻滞钠通道可提高兴奋阈值，降低异位节律；降低快反应细胞如心房肌细胞、心室肌细胞、浦肯野纤维的0期除极速率，减慢传导；延长心房肌细胞、心室肌细胞和浦肯野纤维的动作电位时程和有效不应期。减慢传导和延长有效不应期有助于消除折返。

此外，奎尼丁还具有拮抗外周血管 α-肾上腺素受体和抗胆碱作用。静脉注射时，可引起外周血管扩张，血压下降和反射性窦性心动过速。可加快房室结传导，因此奎尼丁治疗心房颤动或心房扑动时，宜先用强心苷类药物抑制房室传导以免加快心室率。

【临床应用】 为广谱抗心律失常药，可治疗各种快速型心律失常，包括频发性室上性和室性期前收缩、室上性和室性心动过速、心房扑动和心房颤动等，是治疗心房扑动和心房颤动的重要转复心律药物。虽然目前对心房扑动和心房颤动的治疗多采用电转律法，但奎尼丁仍有应用价值，用于抑制转律后的复发。

【不良反应】

1. 心脏毒性 病人使用奎尼丁时突发神智丧失，四肢抽搐及呼吸停止，称为"奎尼丁晕厥"，表现为 Q-T 间期延长和尖端扭转型室性心动过速，发作可自行终止，但可能反复发作，甚至转变为室颤而致命。一旦发作应立即停药，并进行人工呼吸、胸外心脏按压和电除颤等抢救措施。药物抢救可用异丙肾上腺素，同时输注乳酸钠或 $NaHCO_3$。奎尼丁抑制迷走神经可增加窦性频率，加快房室传导，治疗房颤或房扑时能加快心室率，应先给予钙通道阻滞药、β-肾上腺素受体阻断药或强心苷类药物以减慢房室传导，降低心室率。本品心脏毒性多发生在用药初期，因此应加强用药初期的心电图监测。

2. 金鸡钠反应 表现为恶心、呕吐、腹痛、腹泻等消化道反应，发生率可达 30%~50%，也可出现头痛、眩晕、耳鸣、视觉障碍、听力减退等症状，总称金鸡纳反应（chichonic reaction）。

3. 过敏反应 偶可致皮疹、血管神经性水肿和血小板减少。

【药物相互作用】 与地高辛合用时，可置换肌肉组织中结合的地高辛以及降低其肾清除率，进而增加其血药浓度，故合用时应减少地高辛用量；与华法林合用时，通过对血浆蛋白的竞争，可延长凝血酶原时间；与胺碘酮合用时，可升高奎尼丁血药浓度；与肝药酶诱导剂（如苯巴比妥、苯妥英钠、利福平）合用可加速奎尼丁的代谢，使其血药浓度降低；与肝药酶抑制剂（如普萘洛尔、维拉帕米、西咪替丁）合用时宜减少本品用量。

普鲁卡因胺

普鲁卡因胺（procainamide）为局麻药普鲁卡因的酰胺型衍生物。

【体内过程】 口服吸收迅速，血药浓度达峰时间为 1~1.5 小时，生物利用度为 70%~90%。约 40% 鲁卡因胺在肝中发生乙酰化代谢，60% 鲁卡因胺以原型由肾脏排出。其代谢产物乙酰普鲁卡因胺仍然保留其抗心律失常作用。肝肾功能正常者半衰期为 3~5 小时，充血性心力衰竭可使半衰期延长至 6 小时，严重肾脏疾病可延长至 10~20 小时。

【药理作用】 普鲁卡因胺电生理作用与奎尼丁相似但弱于奎尼丁，无 α-肾上腺素受体阻断作用，可降低心肌细胞自律性，减慢传导，延长动作电位时程和有效不应期。

【临床应用】 为广谱抗心律失常药，主要用于室性心律失常，如室性期前收缩、室性心动过速。对心房纤颤及心房扑动的转复作用弱于奎尼丁。

【不良反应】

1. 一般不良反应 恶心、食欲不振、呕吐、腹泻等胃肠胃道反应，大多可耐受，也可有荨麻疹、皮肤瘙痒等。大剂量可产生中枢神经系统症状。

2. 心血管系统不良反应 较奎尼丁轻，一般剂量对血压无影响，高浓度静脉注射可引起低血压、传导阻滞、室性心动过速、室颤、心力衰竭等严重不良反应。房室传导阻滞、低血压、心衰、肝肾功能不全者慎用。

3. 其他 长期应用可出现红斑狼疮样反应。

丙吡胺

丙吡胺(disopyramide)作用与奎尼丁类似，可降低心房肌、心室肌、浦肯野纤维的自律性和传导性，延长有效不应期。用于维持房颤和房扑复律后的窦性节律，或预防室性心动过速和室颤的复发。抗胆碱作用强于奎尼丁，因此当治疗房扑或房颤时应同时给予减慢房室传导的药物。

丙吡胺的心脏毒性与奎尼丁相似，因抑制心肌收缩力的作用明显，可诱发或加重心力衰竭，故不作为抗心律失常一线药物，伴有充血性心力衰竭的患者忌用。其抗胆碱作用可引起尿潴留、口干、视力模糊及加重青光眼。

(二) Ⅰb类

利多卡因

利多卡因(lidocaine)为治疗室性心律失常的首选药物。

【体内过程】口服首过效应显著，生物利用度极低，口服无效。静脉给药1分钟起效，约5分钟达峰值，作用持续15~30分钟；肌内注射，5~15分钟起效，作用持续60~90分钟。血浆蛋白结合率为50%~80%，体内分布广泛。本品几乎完全在肝脏代谢，血浆消除半衰期约1.5~2小时。

【药理作用】利多卡因主要作用于浦肯野纤维和心室肌，对窦房结、房室结和心房肌无明显作用。利多卡因作用于钠通道失活态，抑制Na^+内流，降低浦肯野纤维和心室肌细胞的自律性和传导性。利多卡因也抑制晚钠电流(复极2期的Na^+内流)，缩短浦肯野纤维和心室肌细胞的动作电位时程，但相对延长有效不应期。

【临床应用】主要用于室性心律失常的治疗，可用于心肌梗死、心脏手术后、强心苷中毒等原因引起的室性早搏、室性心动过速、心室颤动等室性快速型心律失常。

【不良反应】肝功能不良患者静脉注射过快可出现头昏、嗜睡、兴奋、激动、语言和吞咽障碍等神经系统症状。剂量过大或静脉注射过快可引起心率减慢、房室传导阻滞和低血压，甚至心搏骤停。充血性心力衰竭、肝功能不全患者长期滴注后可产生药物蓄积。

苯妥英钠

苯妥英钠(phenytoin sodium)具有抗心律失常和抗癫痫作用。

【体内过程】口服吸收缓慢且不完全，生物利用度约55%~90%，个体差异较大。血药浓度达峰时间为8~12小时，有效治疗浓度为10~20μg/ml，3~4天才能达到稳态血药浓度。本品主要经肝脏代谢，血浆消除半衰期约19小时。

【药理作用】对心脏电生理的影响与利多卡因相似，主要作用于浦肯野纤维和心室肌，降低自律性，相对延长有效不应期。能与强心苷竞争Na^+,K^+-ATP酶，抑制强心苷中毒所致的后除极和触发活动，为治疗强心苷中毒所致快速心律失常的首选药物。

【临床应用】主要用于治疗强心苷中毒所致室性心律失常，对心肌梗死、心脏手术、麻醉、电复律术引起的室性心律失常也有效。

【不良反应】常见不良反应有嗜睡、眩晕、震颤、共济失调等，严重者出现呼吸抑制。静脉给药可能引发室颤、窦性心动过缓和低血压。偶可发生巨幼红细胞性贫血、白细胞减少和血小板减少。孕妇用药可使胎儿致畸。本药有肝药酶诱导作用，与地高辛、奎尼丁、美西律、茶碱等药物合用时，可加速后者肝脏代谢。

美西律

美西律(mexiletine)电生理作用与利多卡因相似。口服吸收迅速、完全，口服后 2~3 小时血药浓度达峰值，作用维持 8 小时，生物利用度约为 90%。血浆蛋白结合率为 70%，血浆消除半衰期为 10~12 小时。临床主要用于各种室性心律失常，包括急性心肌梗死、心脏手术及强心苷中毒所致室性心律失常。本品不良反应发生率较高。临床约 20%~30% 患者口服后出现不同类型的不良反应，其中最常见为胃肠道反应；其次为神经系统反应，如头晕、震颤、共济失调、眼球震颤、嗜睡、昏迷、惊厥、精神失常等；还可出现窦性心动过缓、房室传导阻滞、低血压等心血管不适症状。

(三) Ic类

普罗帕酮

普罗帕酮(propafenone)化学结构与普萘洛尔相似，具有弱的 β 肾上腺素受体阻断作用。

【体内过程】口服吸收完全，血药浓度达峰时间为 2~3 小时。首过效应明显，生物利用度约为 12%。主要在肝脏经 CYP2D6 代谢，其代谢物 5-羟普罗帕酮也具有药理活性。原型和代谢物均从肾脏排泄，血浆消除半衰期约 5~8 小时。其代谢具有遗传多态性，弱代谢型者约占 7%。

【药理作用】阻滞心房、心室和希氏-浦肯野系统 Na^+ 通道，对 K^+ 通道也有阻滞作用。抑制快反应细胞动作电位 0 期上升速率和幅度，减慢传导、降低自律性，延长快反应细胞动作电位时程和有效不应期，消除折返。

【临床应用】属于广谱抗心律失常药，可用于预防和治疗室性和室上性异位搏动，室性或室上性心动过速，预激综合征，电复律后室颤发作等。

【不良反应】不良反应发生率较高，多数呈剂量依赖性。常见恶心、呕吐、味觉改变、头痛、眩晕等症状。可引起心动过缓、房室传导阻滞以及心脏停搏。

氟卡尼

氟卡尼(flecainide)抑制钠通道作用强于 Ia、Ib 类药，显著降低 0 期除极速率，减慢心房、心室及希氏-浦肯野纤维传导，降低自律性。由于氟卡尼与钠通道结合后的解离速度慢，因此延长有效不应期。氟卡尼对快速激活的延迟整流钾电流也有抑制作用。氟卡尼可用于治疗室性和室上性心律失常。口服吸收迅速、完全，血浆消除半衰期在酸性尿中约为 10 小时，而在碱性尿中可延长至 17 小时。致心律失常发生率较高，一般不作常规使用，临床上主要用于顽固性心律失常。同类药物还有恩卡尼(encainide)和氯卡尼(lorcainide)。

二、β肾上腺素受体阻断药

普萘洛尔

【体内过程】普萘洛尔(propranolol)口服吸收迅速、完全，但首过效应明显，生物利用度约 30%。口服后血药浓度达峰时间为 1~2 小时，半衰期约 2~3 小时。血浆蛋白结合率为 90%。脂溶性高，可通过血-脑屏障。主要经肝脏代谢，血药浓度存在明显个体差异。代谢产物及少量原型药物（<1%）经肾脏排泄。

【药理作用】普萘洛尔阻断 β 肾上腺素受体激动的效应，通过降低第二信使 cAMP 水平，间接影响心脏离子通道的功能，包括抑制起搏电流、L-型钙电流和钠电流等，降低窦房结、房室结和浦肯野细胞自律性，减慢房室结和浦肯野细胞传导，减少心肌细胞内钙超载，降低儿茶酚胺引起的迟后除极及触发活动。

【临床应用】常用于治疗交感神经兴奋过高如嗜铬细胞瘤、甲状腺功能亢进所致的窦性心动过速，也可用于其他室上性心律失常如房性心动过速、房室结折返性心动过速。

【不良反应】常见反应有低血压、窦性心动过缓、房室传导阻滞等。中枢不良反应有多梦、失眠、抑郁、易疲劳等。突然停药可加重原有症状如血压增高、心动过速、心律失常、心绞痛加剧，甚至引起急性心肌梗死。房室传导阻滞、病态窦房结综合征、支气管哮喘、慢性肺部疾病患者禁用。

美托洛尔

美托洛尔（metoprolol）为选择性 β_1 受体阻断药，可抑制窦房结和房室结的自律性，减慢房室传导。主要用于交感神经过度兴奋诱发的室性、室上性心律失常。不良反应与普萘洛尔相似。

三、延长动作电位时程药

胺碘酮

胺碘酮（amiodarone）化学结构与甲状腺素相似，每分子药物含两个碘原子。

【体内过程】口服吸收良好但缓慢，生物利用度22%~65%，有明显个体差异。血浆清除半衰期为14~28天，静脉注射10分钟起效。血浆蛋白结合率为95%，体内分布广泛，心肌药物浓度比血药浓度高30倍。主要由肝脏代谢。其代谢产物脱乙基胺碘酮也具有抗心律失常活性。胺碘酮和脱乙基胺碘酮具有高度亲脂性（集中于肝、脂肪、肺、心肌、肾脏等），故排泄缓慢，停药30~50天仍有作用。10%~15%的胺碘酮可通过胎盘屏障，并能分泌到乳汁，故不宜用于孕妇及哺乳期妇女。

【药理作用】胺碘酮阻滞 K^+ 通道、Na^+ 通道和 Ca^{2+} 通道等多种离子通道，降低窦房结和浦肯野纤维的自律性，减慢房室结和浦肯野纤维传导，延长心肌细胞动作电位时程和有效不应期，延长 Q-T 间期。胺碘酮尚具有一定的非竞争性阻断 α、β 受体和扩张血管作用，能扩张冠状动脉，增加冠脉血流。

【临床应用】胺碘酮为广谱抗心律失常药，可用于治疗心房扑动、心房颤动、室上性及室性心动过速，可有效维持房颤患者的窦性节律。静脉注射可迅速终止室性心动过速和室颤。因胺碘酮能扩张血管且对心肌无抑制作用，可降低冠心病、高血压、心衰和急性心肌梗死伴心律失常患者死亡率。

【不良反应】可引起食欲减退、恶心、呕吐和便秘等胃肠道反应，饭后服药可减少胃肠道反应的发生率。心血管系统不良反应为窦性心动过缓、房室传导阻滞等。本品常引起 Q-T 间期延长，但尖端扭转型室性心动过速发生率较低，多见于并发低钾或与 Ia 类药物合用者。长期应用可见角膜黄褐色颗粒沉着，停药后可自行恢复；少数患者发生甲状腺功能亢进或减退。个别患者出现间质性肺炎或肺纤维化，长期应用必须定期监测肺功能、进行肺部 X 线检查和血清 T_3 与 T_4 检测。房室传导阻滞及 Q-T 间期延长者禁用胺碘酮。

索他洛尔

索他洛尔（sotalol）具有 β 肾上腺素受体阻断和钾通道抑制作用，可降低窦房结和浦肯野纤维的自律性，减慢房室结传导，明显延长心房肌、心室肌和浦肯野纤维的动作电位时程和有效不应期。可用于治疗多种心律失常包括心房纤颤、心房扑动、室上性心动过速、预激综合征伴发的室上性心动过速、室性早搏、室性心动过速、室颤以及急性心肌梗死并发的严重心律失常。口服吸收完全，血浆蛋白结合率低，在心、肝、肾浓度高。主要以原型经肾脏排泄。少数 Q-T 间期延长者偶可出现尖端扭转型室性心动过速。

四、钙通道阻滞药

维拉帕米

【体内过程】维拉帕米(verapamil)口服吸收迅速，但首过效应显著，生物利用度约为20%~35%，故口服剂量较静脉注射量大8~10倍；口服后30分钟起效，作用维持5~6小时。静脉注射2分钟起效，作用持续15分钟。血浆蛋白结合率为90%。主要在肝脏中代谢，其代谢产物经肾排泄。血浆清除半衰期为3~7小时。

【药理作用】阻滞L-型钙通道，降低窦房结和房室结自律性，减慢房室结传导，延长窦房结和房室结的有效不应期。

【临床应用】主要用于治疗阵发性室上性心动过速。对房性心动过速、房扑或房颤，可通过减慢房室传导而控制心室率，但不能使其转为窦性心律。

【不良反应】静脉注射过快或剂量过大可引起血压下降、心动过缓、房室传导阻滞等。禁用于病态窦房结综合征、二至三度房室传导阻滞、心力衰竭及心源性休克患者。

五、其他类抗心律失常药

腺苷

腺苷(adenosine)为内源性嘌呤核苷酸，通过与G蛋白耦联的腺苷受体A₁结合，激活心房、窦房结和房室结的乙酰胆碱敏感钾通道，使K^+外流增加，细胞膜超极化而降低自律性并缩短动作电位时程。腺苷也抑制L-型钙通道，减慢房室结传导，并抑制由交感神经兴奋引起的迟后除极。腺苷主要用于终止阵发性室上性心动过速。腺苷体内消除迅速，半衰期极短，只有数秒钟，起效快而作用短暂。使用时需静脉快速注射给药，否则在药物到达心脏前即失活。可有呼吸困难、胸部不适、眩晕等不良反应，静脉注射速度过快可致短暂(<5秒)的心脏停搏。

强心苷类药物也可用于某些类型心律失常的治疗。临床上常用的强心苷类药物有地高辛、毛花苷C、毒毛花苷K及洋地黄毒苷等。强心苷类药物可兴奋迷走神经，降低窦房结自律性，减慢房室传导，可用于治疗心房颤动、心房扑动和阵发性室上性心动过速。

知识拓展

伊伐布雷定

心脏起搏电流(If)由超极化激活的环核苷酸阳离子通道(hyperpolarization activated cyclic nucleotide gated channels，HCN)所介导，在细胞膜超极化状态下激活。心脏起搏电流是一种混合离子(Na^+和K^+)电流，主要表现为Na^+内流，因此起搏电流激活可引起细胞膜除极化。伊伐布雷定(ivabradine)是心脏HCN通道阻滞剂，可抑制心脏起搏电流，抑制4期自动除极化，因此抑制窦房结自律性，减慢心率。伊伐布雷定也可降低房室结和浦肯野细胞的自律性。伊伐布雷定临床用于治疗稳定型心绞痛和慢性心衰(心率>70次/分钟)，基于其抑制心脏起搏电流的作用，可能具有治疗心动过速的新的潜在作用。

答案解析

思考题

1. 心律失常发生的电生理机制。
2. 抗心律失常药基本分类及各类药物的主要作用机制。
3. 分析各类抗心律失常药可能诱发心律失常的潜在机制。

（董德利）

书网融合……

习题

微课

本章小结

第十七章　利尿药及泌尿系统疾病用药 🔲微课

PPT

📖 学习目标

1. 通过本章学习，掌握利尿药的分类、作用机制及代表药物的临床应用及不良反应；熟悉脱水药及泌尿系统疾病用药的药理作用机制及临床应用；了解尿液生成的环节及机制。

2. 具备能运用所学知识为合理用药提供服务的能力。

3. 树立药学服务人类和满足大健康的理念，担负药学工作者应尽的职责。

第一节　利尿药

利尿药(diuretics)是直接作用于肾脏，促进体内水和电解质排出，产生利尿作用的药物。此类药物主要用于治疗各种原因引起的全身性水肿，如心、肝、肾功能障碍引起的水、钠潴留，亦可用于某些非水肿性疾病如高血压、高钙血症、尿结石及尿崩症等疾病的治疗。

一、利尿药作用的生理学基础

尿液生成包括肾小球滤过、肾小管和集合管的重吸收与分泌三个环节。利尿药通过作用于肾单位和集合管的不同部位而产生利尿作用。

（一）肾小球滤过

血液中的成分除蛋白质和血细胞外，均可经肾小球滤过而形成原尿。原尿量由肾血流量、有效滤过压和滤过系数决定。正常情况下，一个成人每天由肾小球滤过产生的原尿量可达180L，但排出的终尿仅为1~2L，可见原尿中99%的水和钠在肾小管与集合管中被重吸收。某些药物如多巴胺、茶碱、强心苷等能扩张肾血管、增加肾血流和肾小球滤过率，增加原尿量生成，但肾脏球－管平衡的调节机制的存在，使终尿量并不明显增多，利尿作用较弱。因此，临床应用的有效利尿药并非作用于肾小球，而是通过作用于肾小管或集合管不同部位，影响原尿中水和电解质的重吸收，产生利尿作用(图17–1)。

图 17–1　肾小管转运系统及利尿药与脱水药作用部位

(二) 肾小管重吸收

肾小管分为近曲小管、髓袢及远曲小管三部分。肾小管上皮细胞具有重吸收和分泌功能，其对原尿的重吸收量决定了终尿的量。不同部位肾小管对原尿重吸收的机制、成分和量存在极大差异。利尿药通过影响肾小管不同部位的重吸收，产生效应强度不同的利尿作用。

1. 近曲小管 原尿中 65%~70% 的 Na^+ 在此段被重吸收。Na^+ 的重吸收涉及两个环节：首先通过基侧膜上的 Na^+,K^+-ATP 酶将进入细胞内的 Na^+ 转运至组织间隙，使细胞内 Na^+ 浓度降低。再通过近曲小管管腔膜上的 Na^+-H^+ 交换体使小管液中的 Na^+ 通过管腔膜进入细胞，同时将细胞内的 H^+ 分泌到小管液中。进入管腔的 H^+ 与 HCO_3^- 形成 H_2CO_3。H_2CO_3 脱水成为 CO_2 和 H_2O，CO_2 以简单扩散形式进入细胞，在细胞内再水化成 H_2CO_3。H_2CO_3 分解后，H^+ 用于 Na^+-H^+ 交换，HCO_3^- 经 Na^+-HCO_3^- 同向转运体（symporter）进入组织间液。管腔内的脱水和细胞内的再水化反应均由碳酸酐酶催化（carbonic anhydrase，CA）（图 17-2）。碳酸酐酶抑制药通过抑制碳酸酐酶活性，影响 Na^+-H^+ 交换而利尿。作用于此段的药物并不产生明显的利尿作用，其原因是近曲小管对 Na^+ 的重吸收被抑制后，近曲小管管腔内原尿量增多，小管扩张，原尿吸收面积增大；同时其他部位肾小管对 Na^+ 的重吸收也代偿性地增加。

图 17-2 近曲小管的离子转运和碳酸酐酶（CA）抑制药的作用机制示意图

2. 髓袢 髓袢分降支和升支两部分。髓袢降支细段对 Na^+ 和尿酸通透性极低，但对水的通透性高，水分不断渗透至管周组织液，使小管液中渗透压升高。髓袢升支细段对水不通透，但对 Na^+ 和 Cl^- 通透性高，小管液中的 Na^+ 和 Cl^- 顺浓度差扩散至管周组织液，故小管液中 Na^+ 和 Cl^- 浓度又明显降低。升支粗段是 Na^+ 和 Cl^- 在髓袢重吸收的主要部位，原尿中 25% 的 Na^+ 在此段被重吸收。升支粗段对 NaCl 的重吸收依赖于管腔膜上的 Na^+,K^+-$2Cl^-$ 同向转运体。进入细胞的 Na^+ 由基侧膜上的 Na^+,K^+-ATP 酶转运至组织间液，降低细胞内 Na^+ 浓度，使上皮细胞与肾小管管腔液形成 Na^+ 浓度差，启动 Na^+,K^+-$2Cl^-$ 同向转运体将 Na^+ 转运入细胞。进入细胞的 Na^+ 再由 Na^+,K^+-ATP 酶转运至组织间液，Cl^- 顺浓度梯度经基侧膜上的 Cl^- 通道离开细胞，在细胞内蓄积的 K^+ 则经管腔膜上的 K^+ 通道返回管腔，形成 K^+ 的再循环。由于 Cl^- 流出和 K^+ 流入，使管腔内呈正电位，进而促使管腔内 Mg^{2+} 和 Ca^{2+} 经细胞旁途径而重吸收（图 17-3）。

图 17 - 3　髓袢升支粗段的离子转运和袢利尿药的作用机制示意图

　　髓袢升支粗段对水通透性很低，管腔内液渗透压因离子减少而降低（即肾脏对尿液的稀释功能），而髓质间液因大量离子进入与尿素共同形成高渗透压区，在抗利尿激素的存在下促进集合管对水分的大量再吸收（即肾脏对尿液的浓缩功能）。作用于此段的利尿药通过抑制上述 Na^+, K^+-2Cl^- 同向转运体，既影响肾脏的稀释功能，又影响肾脏的浓缩功能，利尿作用强大。

　　3. 远曲小管　原尿中约 10% 的 Na^+ 在此段被重吸收。按功能差异，远曲小管分为远曲小管近端和远曲小管远端，后者包含了连接小管和始端集合管，其部分功能与集合管相同。远曲小管近端对 NaCl 的重吸收依赖于管腔膜上的 Na^+-Cl^- 同向转运体，将管腔内的 Na^+、Cl^- 转运至细胞内，然后 Na^+ 经基底侧 Na^+, K^+-ATP 酶转运至组织间液，Cl^- 经基侧膜上的 Cl^- 通道转入组织间液。因该段对水不通透，NaCl 的重吸收进一步稀释了小管液。另外，Ca^{2+} 在甲状旁腺激素的调节下，经管腔膜上的 Ca^{2+} 通道和基侧膜上的 Na^+-Ca^{2+} 交换而被重吸收（图 17 - 4）。

图 17 - 4　远曲小管近端的离子转运和噻嗪类利尿药的作用机制示意图

（三）集合管重吸收

原尿中约 $2\% \sim 5\%$ 的 Na^+ 在集合管被重吸收，但其机制与其他部位不同。主细胞是 Na^+ 和 K^+ 交换部位，分别通过 Na^+ 通道和 K^+ 通道来吸收 Na^+、排出 K^+。主细胞顶质膜通过 Na^+ 通道转运 Na^+，进入细胞的 Na^+ 通过基侧膜的 Na^+,K^+-ATP 酶转运到间质进而吸收到血液。由于 Na^+ 重吸收量超过 K^+ 分泌量，致使管腔呈现负电位，驱动 Cl^- 经细胞旁途径转运入组织间液（图 $17-5$）。

图 $17-5$　远曲小管远端和集合管的离子转运和保钾利尿药的作用机制示意图

二、利尿药的分类

（一）按效能分类

1. 高效能利尿药（high efficacy diuretics）　主要作用于髓袢升支粗段髓质部和皮质部，又称袢利尿药，影响 Na^+,K^+-2Cl^- 同向转运体，使 Na^+ 重吸收减少，影响尿液稀释和浓缩过程，利尿作用强大。本类代表药有呋塞米、布美他尼、托拉塞米、依他尼酸等。

2. 中效能利尿药（moderate efficacy diuretics）　主要作用于远曲小管近端，影响 Na^+-Cl^- 同向转运体，使 Na^+ 重吸收减少，影响尿液稀释过程，利尿作用中等。本类代表药有噻嗪类、氯噻酮等。

3. 低效能利尿药（low efficacy diuretics）　该类药物包括两类：碳酸酐酶抑制药和保钾利尿药。碳酸酐酶抑制药主要作用于近曲小管，抑制碳酸酐酶活性，利尿作用弱，代表药有乙酰唑胺。保钾利尿药主要作用于远曲小管远端和集合管，涉及两种机制：分别为拮抗醛固酮的作用和抑制上皮细胞 Na^+ 通道。保钾利尿药利尿作用弱，减少 K^+ 排出。代表药有螺内酯（拮抗醛固酮的作用）、氨苯蝶啶（抑制上皮细胞 Na^+ 通道）等。

（二）新型利尿药

精氨酸升压素受体阻断药能通过抑制集合管水的重吸收，发挥利尿作用，对电解质排泄影响较小，代表药为托伐普坦。

三、常用利尿药

（一）高效能利尿药

本类药物利尿作用迅速而强大，即使肾小球滤过率低于 $10ml/min$，或其他利尿药效果不佳的情况下，仍能产生强大利尿作用。目前常用的药物有呋塞米、布美他尼、托拉塞米和依他尼酸（ethacrynic acid，利尿酸）等，以呋塞米最为常用。

呋塞米

呋塞米（furosemide，速尿，呋喃苯胺酸）属氨磺酰类化合物，为目前临床应用最广泛的高效、速效利尿药。

【体内过程】 口服吸收率为60%，生物利用度为50%~70%，食物能减慢其吸收，但不影响吸收率及疗效。血浆蛋白结合率为95%~99%，表观分布容积约为0.1L/kg，主要分布于细胞外液。静脉用药和口服给药后开始作用时间分别为5分钟和30分钟，作用维持时间分别为2小时和6~8小时。主要经肾脏近曲小管有机酸分泌机制，以原形经尿排出。血浆消除半衰期为30~60分钟，无尿患者延长至75~155分钟，肝肾功能同时严重受损者可延长至11~20小时。本药可通过胎盘，并经乳汁分泌。

【药理作用】

1. 利尿作用 与肾小管髓袢升支粗段 Na^+,K^+-2Cl^- 同向转运体可逆性结合，抑制其转运功能，减少 Na^+ 重吸收，降低肾脏的稀释功能；同时，降低肾髓质间液渗透压梯度，排出大量近似等渗的尿液，影响肾脏的浓缩功能。利尿作用强。

本类药物抑制 Na^+ 重吸过程，降低管腔膜电位，减少 Ca^{2+}、Mg^{2+} 重吸收，促进 Ca^{2+}、Mg^{2+} 排泄，长期应用可致低血镁。由于 Ca^{2+} 在远曲小管可被主动重吸收，故较少引起低血钙。输送到远曲小管和集合管的 Na^+ 增加可促使 Na^+-K^+ 交换增多，使 K^+ 分泌进一步增加。大剂量呋塞米抑制近曲小管的碳酸酐酶活性，使 HCO_3^- 排出增加，终尿中 Na^+、K^+、Cl^-、Mg^{2+} 排出增多，因 Cl^- 的排出量往往超过 Na^+，故可引起低氯碱血症。长期用药可引起高尿酸血症。

2. 扩张血管 抑制前列腺素（PG）分解酶活性，导致前列腺素 PGE_2 含量增加，降低血管对血管收缩因子的反应性，开放阻力血管钾离子通道，扩张血管作用。扩张肾血管，增加肾血流量，改变肾血流分布，预防急性肾衰竭。扩张小静脉，减轻心脏负荷，降低左室充盈压，减轻肺水肿；该作用发生在尿量增加之前，与利尿作用无明显关系，可能与 PGE_2 增加有关。

【临床应用】

1. 严重水肿 可用于充血性心力衰竭、肝硬化、肾脏疾病（如肾炎、肾功能衰竭）等多种原因引起的各类水肿。因利尿作用强大，一般不做首选，多用于其他利尿药无效的严重水肿患者。静脉注射后能迅速扩张容量血管，降低血容量，使回心血量减少，降低左室舒张末压而改善左心衰竭所致的急性肺水肿。强效利尿，使血液浓缩，血浆渗透压增高，也有利于消除脑水肿，对脑水肿合并心衰者尤为适用。

2. 急性肾功能衰竭 扩张血管，增加肾血流，以缺血区肾血流量增加最明显。此外，通过利尿作用增加尿量，冲洗肾小管，减少肾小管的萎缩和坏死，对各种原因如溺水、休克、中毒、麻醉意外以及循环功能不全等所致的急性肾功能衰竭有较好的防治作用。

3. 高钙血症 抑制 Ca^{2+} 重吸收，降低血钙。高钙血症危象时，可静脉注射呋塞米 40~80mg。

4. 高血压危象 不作为原发性高血压的首选药物，但伴有肾功能不全或出现高血压危象时，尤为适用。

5. 放射性核素检查 卡托普利加呋塞米介入肾动态显像，是诊断肾动脉狭窄的无创性方法，但需结合患者临床病情综合判定。

6. 加速某些毒物排出 配合大量输液，可使24小时尿量增加达5L以上，加速某些以原形经肾排泄的毒物从尿中排出。

【不良反应】

1. 水与电解质平衡紊乱 常为过度利尿引起，主要表现为低血容量、低血钾、低血钠、低血氯、碱中毒等。其中以低血钾最为常见，一般在用药后 1~4 周出现，其症状为恶心、呕吐、腹胀、无力及心律失常。低血钾还可增强强心苷对心脏的毒性，在慢性心功能不全应用强心苷治疗的患者，应严密监测血钾浓度，注意补充钾盐或加服保钾利尿药。长期应用还可引起低血镁。本类药物可同时引起低血钾与低血镁。纠正低血钾应同时纠正低血镁，因为 Na^+,K^+-ATP 酶的激活需要镁离子。

2. 耳毒性　静脉快速注射可引起眩晕、耳鸣、听力障碍等，与药物引起内耳淋巴液电解质成分改变及耳蜗毛细胞损伤有关。此毒性呈剂量依赖性，肾功能不全或同时使用其他有耳毒性药物时更易发生，一般为暂时性，少数不可逆。

3. 高尿酸血症　强效利尿后血容量降低，细胞外液容积减少，导致近曲小管对尿酸重吸收增加；本品可与尿酸竞争有机酸分泌途径。长期用药时多数患者出现高尿酸血症，但临床痛风发生率较低。

4. 过敏反应　作为磺胺类药物，可引起过敏反应，如皮疹、急性间质性肾炎等，对本药过敏患者应改用依他尼酸。

5. 其他　可有恶心、呕吐、消化道出血等胃肠道反应。少数患者可发生白细胞、血小板减少。也可发生皮疹、嗜酸性粒细胞增多、间质性肾炎等。老年人应用本药时易发生低血压、电解质紊乱、血栓形成和肾功能损害等不良反应。

【药物相互作用】　与其他耳毒性药物如氨基糖苷类、头孢菌素类合用会加重耳毒性；与碳酸氢钠合用发生低氯性碱中毒机会增加；与阿司匹林、双香豆素、华法林合可竞争与血浆蛋白结合而易致出血；与糖皮质激素类药物合用易致低血钾。本药可使尿酸排泄减少，血尿酸升高，故与治疗痛风的药物同用时，应适当调整后者剂量。

托拉塞米

托拉塞米（torasemide）属吡啶磺胺酰脲袢利尿药。

【体内过程】　口服易吸收，生物利用度为 80%~90%，血浆蛋白结合率为 97%~99%，表观分布容积约为 0.2L/kg，80% 经肝脏代谢，20% 以原型经肾脏排泄。血浆消除半衰期为 3.5 小时，作用可持续 24 小时。

【药理作用】　主要抑制髓袢升支粗段 Na^+,K^+-2Cl^- 同向转运体，抑制 Na^+ 和 Cl^- 重吸收，增加管腔液 NaCl 浓度，增大渗透压，降低肾髓质渗透压梯度，从而干扰尿的浓缩过程，促进尿 Na^+、Cl^- 和水的排泄。利尿作用强于呋塞米，是后者的 3 倍。此外，还可抑制 TXA_2 的缩血管作用，对糖代谢和脂代谢无不良影响。

【临床应用】　为治疗急性肾衰竭、肝硬化腹水及脑水肿的一线用药。治疗充血性心力衰竭总有效率高于呋塞米。可用于高血压及急性毒物或药物中毒、

【不良反应】　最常见的不良反应为直立性低血压、疲倦、紧张、关节痛和肌肉痉挛等。电解质紊乱、耳毒性等不良反应均低于呋塞米。

布美他尼

布美他尼（bumetanide，丁苯氧酸）为间氨苯磺氨基衍生物，是目前作用最强的袢利尿药，利尿作用是呋塞米的 20~60 倍。脂溶性高，口服吸收迅速而完全，生物利用度可达 90%，血浆蛋白结合率为 94%~96%。药理作用、作用机制及临床用途均与呋塞米相似。不良反应与呋塞米相似但较轻，排钾作用和耳毒性均小于呋塞米。大剂量时可出现肌肉疼痛和痉挛。

（二）中效能利尿药

本类药物作用于远曲小管近端，产生中等强度利尿作用。

噻嗪类

噻嗪类(thiazides)为临床常用中效利尿药。本类药物由杂环苯并噻二嗪与一个磺酰胺基(—SO$_2$NH$_2$)组成。一系列衍生物是在 2、3、6 位代入不同基团而获得，包括氯噻嗪(chlorothiazide)、氢氯噻嗪(hydro-chlorothiazide)、苄噻嗪(benzthiazide)、三氯噻嗪(trichlormethiazide)、苄氟噻嗪(bendroflumethiazide)等，其中最常用的为氢氯噻嗪。本类药物作用机制相同，利尿效能基本一致，但起效快慢、维持时间、所需剂量各不相同。同类药物还包括与噻嗪类相似的非噻嗪类药物如氯噻酮(chlortalidone)、吲哒帕胺(inda-pamide)、美托拉宗(metolazone)等，其药理作用与临床应用均与噻嗪类相似。

【体内过程】　噻嗪类脂溶性高，口服吸收迅速而完全，口服后 1~2 小时起效，4~6 小时血药浓度达高峰，但作用维持时间不同，有短、中、长效之分。本类药物在肾脏分布最高，肝脏次之，其他组织分布很少，主要以有机酸形式从肾小管分泌排出。脂溶性高的苄氟噻嗪等进入肾小管管腔后，部分可被肾小管再吸收，故作用维持时间超过 24 小时。

【药理作用】

1. 利尿作用　抑制远曲小管近端 Na$^+$-Cl$^-$ 同向转运体，使 Na$^+$、Cl$^-$ 重吸收减少，降低肾脏稀释功能，对浓缩功能没有影响。本类药物都能不同程度地抑制碳酸酐酶活性，使 HCO$_3^-$ 排泄略有增加。由于进入远曲小管远端 Na$^+$ 增加，促进 Na$^+$-K$^+$ 交换，使 K$^+$ 排泄增多，同时增加 Mg^{2+} 排泄。因此，服用本类药后可增加水、Na$^+$、K$^+$、Cl$^-$、HCO$_3^-$、Mg^{2+} 等排泄，久用可致低血钾、低血镁。

本品能促进远曲小管 Ca^{2+} 重吸收，降低小管腔中的钙含量，其机制可能是抑制 Na$^+$ 重吸收后引起肾小管上皮细胞内 Na$^+$ 降低，促进基侧膜的 Na$^+$-Ca^{2+} 交换；另一机制是促进远曲小管由甲状旁腺激素调节的 Ca^{2+} 重吸收过程，减少尿液中 Ca^{2+} 浓度。本品减少钙在肾小管内沉积，抑制因高尿钙所致肾结石形成。

2. 降压作用　噻嗪类利尿药为常用的抗高血压药，可单独应用或联合用药。用药早期通过利尿作用，使血容量减少而降压；长期用药则降低外周血管阻力而产生降压作用(详见抗高血压药章节)。

3. 抗利尿作用　能明显减少尿崩症患者尿量及口渴症状，但其抗利尿作用机制不明。通过排钠利尿，使血浆晶体渗透压降低而减轻口渴感，减少饮水量；抑制磷酸二酯酶，增加远曲小管和集合管对水的通透性，减少尿量；上调水通道蛋白表达，减少尿量。

【临床应用】

1. 水肿　各种原因引起的中等程度水肿，其中对轻、中度心源性水肿有较好疗效，是治疗慢性心功能不全的常用药物之一；对肾性水肿的疗效与肾功能损害程度有关，受损较轻者效果较好；治疗肝性水肿时与保钾利尿药合用，以避免低血钾诱发肝昏迷。

2. 高血压　治疗高血压病的基础药物，可单独或与其他降压药联合应用。

3. 其他　中枢性或肾性尿崩症及抗利尿激素无效的垂体性尿崩症的治疗；也用于高尿钙伴有肾结石的治疗。

【不良反应】

1. 水、电解质紊乱　较为常见。长期应用易发生低血钾、低血镁、低血钠、低氯性碱血症等。

2. 代谢障碍　长期应用可引起胰岛素抵抗、高脂血症、高尿酸血症等，与用药剂量有关，应用时宜用小剂量。糖尿病、脂代谢异常慎用。由于升高尿素氮，故肾功能不全的患者禁用。

3. 其他　可见皮疹、光敏性皮炎、溶血性贫血、血小板减少性紫癜等过敏反应。此类药物和磺胺类药有交叉过敏反应。也可出现恶心、呕吐、腹泻、上腹部不适当等胃肠道反应。长期使用可诱发肝病患者肝性脑病。

下列情况慎用：糖尿病、高尿酸血症或有痛风病史；严重肝、肾功能损害；电解质紊乱(高钙血症、低钠血症）；妊娠、哺乳期妇女。

氯噻酮

氯噻酮(chlortralidone)为非噻嗪类利尿药，其作用部位与噻嗪类相似，利尿强度与氢氯噻嗪相当。口服吸收不完全。主要与红细胞结合，血浆蛋白结合率低，严重贫血时与血浆蛋白（主要是白蛋白）结合增多。口服2小时起效，作用持续时间为24~72小时。适应证及不良反应与噻嗪类相似。

吲达帕胺

吲达帕胺(indapamide)为二氢吲哚衍生物，利尿作用机制与噻嗪类相似，但利尿作用是氢氯噻嗪的10倍。口服吸收完全，1~3小时起效，6小时达高峰，血浆蛋白结合率为75%，约65%以原型经肾脏排泄，血浆消除半衰期为14~18小时。本品除了利尿作用外，低剂量还能舒张血管平滑肌，降低血压。不良反应少，不引起血脂改变，可用于伴有高脂血症的高血压患者。

（三）低效能利尿药

低效能利尿药作用弱，较少单用，常与其他利尿药合用。主要包括保钾利尿药和碳酸酐酶抑制药。

螺内酯

螺内酯(spironolactone)又名安体舒通(antisterone)，是人工合成的甾体化合物，其化学结构与醛固酮相似，二者具有竞争性拮抗作用。

【体内过程】口服吸收好，生物利用度大于90%。因原形药无明显药理活性，需经肝脏代谢为有活性的代谢产物坎利酮才能发挥作用，故起效缓慢，服药后1天左右起效，2~3天达高峰，停药后作用可持续2~3天。

【药理作用】本品通过拮抗醛固酮而发挥利尿作用。醛固酮通过与远曲小管、集合管上皮细胞内醛固酮受体结合，诱导特异蛋白质（醛固酮诱导蛋白）合成，促进管腔膜 Na^+ – K^+ 交换，产生保钠排钾作用。螺内酯及其代谢产物坎利酮结构与醛固酮相似，可与醛固酮竞争受体，拮抗醛固酮作用，抑制 Na^+ 重吸收和减少 K^+ 分泌，产生排钠留钾的利尿作用。螺内酯的利尿作用与体内醛固酮的浓度相关。实验显示，螺内酯对切除肾上腺的动物无利尿作用。

螺内酯还通过阻断醛固酮刺激产生胶原物质减轻心肌纤维化，保护心肌细胞，减缓心血管重构；改善血管内皮细胞功能和平滑肌张力，缓解心肌缺血；提高血钾水平，发挥抗心律失常作用。上述药理学机制共同发挥保护心脏作用，适用于治疗充血性心力衰竭。

【临床应用】利尿作用弱，较少单独应用，常与高效能利尿药或中效能利尿药合用，以增强利尿效果并减少 K^+ 的排出。

1. 治疗与醛固酮升高有关的顽固性水肿，如肝硬化腹水和肾病综合征水肿。

2. 充血性心力衰竭除拮抗醛固酮所引起的水钠潴留外，可减缓心肌重构，改善充血性心衰患者状况。

【不良反应】

1. 高血钾　长期应用可引起血钾升高，肾功能不良的患者尤易发生，常以心律失常为首发表现，用药期间应注意监测血钾和心电图。

2. 性激素样作用　男性乳房发育、性欲减退；女性多毛、月经不调、乳房胀痛、声音变粗等，停药后可消失。

3. 胃肠道反应　可见恶心、呕吐、腹痛、便秘、胃出血及消化性溃疡。

4. 中枢神经系统反应　可见头痛、倦怠、步态不稳及精神紊乱。

氨苯蝶啶和阿米洛利

氨苯蝶啶(triamterene，三氨蝶啶)和阿米洛利(amiloride，氨氯吡咪)两药虽化学结构不同，但药理作用相似，均作用于远曲小管远端和集合管，通过阻滞管腔侧上皮 Na^+ 通道(epithelial Na^+ channel，ENaC)而减少 Na^+ 重吸收。因为 Na^+ 重吸收减少，管腔中的负电位变小，导致驱动 K^+ 分泌的动力减少，因而产生排钠、利尿、保钾(potassium sparing)的作用。两药起效较快，口服 2 小时起效，4~8 小时达作用高峰，氨苯蝶啶利尿作用可维持 16 小时，阿米洛利可维持 24 小时左右。临床上常与排钾利尿药合用治疗顽固性水肿。长期服用可致高钾血症，肾功能不全、糖尿病患者及老年人尤易发生。常见恶心、呕吐、腹泻等消化道症状。氨苯蝶啶抑制二氢叶酸还原酶，可引起叶酸缺乏。肝硬化患者服用此药，可发生巨幼红细胞性贫血。严重肝、肾功能不全及有高钾血症倾向者禁用。

乙酰唑胺

乙酰唑胺(acetazolamide)又名醋唑磺胺(diamox)，为碳酸酐酶抑制药，可抑制近曲小管上皮细胞的碳酸酐酶活性，使 H^+ 和 HCO_3^- 生成减少，影响 Na^+–H^+ 交换，导致 Na^+、H_2O 和 HCO_3^- 排出增加而产生利尿作用。乙酰唑胺还能抑制眼睫状体碳酸酐酶活性，减少房水生成，降低眼内压；抑制脉络丛碳酸酐酶活性，减少脑脊液生成。本药的利尿作用很弱，且长期应用可产生耐受性，故很少作为利尿药使用，临床主要用于青光眼和急性高山病引起的肺水肿及脑水肿的治疗。因本品可增加尿中 HCO_3^- 排出而碱化尿液，故可用于促进尿酸、胱氨酸和弱酸性药物(如阿司匹林、巴比妥类)的排泄。本药也可用于纠正代谢性碱中毒，如心力衰竭病人过多使用利尿药造成的代谢性碱中毒和呼吸性酸中毒继发的代谢性碱中毒等。

常见的不良反应为困倦、面部和四肢麻木感，久用可致代谢性酸血症、尿结石、低钾血症等。本品属磺胺类衍生物，可能与其他磺胺类药物一样，引起骨髓抑制、皮肤反应、肾损害等。

(四) 新型利尿药

精氨酸升压素受体阻断药通过特异性拮抗精氨酸升压素 V_2 受体，减少肾集合管对水的重吸收发挥利尿作用，其对电解质的排泄影响较小。其可以升高血浆中 Na^+ 浓度，促使多余的水分从尿液中排出，增强肾脏单纯排泄水的能力。

托伐普坦

【体内过程】口服托伐普坦(tolvaptan)60mg，2~4 小时后出现利尿作用和血钠浓度升高。

【药理作用】与精氨酸升压 V_2 受体的亲和力是天然精氨酸升压素的 1.8 倍。口服给药 15~60mg 能拮抗精氨酸升压素的作用，提高自由水的清除和尿液排泄，降低尿液的渗透压，促使血钠浓度升高。

【临床应用】治疗高容量性和正常容量性低钠血症，包括伴有心力衰竭、肝硬化以及抗利尿激素分泌失调综合征(SIADH)的患者。也可用于治疗常染色体显性遗传多肾病。

【不良反应】口渴、口干、乏力、便秘、尿频或多尿以及高血糖。

第二节　脱水药

脱水药(dehydrate agents)又称渗透性利尿药(osmotic diuretics)，静脉注射后不易通过毛细血管进入组织液中，不被机体所代谢(除葡萄糖外)，增加血浆渗透压，产生组织脱水作用；这类药物通过肾脏时被肾小球滤过，不被肾小管重吸收，提高尿液渗透压，增加水和部分离子的排出，产生渗透性利尿作用。临床常用药物有甘露醇、山梨醇、高渗葡萄糖等。

甘露醇

甘露醇（mannitol）属于多醇糖，临床主要用20%的高渗水溶液静脉注射或静脉滴注。

【药理作用】

1. 组织脱水作用 口服不易吸收，只产生泻下作用。静脉注射后，因不易从毛细血管渗入组织，血浆渗透压迅速提高，使组织间液水分向血液转移而产生组织脱水作用。对脑、眼等组织的脱水作用更为明显，可降低颅内压和眼内压。

2. 利尿作用 静脉注射后，血浆渗透压迅速增高，组织水分进入血液，血液稀释，血容量增加，肾小球滤过率增加。甘露醇还可促进 PGI_2 分泌，扩张肾血管，增加肾血流，使肾小球毛细血管压升高，增加肾小球滤过率。甘露醇从肾小球滤过后，在肾小管不易被重吸收，使肾小管内液渗透压升高，减少了水在肾小管和集合管的重吸收，产生利尿作用。

3. 其他 口服可增加肠内渗透压，产生渗透性腹泻。

【临床应用】

1. 脑水肿及青光眼 降低颅内压安全有效的首选药，用于脑外伤、脑瘤、脑膜炎及脑组织缺氧等引起的水肿。也可用于青光眼患者急性发作及术前应用以降低眼内压。

2. 预防急性肾功能衰竭 通过脱水作用，可减轻肾间质水肿；同时渗透性利尿效应可维持足够的尿量，稀释肾小管内有害物质，保护肾小管免于损伤；改善急性肾衰早期的血流动力学，对肾衰伴有低血压者有较好疗效。

3. 促进有害物质排泄，降低肾小管损害 通过增加肾小管流量，稀释管腔内有害物质（药物、毒物等），加快排泄，减少对肾小管的损害。

【不良反应】 较少，静脉注射过快可引起一过性头痛、眩晕、视力模糊、畏寒及注射部位疼痛。因可增加循环血量而增加心脏负荷，故心力衰竭患者禁用。活动性颅内出血者禁用。

山梨醇

山梨醇（sobitol）是甘露醇的同分异构体。药理作用及临床应用与甘露醇相似，但较弱。易溶于水，价廉，一般制成25%的高渗液使用。

高渗葡萄糖

50%高渗葡萄糖（hypertonic glucose）亦可产生脱水和渗透性利尿作用。因其易从血管弥散入组织，且易被代谢，故作用弱而短暂，停药后可出现颅内压回升而引起反跳现象。临床主要用于脑水肿和急性肺水肿。一般与甘露醇合用。

第三节　前列腺增生抑制药

坦索罗辛

坦索罗辛（tamsulosin）可选择性抑制前列腺 α_1 肾上腺素受体，松弛前列腺平滑肌，从而改善良性前列腺增生所致的排尿困难等症状。

坦索罗辛口服 0.2mg 后 6~8 小时血药浓度达峰值，体内经肝脏 CYP2D6 和 CYP3A4 代谢，其代谢产物的 70%~75% 随尿液排出，25%~30% 经肠道随粪便排出。血浆消除半衰期为 10 小时。

非那雄胺

前列腺内睾酮经 5α 还原酶催化向二氢睾丸酮转化，从而导致良性前列腺增生。非那雄胺（Finasteride）是一种 4-氮杂甾体化合物，可选择性抑制 5α 还原酶，从而有效减少血液和前列腺内二氢睾丸酮的合成，可缩小前列腺体积、改善排尿困难、预防良性前列腺增生进展。

非那雄胺口服 5mg 后 1~2 小时血药浓度达峰值，血浆蛋白结合率约为 90%，体内主要经肝脏 CYP3A4 代谢，代谢产物的 39% 经尿液排泄，57% 从粪便排泄。血浆平均消除半衰期为 6 小时。

知识拓展

前列腺的结构与功能

前列腺（Prostate）是男性生殖系统的重要腺体，位于膀胱下方，包围着尿道的起始部分（即膀胱出口和尿道的上部），形状像一个栗子，大小约为 2~3cm。前列腺可分为中央区、过渡区、外周区，其中外部区约占前列腺体积的 70%，大部分前列腺癌发生在这一区域，而前列腺肥大通常首先出现在过渡区。前列腺主要通过分泌前列腺液来促进精子的生存和活动。前列腺液是精液的主要成分之一，占精液体积的 30%~40%，为精子的存活及运动提供了理想的环境，其成分包括：酸性磷酸酶、前列腺特异抗原（PSA）、柠檬酸。此外，前列腺通过分泌液体帮助尿道保持畅通，并且通过其环绕尿道的肌肉部分参与尿液的排出过程。随着年龄的增长，前列腺常见的疾病包括以下几种：前列腺肥大（良性前列腺增生，BPH）、前列腺炎、前列腺癌。

思考题

答案解析

1. 简述各类利尿药的主要作用部位、作用机制及代表药物。
2. 简述呋塞米的临床应用及不良反应。
3. 请分析活动性颅内出血者禁用甘露醇的原因。

（沈祥春）

书网融合……

习题　　　微课　　　本章小结

第十八章　抗心肌缺血药 🔊微课

PPT

📖 **学习目标** -

　　1. 通过本章学习，掌握硝酸甘油抗心肌缺血的作用及机制、临床应用、不良反应及注意事项；熟悉 β 受体阻断药、钙通道阻滞药抗心肌缺血的作用、临床应用和不良反应；了解抗血小板和抗血栓形成药等其他抗心肌缺血药的作用和临床应用。

　　2. 学会正确的分析药物优点及缺点，学会联合用药，提高学生医疗服务能力。

　　3. 学会用正确的方法处理药物应用中的简单问题。

　　缺血性心脏病(ischemic heart disease)是指冠状动脉功能性或器质性病变致心肌缺血缺氧而引起的心脏病，也称为冠状动脉性心脏病(coronary heart disease)，即冠心病。该病的主要原因为冠状动脉粥样硬化病变，导致血管狭窄。此外，冠状动脉发生血栓、炎症或痉挛也是引起冠脉管腔狭窄重要因素。缺血性心脏病的临床症状主要为心绞痛(angina pectoris)，通常表现为阵发性的胸骨上中段后方压榨性疼痛并向左上肢放射，因此抗心肌缺血药又称抗心绞痛药。正常情况下心肌耗氧量增加可通过增加冠脉供血而代偿，但冠脉病变后由于管腔狭窄、管壁硬化及血管内皮损伤，冠脉舒张功能减弱，冠脉循环的储备能力下降，不能满足增加心肌耗氧量的需要，引起心肌需氧与供氧失衡，导致心肌相对或绝对缺血、缺氧，代谢产物(乳酸、丙酮酸、组胺、K^+ 等)聚积，刺激心肌神经末梢引起疼痛。临床上将心绞痛分为：①劳累性心绞痛(angina of effort)，由体力活动、情绪激动等增加心肌耗氧量所诱发，休息或服用硝酸甘油可缓解。此类心绞痛又分为稳定型心绞痛、初发型心绞痛和恶化型心绞痛；②自发型心绞痛(angina pectoris at rest)，其特点是疼痛发生与心肌耗氧量无明显关系，疼痛程度较重，时间较长，不易为硝酸甘油缓解，包括卧位型、变异型、中间综合征和梗死后心绞痛；③混合型心绞痛(mixed pattern of angina)，心肌需氧量增加或无明显增加都可发生。临床常将初发型、恶化型及自发型心绞痛称为不稳定型心绞痛。

　　决定心肌耗氧量的主要因素是心室壁张力、心率和心肌收缩力(图 18-1)。心室壁张力与心室内压力及心室容积成正比。心室壁张力越大，维持张力所需的能量越多，耗氧量也就越大。每分钟射血量等于心室每搏射血时间与心率的乘积。射血时心室壁张力增加，每搏射血时间延长，心肌耗氧量则增加。室壁张力相当于动脉收缩压。临床上以"二项乘积"(收缩压×心率)粗略估算心肌耗氧量。

　　心肌的供氧量取决于动、静脉氧分压差及冠状动脉的血流量。心肌在休息状态时其摄氧量已达极限，增加氧供应主要依靠增加冠状动脉的血流量。冠脉血流量主要由灌注压(主动脉血压)、冠脉阻力以及灌注时间决定。冠状动脉的分支垂直穿入心肌，并在内膜下分支成网，冠脉血管在心动周期的心缩期受压迫，心肌供血主要在心舒期。因此，血压增加、冠脉阻力降低和心率减慢均可增加冠脉血流。与心外膜下血管比较，心内膜下血管的储备能力较小，且心缩期内心肌对冠脉的挤压效应大，以及受心室内压的影响，故依靠心内膜下血管供血的心肌组织更易发生缺血、缺氧。冠状动脉分支之间普遍存在侧支循环，在冠状动脉粥样硬化引起血管阻塞时，侧支循环可起一定的代偿作用。某些抗心肌缺血药通过扩张冠状动脉与侧支血管而增加缺血区的血液供应。

　　冠状动脉血流量除受神经-体液因素的调节外，还受心肌代谢水平的影响。当心肌代谢增强而局部组织氧分压下降时，心肌代谢产物(如腺苷、乳酸等)增加，引起冠状动脉的阻力血管扩张，增加冠状动脉血流量。某些抗心肌缺血药通过抑制心脏，减慢心脏代谢，降低心肌耗氧量，促进血流从非缺血区流向缺血区。

图18-1　影响心肌供氧和心肌耗氧的因素

　　临床上治疗心肌缺血的措施包括药物治疗、介入治疗和手术治疗等。抗心肌缺血药物可通过下列环节发挥作用：①增加心肌氧供应，舒张冠状动脉，解除冠状动脉痉挛或促进缺血区血管生长及侧支循环形成而增加冠状动脉血流量；②降低心肌耗氧量，扩张外周血管，减少前后负荷，降低心室壁肌张力，或减慢心率和减弱心肌收缩力，从而降低心肌耗氧量；③改善心肌代谢，降低细胞内 Ca^{2+} 浓度，保护线粒体功能，降低游离脂肪酸，促进脂代谢转化为糖代谢，纠正心肌代谢紊乱；④抑制血小板聚集和抗血栓形成。

　　治疗心肌缺血的药物主要包括：①硝酸酯类；②β 受体阻断药；③钙通道阻滞药；④抗血小板和抗血栓形成药；⑤其他抗心肌缺血药。

第一节　硝酸酯类

　　常用的硝酸酯类药物（图18-2）包括：硝酸甘油、硝酸异山梨酯和单硝酸异山梨酯，其中硝酸甘油最常用。所有硝酸酯类化合物均为硝酸多元酯结构，具有较高的脂溶性，其结构中的 $O-NO_2$ 是发挥疗效的关键部分。

图18-2　常用硝酸酯类药物的化学结构

硝酸甘油

　　【体内过程】硝酸甘油（nitroglycerin）口服易被胃肠道吸收，但肝脏首过效应显著，生物利用度仅为8%。舌下含服可经口腔黏膜迅速吸收，避免了药物在肝脏的首过效应，生物利用度达80%。硝酸甘油含服后 1~3 分钟起效，4 分钟血浆浓度达高峰，血浆 $t_{1/2}$ 约 4 分钟，作用持续 20~30 分钟。硝酸甘油在肝脏经谷胱甘肽 - 有机硝酸酯还原酶代谢为易溶于水的二硝酸代谢物，少量为一硝酸代谢物及无机亚硝酸盐，由肾排泄。

【药理作用】 基本作用是舒张血管平滑肌。硝酸甘油或其他硝酸酯类能舒张静脉与动脉血管，但舒张静脉作用更明显。舒张动脉时，对大、中动脉的舒张作用强于小动脉。低剂量硝酸甘油即可舒张静脉，引起心室容积减少和舒张末期压力下降，肺血管阻力和心排出量稍有降低；较大剂量降低小动脉阻力，降低收缩压和舒张压。头、颈部小动脉舒张可引起面色潮红等不良反应。硝酸甘油也能舒张其他组织平滑肌如胃肠道、胆道、呼吸道、泌尿道，但其作用短暂，实用价值小。

硝酸甘油对心脏的药理作用主要基于其释放的一氧化氮（NO）的扩血管效应，可使正常人和无心衰的冠心病患者每搏量和心排血量减少，心率不变或轻微反射性增加；较大剂量时，降低血压而引起心率加快。对于心绞痛患者，硝酸甘油降低前、后负荷，减小心室内压，降低心室壁张力而减少心肌耗氧量。对于充血性心衰患者，硝酸甘油能改善心功能，增加心排出量。

作为治疗心绞痛的经典药物，硝酸甘油在临床上的应用已有 100 余年，最初认为硝酸甘油本身可直接舒张血管而发挥抗心绞痛作用，直到 1977 年才发现其舒张血管作用是由 NO 所介导。动脉粥样硬化患者表现血管内皮功能紊乱，内皮细胞合成与分泌内皮衍生舒张因子（即 NO）减少，血管内皮依赖性舒张功能与抗血小板黏附、聚集作用减弱，以及血管对收缩物质（如儿茶酚胺、内皮素、血管紧张素 II 等）的反应性增强。硝酸甘油为 NO 供体，在平滑肌细胞，经线粒体醛脱氢酶（ALDH2）等催化而释放 NO，再与 NO 受体可溶性鸟苷酸环化酶（sGC）活性中心的 Fe^{2+} 结合，改变该酶构象，促进细胞内 cGMP 生成，后者激活 cGMP 依赖的蛋白激酶（cGK-I），减少细胞内 Ca^{2+} 从肌浆网的释放与细胞外 Ca^{2+} 进入细胞而降低胞内 Ca^{2+} 浓度，使肌球蛋白轻链去磷酸化，而松弛血管平滑肌。最近动物实验及临床研究证明，硝酸甘油的舒血管作用还与促进降钙素基因相关肽（calcitonin gene-related peptide，CGRP）的合成与释放有关。CGRP 是感觉神经的重要递质之一，广泛分布于心血管组织，是强效舒血管物质，并对心肌细胞和内皮细胞具有直接保护作用。硝酸甘油通过释放 NO，进而促进 CGRP 释放，扩张动静脉，降低前、后负荷，降低心肌耗氧量，以及增加缺血区的供血从而缓解心绞痛。持续应用硝酸甘油将导致超氧阴离子（$\cdot O_2^-$）、过氧亚硝基（$ONOO^-$）等活性氧大量产生，抑制 ALDH2 的活性，减少 NO 与 CGRP 的生成，产生耐受（图 18-3）。

图 18-3 硝酸甘油舒血管作用机制

GTN，硝酸甘油；ALDH2-SH，线粒体醛脱氢酶巯基化；ALDH2-SS，线粒体醛脱氢酶去巯基；$ONOO^-$，过氧亚硝基；O_2^-，超氧阴离子；NO，一氧化氮；sGC，可溶性鸟苷酸环化酶；cGK-1，cGMP 依赖性的蛋白激酶；CGRP，降钙素基因相关肽

1. 降低心肌耗氧量　硝酸甘油舒张容量血管，减少回心血量，降低心室充盈压和容积，降低前负荷，降低心室壁张力而降低心肌耗氧量；扩张动脉使外周阻力下降而降低后负荷，减少心脏做功，以及缩短射血时间而降低心肌耗氧量。虽然硝酸甘油降压可引起反射性心率加快和加强心肌收缩力而增加心肌耗氧量，但上述作用的净效应是心肌的总耗氧量降低。

2. 增加冠状动脉血流量，改善缺血区的血流供应　硝酸甘油能舒张较大的冠状血管及侧支血管，在冠状动脉痉挛时此作用更为明显，因而增加冠状动脉血流量，缓解心肌缺血。硝酸甘油能降低室壁张力和左心室舒张末期压，同时缩短射血时间有利于血液从心外膜区域流向心内膜下区域，增加心内膜下缺血区的供血(图18-4)。

图18-4　硝酸甘油对冠状动脉的作用部位示意图

3. 对缺血心肌的保护作用　硝酸甘油释放NO和促进CGRP释放，这些活性物质对心肌细胞具有直接保护作用。动物实验证明，硝酸甘油或其他NO供体能显著缩小心肌梗死面积和减少缺血心肌细胞内酶如肌酸激酶释放。

【临床应用】

1. 心绞痛　硝酸甘油对各型心绞痛均有效，可用于治疗与预防心绞痛的发作，是缓解心绞痛的首选药，用药后能迅速缓解疼痛症状，改善心电图的缺血性改变，提高患者的运动耐量。

2. 急性心肌梗死　硝酸甘油能减少心肌耗氧量，增加缺血区的供血，缩小心肌梗死范围，降低左心室充盈压而减轻肺充血。

3. 充血性心力衰竭　硝酸甘油降低前负荷，降低心室充盈压，缓解肺瘀血；降低后负荷，减轻射血阻力，有利于增加每搏输出量和每分输出量。

不同个体对硝酸甘油的反应存在差异，其原因与线粒体醛脱氢酶(aldehyde dehydrogenase 2，ALDH 2)多态性有关。ALDH2基因突变个体NO的生成与CGRP释放及药理效应显著低于正常野生型纯合子个体。因此，ALDH2活性低的个体宜选用其他抗心绞痛药物治疗。

【不良反应】硝酸甘油多数不良反应继发于其舒血管效应。脑血管扩张引起的搏动性头痛是硝酸甘油最常见的不良反应，与其促进CGRP释放有关，减少硝酸甘油剂量可缓解搏动性头痛；头、面、颈、皮肤血管扩张引起暂时性面颊部皮肤潮红；眼内血管扩张可升高眼内压；大剂量硝酸甘油可出现直立性低血压，饮酒可加重，自主神经功能紊乱的患者易发生；大剂量硝酸甘油使血压过度下降，引起心输出量急剧减少，冠状动脉灌注压过低，反射性兴奋交感神经使心率增快，心肌收缩力增强，导致耗氧量增加而诱发心绞痛或加重心绞痛发作；大剂量硝酸甘油还可引起高铁血红蛋白血症，应减量或停药，必要时可给予亚甲蓝治疗。因此，硝酸甘油用药应从小剂量开始，服药时宜取坐位或卧位，出现头昏时可采取头低脚高的卧位，以利静脉回流，增加脑供血。

硝酸甘油连续用药可出现快速耐受性，不同硝酸酯类间存在交叉耐受，一般2~3周达高峰，停用1~2周后，耐受性可消失。出现耐受性后增加剂量虽能产生抗心绞痛作用，但不良反应相应加重。采用小剂量开始间歇用药可减少耐受性发生，停药间歇期不得小于 8 小时，间歇期可服用其他抗心绞痛药。耐受性发生的机制尚未完全阐明，早期认为与—SH 耗竭有关，但新近研究证明，硝酸甘油耐受时机体组织中—SH 含量并不降低，可能与硝酸甘油诱发氧化应激有关。研究证明，持续应用硝酸甘油将导致超氧阴离子、过氧亚硝基（peroxynitrite）等活性氧大量产生，这些活性氧至少可从 3 个途径削弱硝酸甘油的生物转化：①降低 ALDH2 活性，硝酸甘油释放 NO 与 CGRP 作用减弱；②上调磷酸二酯酶的活性，导致 cGMP 的降解增加；③抑制 sGC 的活性，导致 cGMP 的生成减少。含巯基药物能部分逆转硝酸甘油产生的耐受性，与其抗氧化作用有关。

硝酸异山梨酯和单硝酸异山梨酯

硝酸异山梨酯（isosorbide dinitrate）和单硝酸异山梨酯（isosorbide mononitrate）均为长效抗心绞痛药，其药理作用及机制与硝酸甘油相似，但作用较硝酸甘油弱。在体内催化单硝酸异山梨酯释放 NO 的酶类不同于硝酸甘油，经谷胱甘肽硫转移酶和黄嘌呤氧化酶催化释放 NO 而发挥作用。硝酸异山梨酯舌下含服易吸收，口服也易吸收，但首过效应明显。口服 20~40 分钟起效，作用持续 3~6 小时。舌下含服 2~5 分钟起效，$t_{1/2}$ 为 2 小时，作用可持续 2~3 小时。硝酸异山梨酯在肝内代谢为 2 - 单硝酸异山梨酯和 5 - 单硝酸异山梨酯，其中 5 - 单硝酸异山梨酯为硝酸异山梨酯的主要代谢活性产物，2 - 单硝酸异山梨酯的药理作用较 5 - 单硝酸异山梨酯弱。两药均可治疗和预防心绞痛发作。

第二节　β肾上腺素受体阻断药

劳累、精神紧张、情绪激动等因素可兴奋交感神经，升高心肌局部及血中儿茶酚胺浓度。肾上腺素和去甲肾上腺素激动心脏 β 受体，加快心率和增强心肌收缩力，显著增加心肌耗氧量，加剧心肌代谢紊乱和加重心肌电生理的不稳定性，上述作用均可诱发心绞痛或加剧心肌缺血损伤。β 受体阻断药如普萘洛尔、吲哚洛尔和噻吗洛尔，以及选择性 $β_1$ 受体阻断药如阿替洛尔、美托洛尔、醋丁洛尔等均可用于治疗心绞痛，能减少或减轻心绞痛发作次数和程度，增加运动耐量，改善缺血性心电图的变化，减少硝酸甘油用量。

普萘洛尔

普萘洛尔（propranolol）是经典的 β 受体阻断药，具有广泛的心血管作用，临床可用于治疗心绞痛、高血压、心律失常等多种疾病。本章仅介绍其抗心绞痛作用。

【药理作用】

1. 降低心肌耗氧量　普萘洛尔阻断 $β_1$ 受体，拮抗交感神经兴奋和儿茶酚胺作用，使心率减慢，心收缩力减弱，并能抑制血管平滑肌收缩，减轻射血阻抗，减少安静状态与运动时心肌耗氧量，从而缓解心绞痛。

2. 增加缺血区供血　当冠状动脉因粥样硬化发生狭窄或冠脉痉挛时，缺血区的阻力血管已因缺氧代谢物（如腺苷、乳酸等）堆积而处于扩张状态，普萘洛尔降低心肌耗氧量能继发性增加非缺血区血管阻力，迫使血液从非缺血区流向缺血区，从而改善缺血区的血液供应。此外，普萘洛尔阻断 $β_1$ 受体，减慢心率，使舒张期延长，冠状动脉的灌流时间相应延长，亦有利于血液从非缺血区流向缺血区。

3. 改善心肌代谢　普萘洛尔减少游离脂肪酸生成，增加缺血组织对葡萄糖的利用，维持缺血心肌能量的供应。

【临床应用】普萘洛尔能有效降低稳定型心绞痛心肌缺血的发作频率和程度，提高运动耐量，改善生活质量。该药兼有抗高血压、抗心律失常作用，对心绞痛伴有高血压或心律失常患者尤为适用。对不稳定型心绞痛，普萘洛尔可减少心肌缺血再发作次数和持续时间，减少心肌梗死发生率。对心肌梗死患者也有治疗作用，可缩小梗死范围，降低急性心肌梗死患者的死亡率。普萘洛尔不宜用于治疗变异型心绞痛，因其阻断冠状动脉 β 受体，使 α 受体占优势，易导致冠状动脉收缩而加重心肌缺血症状。

普萘洛尔有效剂量的个体差异较大，一般宜从小剂量开始，以后每隔数日增加 10~20mg，多数患者用量可达 80~240mg/d。久用停药时，应逐渐减量，否则会加剧心绞痛发作，引起心肌梗死或突然死亡。这可能是长期用药后 β 受体上调，突然停药时对内源性儿茶酚胺的反应增强，出现反跳现象。普萘洛尔抑制心肌收缩力和减慢心率，使回心血量增加，可增大心室容积，延长射血时间而增加心肌耗氧量。普萘洛尔和硝酸甘油联合用药可互相消除增加心肌耗氧量的不利因素，产生协同抗心绞痛作用，见表18 − 1。

表 18 − 1　硝酸酯类、β 受体阻断药及钙通道阻滞药对心肌氧供需量因素的影响

	硝酸酯类	β 受体阻断药	钙通道阻断药
心率	↑	↓	±
动脉压	↓	↓	↓
心室容积	↓	↑	±
心室压力	↓	↓	↓
收缩力	↑	↓	±
射血时间	↓	↑	±
舒张期灌注时间	↓	↑	↑
侧支血流量	↑	↑	↑

注：↑表示增加；↓表示降低；±表示不确定。

第三节　钙通道阻滞药

抗心绞痛常用的钙通道阻滞药有硝苯地平(nifedipine)、氨氯地平(amlodipine)、维拉帕米(verapamil)、地尔硫䓬(diltiazem)、哌克昔林(perhexiline)及普尼拉明(prenylamine)。

【药理作用】Ca^{2+} 是肌肉兴奋 − 收缩耦联的关键因子。在血管平滑肌细胞，细胞内 Ca^{2+} 增加可促进 Ca^{2+} 与钙调蛋白结合，Ca^{2+} − 钙调蛋白复合物激活肌球蛋白轻链激酶使肌球蛋白轻链磷酸化，肌动蛋白和肌球蛋白相互作用引起血管平滑肌收缩。在心肌细胞，细胞内 Ca^{2+} 浓度增加，促进 Ca^{2+} 与肌钙蛋白结合，去除肌钙蛋白的位阻作用，使肌动蛋白和肌球蛋白结合引起心肌收缩。钙通道阻滞药选择性地阻滞细胞膜上电压依赖性钙通道，阻断 Ca^{2+} 从细胞外流入细胞内，通过直接或间接作用而保护缺血心肌。

1. 增加缺血区供血　钙通道阻滞药舒张血管平滑肌，扩张冠状动脉输送血管和小阻力血管及侧支血管，对痉挛的冠脉也有舒张作用，增加冠状动脉的血流量，增加缺血区的供血。

2. 降低心肌耗氧量　钙通道阻滞药抑制 Ca^{2+} 内流，减慢心率，降低心肌收缩力；阻滞 Ca^{2+} 进入平滑肌细胞，降低小动脉张力和全身血管阻力，降低动脉压，减轻射血阻抗，从而降低心肌耗氧量。

3. 阻止细胞内 Ca^{2+} 超负荷　缺血/再灌心肌细胞会出现 Ca^{2+} 超载，引起细胞过度收缩，并损伤线粒体使氧化磷酸化脱耦联，促进活性氧生成与细胞死亡。钙通道阻滞药阻止 Ca^{2+} 内流，防止 Ca^{2+} 超载所致细胞损伤。

4. 抑制血小板聚集　不稳定型心绞痛与血小板黏附和聚集、冠状动脉血流减少有关，大多数急性心肌梗死也是由于动脉粥样硬化斑块脱落突然阻塞冠状动脉所致。钙通道阻滞药阻滞 Ca^{2+} 内流，降低血小板内 Ca^{2+} 浓度，抑制血小板聚集。

【临床应用】钙通道阻滞药能治疗各种类型心绞痛，不同钙通道阻滞药对心脏与血管作用的选择性不同，临床应用略有区别。

硝苯地平对血管平滑肌的舒张作用较明显，能扩张冠状动脉缓解冠脉痉挛，对变异型心绞痛疗效好。对稳定型心绞痛，单用硝苯地平因降压作用反射性加快心率，心肌收缩力增强，有增加心肌耗氧量而加重心绞痛症状和发生心肌梗死的危险，宜与β受体阻断药合用。硝苯地平不抑制房室传导，适用于伴有房室传导阻滞的心绞痛病人。

维拉帕米对心脏的抑制作用明显，也能扩张冠状动脉，对稳定及不稳定型心绞痛都有较好疗效。本品有抗心律失常作用，也适用于伴有心律失常的心绞痛患者。维拉帕米与β受体阻断药都能抑制心肌收缩力和减慢心率，不建议合用。

地尔硫草扩张血管及心脏抑制作用与维拉帕米相近，对稳定型心绞痛和不稳定型心绞痛，能减少心肌缺血发作次数和硝酸甘油用量。地尔硫草也可治疗变异型心绞痛病人。

氨氯地平对血管的选择性较硝苯地平高，可降低冠状血管和全身血管阻力，增加冠脉流量。氨氯地平能显著减少稳定型心绞痛患者的心绞痛发作和改善冠脉痉挛心绞痛患者的症状。本品作用维持久，$t_{1/2}$ 为 35~50 小时。

第四节　抗血小板和抗血栓形成药

降低血液黏度和防止血液凝固是防治心肌缺血的重要措施，因此抗血小板和抗血栓形成药在临床上也广泛用于防治心肌缺血。

阿司匹林

阿司匹林（aspirin）具有抑制血小板聚集，防止血栓形成的作用。其机制是通过与血小板内的还氧酶 1（cyclooxygenase 1，COX-1）共价结合，不可逆的抑制血小板中 COX-1 的活性，从而阻断血栓素 A2（TXA2）的生成，抑制血小板聚集，并能抑制组织纤溶酶原激活物（tPA）释放。由于较大剂量的阿司匹林也可抑制血管内皮细胞 COX-1 的活性，导致 PGI_2 的合成减少，而 PGI_2 是 TXA2 的生理对抗物质，其合成减少可能促进凝血和血栓形成。小剂量阿司匹林（50~100mg/d）即可显著抑制血小板 TXA2 的合成而对 PGI_2 的合成无明显影响。因此，每天给予小剂量阿司匹林可用于防治血栓性疾病如冠状动脉硬化性疾病和心肌梗死，能减少缺血性心脏病发作和复发的危险，降低心肌梗死发生率和死亡率。

噻氯匹定

噻氯匹定（ticlopidine）为噻吩吡啶衍生物，是 ADP 受体阻滞剂，主要通过与血小板 ADP 受体（P2Y12 受体）发生不可逆结合，而竞争性抑制 ADP 所诱导的血小板聚集，还可以抑制由花生四烯酸（AA）、胶原、酪氨酸激酶受体（TKR）和血小板活化因子（PAF）等所引起的血小板聚集和释放，其最终作用是干扰血小板膜糖蛋白 II b/III a 受体与纤维蛋白结合，从而抑制血小板激活，防止血栓形成和发展。噻氯匹定可用于预防和治疗因血小板高聚集状态引起的心、脑及其他动脉的循环障碍性疾病。

氯吡格雷

氯吡格雷（clopidogrel）是前药。口服经肠道吸收后，在肝脏细胞内经 CYP2C19 酶转化为活性代谢物，与血小板 P2Y12 受体发生不可逆结合，而发挥抗血小板聚集作用。该药适用于有过近期发作的中风、心肌梗死和确诊外周动脉疾病的患者，特别是对于低剂量阿司匹林禁忌患者，可用氯吡格雷替代。

替罗非班

替罗非班(tirofiban)为血小板膜糖蛋白Ⅱb/Ⅲa受体拮抗剂，目前用于临床的还有埃替巴肽(eptifibatide)和阿昔单抗(abciximab)。GPⅡb/Ⅲa作为黏附纤维蛋白原的受体，是ADP、凝血酶、TXA$_2$诱导血小板聚集的最终共同通路，在血小板聚集和血栓形成中起重要作用。该类药通过阻止糖蛋白GPⅡb/Ⅲa受体与上述配体结合，从而抑制血小板聚集。阿昔单抗对血栓形成与预防血管再狭窄有明显的作用，并试用于急性心肌梗死、不稳定型心绞痛等。替罗非班和埃替巴肽主要适应证为不稳定心绞痛。

双嘧达莫

双嘧达莫(dipyridamole)通过抑制磷酸二酯酶与激活腺苷活性而增加细胞内cAMP含量，以及增强PGE$_2$活性，抑制血小板聚集，发挥抗血栓形成作用。用于防治心肌梗死等血栓性疾病。

利多格雷

利多格雷(ridogrel)为TXA$_2$合成酶抑制药，并能阻断TXA$_2$受体。临床用于血栓栓塞性疾病的治疗，能降低再栓塞及心绞痛的发生率。

第五节　其他抗心肌缺血药

吗多明

吗多明(molsidomine)为新型NO供体，代谢产物能自发地释放NO，作用机制与硝酸酯类相似，能舒张血管，降低心脏前、后负荷，降低室壁张力，从而降低心肌耗氧量；扩张冠状动脉及侧支血管，改善缺血区的血供。主要适用于稳定型心绞痛。

卡维地洛

卡维地洛(carvedilol)能阻断β$_1$、β$_2$和α受体。卡维地洛抗心绞痛主要通过以下几个方面发挥作用：①阻断β$_1$受体，抑制心脏功能，降低心肌耗氧量；②阻断α$_1$受体，舒张动脉降低外周阻力，降低心脏后负荷，减轻射血阻抗，降低心肌耗氧量；③具有抗氧化作用，能改善内皮功能。卡维地洛对稳定型和不稳定型心绞痛的治疗具有显著疗效。

尼可地尔

尼可地尔(nicorandil)是一新型扩血管药，兼有钾离子通道激活与硝酸酯类药物的特性。其作用机制是通过释放NO与促进平滑肌细胞钾离子通道开放，促钾离子外流使细胞膜超极化，减少Ca^{2+}内流从而舒张血管。本品能增加冠状动脉流量，保护缺血心肌，改善心功能。适用于变异型心绞痛，且不易产生耐受性。这类药当中的阿普卡林(aprikalim)、比马卡林(bimakalim)、克罗卡林(cromakalim)、吡那地尔(pinacidil)、尼可地尔(nicorandil)等均有不同程度的抗心肌缺血作用。

阿米洛利

阿米洛利(amiloride)是Na$^+$/H$^+$交换抑制药。心肌缺血时，细胞内H$^+$堆积，激活Na$^+$/H$^+$交换体，导致细胞内Na$^+$浓度增高，进而引起Na$^+$/Ca^{2+}交换增加而增强细胞内Ca^{2+}，加剧缺血心肌损伤。阿米洛利能阻断上述病理生理过程，产生抗心律失常，减少心肌梗死面积，减轻心肌顿抑和心肌重构等多种保护作用，主要用于急性心肌梗死和心肌梗死心律失常的预防和治疗。

依那普利

血管紧张素转化酶抑制药依那普利(enalapril)具有抗心肌缺血与心肌梗死的作用。早期应用血管紧张素转化酶抑制药如依那普利能提高心肌梗死病人的存活率，降低死亡率。急性心肌梗死早期血浆肾素活性与血管紧张素Ⅱ(AngⅡ)水平显著升高，AngⅡ直接收缩冠脉血管，以及促进交感神经释放去甲肾上腺素并增强其缩血管效应，导致冠脉供血不足，加重心肌缺血损伤；AngⅡ能诱导纤溶酶原激活物抑制剂-1的生成，促血小板聚集，促进血栓形成；AngⅡ诱导心肌细胞的肥大与成纤维细胞的增殖，引起心室重构。ACE抑制药降低循环与组织中AngⅡ水平，抑制缓激肽降解，促进血管内皮生成与分泌NO和PGI$_2$，扩张血管，保护缺血心肌与血管内皮细胞，防止与逆转心室重构。

曲美他嗪

心肌代谢药物曲美他嗪(trimetazidine)是一种哌嗪类衍生物，具有抑制脂肪酸的摄取和(或)氧化，增加葡萄糖的氧化代谢，保护冬眠心肌发挥心肌缺血的作用。临床适用于冠脉功能不全、心绞痛、陈旧性心肌梗死等。因运动员服用曲美他嗪后可提高竞技能力，2014年1月曲美他嗪被列入世界反兴奋剂机构禁用清单。

雷诺嗪

雷诺嗪(ranolazine)是治疗心绞痛的二线药物，作用机制与曲美他嗪类似。MARISA与CARISA研究表明，雷诺嗪可延缓心绞痛的发生和减轻ST段压低的程度，延长运动试验的持续时间，减少每周心绞痛的发作次数和硝酸甘油用量，且无论单用还是联用常规抗心绞痛药物均具有明显的抗心绞痛作用。

知识拓展

药物洗脱支架

冠状动脉支架植入术是目前介入治疗缺血性心脏病的常规方法之一，但传统金属裸支架置入后短、中期内支架再狭窄的发生率高，严重影响了支架介入治疗效果。为了抑制和预防支架介入治疗后再狭窄的缺陷，近年来各种药物洗脱支架应运而生，其原理是利用裸金属支架涂层携带抗血管内膜增生的药物(如紫杉醇、雷帕霉素等)，随血管局部血液流动洗脱释放，可有效抑制支架内膜增生，以预防支架再狭窄。洗脱药物应具备以下特点：治疗窗宽，致炎风险低，能选择性抑制平滑肌细胞增生，对血管中膜和外膜无毒，不影响支架内膜修复和内皮化作用。目前符合上述要求的洗脱药物主要包括免疫抑制剂利莫司家族和抗增殖药紫杉醇两类药物。

思考题

答案解析

1. 简述硝酸酯类、β肾上腺素受体阻断药和钙通道阻滞药抗心肌缺血的作用机制。
2. 为什么普萘洛尔不宜用于治疗变异型心绞痛？
3. 治疗变异型心绞痛首选哪类药物？为什么？

4. 硝酸甘油与普萘洛尔合用治疗心绞痛有哪些优点?

（彭　军）

书网融合……

习题

微课

本章小结

第十九章　抗高血压药 e 微课

学习目标

1. 通过本章学习，掌握常用抗高血压药的分类及其代表药的作用机制、临床应用和不良反应；熟悉中枢性降压药、血管平滑肌扩张药、α_1受体阻断药、去甲肾上腺素能神经末梢阻滞药、钾通道开放药等代表药的降压作用特点及主要不良反应；了解高血压病合理用药的基本原则。

2. 学会正确的分析高血压用药，提高学生医疗服务能力。

3. 在种类繁多的降压药中选择合适的药物时培养认真、严谨的工作作风。

高血压是体循环动脉压增高为主要临床表现的心血管综合征。在未使用降压药物的情况下，收缩压≥140mmHg 和（或）舒张压≥90mmHg，即可诊断为高血压。高血压病患者中，绝大多数（90%以上）原因未明，称为原发性高血压，少数高血压（约5%）有因可查，称为继发性高血压。

高血压病的发病机制复杂，涉及交感神经活性亢进、肾性水钠潴留、肾素-血管紧张素-醛固酮系统激活及细胞膜离子转运异常等多种因素。其中，交感神经活性增强与血管平滑肌细胞 α 受体表达上调可导致心排出量增加，阻力血管收缩增强，血管壁肥厚及管腔狭窄，在高血压的发生与维持中起重要作用；循环与局部肾素-血管紧张素系统共同参与血压的调节。血管紧张素Ⅱ具有收缩血管，诱发心肌与血管肥厚，促进醛固酮分泌等作用，促进高血压的发生发展；多种舒缩血管的生物活性多肽及其他自体活性物质也参与了血压变化的调节。

凡能降低血压而用于高血压治疗的药物称为抗高血压药。高血压的药物治疗始于 20 世纪 40 年代，应用硫氰酸盐类治疗高血压，但降压作用短暂且不稳定。20 世纪 50 年代开始应用神经节阻断药如六甲溴铵、樟磺咪芬、美卡拉明等，这类药物选择性阻断神经节突触后膜上的 N_1 受体，阻断交感神经而降低外周血管阻力，虽然降压作用强大，但同时阻断副交感神经节，不良反应较多，目前主要用于高血压危象和外科手术中的控制性降压。20 世纪 50 年代还发现了另外几类重要降压药物：肼屈嗪为血管扩张药，降压作用强大；噻嗪类药物排钠利尿，降低心排血量和外周血管阻力，目前仍为治疗高血压的基础药物，可单用或与其他抗高血压药物联合应用；胍乙啶与利舍平同属交感神经末梢阻断药，其作用机制是通过影响儿茶酚胺的储存和释放，导致交感神经末梢囊泡内递质耗竭而降压，但因神经系统与消化系统不良反应较多，很快被随后问世的不良反应较少的药物替代，目前仅作为某些复方制剂成分及研究交感神经活动的重要工具药。20 世纪 60 年代研究出中枢性降压药（甲基多巴、可乐定）、血管扩张药（二氮嗪）、β 受体阻断药（普萘洛尔等）和钙通道阻滞药（硝苯地平等）。此后，选择性 α_1 受体阻断药（哌唑嗪等）、钾通道开放药（米诺地尔等）以及选择性咪唑啉受体激动药（莫索尼定、利美尼定）相继问世，极大丰富了抗高血压药物。20 世纪 70 年代末期之后出现的血管紧张素转化酶抑制药（卡托普利等）与血管紧张素Ⅱ受体阻断药（氯沙坦等）使得高血压的药物治疗进入一个新时代，这类药物不仅能有效地降低血压，且能防止和逆转心血管重构。

近年又有许多新型抗高血压药相继问世。例如，非肽类肾素抑制药阿利吉仑（aliskiren）等，减少血管紧张素的生成，产生降压作用，克服了肽类肾素抑制药口服无效或生物利用度低、消除快的缺点；中性内肽酶-血管紧张素转化酶双重抑制药奥马曲拉（omapatrilat）、法西多曲（fasidotrilat）等，能同时抑制血管紧张素转化酶和内肽酶活性，生物利用度高、降压效果好；5-羟色胺（5-HT）受体激动药乌拉地尔

（urapidil）或酮色林（ketanserin）激动中枢 5-HT$_{1A}$ 或 5-HT$_{2A}$ 受体降低外周交感神经活性而降压；内皮素受体阻断药波生坦（bosentan）、塞塔生坦（sitaxsentan）等阻断内皮素与内皮素受体结合表现出强效降压作用。此外，由不同作用机制的两种降压药物组成的新型固定配比复方制剂，具有使用方便、依从性好和疗效好等优点，已成为降压联合治疗的新趋势。

第一节　抗高血压药物的分类

血压形成的主要因素为心排出量和外周血管阻力，由脑、心、血管、肾等主要器官参与调节。抗高血压药物作用于这些器官，调整神经、体液紊乱，减少心排量或（和）降低外周血管阻力，发挥降压作用。根据抗高血压药物的作用部位或机制，可将其分为以下几类。

1. 钙通道阻滞药　如硝苯地平、维拉帕米、地尔硫䓬等。

2. 肾素-血管紧张素系统抑制药

（1）血管紧张素转化酶抑制药　如卡托普利、依那普利、雷米普利等。

（2）血管紧张素 II 受体阻断药　如氯沙坦、替米沙坦、缬沙坦等。

（3）肾素抑制药　如阿利吉仑等。

3. 利尿药　氢氯噻嗪、呋塞米、阿米洛利等。

4. 交感神经抑制药

（1）肾上腺素受体阻断药　①β 受体阻断药，如普萘洛尔、美托洛尔等；②α 受体阻断药，如哌唑嗪、特拉唑嗪等；③α 和 β 受体阻断药，如拉贝洛尔、卡维地洛等。

（2）中枢性降压药　如可乐定、莫索尼定等。

（3）神经节阻断药　如樟磺咪芬等。

（4）去甲肾上腺素能神经末梢阻断药　如利舍平、胍乙啶等。

5. 血管扩张药

（1）直接舒张血管平滑肌药　如肼屈嗪、硝普钠等。

（2）钾通道开放药　如二氮嗪、米诺地尔等。

第二节　常用抗高血压药

一、钙通道阻滞药

钙通道阻滞药广泛用于治疗心律失常、高血压、心绞痛等疾病。钙通道阻滞药能选择性地阻断电压门控性 Ca^{2+} 通道，抑制细胞外 Ca^{2+} 内流，松弛阻力血管（小动脉）血管平滑肌，降低外周血管阻力，使血压下降，可单独或联合用药治疗高血压病。二氢吡啶类（硝苯地平等）、苯烷胺类（维拉帕米等）和苯硫氮䓬类（地尔硫䓬）均有降压作用。各类钙通道阻滞药对心脏和血管的选择性不同，以苯烷胺类对心脏作用最强，二氢吡啶类主要作用于血管，地尔硫䓬介于两者之间。钙通道阻滞药因其具有明显的降压以及其抗心绞痛的作用，而又不妨碍糖和脂代谢，且具有服药依从性良好等优点，已上升为治疗轻、中度高血压的首选药之一。

硝苯地平

【体内过程】硝苯地平（nifedipine），口服易吸收，因首过效应，生物利用度为 45%~68%，血药浓度达峰时间存在较大个体差异，15 分钟起效，1~2 小时作用达高峰，维持 4~8 小时，$t_{1/2\alpha}$ 约为 2.5~3 小时，$t_{1/2\beta}$ 约为 5 小时。该药主要在肝脏代谢。

【药理作用】对各型高血压均有降压作用，具有快、强、短的降压特点，但对正常血压者影响不明显。降压时能反射性引起心率增快，心排出量增加，血浆肾素活性增高，但并不能抵消其直接扩血管降压效果，加用 β 受体阻断药可对抗这些作用并增强降压效应。对糖、脂质代谢无不良影响。

【临床应用】可用于治疗各型高血压，尤以低肾素性高血压疗效好，可单用或与利尿药、β 受体阻断药、血管紧张素转化酶抑制药合用。硝苯地平普通片给药后血压波动大，且易引起交感神经反射性兴奋，因此除少数急需降压者外，已不常用。硝苯地平的缓释剂或控释剂型使用方便，血压波动小，不良反应较少，适用于高血压病长期治疗。

【不良反应】常见不良反应有眩晕、头痛、颜面潮红、心悸、踝部水肿等。踝部水肿为毛细血管前血管扩张而非水钠潴留所致。硝苯地平能引起交感神经反射性活动增高，对伴有缺血性心脏病患者宜慎用，以免加剧缺血症状。

尼群地平

尼群地平（nitrendipine）为第二代二氢吡啶类。药理作用与硝苯地平相似，但降压作用较硝苯地平强，维持时间较长，反射性心率加快等不良反应较少。适用于各型高血压。每天口服 1~2 次。不良反应与硝苯地平相似，肝功能不良者应慎用或减量。

拉西地平

拉西地平（lacidipine）为第三代二氢吡啶类。对血管选择性高，扩张冠状动脉作用强于外周血管。降压作用起效缓慢、温和，维持时间较长，不易引起反射性心率增快和心输出量增加，用于轻、中度高血压。每日口服 1 次。常见不良反应有心悸、头痛、皮肤潮红、水肿等。

氨氯地平

氨氯地平（amlodipine），为第三代二氢吡啶类。作用与硝苯地平相似，降压作用较硝苯地平慢、温和，维持时间较长，$t_{1/2}$ 长达 35~50 小时。每日口服一次。用药期间血药浓度和血压波动小，极少出现反射性心动过速。常见不良反应有心悸、头痛、外周水肿、颜面潮红等。

二、肾素-血管紧张素系统抑制药

肾素-血管紧张素系统（renin angiotensin system，RAS）是由肾素、血管紧张素及其受体构成的重要体液系统，在心血管活动和水电解质平衡调节中发挥重要作用。RAS 不仅存在于循环系统，也存在于心脏、脑、肾脏及血管局部。循环与局部 RAS 以其关键产物血管紧张素 II（Ang II）为核心，与高血压、充血性心力衰竭等心血管疾病及肾脏病的发生、发展密切相关。血管紧张素原由肝脏及其他组织合成后，在肾小球旁细胞分泌的肾素（蛋白水解酶）的作用下转变为血管紧张素 I（Ang I），后者在血管紧张素转化酶（angiotensin converting enzyme，ACE）的作用下转变为 Ang II。糜酶途径也能生成 Ang II（图 19–1）。循环中 RAS 以 ACE 途径为主，而组织中的 RAS 则以糜酶为主。Ang II 或 Ang I 可直接转化为 Ang III（2–8），Ang II 还可转化为血管紧张素（I–VII）[Ang（I–VII）]。Ang III 的生物学效应与 Ang II 相似，其缩血管作用弱于 Ang II，但促醛固酮分泌作用较强，此外还参与中枢性升压作用及学习记忆。Ang（I–VII）表现与 Ang II 相反的效应，产生舒张血管作用。

Ang II 具有广泛的药理作用。①血管：Ang II 直接与间接作用于血管，增加外周血管阻力，升高血压。其直接作用为激活血管平滑肌细胞的血管紧张素 II 受体（AT_1 受体），引起血管收缩。Ang II 间接作

图 19-1 肾素-血管紧张素系统及其抑制药的作用环节

用是通过促进外周交感神经末梢释放去甲肾上腺素和增加中枢交感神经放电活动，从而导致外周交感神经张力增高。AngⅡ也作为一种血管生长刺激因子能引起血管平滑肌细胞增殖和血管重构，在高血压发生发展中起重要作用。②肾脏：AngⅡ直接收缩肾血管平滑肌以及增加肾交感神经张力，降低肾血流量；作用于肾皮质的球状带促进醛固酮的合成与分泌，增加水钠潴留。此外，高浓度的 AngⅡ可直接抑制远曲小管 Na^+ 转运，降低 Na^+ 排泄。③心脏：循环与局部的 AngⅡ可作用于心肌细胞和非心肌细胞，以及作用于心脏交感神经末梢促进去甲肾上腺素释放，表现为正性肌力和正性频率作用。AngⅡ还可收缩冠状动脉以及引起心肌重构。

作用于 RAS 的抗高血压药有血管紧张素转化酶抑制药、血管紧张素Ⅱ受体阻断药和肾素抑制药。

（一）血管紧张素转化酶抑制药

1965 年科研人员从巴西一种洞蛇蛇毒里分离出多肽类物质，对降解缓激肽的激肽酶Ⅱ有抑制作用，可增强缓激肽的舒血管作用，随后发现此肽类物质也可抑制 ACE。1971 年人工合成了壬肽抗压素（teprotide），是第一个用于临床抗高血压的血管紧张素转化酶抑制药（angiotensin-converting enzyme inhibitor，ACEI）。因其为肽类物质，作用短暂、不能口服，不便于临床应用而未能推广。1977 年根据 ACE 底物的化学结构推测设计出 ACE 的活性部位模型，合成了一系列口服有效、化学结构简单的小分子 ACEI。

卡托普利（captopril）为第一个口服有效的 ACEI，1981 年被批准用于临床。随后，一系列高效、长效、不良反应少的 ACEI 陆续问世。根据化学结构分为三类：①含巯基（—SH）的有卡托普利、阿拉普利（alacepril）等；②含羧基（—COOH）的有依那普利（enalapril）、雷米普利（ramipril）、赖诺普利（lisinopril）、喹那普利（quinapril）、培哚普利（perindopril）等；依那普利、雷米普利、喹那普利和培哚普利等均为前药，在体内在羧酸酯酶作用下，水解分别形成活性代谢物依那普利拉（enalaprilat）、雷米普利拉（ramiprilat）、喹那普利拉（quinaprilat）、培哚普利拉（perindoprilat）；③含次磷酸基（—POOH）的有福辛普利（fosinopril）等。福辛普利也是前药，口服吸收后，在肠和肝水解形成活性代谢物福辛普利拉（fosinoprilat）。图 19-2 列举了 3 类 ACEI 的活性基团特征。目前临床应用的 ACEI 有十余种，这类药物能有效地降低血压，对充血性心力衰竭及缺血性心脏病等也有良效。

卡托普利(captopril)

依那普利拉(enalaprilat)

雷米普利拉(ramiprilat)

福辛普利(fosinoprilat)

图 19-2　ACEI 的活性基团示意图

（□内为 ACEI 与酶的 Zn^{2+} 位点结合取代基团）

【体内过程】不同 ACEI 因化学结构不同，药物体内过程存在较大差异（表 19-1）。食物能影响卡托普利的吸收，宜在餐前 1 小时服用。大多数 ACEI 如依那普利、喹那普利、培哚普利等为前体药，须在体内转化后才能发挥作用。少数 ACEI 如福辛普利和喹那普利等可通过肝脏和肾脏清除，多数 ACEI 主要通过肾脏清除，肾功能显著降低者大多数 ACEI 血浆清除率降低，应减少用量。

表 19-1　ACEI 的体内过程

药物	前药	达峰时间（小时）	$t_{1/2}$(h)	作用持续时间（小时）	清除途径	蛋白结合率（%）	绝对生物利用度（%）
卡托普利	非	1	2.3	6~12	肾	30	70
依那普利	是	1	11	12~24	肾	50	40
赖诺普利	非	2~4	12~24	24~36	肾	少	25
喹那普利	是	2	1	24	肾、肝	97	10~12
培哚普利	是	1	24	40	肾	30	65~70
雷米普利	是	1	9~18	>24	肾、肝	36	50~60
福辛普利	是	1	11.5	>24	肝、肾	95	36

【药理作用】ACE 是一大分子含锌酸性糖蛋白，含有两个"必须结合点"，Zn^{2+} 位点是 ACEI 有效基团的作用位点，另一个为"附加结合点"。ACEI 与 Ang I 或缓激肽竞争 ACE，其基本作用是与 ACE 活性部位的 Zn^{2+} 结合，使酶失活。ACEI 与酶的 Zn^{2+} 结合必须依赖其基团—SH、COO—或 POO—。以卡托普利为例说明这种结合方式，卡托普利有三个基团能与 ACE 的活性部位相结合：①脯氨酸的末端羧基与酶的正电荷部位（精氨酸）呈离子键结合；②肽键的羰基与酶的供氢部位呈氢键结合；③巯基与酶中锌离子结合（图 19-3）。ACEI 与 Zn^{2+} 结合的强度及与"附加结合点"结合的数目与亲和力决定其作用

强度和持续时间。含 COO—和含 POO—的 ACEI 均比含—SH 者与 ACE 结合更牢固，故作用较强而持久。

　　ACEI 具有较强的降压作用，具有以下作用特点：①降压时不伴有反射性心率加快，对心排出量无明显影响；②可预防和逆转心肌与血管构型重建；③增加肾血流量，保护肾脏；④不引起水钠潴留；⑤降压作用稳定，无耐受性，突然停药无反跳现象；⑥能改善胰岛素抵抗，不引起电解质紊乱（高 K^+ 者除外）和脂质代谢改变。

图 19-3　ACE 与卡托普利结合的示意图

　　ACEI 的降压机制是通过抑制 ACE，降低循环与血管组织 RAS 活性，减少 AngⅡ的生成和升高缓激肽水平而发挥作用。

　　（1）抑制血浆与组织中 ACE，阻止 AngⅡ的生成，降低外周血管阻力。

　　（2）抑制缓激肽降解，升高缓激肽水平，继而促进一氧化氮（NO）和前列环素生成，产生舒血管效应。

　　（3）减弱 AngⅡ对交感神经末梢突触前膜 AT 受体的作用，减少去甲肾上腺素释放，并能抑制中枢 RAS，降低中枢交感神经活性，减弱外周交感神经张力，降低外周血管阻力。

　　（4）抑制心肌肥大与血管重构，通过降低心肌与血管组织 ACE 活性，抑制 AngⅡ的促血管平滑肌细胞、成纤维细胞增殖与心肌细胞肥大作用。①心脏：ACEI 预防与逆转心肌肥厚及构形重建，对缺血心肌具有保护作用，从而改善心脏的收缩与舒张功能。②血管：抑制血管重构，降低血管硬度，改善血管的顺应性。

　　（5）减少肾脏组织中 AngⅡ，削弱 AngⅡ的抗利尿作用，减少醛固酮分泌，促进水钠排泄，减轻水钠潴留。

　　（6）改善血管内皮功能。高血压常伴有血管内皮功能紊乱，而血管内皮功能紊乱是促进高血压及其并发症发生发展的重要原因。

　　【临床应用】

　　1. 治疗各型高血压　ACEI 对肾性高血压和原发性高血压均有效，可治疗高肾素高血压，也能降低正常或低肾素高血压病人的血压。轻、中度高血压患者单用 ACEI 常可以控制血压，与利尿药及 β 受体阻断药合用能增强疗效，用于治疗重度或顽固性高血压。

　　2. 治疗充血性心力衰竭　ACEI 可改善心肌重构以及心肌收缩和舒张功能，降低心衰病人病死率（详见第二十章）。

　　3. 治疗心肌梗死　ACEI 可保护缺血心肌细胞，改善重构，降低病死率（详见第十八章）。

　　4. 其他　治疗糖尿病肾病和其他肾病。

　　【不良反应】主要的不良反应有高血钾、咳嗽、血管神经性水肿等。RAS 高度激活的病人，可能出现低血压而致"首剂现象"，宜从小剂量开始试用，并密切监测。肾功能正常者服用 ACEI，一般较少见高血钾，而肾功能受损或与留钾利尿药合用时易致高血钾。咳嗽为刺激性干咳，多见于用药开始几周内。咳嗽原因可能与这类药物抑制缓激肽和 P 物质代谢，导致这些物质在肺血管床蓄积有关。依那普利与赖诺普利咳嗽的发生率比卡托普利高，而福辛普利较低。血管性水肿多见于颜面部。卡托普利可出现青霉胺样反应如皮疹、瘙痒、嗜酸细胞增多、白细胞减少、淋巴结肿大、发热、胃痛、口腔溃疡、味觉减退、肝功能损害等，可能与含—SH 有关。在妊娠早期，ACEI 无致畸胎作用，但妊娠中后期长期应用可引起胎儿畸形、胎儿发育不全甚至死胎，故孕妇忌用。亲脂性的 ACEI 如雷米普利与福辛普利在乳汁中分泌，故哺乳期妇女忌服。吲哚美辛、阿司匹林等环氧酶抑制药能抑制前列环素的生成，降低 ACEI 疗效，故不能同用。

卡托普利

卡托普利（captopril），口服作用快，15 分钟起效。卡托普利无中枢副作用，能改善睡眠与情绪，改善生活质量，优于其他类型降压药，尤其适合肝脏疾病高血压患者选用。卡托普利用于治疗糖尿病肾病，能有效保护 1 型糖尿病患者已降低的肾功能。

依那普利

依那普利（enalapril）为前药，其—$COOC_2H_5$ 必须经体内转化为—COOH，称为依那普利拉，方可发挥作用。依那普利的基本作用与卡托普利相似，有以下特点：①缓效，因系前体药，体内水解后才有效，故起效慢，口服后 1~2 小时起效，3~4 小时达到高峰；②长效，可维持 24 小时以上，日服 1 次即可；③强效，强于卡托普利 5~10 倍，剂量小；④不含—SH，故无卡托普利的青霉胺样反应，但高血钾、低血压等不良反应较卡托普利多见。阿司匹林对依那普利的降压效果有显著的拮抗效应，二者不能同服。

福辛普利

福辛普利（fosinopril）是第一个批准上市的含有 POO—的 ACEI。体内转化为含有 POO—活性基团的福辛普利拉。其亲脂性强，分布于心、脑较多，肾脏较少。降压作用缓和而持久。福辛普利可单独使用作初始治疗或与其他抗高血压药物联合应用。药动学特点是由肝和肾双途径排泄，故在肝或肾功能减退者，可经另一途径清除，一般不需减量，较少引起蓄积中毒。

（二）血管紧张素 II 受体阻断药（ARB）

Ang II 与 Ang II 受体（AT 受体）相互作用产生药理效应。AT 受体有 AT_1 ~ AT_4 四种亚型，Ang II 的心血管作用主要由 AT_1 受体介导。AT_1 受体阻断药能特异性与 AT_1 受体结合，抑制 Ang II 的心血管作用。与 ACEI 不同，AT_1 受体阻断药不影响缓激肽和 P 物质的生成，故无咳嗽、血管神经性水肿等不良反应。

最初发现的 AT 受体拮抗药为沙拉新（saralasin），因其属肽类不能口服，且作用时间短以及部分激动活性，限制了其临床应用。非肽类 AT_1 受体拮抗药包括氯沙坦（losartan），厄贝沙坦（irbesertan）、缬沙坦（valsartan）、坎地沙坦（candesartan）等，具有受体亲和力高，选择性与特异性强，口服有效，作用时间长，无部分激动活性等优点。

氯沙坦

【体内过程】氯沙坦为 1995 年美国 FDA 批准治疗高血压的第一个 AT_1 受体阻断药，在体内转化为活性产物 EXP3174，后者与 AT_1 受体结合更牢固，拮抗 AT_1 受体的作用强于母药 15~30 倍。本品口服吸收迅速，首过效应明显，生物利用度约为 33%，$t_{1/2}$ 为 6~9 小时，血浆蛋白结合率 > 98%。在肝脏由 CYP2C9 与 CYP3A4 代谢为活性更强的 E3174，E3174 的 $t_{1/2}$ 为 6~9 小时。大部分随胆汁排泄，部分随尿排出。每日服药一次，降压作用可维持 24 小时。

【药理作用】通过选择性拮抗 AT_1 受体，阻断 Ang II 效应，包括降低血压、减轻心室肥厚、延迟或逆转心肌重构，改善心功能等。氯沙坦对肾功能具有保护作用，在伴有高血压的肾病患者，该药降压的同时能维持肾小球滤过率，增加肾血流量与排钠，减少蛋白尿。还可增加尿酸、尿素排泄，其他现有 AT$_1$ 受体阻断药无此作用。

【临床应用】用于治疗轻、中度高血压，适用于不同年龄的高血压患者，对 ACEI 不良反应不能耐受者适用，对伴有肾病和慢性心功能不全患者有良好疗效。与利尿药或钙通道阻滞药合用，可增强降压疗效。

【不良反应】不良反应较 ACEI 少，耐受性比 ACEI 好。可引起低血压、高血钾等，但不引起干咳和血管性水肿。肝功能不全或循环不足时，应减少起始剂量。抗真菌药氟康唑抑制 CYP2C9，可能降低氯沙坦的临床疗效。孕妇禁用。

其他 AT$_1$ 受体阻断药的体内过程与氯沙坦存在一定差异（表 19-2）。缬沙坦是最强的 AT$_1$ 受体阻断药，厄贝沙坦体内不需要生物转化即有较强的 AT$_1$ 受体阻断效应，而且药动学较少受肝肾功能不全或年龄性别的影响，故一般不需要调整剂量。坎地沙坦作用强大、应用剂量小、维持时间较长。

表 19-2　血管紧张素 Ⅱ 受体阻断药的体内过程

	氯沙坦	缬沙坦	替米沙坦	坎替沙坦	厄贝沙坦
生物利用度(%)	33	25	42~57	42	60~80
起效时间(小时)	1	2	1	2~4	2
达峰时间(小时)	6	4~6	3~9	6~8	3~6
持续时间(小时)	24	24	≥24	≥24	24
蛋白结合率(%)	>98	96	99.5	99.6	96
分布容积(L)	34	17	53~96	10	500
清除 $t_{1/2}$(小时)	2	6~8	18~24	9~13	11~15
排泄(尿/粪%)	35/60	13/83	1/97	33/67	20/80

（三）肾素抑制药

肾素是催化血管紧张素原生成血管紧张素 Ⅰ 的关键酶，抑制肾素活性，从而阻断血管紧张素 Ⅰ 的生物学效应。阿利吉仑（aliskiren）是第一个批准上市抑制肾素的抗高血压药物。

阿利吉仑

【药理作用】阿利吉仑是非肽类直接肾素抑制药，对肾素具有高选择性。阿利吉仑通过扩张血管，降低血管阻力，从而降低血压。降压过程中，不产生反射性心动过速，不影响心功能，具有强效、平稳长效降压的特点，为一类新型抗高血压药物。

阿利吉仑口服生物利用度为 16%，$t_{1/2}$ 为 30~40 小时，在服药（40~1800mg 剂量范围）后 2~4 小时达到高峰。降压作用为肾素依赖性，大剂量给药可延长作用时间，但不会引起血压骤降。

【临床应用】用于轻、中度高血压。

【不良反应】不良反应较少，最常见不良反应为疲乏、胃肠道反应、腹泻、头痛、头晕等，偶见血管神经性水肿。

三、利尿降压药

利尿药作为基础降压药广泛用于临床。该类药物价格低廉；小剂量时不良反应少，较为安全；对多数高血压病人有效且不易耐受；可单独使用治疗轻度高血压，也可与其他降压药合用治疗中、重度高血压。临床治疗高血压的利尿降压药以噻嗪类中效利尿药为主，其中以氢氯噻嗪最为常用。

氢氯噻嗪

【药理作用】　氢氯噻嗪（hydrochlorothiazide）降压作用温和、持久，对立位和卧位均有降压作用，长期用药无明显耐受性，大多数病人一般用药2~4周就可以达到最大疗效。大规模临床研究证明长期用药可降低高血压患者心、脑血管并发症的发病率和病死率，以及提高病人的生活质量。与扩血管药以及某些交感神经抑制药合用，可对抗这些药物所致水、钠潴留，产生相加或协同作用。

氢氯噻嗪降低动脉血压的确切机制尚不清楚。初期降压作用可能是通过排钠利尿，引起体内 Na^+、水负平衡，减少细胞外液和血容量，从而降低心排出量和血压。长期应用后血容量和心排出量可逐渐恢复至用药前水平，但血压仍持续降低，主要是由于外周血管阻力降低所致。氢氯噻嗪长期应用降低外周血管阻力并非直接作用，可能通过排钠而降低小动脉血管平滑肌细胞内 Na^+ 浓度，进而通过 Na^+-Ca^{2+} 交换机制，使胞内 Ca^{2+} 减少，从而降低细胞膜受体对去甲肾上腺素等缩血管物质的反应性；降低动脉血管壁钠、水含量，从而减轻因细胞内液过度积聚所致血管腔变窄，并增强平滑肌对舒血管物质的敏感性；也可诱导血管壁产生缓激肽、前列腺素等舒张血管活性物质。

【临床应用】　氢氯噻嗪是治疗高血压的基础药物，安全、有效、价廉。可单用或与其他抗高血压药联合应用治疗各类高血压。单用适用于轻、中度高血压，特别适用于老年高血压患者，因其肾单位减少，水钠容量增加，血浆肾素活性降低，降压效果好。年轻患者因血浆肾素活性高，降压效果欠佳。

【不良反应】　长期大剂量应用常致低血钾、低血镁、高血糖、高脂血症、高尿酸血症等改变，并可增高血浆肾素活性，现多主张小剂量使用。病人适度限钠或与 β 受体阻断药、血管紧张素转化酶抑制药、血管紧张素 Ⅱ 受体阻断药合用可避免或减少不良反应。

吲达帕胺

吲达帕胺（indapamide），为非噻嗪吲哚衍生物，其降压效应系利尿和血管舒张共同作用的结果。不良反应少，不引起血脂改变，对伴有高脂血症患者可用吲达帕胺替代噻嗪类利尿药。不减少肾血流量，无体位性低血压，对糖代谢也无明显影响。脑血管疾病、严重肾衰患者、妊娠期和哺乳期妇女禁用。

依普利酮

依普利酮（eplerenone）是新一代醛固酮受体阻断药，对醛固酮受体选择性较高，减少了螺内酯常见的性激素样不良反应。除轻度利尿外，依普利酮还具有抑制心肌和血管肥厚、保护终末器官等作用，可降低心血管事件的发病率和病死率，用于高血压、充血性心力衰竭的治疗。主要不良反应为高血钾。

四、肾上腺素受体阻断药

肾上腺素受体（α 和 β 受体）广泛分布于中枢神经与心血管组织，在血压的调节中起重要作用。肾上腺素受体阻断药有 α 受体阻断药、β 受体阻断药及兼有 α 与 β 受体阻断作用的药物，其中以 β 受体阻断药最为常用。

1. β 受体阻断药　β 受体阻断药除用于治疗心绞痛及心律失常外，也是治疗高血压的一线药物。β 受体阻断药治疗高血压安全、有效，能降低心血管并发症（脑卒中、心梗等）的发生率和病死率。用于治疗高血压的 β 受体阻断药有普萘洛尔、纳多洛尔、美托洛尔、阿替洛尔等。

【药理作用】　β 受体阻断药虽在脂溶性、β₁ 受体的选择性、内在拟交感活性以及膜稳定作用等方面差异很大，但这类药物抗高血压作用相当。无内在拟交感活性的 β 受体阻断药初用可致心排出量降低，可引起外周血管阻力反射性增高，但持续用药使心排出量保持低水平，并降低总外周阻力，从而产生降压效应，连续用药数周后才出现充分的疗效；有内在拟交感活性的药物对心率和心排出量影响较小，主要通过降低外周阻力而发挥降压作用，其优点是不影响代谢，不上调心脏 β 受体，故无停药反跳现象。

β受体阻断药的降压机制：①阻断心脏β₁受体，抑制心肌收缩，减慢心率，降低心排出量。但该学说不能解释下述现象，静脉与口服给药均可降低心排出量，但仅口服给药才降低血压；②阻断肾小球旁器的β₁受体，减少肾素分泌，从而抑制肾素–血管紧张素系统活性。但具有较强内在拟交感活性的药物在降压时并不影响肾素分泌；③β受体阻断药能通过血–脑屏障进入中枢，阻断中枢β受体，使外周交感神经活性降低。但索他洛尔、阿替洛尔等难以通过血–脑屏障却仍有良好降压作用；④阻断外周去甲肾上腺素能神经末梢突触前膜β₂受体，抑制正反馈调节作用，减少去甲肾上腺素的释放；⑤促进前列环素的生成。总之，β受体阻断药的降压机制可能是多环节综合作用的结果，不同药物作用侧重点不同。

【临床应用】用于各型高血压，可单独应用治疗高血压，也可与其他抗高血压药（利尿药、钙通道阻滞药、ACEI或扩血管药等）合用治疗中重度或顽固性高血压。对高肾素活性、高血流动力学的青年高血压患者效果较好。尤其适用于心肌梗死后患者、伴有心绞痛（变异型心绞痛除外）、偏头痛、焦虑患者。其作用优点为不引起体位性低血压，较少引起头痛和心悸。

【不良反应】无内在拟交感活性的β受体阻断药可升高血浆三酰甘油浓度，降低HDL–胆固醇，而有内在拟交感活性的药物对血脂影响较少，机制尚不清楚。长期应用该类药物突然停药，可引起反跳现象，血压升高甚至超过治疗前水平，故宜逐步减量。糖尿病患者应用非选择性β受体阻断药能延缓胰岛素后血糖水平的恢复，不稳定型糖尿病和经常低血糖反应患者使用β受体阻断药应十分慎重，以避免血糖偏低现象。β受体阻断药可致肾血流量和肾小球滤过率持续轻度降低，但一般不引起水钠潴留，长期用药很少引起肾功能受损。高血压伴有肾病患者注意定期监测肾功能。禁用于严重左室心功能不全、窦性心动过缓、房室传导阻滞及支气管哮喘患者。

普萘洛尔

普萘洛尔（propranolol）为非选择性β受体阻断药。口服吸收完全，首过效应显著，个体差异较大，口服后血药浓度个体差异可达20倍。$t_{1/2}$约为4小时，但降压作用维持时间长，可每日用药2次。用药应逐渐加量，但每日用量不宜超过300mg。达最大效应需数周时间。

美托洛尔

美托洛尔（metoprolol）为选择性阻断β₁受体。口服吸收完全。生物利用度为50%～75%，$t_{1/2}$为3～4小时。24小时显效，1周内达降压高峰。其缓释制剂24小时内维持血药恒定水平，可每日用药1次。可降低心梗患者猝死率。不良反应少见，可产生失眠、多梦、幻觉和认知功能减退等。

2. α受体阻断药　绝大多数高血压患者血浆儿茶酚胺浓度升高以及血管平滑肌α受体表达上调，α受体阻断药能阻断血管平滑肌细胞α₁受体，抑制儿茶酚胺对血管平滑肌的收缩作用，使收缩状态的小动脉舒张，产生降压效应。非选择性α受体阻断药（如酚妥拉明）除阻断α₁受体外，还能阻断突触前膜α₂受体，取消对去甲肾上腺素等神经递质释放的负反馈作用，可引起心率加快和肾素分泌增加，不良反应较多，长期降压效果差，除用于控制嗜铬细胞瘤患者的高血压危象外，不作为抗高血压药应用。选择性α₁受体阻断药不良反应少，可用于长期治疗高血压病。对脂质代谢有改善作用，使心血管病的危险减少，现用于临床的该类药物有哌唑嗪、特拉唑嗪、多沙唑嗪等。

哌唑嗪

【体内过程】哌唑嗪（prazosin），为第一个用于临床治疗高血压的α受体阻断药，口服易吸收，2小时血药浓度达峰值，生物利用度为60%，$t_{1/2}$为2.5～4小时，但降压作用可持续10小时，血浆蛋白结合率约90%，主要在肝脏代谢，10%的原型药经肾排泄。

【药理作用】舒张小动脉和静脉,对立位和卧位血压均有降低作用。使用初期反射性兴奋交感神经,引起心率增快和血浆肾素活性增高。长期使用时,产生持久的扩血管作用,心排血量、心率和血浆肾素活性可恢复正常,可能是对 α_2 受体阻断作用较弱所致。对肾血流量及肾小球滤过率均无明显影响。长期治疗还可降低血浆三酰甘油、总胆固醇、LDL-胆固醇的浓度,升高 HDL-胆固醇浓度。

【临床应用】适用于各型高血压,单用治疗轻、中度高血压,重度高血压合用利尿药和 β 受体阻断药以增强降压效果。可阻断膀胱颈、前列腺包膜和腺体、尿道等处的 α_1 受体,改善前列腺增生患者排尿困难的症状,因此对高血压合并前列腺肥大者尤为适用。

【不良反应】首次给药可致严重的体位性低血压、晕厥、心悸等,称"首剂现象",多见于首次用药 90 分钟内,发生率高达 50%,在直立体位、饥饿、低盐或已用利尿药或 β 受体阻断药者更易发生。其原因可能是阻断交感神经的缩血管效应,扩张容量血管,减少回心血量所致。将哌唑嗪首次剂量减半(0.5mg)并于临睡前服用,可避免发生首剂现象。长期用药可致水钠潴留,加服利尿药可维持其降压效果。

3. α_1 和 β 受体阻断药

拉贝洛尔

拉贝洛尔(labetalol)又名柳胺苄心定,能阻断 α_1 和 β 受体,其阻断 β 受体作用比阻断 α_1 受体作用强,对 α_2 受体无作用。本药通过阻断 α_1、β 受体,降低外周血管阻力而产生降压作用,对心排出量与心率影响较少。降压作用强、快,适用于各型高血压,静脉注射可治疗高血压危象。无严重不良反应。

卡维地洛

卡维地洛(carvedilol)能选择性阻断 α_1 受体和非选择性阻断 β 受体,降低外周阻力。可扩张冠状动脉和肾血管,还具有抗氧化作用。该药口服首过效应明显,生物利用度约为 30%,$t_{1/2}$ 为 7~10 小时,但药效可维持 24 小时。大部分经肝脏代谢,肝功能损害患者血药浓度显著升高,故严重肝功能损伤的病人不宜使用。不良反应与普萘洛尔相似,但不影响血脂代谢。用于治疗轻度及中度高血压或伴有肾功能不全、糖尿病的高血压患者。还可用于治疗充血性心力衰竭。

五、其他抗高血压药

(一) 中枢性降压药

中枢性降压药有甲基多巴(methyldopa)、可乐定(clonidine)、利美尼定(rilmenidine)、莫索尼定(moxonidine)等。其中甲基多巴通过激动孤束核(nuleus tractus solitarii,NTS)α_2 肾上腺素受体产生降压作用,但由于严重的副作用如溶血性贫血和肝细胞损害,现已少用。可乐定的降压作用除 α_2 肾上腺素受体介导以外,还与激动延髓嘴端腹外侧区(rostral ventrolateral medulla,RVLM)I_1 咪唑啉受体(I_1 – imidazoline receptor)有关;第二代中枢降压药利美尼定、莫索尼定主要作用于 I_1 咪唑啉受体。

可乐定

【体内过程】可乐定(clonidine)又名可乐宁、氯压定,口服吸收良好,生物利用度约 75%~95%,$t_{1/2}$ 为 6~24 小时。脂溶性高,易透过血-脑屏障,也可经皮肤吸收。口服 30 分钟后起效,2~4 小时作用达高峰,持续约 6~8 小时,约 50% 在肝脏代谢,对血脂代谢无明显影响,原形和代谢产物主要经肾排泄。

【药理作用】通过抑制交感神经活性,减慢心率,减少心排血量和降低外周阻力而降压,降压作用中等偏强。可乐定减弱交感反射，但不完全抑制，故较少引起体位性低血压。可乐定抑制中枢交感神经活性是激动延髓孤束核次一级神经元（抑制性神经元）突触后膜 α_{2A} 肾上腺素受体和激动延髓嘴端腹外侧区 I_1 咪唑啉受体的共同结果（图 19 - 4）。可乐定也能激动蓝斑核 α_2 受体，引起中枢镇静、嗜睡作用。此外，可乐定还可激动外周神经末梢突触前膜 α_2 受体，负反馈抑制去甲肾上腺素能神经释放去甲肾上腺素，有助于该药降压。大剂量可乐定可激活外周血管平滑肌上的 α_{2B} 受体，收缩血管，减弱降压效应。

图 19 - 4　中枢性降压药作用机制示意图

【临床应用】 适用于中度高血压。本药不影响肾血流量和肾小球滤过率，能抑制胃肠道分泌和运动，故适用于肾性高血压或兼患消化性溃疡的高血压患者。可乐定与利尿药合用有协同作用。可用于偏头痛，对阿片类药物成瘾者戒断症状也有一定疗效。

【不良反应】 嗜睡、口干、便秘以及胃酸分泌减少等副作用，发生率约 50%，在绝大部分患者中用药几周后可消失。其他不良反应有阳痿、恶心、食欲不振、眩晕、鼻黏膜干燥、腮腺痛等。久用可致水钠潴留，合用利尿药能避免。突然停药可出现短时的交感神经亢进现象，表现为心悸、出汗、血压突然升高，甚至出现"高血压危象"。可乐定的停药反应的机制不清楚，可能与突然停药后血浆儿茶酚胺浓度升高有关，逐渐减量可以避免血压反跳。出现停药反应时可恢复应用可乐定或用 α 受体阻断药酚妥拉明治疗。可乐定不宜用于高空作业或驾驶机动车辆的人员，以免因精神不集中、嗜睡而导致事故发生。

可乐定可引起镇静、口干、停药反跳等不良反应，因而长期以来一直在寻找新的中枢性降压药物。咪唑啉受体激动药（如利美尼定、莫索尼定）为新一代的中枢降压药物，对 I_1 咪唑啉受体的亲和力高于 α_2 受体。能选择性作用于延髓嘴端腹外侧区 I_1 咪唑啉受体，通过降低交感神经活性和增强迷走神经活性，从而降低外周血管阻力和心排出量产生降压作用。不良反应少，无显著的镇静作用，亦无停药反跳现象。长期用药还能逆转高血压患者的心肌肥厚，改善动脉顺应性。

利美尼定

利美尼定（rilmenidine）单用降压作用与 β 受体阻断药、ACEI 以及其他中枢降压药相当，与利尿药合用可增强降压作用。口服吸收完全，1~2 小时起效，$t_{1/2}$ 为 8 小时，作用维持 14~17 小时，60% 药物以原型经肾脏排泄。不良反应有口干、嗜睡、便秘，约 2% 病人出现性功能障碍。无停药反跳现象。

莫索尼定

莫索尼定（moxonidine）对 I_1 咪唑啉受体的选择性和作用强度均强于利美尼定。抗高血压强度与可乐定相当。该药口服吸收不受食物影响，生物利用度为 88%，$t_{1/2}$ 为 2~3 小时，但降压作用可维持 24 小时。60% 药物以原型经肾排泄。不良反应有口干、嗜睡、头晕等，无体位性低血压和停药反跳现象。

（二）血管扩张药

血管扩张药包括直接舒张血管平滑肌药（肼屈嗪、硝普钠等）和钾通道开放药（二氮嗪、米诺地尔、吡那地尔等）。根据对动、静脉选择性差异，又可分为主要扩张小动脉药（肼屈嗪、米诺地尔、二氮嗪等）和对动脉、静脉均有舒张作用药物（硝普钠）。本类药通过直接松弛血管平滑肌，降低外周血管阻力，产生降压作用。久用后，因反射性交感神经活性增高，增加心排出量，还可增加血浆肾素水平，使循环中血管紧张素浓度升高，导致外周阻力增加和水钠潴留，减弱其降压作用。因此不宜单用，常与利尿药和 β 受体阻断药等合用，以提高疗效、减少不良反应。

肼屈嗪

【体内过程】 肼屈嗪（hydralazine）又名肼苯哒嗪，口服吸收好，但生物利用度低（16%~35%），主要在肝脏代谢，生成无活性的乙酰化代谢产物，慢乙酰化者降压作用更明显。$t_{1/2}$ 为 3~7 小时，作用维持 6~12 小时，主要由肾脏排泄。

【药理作用】 通过直接松弛小动脉平滑肌，降低外周阻力而降压，对卧位和立位血压均有效。该药松弛血管平滑肌的分子机制尚不清楚。由于不舒张静脉和保留心血管反射，一般不引起体位性低血压。但因反射性交感神经兴奋而增加心肌耗氧量，以及扩张冠状动脉可能引起血液从缺血区流向非缺血区即冠脉"窃"流，容易引起或加重心肌缺血。

【临床应用】 适用于中、重度高血压，常与其他降压药合用。

【不良反应】 常见不良反应有头痛、眩晕、恶心、颜面潮红，低血压、心悸等，与扩血管作用有关。老年人或伴有冠心病的高血压患者慎用，以免诱发或加重心绞痛。有心肌缺血和主动脉瘤者禁用。长期大剂量应用可引起全身性红斑狼疮样综合征，多见于慢乙酰化的女性患者，停药后可自行痊愈，少数严重者也可致死。

硝普钠

【药理作用】 硝普钠（nitroprusside sodium）又名亚硝基铁氰化钠 $[Na_2Fe(CN)_5NO]$，为硝基扩血管药。扩张动脉和静脉，降低外周血管阻力和心排出量而降压。降压作用迅速、强大、短暂。口服不吸收，需静脉滴注给药，30 秒内起效，2 分钟内可获最大降压效应，停药 3 分钟内血压回升。作用机制与硝酸酯类相似，通过释放 NO，激活鸟苷酸环化酶，增加血管平滑肌细胞内 cGMP 水平而起作用。硝普钠释放 NO 的机制可能不同于硝酸甘油，这可解释两者在不同部位的血管表现出效应差异，以及硝酸甘油可产生耐受，而硝普钠无耐受现象。

【临床应用】 主要用于高血压急症，如高血压危象、高血压脑病、恶性高血压及合并急性冠脉事件者，适用于充血性心力衰竭的高血压患者，也用于外科手术麻醉时的控制性降压（以减少手术出血）以及难治性慢性心功能不全。

【不良反应】 呕吐、出汗、头痛、心悸等不良反应，均为过度降压所引起，停药后消退。连续大剂量应用或肾功能不全者，因血中的代谢产物硫氰酸盐过高而发生中毒，表现为乏力、耳鸣、肌肉痉挛、精神异常等，同时给予硫代硫酸钠可预防氰化物聚积，且不影响药效。该药还可引起甲状腺功能减退。硝普钠水溶液不稳定，应新鲜配制，使用时避光，超过 4 小时或变色则不宜使用。

米诺地尔

米诺地尔（minoxidil）为 ATP 敏感性 K^+ 通道开放药，促进 K^+ 外流，使血管平滑肌细胞膜超极化，电压依赖性钙通道难以激活，阻止 Ca^{2+} 内流，导致血管舒张而降压。同类药物还有二氮嗪（diazoxide）、尼可地尔（nicorandil）、吡那地尔（pinacidil）、克洛卡林（chromakalim）等。但该类药物不良反应较多，临床上并未广泛使用。

【体内过程】口服吸收好，生物利用度为90%，给药0.5~1小时后血药浓度达峰值，但最大降压效应出现在2~3小时后。$t_{1/2}$约4小时，但降压持续时间超过24小时，可能因其持久存留于血管平滑肌有关。在肝脏代谢，主要以代谢产物从尿中排泄。

【药理作用】直接扩张小动脉，对静脉血管无影响。降压作用较肼屈嗪强而持久。米诺地尔对离体血管平滑肌无松弛作用，需经肝脏磺基转移酶代谢为硫酸米诺地尔 N-O 才有活性，因而起效时间出现较晚。水钠潴留主要是由于肾脏灌注压降低、肾小管重吸收增加所致。

【临床应用】主要用于治疗难治性的重度高血压和肾性高血压，其他降压药无效时加用本药。不宜单用，与利尿药和 β 受体阻断药合用，可避免水钠潴留和交感神经的反射性兴奋。

【不良反应】主要不良反应有水钠潴留、心悸。长期应用作用于毛囊根部 ATP 敏感性 K^+ 通道，引起多毛症。

二氮嗪

二氮嗪（diazoxide）又名氯甲苯噻嗪，降压机制同米诺地尔。该药静脉注射降压作用强而快，30 秒内起效，3~5 分钟降压达峰值。主要用于高血压危象及高血压脑病。该药能激活胰腺 B 细胞 ATP 敏感性 K^+ 通道，抑制胰岛素分泌而引起高血糖。其他不良反应少见。

第三节　高血压病的合理用药

高血压是一种以动脉血压持续升高为特征的进行性"心血管综合征"，常伴有其他危险因素、靶器官损害或临床疾患，需要进行综合干预。抗高血压治疗包括非药物（如生活方式干预）和药物两种方法。高血压药物治疗的目标不仅是降低血压，更重要的是保护靶器官功能，降低并发症的发生率和病死率。高血压人群如不经合理治疗平均寿命较正常人缩短 10~15 年，但目前仅少数高血压患者的血压得到有效的控制。因此，必须树立长期甚至终生坚持治疗的概念。抗高血压药物种类繁多、各有特点，疗效存在很大个体差异，应根据病情并结合药物特点合理用药。

一、根据高血压程度选用药物或联合用药

高血压按血压升高水平为 1 级（轻度）、2 级（中度）和 3 级（重度）。轻、中度高血压初始采用单药治疗，目前常用五大类一线降压药物是钙通道阻滞药、ACEI、血管紧张素 II 受体阻断药、利尿药和 $β_1$ 受体阻断药。长效抗高血压药物优于短效制剂，降压持续、平稳并有可能保护靶器官。单药治疗轻、中度高血压患者，在增加剂量后效果仍然不好，可改用机制不同的抗高血压药或联合用药；对于重度高血压患者，联合用药尤为重要。

二、根据病情特点选用药物

高血压合并其他疾病，应根据药物特点选用：①高血压合并心功能不全或支气管哮喘者，宜用利尿药、ACEI/ARB、哌唑嗪等，不宜用 β 受体阻断药；②高血压合并肾功能不良者，宜用 ACEI/ARB、钙通道阻滞药等；③高血压合并窦性心动过速，年龄在 50 岁以下者，宜用 β 受体阻断药，但合并缓慢性心律失常者禁用；④高血压合并消化性溃疡者，宜用可乐定；⑤高血压伴潜在性糖尿病或痛风者，宜用

ACEI/ARB、α_1受体阻断药和钙通道阻滞药，不宜用噻嗪类利尿药；⑥高血压危象及脑病时，宜静脉给药以迅速降低血压，可选用硝普钠、二氮嗪，也可用高效利尿药如呋塞米等；⑦老年高血压，上述第一线药物均可应用，避免使用能引起体位性低血压的药物（大剂量利尿药、α_1受体阻断药等）或影响认知能力的药物（如可乐定等）；⑧妊娠高血压避免使用 ACEI 和 AT_1 受体阻断药，可选用拉贝洛尔、硝苯地平、甲基多巴等。

三、抗高血压药物的联合应用

抗高血压药物联合应用的目的是增加降压疗效，增加对靶器官的保护，减少不良反应。当一种抗高血压药物无效时，可改用作用机制不同的另一种抗高血压药。单一药物有较好反应，但降压未达到目标，可采用联合用药。联合用药应从小剂量开始并应采用作用机制不同的药物，以提高疗效、减少不良反应，如氢氯噻嗪与 ACEI 或 β 受体阻断药合用，可消除氢氯噻嗪激活 RAS 的作用；β 受体阻断药与肼屈嗪合用，因 β 受体阻断药减慢心率、抑制肾素分泌，可取消肼屈嗪加快心率与促肾素分泌作用。二联用药若仍无效，则三联用药，常用二氢吡啶类 CCB + ACEI（或 ARB）+ 噻嗪类利尿药。四联用药主要用于难治性高血压患者，在三药联合基础上加用 β 受体阻滞剂、醛固酮受体拮抗剂、氨苯蝶啶、可乐定或 α 受体阻滞剂等。可酌情加用中枢降压药或直接扩血管药。

四、平稳降压，避免降压过快、过度

药物一般宜从小剂量开始，逐步增量，达到满意效果后改维持量以巩固疗效，避免降压过快、过度，以免造成重要器官灌流不足等。此外，必须在降低血压的同时使血压平稳，提倡使用长效降压药以减小血压波动性，要求药物的降压谷/峰值 > 50%。此外，高血压治疗多需长期系统用药，不宜中途随意停药，更换药物时亦应逐步替代。

五、个体化治疗

高血压治疗应个体化，主要根据患者的年龄、性别、种族、病情程度、并发症等情况制定治疗方案，维持和改善患者的生存质量，延长寿命。在选药个体化的同时，剂量的个体化也非常重要，因不同患者或同一患者在不同病程时期，所需剂量不同，或由于药物可能存在遗传代谢多态性，不同患者病情相似，但所需剂量也不同。所以，应根据"最好疗效最少不良反应"的原则，对每一患者选择最适宜剂量。

知识拓展

一线抗高血压药

我国高血压指南推荐的一线抗高血压药为：钙通道阻滞药、血管紧张素转化酶抑制药、血管紧张素Ⅱ受体阻断药、利尿药和 β 受体阻断药，以及由上述药物组成的固定配比复方制剂。但美国、英国、日本高血压指南中均将 β 受体阻断从一线降压药物剔除，主要依据包括：β 受体阻断药治疗组的复合终点事件发生率（主要因卒中事件增高所驱动）显著高于血管紧张素Ⅱ受体阻断药氯沙坦治疗组；β 受体阻断药（阿替洛尔）缺乏心血管保护作用。

答案解析

思考题

1. 各举一代表药说明常用抗高血压药物的分类。

2. 比较血管紧张素转化酶抑制药与 AT_1 受体阻断药降压机理。

3. 为什么卡托普利有干咳和血管性水肿等不良反应，而氯沙坦没有？

4. 简述可乐定的降压机制和不良反应。

5. 抗高血压药合理用药的原则有哪些？

（彭　军）

书网融合……

习题　　　　　　　　微课　　　　　　　　本章小结

第二十章　治疗心力衰竭的药物 ⓔ微课

📖 学习目标

1. 通过本章学习，掌握强心苷治疗心衰的作用机制、临床应用和不良反应；熟悉肾素-血管紧张素-醛固酮系统抑制药、利尿药、β 受体阻断药治疗 CHF 的作用机制与应用；了解扩血管药、非苷类正性肌力药作用机制与应用。
2. 学会正确使用强心苷类药物，处理药物应用中的简单问题。
3. 在应用本类药物时培养认真、仔细、严谨的工作作风。

心力衰竭（heart failure），简称心衰，是由各种心肌损害因素（如血流动力负荷过重、炎症、缺血等）引起的心脏结构或功能障碍所导致的临床综合征。由于心室充盈和射血能力低下，可出现体循环和（或）肺循环淤血，主要表现为呼吸困难、疲乏及水钠潴留等，故又称为充血性心力衰竭（congestive heart failure，CHF），简称心衰，是各种心血管疾病的终末阶段，预后差，死亡率高。

第一节　心衰的病理生理学及治疗药物分类

一、心衰的病理生理学

（一）心肌收缩与舒张功能变化

1. 收缩功能与舒张功能障碍　心脏收缩功能障碍的特征是心肌收缩的速度和力量减小，射血分数降低；舒张功能障碍表现为心室壁顺应性（compliance）下降。心室壁顺应性是指心室在单位压力改变下所引起的容积变化（dV/dp）。急性心肌梗塞时顺应性急剧下降，可引起左心室舒张末期压力（LVEDP）明显升高，即使心肌收缩功能仍然正常，但由于左心室舒张末期压力明显升高，足以引起肺循环淤血，呼吸困难甚至肺水肿，最终发展为体循环淤血，导致舒张性心功能不全。约 30%~40% 心衰患者属舒张性心功能不全，可单独存在，也可与收缩功能障碍同时出现。

2. 舒缩活动不协调　房室活动不协调，两侧心室不同步舒缩，同一心室因病变区域性分布，导致全室舒缩活动不协调，最终使心输出量下降。心肌梗死、重度心肌炎等疾病可破坏心脏舒缩活动的协调性，导致心输出量下降，而引起心衰。

（二）心肌结构变化

心衰时通常伴随心肌重构，表现为心肌细胞肥大、胶原蛋白增生、成纤维细胞增殖、心肌内微血管平滑肌增生和中层增厚等。心肌成分除量的改变外，还出现质的变化，如出现胚胎型收缩蛋白。20 世纪 90 年代后，逐渐明确了心肌重构是心衰发生发展的基本病理过程，阻止和逆转心肌重构能明显降低死亡率。

（三）心衰时神经内分泌系统的变化

在心衰发病的进程中，机体经历了由适应（代偿）到难适应（失代偿）的病理过程。在心衰早期，机体通过一系列代偿机制来维持心输出量及血压，以适应组织代谢需要，如心率加快、心肌肥厚等。但由于心脏的代偿功能有限，过度代偿会加重心脏的负担，进入失代偿阶段，即心衰晚期。心衰这种代偿与失代偿的变化通常涉及神经内分泌系统的变化。

1. 交感神经系统　心衰患者通常伴随交感神经系统激活，表现为血液肾上腺素水平升高，心肌收缩增强，心率加快，早期可代偿性维持正常的心输出量和血压。久之，心肌氧耗量增加，后负荷增加，加重心脏负担，造成恶性循环，将进一步加重心衰。

2. 肾素-血管紧张素-醛固酮系统　心衰时随着心输出量减少和交感神经系统激活，肾小球球旁细胞合成和释放肾素增加，进而促进血管紧张素Ⅱ、醛固酮生成，进一步激活交感神经系统，引起全身小动脉强烈收缩、水钠潴留，导致心脏前后负荷增加，促进心脏重构，加重心衰。

3. 精氨酸加压素（AVP）　心衰时，AVP释放增加，AVP通过加压素受体1（V_1受体）和加压素受体2（V_2受体），发挥收缩血管、抗利尿、增加血容量的作用。这在心衰早期有一定的代偿意义，但持续释放可使心衰进行性恶化。

4. 内皮素（endothelin，ET）　ET除具有强烈血管收缩作用外，还对心脏具有正性肌力、正性频率作用和促心肌细胞肥大、间质细胞增生等作用。心衰患者血浆中ET水平升高，其升高幅度与心衰程度呈平行关系。

5. 一氧化氮（nitric oxide，NO）　NO有强烈的舒张血管、抑制血小板释放、黏附和聚集作用。心衰患者体内NO的产生和释放不足，患者血管舒张反应性降低，加重了心衰症状。除NO外，心房利钠肽、脑利钠肽和肾上腺髓质素等，可舒张血管、减少水钠潴留，对改善心衰症状有一定的积极作用。

（四）心衰时心脏肾上腺素β受体信号变化

1. β_1受体密度下降　心衰时交感神经系统激活可使β_1受体密度下降，数目减少，以减轻去甲肾上腺素对心肌的损害，其数目可降低约50%左右。

2. β_1受体与兴奋型G蛋白（Gs）脱偶联或减敏　心衰时Gs蛋白数量减少，活性降低，使心脏对儿茶酚胺类物质或β_1受体激动药的反应性降低；同时，腺苷酸环化酶活性降低，cAMP生成减少，细胞内Ca^{2+}减少，心肌收缩功能障碍。

3. G蛋白偶联受体激酶（GRK_s）活性增加　心衰时心肌中GRK_s活性增加，使β_1受体磷酸化并与阻碍素（deterrent 抑制性蛋白）的结合，导致β_1受体与Gs蛋白脱偶联，使受体敏感性降低。

二、心衰治疗药物的演变与分类

20世纪20年代为"心脏模式"，治疗药物主要是强心苷类；40~60年代为"心肾模式"，开始重视水肿与体液调节障碍，即在强心苷类基础上加用利尿药；70年代初期，人们了解到心衰时血流动力学参数的变化，即改为强心、利尿及扩张血管的"心循环模式"；70年代后期，出现了非苷类正性肌力兼扩血管药；从80年代开始，提出心衰的现代治疗目标为：缓解症状、防止或逆转心肌重构、延长寿命、降低病死率和提高生活质量，主张ACEI、β受体阻断药、AT1受体阻断药及醛固酮受体阻断药联合应用的"神经内分泌综合调控模式"。近年来，人们已致力于研究干细胞治疗心衰的潜力。

根据药物的作用及机制，治疗心衰的药物分类如下。

1. 肾素-血管紧张素-醛固酮系统抑制药

（1）血管紧张素转换酶抑制药　卡托普利（catopril）、贝那普利（benazepril）、依那普利（enalapril）、福辛普利（fosinopril）、培哚普利（perindopril）等。

（2）血管紧张素Ⅱ受体（AT_1）拮抗药　氯沙坦（losartan）、缬沙坦（valsartan）、坎地沙坦（candesartan）。

（3）血管紧张素受体脑啡肽酶抑制剂（ARNI）　沙库巴曲/缬沙坦（sacubitril/valsartan）。

（4）醛固酮拮抗药　螺内酯（spironolactone）等。

2. 利尿药　噻嗪类(thiazides)、呋塞米(furosemide)、托伐普坦(tolvaptan)等。

3. β受体阻断药　美托洛尔(metoprolol)、比索洛尔(bisoprolol)、卡维地洛(carvedilol)、阿罗洛尔(arotinolo)等。

4. 强心苷类　地高辛(digoxin)等。

5. 扩张血管药　硝普钠(sodium nitroprusside)、硝酸甘油(nitroglycerin)、氨氯地平(amlodipine)等。

6. 非苷类正性肌力药　米力农(milrinone)、多巴酚丁胺(dobutamine)、左西孟旦(levosimendan)等。

心衰的病理生理学特征及药物作用环节如图20-1所示。

图20-1　心衰的病理生理学及药物作用环节

①正性肌力药；②降后负荷药；③降前负荷药；④抗RAA系统药；⑤利尿药；⑥恢复心血管病理状态药；⑦β受体阻断药；⑧改善舒张功能药；RAA，肾素-血管紧张素-醛固酮；CA，儿茶酚胺

第二节　肾素-血管紧张素-醛固酮系统抑制药

肾素-血管紧张素-醛固酮系统(renin-angiotensin-aldosterone system，RAAS)抑制药不仅能改善血流动力学，缓解、消除心衰患者的症状，而且能够逆转心室重构，改善心脏功能，延缓心衰病情进展，提高患者生活质量，降低再入院率及病死率。

一、血管紧张素转化酶抑制药

长期使用血管紧张素转化酶抑制药(angiotensin converting enzyme inhibitor，ACEI)能逆转心肌重构，提高心脏及血管的顺应性，能缓解或消除心衰患者症状，降低病死率。

【药理作用】

1. 抑制RAAS

(1) 抑制ACE　竞争性地阻断血管紧张素(Ang)Ⅰ转化为AngⅡ，从而降低循环和组织的AngⅡ水平，还能阻断Ang Ⅰ-Ⅶ(能与AngⅡ竞争前体物质限制AngⅡ合成)的降解，使其水平增加，进一步起到扩张血管及抗增生作用。

(2) 抑制缓激肽的降解　提高缓激肽水平，通过缓激肽-前列腺素-NO通路而发挥扩张血管作用，

使全身外周血管阻力降低，减轻心脏后负荷。

（3）减少醛固酮分泌　减少水钠潴留，降低血容量，减轻心脏前负荷。

（4）抑制交感神经系统　ACEI 减少去甲肾上腺素释放，降低心血管交感神经张力，降低循环血中儿茶酚胺水平，使心衰患者下调的 β 受体恢复正常，并且增加迷走神经张力。

2. 抑制心肌重构　心肌组织 RAAS 在心肌重构中起关键作用，当心衰处于相对稳定状态时，RAAS 仍处于持续激活状态：表现为心肌 ACE 活性增加血管紧张素原 mRNA 水平上升，AT_1 受体密度增加。Ang II 与 AT_1 受体结合，激活信号转导途径，促进细胞生长，从而引起心肌肥厚与重构。由于 ACEI 可抑制心脏 RAAS 活性，可有效防止心肌重构。

3. 改善血流动力学　ACEI 能降低全身血管阻力、平均动脉压、肺毛细血管楔压、右心房压，增加心输出量，还能降低左室充盈压，左室舒张末期压及肾血管阻力，增加肾血流量。改善心肌收缩与舒张功能。

【临床应用】广泛用于心衰的治疗，常与利尿药、地高辛合用，作为治疗心衰的基础药物。常用药物有：卡托普利、贝那普利、依那普利、福辛普利、赖诺普利、喹那普利、雷米普利、培哚普利等。有关药物的其他药理作用、药代动力学、不良反应、药物相互作用，详见第 19 章抗高血压药。

二、血管紧张素 II 受体阻断药

血管紧张素 II 受体（AT_1 受体）阻断药（angiotensin II receptor blocker，ARB）对经 ACE 途径或非 ACE（如糜酶，chymase）途径产生的 Ang II，都有完全阻断作用，可预防和逆转心血管重构。ARB 还可通过加强 Ang II 与细胞内皮 AT_2 结合，激活 NO 合成，产生扩血管效应。ARB 对缓激肽代谢无影响，故一般不引起咳嗽。常用药物有氯沙坦、缬沙坦、坎地沙坦、厄贝沙坦、替米沙坦、奥美沙坦等。详细的药理作用、药代动力学、不良反应、药物相互作用见第 19 章抗高血压药。

氯沙坦（losartan）抗心衰的作用与 ACEI 相似，但不良反应较少。

三、血管紧张素受体脑啡肽酶抑制剂

血管紧张素受体脑啡肽酶抑制剂（ARNI）是由血管紧张素 II 受体阻断药（如缬沙坦）和脑啡肽抑制剂（如沙库巴曲）按 1∶1 比例组成。血管紧张素受体是 G 蛋白偶联受体，它们介导肾素-血管紧张素系统的生物活性肽血管紧张素 II 的心血管和其他效应。脑啡肽酶是一种中性内肽酶，降解内源性血管活性肽，如钠尿肽。脑啡肽酶的抑制会增加钠尿肽的浓度，从而有助于保护心脏、血管和肾脏。ARNI 已被列为治疗心衰的 I 类推荐药物。对于心功能为 II~III 级（按纽约心功能分级），且有症状的射血分数下降的心衰患者，如能够耐受血管紧张素转化酶抑制剂和血管紧张素 II 受体拮抗剂（ACEI/ARB），推荐以 ARNI 替代 ACEI/ARB。

四、抗醛固酮药

醛固酮具有促心肌重构作用，特别是对心肌细胞外基质作用明显，该作用不依赖于 Ang II。心衰患者醛固酮生成及活化增加，且与心衰严重程度成正比。虽然短期使用 ACEI 或 ARB 均可以降低循环中醛固酮水平，但长期应用时，循环中醛固酮水平却不能持续、稳定地降低，即出现"醛固酮逃逸现象"（Aldosterone escape）。

螺内酯（Spironolactone）最早作为保钾利尿药应用。经研究证实，其可产生明确的抗心肌和血管纤维化作用，改善血流动力学和临床症状，纠正单用 ACEI 或 ARB 伴发的"醛固酮逃逸现象"，从而阻止心衰恶化，与 ACEI 或 ARB 合用疗效更佳。

第三节　利尿药

利尿药通过抑制肾小管特定部位钠或氯的重吸收，增加 Na^+ 排泄，一方面减少静脉回流和降低前负荷，减轻肺淤血；另一方面降低血管壁中 Na^+ 含量，血管平滑肌细胞 Na^+-Ca^{2+} 交换减少，细胞内 Ca^{2+} 降低，使血管张力和收缩性降低，因而减轻心脏后负荷，改善心脏泵血功能，改善心衰症状。

常用的利尿药有高效（呋塞米、托拉塞米和吡咯他尼）、中效利尿药噻嗪类（氢氯噻嗪、氯酞酮和吲达帕胺），弱效的保钾利尿药极少单独使用。

血管升压素 V_2 受体拮抗剂托伐普坦为新一代口服利尿药，主要适应证为顽固性水肿、低钠血症或有肾功能损害倾向的心衰患者。托伐普坦选择性与位于肾脏集合管血管面的 V_2 受体结合，导致水通道蛋白2从集合管顶端膜脱落，阻断水的重吸收，增加水排泄。

第四节　β受体阻断药

β受体阻断药具有负性肌力作用，长期被禁用于心衰的治疗。近年的研究发现，交感神经活性增高出现β受体下调使心衰症状进一步恶化，提示这类药物有治疗心衰作用。大规模临床试验证明，这类药物确能缓解心衰症状、降低病死率。

【药理作用】

1. 上调β受体信号传导通路　β阻断药可通过生理反馈调节使心肌表面β受体密度明显增加，逆转β受体减敏现象，增加心肌对儿茶酚胺的反应性，使心肌收缩力增强。

2. 改善心脏的收缩与舒张功能　纠正由于交感神经支配不均匀所造成的心室壁局部异常运动，恢复心肌舒缩协调性，改善心肌弛缓性和顺应性。

3. 拮抗交感神经活性　降低血中儿茶酚胺浓度，避免由于儿茶酚胺持久增高引起的能量耗竭、线粒体损伤，改善心肌重构现象。

4. 抑制 RAAS　减少肾素的释放及其继发效应，减轻心脏前后负荷，减慢心率和减少心肌耗氧量，防止过高浓度的 Ang Ⅱ 对心脏的损害。

5. 其他　抗心律失常，对降低心衰病死率有重要意义。

【临床应用】所有慢性收缩性心衰，美国纽约心脏病学会（NYHA）心功能分级Ⅱ、Ⅲ级病情稳定患者，以及心脏结构发生变化、无症状性心力衰竭或 NYHA Ⅰ级的患者（左心室射血分数，LVEF <40%），均可应用β受体阻滞药，而且可终身使用，除非有禁忌证或不能耐受。NYHA Ⅳ级心衰患者需待病情稳定（4 天内未静脉用药，已无液体潴留并体重恒定）后，在严密监护下由专科医师指导应用。

常用药物：美托洛尔（metoprolol）、比索洛尔（bisoprolol）及兼有阻断 α 受体及 β 受体的卡维地洛（carvedilol）、阿罗洛尔（arotinolo）。

【注意事项】

1. 剂量　应从小剂量开始，然后可逐渐增加剂量，以患者能耐受而又不加重心衰症状为度。

2. 联合用药　不宜单独使用，常与利尿药、ACE 抑制药和地高辛合用，在治疗过程中不宜撤除合用的药物。

3. 疗程　早期、长期用药，症状改善常在治疗 2~3 个月后才出现，一旦开始使用β受体阻断药，就不应突然停药，否则会加重心衰症状。

4. 禁忌　对严重心动过缓、左心室功能减退、明显房室传导阻滞、低血压及支气管哮喘者慎用或禁用。

第五节　强心苷类

强心苷(cardiac glycosides)是一类选择性地作用于心肌,具有增强心肌收缩力和影响心肌电生理作用的苷类化合物,临床主要用于治疗心衰及某些心律失常。

【来源与化学】强心苷主要来源于植物,临床常用的强心苷来自玄参科的紫花洋地黄和毛花洋地黄以及夹竹桃科的康毗毒毛旋花,故此类药统称为洋地黄类(digitalis)药物。目前广泛应用的地高辛是由毛花洋地黄叶提取的纯结晶性强心苷。由苷元和糖结合而成,苷元是强心作用的有效部位,由甾核与不饱和内酯环构成(图20-2)。糖本身无药理作用,但能增强苷元极性,增强强心苷的药理作用,并延长其作用时间。甾核上还有一些与药理作用有关的重要基团,C-3 位与 C-14 位上有 β 构型羟基,否则苷元失去加强心肌收缩性的作用;C-12 位上的羟基能增加苷元的极性;C-17 位上有 β 构型不饱和内酯环,若此环饱和/或内酯环被打开,则苷元的作用明显下降或消失。

图 20-2　地高辛的化学结构式

【体内过程】洋地黄类药物化学结构相似,其作用性质基本相同,但在口服吸收率,血浆蛋白结合率,消除速度及 $t_{1/2}$ 等药代动力学特征存在明显差异,主要取决于化学结构中的极性基团的数量。药动学上的差异,使强心苷在作用程度上有快慢、长短之分(表20-1)。长效类的洋地黄毒苷(digitoxin)口服吸收稳定、完全,生物利用度高达90%~100%,进入血液后,可与血浆蛋白可逆性结合,结合率最高约为97%,大多数经肝代谢后其代谢产物经肾排泄,部分经胆道排出形成肝肠循环,$t_{1/2}$ 长达5~7 天。中效类地高辛(digoxin)口服吸不完全,生物利用度约60%~80%,个体差异大。约60%~80% 地高辛以原型经肾排泄,余下经胆汁排泄和肝代谢消除。$t_{1/2}$ 为33~36 小时。短效类毛花苷丙(西地兰,lanatoside C,cedilanid)、毒毛花苷 K(strophanthin K)口服吸收率低且不规则,一般为静脉给药,因极性高难以进入肝细胞,在肝内代谢最少,几乎不经转化而以原形经肾排泄。疗效快,维持时间短。

表 20-1　强心苷类药物的药动学特点

类别	药物	口服吸收率(%)	血浆蛋白结合率(%)	肝肠循环(%)	生物转化(%)	原形肾排泄(%)	$t_{1/2}$
慢效	洋地黄毒苷	90~100	97	26	70	10	5~7 天
中效	地高辛	62~85	25	7	20	60~90	36 小时
速效	毛花苷丙	20~30	<20	少	少	90~100	23 小时
	毒毛花苷 K	2~5	5	少	0	100	19 小时

【药理作用】

(一) 对心脏的作用

1. 正性肌力作用(positive inotropic action) 强心苷对心脏具有选择性正性肌力作用,表现为:① 提高心肌收缩最大张力和心肌最大缩短速率,使心肌收缩有力且敏捷(图20−3)。在整体心脏心动周期中,收缩期缩短,舒张期相对延长,利于心肌充分松弛及静脉回流。②增加心衰患者心搏出量。强心苷对正常人心脏虽有正性肌力作用,但同时有收缩血管、提高外周阻力作用,心搏出量并不增加;而对心衰患者,用强心苷产生正性肌力作用后,通过直接与间接反射作用,消除了过高的交感神经张力,故无明显的外周血管收缩作用,心搏出量增加。③降低心衰患者心肌氧耗量。影响心肌氧耗量的主要因素是心室壁肌张力(或心室容积)、心肌收缩力及心率,其中以心室壁肌张力变化尤为重要。正常心脏因用药后加强心肌收缩性而增加心肌氧耗量。对于心衰患者,给予强心苷后,加强心肌收缩力,搏出量增加,室壁张力下降,心肌氧耗量降低,其程度超过由正性肌力作用所引起的氧耗量增加,加上强心苷有负性频率作用,故而心肌总氧耗量明显下降。

图 20 − 3 心脏的 LVEDP 与每搏做功间的关系

正性肌力作用机制:正常心肌舒缩过程与4种心肌蛋白相关,其中有2种收缩蛋白(肌球蛋白 myosin,肌动蛋白 actin)和2种调节蛋白(肌钙蛋白 troponin,原肌球蛋白 tropomyosin)。心肌松弛时,原肌球蛋白−肌钙蛋白复合物中的抑制亚单位阻碍肌球蛋白横桥结合点与肌动蛋白的反应部位结合。当心肌兴奋时,Ca^{2+} 流入细胞内,细胞内钙增多,Ca^{2+} 与肌钙蛋白结合,使肌钙蛋白构型改变,失去位阻作用,肌球蛋白通过横桥与肌动蛋白结合,导致 ATP 分解而释放能量,使肌球蛋白牵引肌动蛋白向肌节中间滑行,而产生心肌收缩。

从心肌收缩−舒张过程可知,Ca^{2+} 是心肌兴奋−收缩偶联中的关键物质。如前所述,心衰时心肌胞浆内可利用的 Ca^{2+} 量减少,导致心肌收缩力减弱。目前普遍认为,强心苷主要通过抑制 Na^+, K^+−ATP 酶,使胞浆内的 Ca^{2+} 浓度增加而产生正性肌力作用。

强心苷对肌浆网、线粒体与细胞核都无直接作用,但能特异地与细胞膜 Na^+, K^+−ATP 酶结合并选择性地抑制其活性。当治疗量强心苷 Na^+, K^+−ATP 酶结合后,抑制其活性约20%,导致细胞内 Na^+ 增多,K^+ 减少。此时通过 Na^+−Ca^{2+} 双向交换机制,使胞外 Na^+ 内流减少而 Ca^{2+} 外流减少(极化型)或使 Na^+ 外流增加而 Ca^{2+} 内流增加(非极化型),进而通过钙触发钙释放机制使肌浆网释放更多的 Ca^{2+},进一步增加心肌细胞内 Ca^{2+} 而产生正性肌力作用。

2. 负性频率作用(negative chronotropic action) 此作用主要是由强心苷增强迷走神经活性引起,也与反射性降低交感神经活性有关。心衰时,主动脉窦弓压力感受器细胞的 Na^+, K^+−ATP 酶活性增高,使细胞膜呈超极化状态,窦弓反射失灵,交感神经活性及 RAAS 功能提高。强心苷抑制 Na^+, K^+−ATP 酶活性，改善和恢复窦弓反射的敏感性，兴奋迷走神经中枢，提高迷走神经纤维的兴奋性，此外，通过增强主动脉窦弓的反射作用，增加抑制性传入冲动的数量，进而使中枢神经系统下达的交感兴奋性减弱。迷走效应是强心苷减慢心动频率和抑制房室传导的作用基础。

对心衰伴窦性心律过速患者，负性频率作用有利于增加舒张期回心血量，增加冠脉流量，降低心肌耗氧量，改善心功能。

3. 对心脏电生理影响 强心苷对心脏电生理的影响复杂，因剂量、心脏部位、病情等而异(表20-2)。

表 20-2 强心苷对心肌电生理特性的影响

电生理特性	窦房结	心房	房室结	浦氏纤维
自律性	↓			↑
传导性		↑	↓	
有效不应期(ERP)		↓		

（1）对自律性的影响 治疗量强心苷降低窦房结自律性，减慢窦性频率，主要通过加强迷走神经活性这一间接作用。迷走神经有加速 K^+ 外流作用，使最大舒张电位(MDP)增大(负值增大)，加大与阈电位的距离而降低自律性。

迷走神经对浦氏纤维影响很少，故强心苷可提高浦氏纤维自律性。这主要与强心苷直接抑制 Na^+,K^+-ATP 酶，导致细胞内缺 K^+，使 MDP 减小(负值减小)，缩小与阈电位的距离而提高自律性，可引起各种异位节律。

（2）对传导性的影响 强心苷有减慢房室结传导速度的作用，这主要是强心苷对迷走神经的间接作用所致。迷走神经兴奋可减慢 Ca^{2+} 内流，使慢反应电活动房室结的除极减弱而减慢传导。该作用可被阿托品取消。强心苷也通过抑制 Na^+,K^+-ATP 酶而直接减慢房室结传导速度。因该酶抑制后细胞内失 K^+，而 MDP 减小，除极速度减慢，而导致传导速度减慢。

（3）对不应期的影响 强心苷缩短心房及浦氏纤维有效不应期。前者通过提高迷走神经活性，间接缩短心房有效不应期；后者通过直接抑制 Na^+,K^+-ATP 酶，降低细胞内 K^+，使得浦氏纤维有效不应期缩短，这与强心苷中毒时室性心律失常的发生有关。

4. 对心电图(ECG)的影响 治疗量强心苷最早使心电图的 T 波变化，表现为 T 波幅度变小、波形压低、双向甚至倒置。ST 段降低呈鱼钩状。随剂量增加，P-R 间期延长，反映房室传导减慢，Q-T 间期缩短，是浦氏纤维和心室肌有效不应期缩短及动作电位时程缩短引起，R-R 间期延长是心率减慢的反映。中毒量强心苷可引起各种心律失常，心电图也将出现相应变化(图20-4和图20-5)。

图 20-4 强心苷对浦氏纤维膜电位与心电图的影响

——正常；---强心苷作用下膜电位，最大舒张电位减少，
4 相除极加快；心电图，ST 段及 T 波变化，R-T 间期缩短

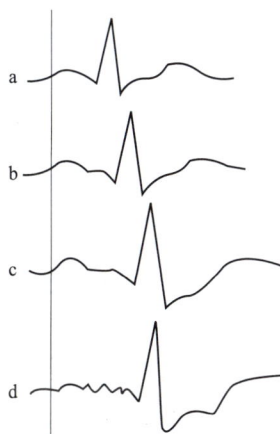

图 20-5 强心苷对心电图的影响

a，正常；b，P-R 间期延长，T 波下降；c，ST 段下降；
d，中毒开始，房颤 ST 段明显下降

（二）对神经 – 内分泌系统的作用

治疗量强心苷对中枢神经系统无明显作用，中毒量则可激动延脑极后区催吐化学感受区的多巴胺（D_2）受体而引起呕吐，可被氯丙嗪对抗。严重中毒时，还引起其他中枢神经系统兴奋症状，如精神失常、谵妄甚至惊厥。中毒量强心苷还通过对中枢和外周两方面影响，明显增强交感神经的活性，这是强心苷诱发心律失常的神经性因素。

心衰患者给予强心苷后能明显降低血浆肾素活性。转而降低血浆中血管紧张素 Ⅱ 和醛固酮水平，同时还能降低血浆中去甲肾上腺浓度并能促进心房细胞分泌心钠素（ANF），显示出良好的神经内分泌调节作用。

（三）对血管的作用

强心苷对人的动脉和静脉均有直接收缩作用，该作用不受 α 受体阻断药影响，但可被钙通道阻滞药抑制。正常人用药后全身血管阻力提高 23%，而对心衰患者则因降低交感神经活性作用超过了其直接收缩血管效应，血管阻力净效应下降，心输出量增加，局部组织灌流量增加，动脉压不变或略升。

（四）对肾脏的作用

强心苷能抑制肾小管细胞膜 Na^+，K^+–ATP 酶，产生较弱的利尿作用。但对心衰患者，可产生明显的利尿作用，这主要是通过强心苷的正性肌力作用，使肾血流量和肾小球滤过率增加的继发效应。

【临床应用】

1. 心力衰竭　强心苷临床适应证主要为治疗以收缩功能异常的心衰，对不同原因引起的心衰疗效差异大。①对瓣膜病（高度二尖瓣狭窄的病例除外）、先天性心脏病、高血压、动脉硬化等所致心功能不全，尤其是心脏已扩大者和心室负担过重者，疗效较好，对伴有心房纤颤、心率快的心功能不全者疗效尤佳。②对继发于甲状腺功能亢进、严重贫血和维生素 B_1 缺乏等引起的心衰，因心肌能量代谢存在障碍，强心苷不能改善能量代谢，故疗效较差。③对肺源性心脏病、严重心肌损伤或有活动性心肌炎（风湿病活动期）引起的心衰，强心苷的疗效也差。④对缩窄性心包炎、严重二尖瓣狭窄等机械性阻塞所致的心衰疗效最差，甚至无效，因此时左心室舒张充盈受到限制，强心苷虽能增强收缩力，但心搏出量受限，症状难以消除，反而可因心肌耗氧量增加，使病情进一步恶化。

2. 某些心律失常

（1）阵发性室上性心动过速　强心苷通过提高迷走神经活性而使阵发性心动过速停止。室性心动过速者不宜使用强心苷，否则可因增高异位节律点兴奋而致心室纤颤的危险。强心苷中毒所致的阵发性室上性心动过速者禁用。

（2）心房纤颤　心房纤颤时，频率可达每分钟 400~600 次，心房过多的冲动传到心室，引起心室频率过快，妨碍心脏射血，导致严重循环障碍。应用强心苷治疗的主要目的不在于停止心房纤颤，而在于阻止心房过多的冲动传入心室，减慢心室频率，改善循环。这是强心苷通过兴奋迷走神经及对房室结的直接作用，抑制房室传导，延长房室结有效不应期，使过多心房冲动不能通过房室结而隐匿在房室结中。

（3）心房扑动　心房扑动时，尽管心房发出异常冲动比心房纤颤少（250~300 次/分），但冲动强而规则，更易传入心室，使心室频率快而难以控制。强心苷能不均一地缩短心房不应期，引起折返激动，使心房扑动转为心房纤颤，继而通过抑制房室传导而阻止心室率加快。某些患者在转为房颤后，停用强心苷，有可能因为取消强心苷缩短不应期作用，使心房不应期相应延长，进而消除折返，恢复窦性心律。

【不良反应】强心苷安全范围小，治疗量接近中毒量的 60%，且药动学及毒性反应个体差异大，心功能不全常伴有缺氧，心肌缺血，肾功能不全等病理因素，且治疗时常配伍应用利尿药而导致低血钾、高血钙和低血镁，更易诱发或加重强心苷中毒，其中毒发生率高达20%。过去用量偏大，自从改用维持量治疗后，不良反应已大大减少。主要不良反应如下。

1. 消化道反应 是中毒早期较为常见的不良反应。常见有食欲不振、恶心、呕吐、腹泻，应注意与因强心苷用量不足，心功能不全未被控制所致的胃肠道症状相鉴别。

2. 中枢神经系统反应 主要表现有眩晕、头痛、疲劳、失眠、谵妄等。还有视觉障碍，如黄视症、绿视症及视物模糊等，这是严重中毒的先兆。

3. 心脏反应 为最严重的毒性反应，强心苷中毒可出现临床所见的各种心律失常，也可见各种心律失常合并存在或交替出现的情况。

（1）异位节律点的自律性增高，可致室性期前收缩及房性或室性心动过速，最多最早见的是室性期前收缩，约占心脏反应的33%，严重的发展为室颤而导致死亡。

（2）抑制房室传导，可致各种程度的传导阻滞，轻度部分阻滞，严重房室传导完全阻滞。

（3）抑制窦房结，降低窦房结自律性，引起窦性心动过缓，但窦性停搏少见，仅占2%。

中毒量的强心苷严重抑制 Na^+、K^+-ATP 酶，可引起细胞内 Na^+、Ca^{2+} 明显增加，使细胞内 Ca^{2+} 超载，引起细胞内 Ca^{2+} 释放和再摄取的自发循环，并可诱导产生由 Ca^{2+} 携带的内向电流，引起后除极，这是强心苷中毒引起心律失常的原因之一。另外，细胞内明显缺钾，静息电位或最大舒张电位减少，使心肌细胞自律性增高，传导速度减慢，也易致心律失常。

【中毒的防治】

1. 预防 首先应注意避免诱发中毒的各种因素，如低血钾、高血钙、低镁血症、缺氧。根据患者的年龄、体重、肾功能状态及临床合并症制定个体化用药方案，并结合严密的临床药效学观察和血药浓度监测。尤其应掌握停药的指征，及早识别中毒的早期症状，如出现频发室性早搏、窦性心动过缓、色视障碍等症状，应及时停药，防止中毒发生。

2. 治疗

（1）轻度快速心律失常 氯化钾是有效药物。轻者可口服氯化钾，必要时静脉滴注氯化钾。细胞外 K^+ 能阻止强心苷与 Na^+、K^+-ATP 酶结合，有利于恢复 Na^+、K^+-ATP 酶活性，从而减轻或阻止毒性的发展。对肾功能不全、高血钾症及严重房室传导阻滞者不宜用钾盐。

（2）重症快速型心律失常（频发的室性期前收缩及室性心动过速、二联律等） 宜用苯妥英钠或利多卡因。苯妥英钠能使与酶结合的强心苷解离，恢复 Na^+、K^+-ATP 酶活性。利多卡因则主要用于治疗强心苷中毒所致的室性心动过速和心室纤颤。

（3）传导阻滞或窦性心动过缓 宜用阿托品治疗。

（4）严重危及生命的地高辛中毒 应用地高辛特异抗体 Fab 片段可有效地抢救，特异性抗体 Fab 片段与地高辛有极高的亲和力，能使地高辛与心肌细胞 Na^+、K^+-ATP 酶脱离，对严重中毒有明显效果。

【药物相互作用】某些药物干预强心苷的药动学变化而影响其血药浓度。考来烯胺、新霉素在肠中与地高辛结合，妨碍其吸收，降低血浓度。奎尼丁、胺碘酮、维拉帕米、丙胺太林、四环素、红霉素等可使血浓度升高。合用上述药物时应予以调整强心苷剂量。奎尼丁的影响尤为明显，因奎尼丁从组织结合处置换地高辛，减少其分布容积，使90%患者的地高辛血药浓度提高一倍，二药合用时宜减少地高辛用量30%~50%。

第六节 扩血管药

扩血管药治疗心衰的作用机制包括：扩张动、静脉血管，减轻心脏前、后负荷，降低心肌耗氧量，增加心搏出量和减轻肺淤血，改善心功能。

一、主要舒张静脉的血管扩张药

硝酸酯类

硝酸酯类(nitrates)对急性心肌缺血和 LVEDP 增高的心衰患者有效。以扩张静脉为主，降低前负荷，使 LVEDP 降低，略降后负荷，降低室壁张力，减少耗氧量，提高左室顺应性，增加心肌收缩力，使心输出量增加。

二、舒张动脉和静脉的血管扩张药

硝普钠

硝普钠(sodium nitroprusside)在体内经肝代谢后释放出一氧化氮(NO)，扩张血管，降低前后负荷，降低 LVEDP，增加心输出量，改善心功能。对急性心肌梗塞及高血压所致严重心衰效果较好。因降压作用强、快，故应注意静滴速度，否则可出现体位性低血压。

哌唑嗪

哌唑嗪(prazosin)阻断 α_1 受体，扩张动静脉，降低心脏前后负荷，改善心功能，对缺血性心脏病的心衰效果较好，也无明显心率加快作用，但难以长期有效。

三、主要舒张小动脉的血管扩张药

肼屈嗪

肼屈嗪(hydralazine)选择性直接扩张小动脉，减轻后负荷，增加心输出量，但能反射性激活交感神经和 RAAS，故单独长期应用难以持续有效。

钙通道阻断药

钙通道阻断药有明显的血管选择作用，对冠脉和外周血管的舒张作用非常突出，增加冠脉流量，降低全身血管阻力，使心输出量增加，短期内对心功能有改善作用，但长期应用可使病情恶化。对重度心衰患者应避免使用。用于心衰治疗的主要是长效钙通道药，如非洛地平、氨氯地平等。

四、其他扩血管药

奈西立肽

奈西立肽(nesiritide)是用基因重组技术制得的内源性脑利钠肽(BNP)，除有利尿作用外，还能与血管平滑肌细胞、血管内皮细胞表面的鸟苷酸环化酶受体结合，增加胞内 cGMP 含量，使内钙减少，血管平滑肌松弛，降低动、静脉张力；此外还能抑制去甲肾上腺素的释放，拮抗醛固酮等。因 $t_{1/2}$ 只有 18 分钟，需先静脉注射后静脉滴注维持疗效。

波生坦

波生坦(bosentan)是内皮素受体竞争性阻断药，口服用于肺动脉高压的治疗。对动物心衰模型有改善作用，对心衰患者的作用有待进一步证实。

第七节　非苷类正性肌力药

非苷类正性肌力作用包括：β受体激动药、多巴胺类药、磷酸二酯酶抑制药，钙增敏药等。临床试用治疗心衰有效，但此类药物可能增加心衰患者的病死率。不宜作常规治疗用药。

一、β受体激动药

由于心衰过程交感神经已处于激活状态，当患者处在失代偿期时，用该类药物可使病情恶化，甚至引发心律失常而对病情不利。另一方面，心衰时β受体数量下调，β受体反应性下降，所以大部分完全激动剂疗效不佳，临床应用受到限制。

多巴酚丁胺

多巴酚丁胺（dobutamine）主要对β_1受体有激动作用，对β_2及α受体作用轻微。能增加心输出量，改善肾功能，降低左心室充盈压及降低血管阻力，增加冠心病人缺血区冠脉流量。用后明显改善心功能不全症状。对心脏兴奋作用温和，除用量过大外，一般对心率影响较少，不易引起心律失常。但能促进房室传导，有可能加重房颤。

二、多巴胺类药

多巴胺

多巴胺（dopamine）小剂量选择性作用于D_1、D_2受体，扩张肾、肠系膜及冠状血管，增加肾血流量和肾小球滤过率，稍大剂量激动β受体，增强心肌收缩力，增加心输出量，降低外周阻力。大剂量激动α受体，血管收缩，心脏后负荷增加。故多巴胺多用于治疗急性心衰，常作静脉滴注。

三、磷酸二酯酶抑制药

磷酸二酯酶Ⅲ（PDEⅢ）是降解cAMP的主要酶，抑制其活性能增加心肌细胞内cAMP的含量，发挥正性肌力作用，也可扩张血管。这类药虽可缓解心衰症状，近期疗效肯定，但远期疗效并不优于安慰剂对照组，有引起室性心律失常、增加死亡率的缺点，长期用药对病人不利，代表药有米力农（milrinone）、维司力农（vesnarinone）等。

四、钙增敏药

钙增敏药（calcium sensitizer）能增高肌钙蛋白C对Ca^{2+}的敏感性，使心肌细胞在不增加胞内钙的情况下提高收缩性，可避免因细胞内钙过多引起的不良后果。代表药：左西孟旦（levosimendan）、匹莫苯达（pimobendan）等。该类药缺乏心肌舒张期的松弛作用，使舒张期缩短，张力提高，机制不明；和米力农一样，可降低心衰患者的生存率。

知识拓展

不同心功能分级心衰患者的治疗

纽约心脏病协会（NYHA）心功能分级如下。

Ⅰ级：日常活动无心衰症状。

Ⅱ级：日常活动出现心衰症状，如呼吸困难、乏力。

Ⅲ级：低于日常活动出现心衰症状。

Ⅳ级：在休息时出现心衰症状。

不同心功能分级心衰患者的治疗建议如下。

NYHA 心功能 Ⅰ 级：控制危险因素；ACEI。

NYHA 心功能 Ⅱ 级：ACEI；利尿药；β 受体阻断药；地高辛用或不用。

NYHA 心功能 Ⅲ 级：ACEI；利尿药；β 受体阻断药；地高辛。

NYHA 心功能 Ⅳ 级：ACEI；利尿药；地高辛；醛固酮受体阻断药；病情稳定者，谨慎应用 β 受体阻断药。

思考题

答案解析

1. 举例说明治疗慢性心衰的药物的分类。

2. 简述强心苷类对心脏的作用、作用机制、毒性反应及防治措施。

3. 简述卡托普利治疗慢性心衰的作用机制。

4. 试述强心苷治疗房颤、房扑的电生理学基础。

（彭　军）

书网融合……

习题　　　　　　微课　　　　　　本章小结

第二十一章 调血脂药与抗动脉粥样硬化药 e 微课

学习目标

1. 通过本章学习，掌握他汀类、贝特类、考来烯胺的药理作用、作用机制、临床应用及主要不良反应；熟悉烟酸和依折麦布的药理作用及临床应用；了解新型调脂药物的药理作用及临床应用。

2. 具备能运用所学知识为临床高脂血症患者提供合理用药服务的能力。

3. 认识调血脂和抗动脉粥样硬化药物的特点及不良反应的发生，树立药学服务人类和满足大健康的理念，担负药学工作者应尽的职责。

动脉粥样硬化(atherosclerosis，AS)因动脉内膜积聚的脂质外观呈黄色粥样而得名。受累动脉病变从内膜开始，先后合并局部脂质和复合糖类积聚、纤维组织增生和钙质沉着形成斑块，伴随动脉中层逐渐退变，继发斑块内出血、斑块破裂及局部血栓形成。细胞和分子生物学等技术显示动脉粥样硬化病变具有巨噬细胞游移、血管平滑肌细胞增生、大量胶原纤维、弹力纤维和蛋白多糖等结缔组织基质形成，以及细胞内、外脂质积聚等特点。病变常累及主动脉、冠状动脉、脑动脉等大中动脉，造成血管闭塞、破裂、出血等严重后果，引起该动脉所供应的组织或器官发生缺血或坏死，是冠心病和脑卒中的始动因素。因此，阻止动脉粥样硬化是防治心脑血管疾病的重要措施。

关于 AS 产生机制，目前有多种学说：脂肪浸润学说认为动脉粥样硬化是动脉壁对血浆入侵的脂质反应，故可用调血脂药治疗；损伤 – 反应学说认为粥样斑块的形成是动脉对内膜损伤的反应，故可用血管内皮保护药、抗氧化药治疗。

第一节 调血脂药

一、血脂与血脂异常

血脂是血浆中所含脂类的统称，包括胆固醇(cholesterol，CH)、三酰甘油(triglyceride，TG)、磷脂(phospholipid，PL)和游离脂肪酸(free fatty acid，FFA)等。CH 又分为胆固醇酯(cholesteryl ester，CE)和游离胆固醇(free cholesterol，FC)，两者相加为总胆固醇(total cholesterol，TC)。

血脂与载脂蛋白(apoprotein，Apo)结合成脂蛋白(lipoprotein，LP)后溶于血浆，并进行转运和代谢。脂蛋白呈微小颗粒状，由于所含脂类和蛋白的不同，应用超速离心或电泳的方法，可将 LP 分为乳糜微粒(chylomicron，CM)、极低密度脂蛋白(very low density lipoprotein，VLDL)、低密度脂蛋白(low density lipoprotein，LDL)和高密度脂蛋白(high density lipoprotein，HDL)等。

各种脂蛋白在血浆浓度基本稳定，若比例失调则说明脂代谢失常。某些血脂或脂蛋白高出正常范围则称为高脂血症或高脂蛋白血症，按病因可分为原发性和继发性高脂血症。原发性者为遗传性脂质代谢紊乱，根据脂蛋白升高类型分为 6 型(表 21 –1)。继发性高脂血症常由于糖尿病、乙醇、肝脏疾病和药物等因素所致高脂蛋白血症可促进动脉粥样硬化病变的形成和发展。HDL 降低脂蛋白(a)[lipoprotein （a），Lp（a）]增加，也是动脉粥样硬化的危险因素。

表 21-1　原发性高脂蛋白血症的分型

分型	临床名称	脂蛋白变化	血脂变化		发病率
I	家族性高乳糜微粒血症	CM↑	TG↑↑↑	TC↑	极低
IIa	家族性高胆固醇血症	LDL↑	—	TC↑↑	较高
IIb	复合性高胆固醇血症	VLDL 及 LDL↑	TG↑↑	TC↑↑	较高
III	家族性高脂血症	LDL↑	TG↑↑	TC↑↑	低
IV	家族性高甘油三酯血症	VLDL↑	TG↑↑	—	高
V	混合性高甘油三酯血症	CM 及 VLDL↑	TG↑	TC↑↑	较低

注：↑，浓度增加；—，无变化。

　　对于高脂血症患者，首先应合理调配膳食，如控制饮食，限制高热量摄入，食用低胆固醇、低饱和动物脂肪和不饱和脂肪相对高的植物油；减少动脉粥样硬化发生发展的危险因素如戒烟限酒；积极治疗相关疾病如高血压、糖尿病等。如经过以上措施，血脂水平仍然不能正常或出现动脉粥样硬化的症状，则可采用调血脂药，以纠正脂质代谢紊乱。

二、常用药物

（一）降低 TC 和 LDL 的药物

　　1. 他汀类（statins）　羟甲基戊二酰辅酶 A（3-hydroxy-3-methylglutaryl-CoA，HMG-CoA）还原酶是肝细胞合成胆固醇过程中的限速酶，若抑制该酶的活性，就能有效减少或阻断内源性胆固醇的合成。他汀类药物属于此类药物，也称为 HMG-CoA 还原酶抑制药。

　　常用的他汀类药物都具有与 HMG-CoA 相似的羟甲基戊二酸结构，主要分为内酯环型和开环羟基酸型，是抑制 HMG-CoA 还原酶所必需的基团。内酯环型的有洛伐他汀和辛伐他汀，在体内必须转化为开环羟基酸型才能发挥其药理活性。开环羟基酸型的如普伐他汀，可通过载体进入肝细胞，直接发挥药理活性。氟伐他汀为人工合成品，兼有脂溶性和水溶性。

　　【体内过程】　开环羟基酸型他汀类药物，水溶性强，口服吸收迅速。内酯环型者亲脂性较强，口服吸收率低，但易透过细胞膜进入肝细胞，在肝中水解成具有活性的开环羟基酸型。大多数他汀类药物在肝内由 CYP450 代谢，其代谢产物大部分经胆汁由肠道排出。食物可影响洛伐他汀和普伐他汀的生物利用度，但对其他他汀类药物则无影响。HMG-CoA 还原酶的活性与肝细胞合成胆固醇的作用均呈现午夜最高，中午最低的昼夜节律性，提示他汀类药物以晚间应用为宜。

　　【药理作用】

　　（1）调血脂作用及作用机制　他汀类药调血脂作用明显，治疗剂量下该类药物降血脂的作用强度分别为 LDL-CH > TC > TG。该类药物还可使 HDL 升高，可能是 VLDL 降低的间接作用。

　　在胆固醇合成过程中，HMG-CoA 还原酶使 HMG-CoA 转变为甲羟二戊酸（Mevalonate，MVA），是胆固醇合成的关键一步。他汀类药物与 HMG-CoA 还原酶的亲和力比 HMG-CoA 高数千倍，从而阻断胆固醇的合成，降低血浆胆固醇浓度（图 21-1）。通过负反馈调节作用，他汀类药物还可解除肝内胆固醇对 LDL 受体基因的抑制，导致肝细胞表面的 LDL 受体数量增加与活性增强，使血浆的 LDL 和 ApoB 降低。引起 VLDL 代谢加速，肝细胞合成和释放 VLDL 也减少，最终导致血浆 VLDL 和 TG 降低，HDL 升高。此外，他汀类药物可抑制胆固醇酯化、LDL 氧化和巨噬细胞对 Ox-LDL（氧化型 LDL）的摄取。LDL 经氧化修饰形成 Ox-LDL，能直接损害血管内皮细胞，是产生 AS 的主要致病因素。因此，HMG-CoA 还原酶抑制药能阻止动脉粥样硬化的发生。

血液

图 21-1　他汀类药物对血脂的影响

（2）非血脂调节作用　包括：①抗氧化作用，改善血管内皮功能；②抑制细胞黏附，抑制单核细胞和巨噬细胞的分泌功能，减轻动脉粥样硬化过程中的炎性反应；③免疫抑制作用；④抑制血管平滑肌细胞的增殖和促进其凋亡，阻止动脉粥样硬化斑块的形成和增大；⑤抑制血小板聚集，提高纤溶活性，阻滞血栓形成等。其中有些作用直接或间接地参与了该类药物的抗动脉粥样硬化效应。

（3）肾保护作用　不仅依赖降低胆固醇保护肾脏，还具有抗炎、免疫抑制、抗细胞增殖等作用减轻肾损害的程度。

【临床应用】

（1）高脂血症　治疗高胆固醇血症的首选药物。主要用于杂合子家族性和非家族性Ⅱa型高脂蛋白血症，Ⅱb和Ⅲ型高脂蛋白血症亦可应用；2型糖尿病和肾病综合征引起的继发性高胆固醇血症。对纯合子家族性高脂血症及单纯的高 TG 血症疗效欠佳。

（2）预防心脑血管急性事件及血管成形术后再狭窄　他汀类药物能稳定甚至减小动脉粥样硬化斑块，预防心脑血管急性事件的发生，对冠心病一级预防和二级预防安全有效，能降低心血管病死亡率及总死亡率。

（3）肾病综合征　对肾功能有一定的保护和改善作用。该作用与调血脂，抑制肾小球细胞的增殖、改善炎症反应、减少氧自由基损伤及抗血栓形成等因素有关。

（4）其他　缓解器官移植后的排斥反应，治疗骨质疏松症等。

【不良反应】他汀类药物有较好的耐受性和安全性，治疗剂量下，不良反应发生率较低且轻微。剂量过大可见皮疹、头痛、恶心、消化不良、腹痛、便秘、疲劳、肌炎，一般不影响继续治疗。约有1%的患者血清转氨酶升高（为正常人的 3 倍），与剂量无关，若转氨酶持续升高或超过正常值 3 倍以上者，应及时停药。长期或高剂量服用可发生肌病综合征，但属罕见，辛伐他汀和西立伐他汀肌病发生率较高。严重者可出现横纹肌溶解症（rhabdomyolysis），其特征是肌肉坏死，肌肉成分（如酶）释放进入血液循环系统，有时还伴有肌红蛋白尿，严重者可致急性肾衰竭。因此，用药期间，应定期检查肝、肾功能，对肌痛者应检测血清肌酸激酶（creatine kinase，CK），必要时停药。儿童、妊娠期妇女、哺乳期妇女、肝肾功能异常者不宜使用。此外，长期使用有可能存在诱发血糖紊乱和新生糖尿病风险。

【药物相互作用】由于大多数他汀类药物经 CYP450 代谢，所以同时服用其他抑制 CYP450 代谢途径的药物，如红霉素等大环内酯类、西咪替丁、伊曲康唑和酮康唑、维拉帕米、利托那韦（ritonavir）、环孢菌素（cyclosporine）、他克莫司（tacrolimus）和抗艾滋病药地拉韦啶（delavirdine），体内他汀类药物浓度升高，明显增加肌病的发生率。与烟酸、吉非罗齐或非诺贝特等其他调血脂药合用时虽可增加疗效，但也增加肌病综合征的发生率。西立伐他汀单独应用或吉非罗齐合用时，因抑制肝对西立伐他汀摄取和 CYP2C8 的活性，引发致死性横纹肌溶解，已撤出市场。

与口服抗凝药合用可增加抗凝药物的作用，应及时调整抗凝药的剂量。与含有炔诺酮和乙炔雌二醇的口服避孕药合用时，能分别使炔诺酮和乙炔雌二醇的 AUC 增加。与地高辛合用时，多次给药后，可增高地高辛的稳态血药浓度。

洛伐他丁

洛伐他丁（lovastatin）为内酯环型，需在体内水解为 β-羟酸为主的活性代谢产物后发挥作用。对肝脏有高度选择性，一般用药 2 周可出现明显疗效，4~6 周达最佳疗效。药效呈剂量相关，在降低 TC、LDL-CH 和 TG 的同时，ApoB 也相应降低，而 HDL-CH 和 ApoA Ⅰ 有所提高。主要用于高胆固醇血症和混合型高脂血症的治疗和冠心病的预防。用药期间需监测肝功能；应避免与免疫抑制药、烟酸和红霉素等合用，以免增加肌病的发生率。

辛伐他丁

辛伐他汀（simvastatin）的调血脂作用强于洛伐他汀。对 HDL-CH 和 ApoA Ⅰ 的升高作用比阿伐他汀强。辛伐他汀不良反应少见。长期应用显著阻滞 AS 病变的进展，明显减少心血管事件和不稳定心绞痛的发生，是目前治疗高脂血症首选药物之一。

普伐他丁

普伐他丁（pravastatin）血浆蛋白结合率较低，不易透过血-脑屏障。饮食和酸性胃内容物可降低其吸收和生物利用度。除调血脂作用外，还能抑制单核-巨噬细胞向内皮的黏附和聚集，有抗炎作用。能降低高脂血症患者血浆的内皮素-1（ET-1）水平，减少冠脉再狭窄和心脑血管事件的发生。主要用于饮食不能控制的 Ⅱa、Ⅱb 型高脂血症治疗。

氟伐他丁

氟伐他丁（fluvastatin）为第一个全人工合成的开环型药物。有显著的肝脏首过效应，主要经 CYP2C9 代谢，大部分转化为无活性的代谢产物。能增加 NO 的生物活性，改善内皮功能，抗血管平滑肌细胞的增殖和预防斑块形成。此外，该药能降低 Lp（a）水平，抑制血小板活性和改善胰岛素抵抗。不良反应少。该药的 $t_{1/2}$ 短，小于 3 小时。

阿伐他汀

阿伐他汀（atorvastatin）对其他同类药物反应不佳的纯合子型家族性高胆固醇血症，疗效较好。除降低 TC、LDL-CH、ApoB 外，还能降 VLDL-CH 和 TG 的水平，其中降 TG 作用较强，并能不同程度地提高 HDL-Ch 和 ApoA Ⅰ 的水平。应慎用于横纹肌溶解的易感患者。

瑞舒伐他汀

瑞舒伐他汀（rosuvastatin）降低 LDL-CH 及升高 HDL-CH 的作用优于已上市的其他他汀类药物，是迄今为止最强效的降脂药物。强化治疗可使动脉粥样硬化病变消退。本品耐受性、安全性和患者依从性好。本品不影响地高辛的肾清除率。急性肝脏疾病和转氨酶明显升高者禁用。本药对胎儿有明显危害，故妊娠期妇女禁用。

2. 选择性胆固醇吸收抑制药

依折麦布

依折麦布（ezetimibe）为新型选择性胆固醇吸收抑制药，在肠道与葡萄糖醛酸结合生成具有药理活性的代谢产物，吸收后由肝脏经胆汁排泄，具有肝肠循环，$t_{1/2}$ 约为 22 小时，约 80% 经肠道排泄。

依折麦布通过影响小肠绒毛刷状缘摄取与转运胆固醇微胶粒载体活性，选择性抑制肠道植物固醇和胆固醇吸收，降低胆固醇向肝脏转运，使肝脏胆固醇储量降低，进而增加血中胆固醇的清除。其主要作用是降低 LDL，轻微升高 HDL，与他汀类药物有协同作用。不良反应轻，偶见可逆性肝损伤。

3. 胆汁酸结合树脂 该类药物又称为胆汁酸螯合药（bile acid sequestrants），是一类安全有效的降低血浆 TC 和 LDL-CH 的药物，主要为碱性阴离子交换树脂。胆汁由肝脏产生、分泌至小肠，有助脂肪的乳化。胆汁酸是胆汁中的主要成分，95% 在小肠重吸收被人体利用。该类药物在肠道内能与胆汁酸呈不可逆结合，促进胆汁酸随大便排出体外，因而阻断胆汁酸的肠肝循环，同时也阻断外源性（食物）胆固醇的吸收。常用药物有考来烯胺（cholestyramine，降胆敏，消胆胺），考来替泊（colestipol，降胆宁）和考来维仑（colesevelam，维康）等。

【体内过程】胆汁酸结合树脂是一类亲水性，但不溶于水的大分子聚合物。在肠道内既不被消化酶分解，也不被吸收。

【药理作用】本类药物能降低 TC 和 LDL-Ch，作用强度与剂量相关。一般剂量下，TC 可降低20%~25%，LDL-Ch 可降低 25%~45%，ApoB 也相应降低。HDL-Ch 无明显改变。对 TG 和 VLDL 的影响较小，可伴有肝脏 TG 合成增加，故血浆 TG 有所升高。该类药物在肠道中与胆汁酸不可逆性地结合，其调血脂作用机制如下：①被结合的胆汁酸失去活性，造成食物中脂类吸收减少；②阻滞胆汁酸在肠道的重吸收，阻断其肝肠循环；③由于大量胆汁酸丢失，肝内胆固醇转变为胆汁酸，肝细胞中胆固醇减少，肝细胞表面 LDL 受体增加或活性增强；④LDL-CH 经受体进入肝细胞，使血浆 TC 和 LDL-CH 水平降低。此过程中可出现 HMG-CoA 还原酶继发活性增加，但不能补偿胆固醇的减少，因此与他汀类合用可产生协同作用。

【临床应用】主要用于Ⅱa 和Ⅱb 型高脂蛋白血症及杂合子家族性高胆固醇血症，而对纯合子家族性高胆固醇血症患者无效，因为该类患者细胞膜上无 LDL 受体存在。对单纯的 TG 增高无效。还可用于治疗胆管不完全阻塞所致的瘙痒。与他汀类药、贝特类药或烟酸类药合用可增强其降低 TC、LDL-CH 及 TG 的作用。

【不良反应】考来烯胺应用剂量较大，又有特殊的臭味和一定的刺激性。少数患者可产生胃肠道反应，如便秘、腹胀、嗳气和食欲减退等。一般在治疗 2 周后或减少用量可消失。若便秘持续过久，则应停药，避免引起肠梗阻。每日用量超过 30g 或长期应用，可影响肠道吸收功能，引起脂溶性维生素缺乏。偶见腹泻、脂肪痢（steatorrhea）、出血、骨质疏松、短暂的转氨酶升高和高氯酸血症等。考来替泊与考来烯胺相同。不良反应较轻，未发现消化不良、腹胀、便秘，对脂溶性维生素的吸收也无明显的干扰。

【药物相互作用】该类药物能与 HMG-CoA 还原酶抑制药、普萘洛尔、氯噻嗪、保泰松、苯巴比妥、洋地黄毒苷、甲状腺素、口服抗凝药、脂溶性维生素（A、D、E、K）、叶酸、铁剂及某些抗生素等结合，影响这些药物的吸收和疗效，应避免同时服用，必要时可在服用胆汁酸结合树脂 1 小时前或4 小时后服用。

考来烯胺

考来烯胺（cholestyramine）用药后 1~2 周，血浆胆固醇浓度开始降低，停药后2~4 周血浆胆固醇浓度恢复至基础水平。因胆汁淤滞所致的瘙痒患者，用药后 1~3 周可得到缓解，但停药 1~2 周后再次复发。临床研究表明，本药降低 TC 和 LDL-CH 同时，明显减少冠心病死亡及非致死性心肌梗死的发生率。具有预防 AS 及逆转 AS 的作用。与他汀类药物合用，作用加强。考来烯胺能减少醋氨酚、胺碘酮、吉非罗齐、普伐他汀、吡罗昔康、米帕明、格列吡嗪的吸收，应避免联合应用。

考来替泊

考来替泊（colestipol）的作用、适应证及不良反应与考来烯胺基本相同。本药也抑制某些药物的吸收，如卡马西来、利尿药（氯噻嗪和呋塞米）、普萘洛尔、四环素等，不宜与之同服。

（二）降低 TG 和 VLDL 的药物

1. 贝特类药　贝特类药（fibrates，苯氧芳酸衍生物）是一类主要降低 TG 和 VLDL 的药物。最早开发的是氯贝丁酯（clofibrate），大规模和长期的临床观察，发现有严重的肝胆系统不良反应，且不能降低冠心病的死亡率，现已少用。目前一些新型贝特类药物苯扎贝特（bezafibrate）、吉非罗齐（gemfibrate）、非诺贝特（fenofibrate）、环丙贝特（ciprofibrate）、益多酯（etofylline clofibrate）等已于临床使用。

【体内过程】该类药物一般口服吸收快而完全，2~4 小时血浆浓度达到高峰。血浆蛋白结合率高（>95%），大部分在肝脏转化（主要经 CYP3A4 代谢），最终与葡萄糖醛酸结合后经肾排出（60%~90%）。仅有少部分（约 7%）以原形经肾排出。吉非罗齐和苯扎贝特本身具有活性酸性形式，故吸收后发挥作用快，持续时间短，$t_{1/2}$ 仅为 1~2 小时，而非诺贝特则需先水解成活性酸性形式才能发挥作用，t_{max} 为 4~5 小时，$t_{1/2}$ 约为 13~20 小时。

【药理作用】该类药物有调脂作用和非调脂作用，用药后可使 TG 降低 20%~60%、VLDL-CH 降低 63%，TC 仅降低 6%~25%、LDL-CH 降低 26%，并有不同程度升高 HDL-CH（升高 10%~30%）作用。其中吉非罗齐、非诺贝特和苯扎贝特作用较强。该类药物还可使小颗粒致密 LDL（small dense LDL，sLDL）转变为大而密度较低的 LDL，有利肝细胞膜上 LDL 受体摄取。sLDL 是由 VLDL 中携带的 TG 转移给 LDL 所形成的，sLDL 不易与 LDL 受体结合，有更强的致 AS 作用，并能促进 AS 斑块的破裂，导致冠心病事件的发生。非调血脂作用有抗凝血、抗血栓和抗炎性反应等，以上作用共同发挥其抗 AS 效应。

贝特类药的作用机制复杂，可能是通过激活过氧化物酶体增殖物激活受体-α（peroxisome proliferator-activated receptor -α，PPARα）的途径所致。主要包括：①活化 PPARα 诱导人肝细胞载脂蛋白 A I 基因（ApoA I）和载脂蛋白 A II 基因（ApoA II）表达，导致循环中 HDL-CH 增加；②降低 ApoC III 的转录，增加 LPL 的生成和活性，促进 VLDL 分解；③促进肝脏摄取脂肪酸，抑制 TG 合成；④促使 sLDL 转化，使生成的 LDL 中 sLDL 组分减少，更易为 LDL 受体摄取，从而降低 LDL-CH。另外，PPARα 作为炎性调节因子，能影响泡沫细胞形成，降低 AS 过程中炎性反应、抑制血管平滑肌增殖和影响斑块稳定性，使 AS 进展减缓。该类药物能降低某些促凝血因子的活性，减少纤溶酶原激活物抑制物的产生，也同样起到抗 AS 作用。

【临床应用】主要用于原发性高 TG 血症，对Ⅲ型高脂蛋白血症和混合型高脂蛋白症有较好的疗效。也可用于 2 型糖尿病引起的高脂血症。

【不良反应】耐受性良好，不良反应发生率为 5%~10%，主要有消化道反应（食欲不振、恶心、腹胀等），其次为乏力、头痛、失眠、皮疹。偶有肌痛、尿素氮增加、转氨酶升高，一般停药后可恢复。肝胆疾病患者、肾功能不全的患者、孕妇、儿童禁用。

【药物相互作用】与其他血浆蛋白结合率高的药物合用，或经 CYP3A4 代谢的药物合用（如咪唑类药、红霉素等），均可发生药物相互作用。与口服抗凝药合用，可使抗凝活性增强，常需减少 1/2~1/3 的抗凝药剂量。与他汀类药物联合应用，有增加横纹肌溶解发生的风险。

吉非罗齐

吉非罗齐（gemfibrozil）口服吸收迅速完全。t_{max} 为 1~2 小时，2~3 天达稳态血药浓度，$t_{1/2}$ 为 1.5~2 小时。主要在肝中转化。代谢产物 66% 经肾排出。能明显降低 TG 和 VLDL，也降低冠心病事件发生率。可使 HDL-CH 升高 6%，对 LDL-CH 无明显变化；不良反应与非诺贝特相似。进食前半小时服药促进该药吸收。可引起肌痛，严重者导致横纹肌溶解，尤其是与西立伐他汀合用时，发生率明显增加。与口服抗凝血药合用时，应减少抗凝药的用量。

非诺贝特

非诺贝特(fenofibrate)为第二代的贝特类药物，口服吸收快，食物影响吸收。$t_{1/2}$为 22 小时，在肝脏转变为活性物质，66% 经肾排出体外。可使血中 TG 和 VLDL-CH 明显下降，HDL-CH 升高。除此之外，还能明显降低血尿酸水平，可用于伴高尿酸血症的患者。降低血浆纤维蛋白原和血浆粘稠度，改善血流动力学，动脉造影证明能明显阻止动脉腔缩小。少数患者使用该药后一周出现轻度腹胀，4 周后消失，无特殊不适。长期应用可能诱发类似 I 型自身免疫性慢性肝炎，停药后可逐渐恢复。

苯扎贝特

苯扎贝特(bezafibrate)使用后，TG 降低 21%，TC 降低 4%，LDL-CH 降低 6%，HDL-CH 升高 18%。可降低游离脂肪酸(FFA)、纤维蛋白原和糖化血红蛋白，抑制血小板聚集。长期应用可使血浆 Lp(a)水平降低，用药两年降低 36%。不良反应与非诺贝特相当。本药能改善糖代谢，可用于糖尿病伴有高 TG 症的患者。

环丙贝特

环丙贝特(ciprofibrate)为新型的贝特类药。口服吸收好，单次口服后 t_{max} 为 2 小时。部分药物与血浆蛋白相结合，$t_{1/2}$ 为 17 小时，以原形药或葡萄糖醛酸结合物形式经尿排出，肾功能正常者长期服用无蓄积现象。对正常人、非家族性和家族性高脂血症患者都有降脂作用，可降低血浆 TC、TG、LDL、VLDL 和 ApoB，对 HDL 和 ApoA-I 有升高作用，也可作为其他降脂药物治疗失败时的替代药。疗效与疗程长短及治疗前血脂水平高低有关，疗程越长或基础血脂水平越高者效果越佳。本品尚可清除 LDL 和 CH 在血管壁上的沉积和结节性肿瘤，使冠心病危险因素减少。不良反应较少，长期应用时可有恶心、呕吐、腹胀、血沉加快、头痛、乏力、皮疹、肝区疼痛、转氨酶上升等，一般不需停药。妊娠及哺乳期妇女、严重肝肾功能不全者禁用，儿童慎用。

2. 烟酸类 常用药物有烟酸(nicotinic acid)又名维生素 B_3、尼可莫尔(nicomol)、阿西莫司(acipimox)。

烟酸(nicotinic acid)

【体内过程】口服吸收迅速而完全(>95%)。烟酸的 t_{max} 为 30~60 分钟。血浆蛋白结合率极低(<20%)，$t_{1/2}$ 为 20~45 分钟。服用大剂量的烟酸后，大部分(88%)以原型及代谢物烟尿酸(nicotinuric acid)的形式经肾排出。

【药理作用】烟酸为 B 族维生素之一，当用量超过作为维生素作用的剂量时，可有明显的降血脂作用。既降低 TC 又降低 TG，以及降低载脂蛋白 B(ApoB$_{100}$)的含量，同时还具有轻度至中度升高HDL-CH 的作用。还可降低 Lp(a)。

降血脂作用机制尚不明确，可能与下列作用有关：①抑制脂肪酶，脂肪组织中的脂肪分解受阻，从而减少游离脂肪酸的释放和减少肝脏中极低密度脂蛋白(VLDL)合成和分泌；②减少 VLDL 转变为 LDL；③在升高 HDL-CH 的同时，还改变 HDL$_2$ 与 HDL$_3$ 的比率，明显增高 ApoA I 的含量。此外，烟酸还具有升高脂蛋白脂酶活性，加速脂蛋白中甘油三酯水解，因而其降 TG 的作用明显。

【临床应用】为广谱调血脂药，对多种类型的高脂血症均有一定疗效，对 Ⅱb 和 Ⅳ 型疗效最好。适用于混合型高脂血症、高 TG 血症、低 HDL 血症和高 Lp(a)血症。大规模临床观察认为能减少冠心病发作和死亡率。与他汀类或贝特类药物合用，可提高疗效。

【不良反应】剂量较大时，可出现皮肤潮红及瘙痒，胃肠道刺激症状。长期应用可致皮肤干燥、色素沉着或棘皮症。个别患者可有肝功能异常、血尿酸增多、糖耐量下降等不良反应。阿司匹林不仅可缓解烟酸所致的皮肤血管扩张，而且可延长其半衰期，并防止烟酸引起的尿酸增高。过敏者、肝功能异常者、溃疡病活动期、糖尿病及痛风患者禁用。

【药物相互作用】与口服降糖药合用，可拮抗其降糖活性。与胆固醇结合树脂合用，可减少烟酸的吸收，故主张在服用 4~6 小时后再服用烟酸制剂。与 α_1 受体阻断药或硝酸甘油合用可引起明显的体位性低血压。与口服抗凝药合用，可明显延长凝血酶原时间，增强抗凝作用，故必须注意监测凝血功能。

尼可莫尔

尼可莫尔(nicomol)为烟酸的前体药物(Prodrug)，在体内水解而缓慢释放出烟酸而起作用。除降低血中总胆固醇外，还可抑制胆固醇的吸收、合成，促进其排泄。阻止脂肪吸收，增强脂蛋白脂酶活性，抑制脂肪组织分解，不良反应同烟酸。

类似的烟酸衍生物还有烟酸戊四醇酯(niceritrol)、烟酸肌醇酯(inositol hexanicotinate)及烟酸生育酚(tocopheryl nicotinate)。

阿西莫司

阿西莫司(acipimox)为新合成的烟酸衍生物，其降血脂作用与烟酸相似。可使 TG 明显降低，HDL-CH 升高，与胆汁酸结合树脂药物合用可加强其降 LDL-CH 作用，作用强而持久。此外，本药还能降低血浆纤维蛋白和全血粘度。口服吸收迅速而完全，约 2 小时血药浓度达峰值，$t_{1/2}$ 约为 2 小时。本品不与血浆蛋白结合，绝大部分以原形从尿中排出。除适用于 II b、III 和 IV 型高脂血症外，也适用于高 Lp(a) 血症和 2 型糖尿病伴有高脂血症患者。阿西莫司的常见不良反应与烟酸基本上相同，但发生率较低。肾功能不全者应减量服用，服药期间应定期检查肾功能。

(三) 新型调脂药物

近年来已有其他几种新型调脂药物被批准应用于临床。

1. 前蛋白转化酶枯草溶菌素 9/kexin9 型(PCSK9)抑制药 PCSK9 是肝脏合成的分泌型丝氨酸蛋白酶，可与 LDL 受体胞外段结合并使其内吞降解，从而减少 LDL 受体对血清 LDL-CH 的清除。通过抑制 PCSK9，可阻止 LDL 受体降解，促进 LDL-CH 的清除。PCSK9 抑制药分为 PCSK9 单克隆抗体、siRNA 类 PCSK9 抑制药及反义寡核苷酸类 PCSK9 抑制药，其中以 PCSK9 单克隆抗体发展最为迅速，依洛尤单克隆抗体(evolocumab)已经应用于临床。研究结果显示 PCSK9 抑制药无论单独应用或与他汀类药物联合应用均明显降低 LDL-CH 水平，同时可改善其他血脂指标，包括 HDL-C、Lp(a)等，并可减少心血管事件。

2. 微粒体 TG 转移蛋白抑制药 洛美他派(lomitapide)主要用于治疗纯合子型家族性高胆固醇血症，可使 LDL-CH 降低约 40%，但该药不良反应发生率高，主要表现为转氨酶升高或脂肪肝。

3. 载脂蛋白 B_{100} 合成抑制药 米泊美生(mipomersen)是第 2 代反义寡核苷酸，可单独或与其他调脂药物联用于治疗纯合子型家族性高胆固醇血症。米泊美生是针对 $ApoB_{100}$ 的信使核糖核酸(messenger ribonucleic acid, mRNA)的反义寡核苷酸，抑制 $ApoB_{100}$ 的转录，减少 VLDL 的生成和分泌，降低 LDL-CH 水平，可使 LDL-CH 降低 25%。最常见的不良反应为注射局部反应，包括：红疹、肿胀、瘙痒、疼痛，绝大多数不良反应属于轻中度。

4. 血管生成素样蛋白 3 抑制药 依维苏单抗(evinacumah)是一种重组全人源单克隆抗体，能结合并抑制血管生成素样蛋白 3(angiopoietin-like protein 3, ANGPTL3)。ANGPTL3 主要表达于肝脏，通过抑制脂蛋白脂酶(LPL)和内皮脂酶(endotheliallipase, EL)，调节脂质代谢。新型降脂药物依维苏单抗抑制

ANGPTL3，增加 LPL 和 EL 的活性，从而降低 LDL-CH、HDL-CH 和 TG。

三、调血脂药的合理应用

（一）高脂血症的药物治疗

常用的高脂血症的治疗药物见表 21-2。

表 21-2　高脂血症的药物治疗

高脂血症类型	首选药物	次选药物	可考虑用药
高 TC 血症	他汀类	胆汁酸螯合药	烟酸或贝特类
高 TG 血症	贝丁酸类（贝特类）	烟酸	多烯脂肪酸类（鱼油）
以高 TC 为主	HMG-CoA 还原酶抑制药	烟酸	贝丁酸类（贝特类）
以高 TG 为主	贝丁酸类（贝特类）	烟酸	
高 TG 和 TC	胆酸螯合药 + 贝丁酸类	HMG-CoA 还原酶抑制药	阿托伐他汀
低 HDL-CH 血症	贝丁酸类、阿昔莫司	HMG-CoA 还原酶抑制药	多烯脂肪酸类

调血脂药的合理应用：①活动性肝炎病人、妊娠期和哺乳期妇女不宜进行降胆固醇治疗；②定期检查血脂或安全指标、肝功能；③提倡联合用药；④注意与 CYP450 同工酶抑制药合用的相互作用；⑤从小剂量开始，逐渐增加剂量，且早晨服苯氧酸类，晚上服他汀类，避免血药浓度显著升高。

（二）调脂药物的联合应用

调脂药物联合应用是血脂异常干预的趋势，以提高血脂控制达标率，同时降低不良反应发生率。由于他汀类药物降脂效果肯定、不良反应少、可降低总死亡率，联合调脂方案多由他汀类与另一种作用机制不同的调脂药物组成。针对调脂药物的不同作用机制，联合用药主要有以下几种方案。

1. 他汀与依折麦布联合应用　两种药物分别影响胆固醇的合成和吸收，可产生良好协同作用。联合治疗可使血清 LDL-CH 在他汀治疗的基础上再降低 18%，对冠心病极高危患者、慢性肾脏疾病、中等强度他汀治疗效果不佳或不耐受患者，可考虑他汀与依折麦布联用。联用方案并不增加不良反应的发生。

2. 他汀与贝特联合应用　两者联用能更有效降低 LDL-CH 和 TG 水平及升高 HDL-CH 水平。在糖尿病和代谢综合征时伴有的血脂异常、高危心血管疾病患者他汀治疗后 TG 或 HDL-CH 水平控制不佳者，可以考虑他汀和贝特联用。但由于他汀和贝特类药物代谢途径相似，均有潜在损伤肝功能的可能，并有发生肌炎和肌病的危险，联用时不良反应发生率升高。因此，需长期密切关注两药联用的安全性。

3. 他汀与 PCSK9 抑制药联合应用　他汀与 PCSK9 抑制药联合应用在治疗家族性高胆固醇血症（尤其是纯合子型家族性高胆固醇血症）效果明显，可更大程度降低 LDL-CH 水平。

4. 他汀与 n-3 脂肪酸联合应用　他汀与鱼油制剂 n-3 脂肪酸（见本章第三节）联合应用治疗混合型高脂血症，且不增加各自的不良反应。但由于服用较大剂量 n-3 多不饱和脂肪酸有增加出血的风险，并增加糖尿病和肥胖患者热卡摄入，不宜长期服用。

第二节　抗氧化药

氧化应激和氧自由基可以使内皮细胞损伤，对 LDL 修饰，促进动脉粥样硬化的形成和发展。近年来研究表明，应用抗氧化药物（antioxidants）有抗动脉粥样硬化的作用。

普罗布考

普罗布考(probucol)是疏水性抗氧化剂，兼有调血脂与抗氧化作用，其降脂作用弱，而抗氧化作用强。

【体内过程】普罗布考经胃肠道吸收少(<10%)，且不规则，食物可促进其吸收。单次口服本品18小时后血药浓度达峰值，$t_{1/2}$为52~60小时。每天服该药，血药浓度逐渐增高，3~4个月达稳态水平，且个体差异性极大。普罗布考大部分口服剂量(约84%)通过粪便的形式排出体外，粪便中排出的主要是原形药物，仅有1%~2%以代谢产物的形式通过尿液排出。

【药理作用】

1. 抗氧化作用　脂溶性高，能结合到脂蛋白(LP)之中，阻断脂质过氧化过程并减少脂质过氧化物(LPO)的产生，阻断LPO对LDL中ApoB蛋白分子的氧化交联作用，使Ox-LDL生成减少。保护ApoB分子上赖氨酸残基的生物活性，使其不易被清道夫受体识别，使Ox-LDL引起的损害减少。

2. 调血脂作用　能使血浆TC下降25%，LDL-CH下降10%~15%，HDL-CH降低30%，对VLDL、TG影响较少。能抑制细胞对LDL的氧化修饰。本药能使纯合子家族性高胆固醇血症患者皮肤及肌腱的黄色瘤明显缩小，因为纯合子家族性高胆固醇血症患者缺乏LDL受体活性，故其促进LDL清除是通过非LDL受体途径，包括降低胆固醇合成、增加胆固醇酯转移酶的量和活性，使血胆固醇和低密度脂蛋白降低，并改变高密度脂蛋白亚型的性质和功能。降低血HDL-CH的意义未明，其机制可能与降低ApoA I产生有关。

3. 对AS病变的影响　长期使用可降低冠心病的发病率。其抗氧化作用，能抑制泡沫细胞的形成，延缓动脉粥样硬化斑块的形成，消退已形成的动脉粥样硬化斑块。

【临床应用】主要用于Ⅱ型，特别是Ⅱa型高脂血症的治疗，适用于Ⅱb、Ⅲ型高脂蛋白血症患者。与胆固醇结合树脂、他汀类药物合用有协同作用。

【不良反应】最常见的不良反应为胃肠道不适，腹泻发生率大约为10%，还有胀气、腹痛、恶心和呕吐。其他少见的反应有：头痛、头晕、感觉异常、失眠、耳鸣、皮疹、皮肤瘙痒、血管神经性水肿。严重不良反应有心电图Q-T间期延长、室性心动过速、血小板减少等，孕妇及小儿禁用。

由于本品能降低HDL-CH，故在治疗期间应注意HDL的变化。服用本品3个月胆固醇未见显著降低，应停止用药。

【药物相互作用】本品与可导致心律失常的药物，如三环类抗抑郁药及抗心律失常药和吩噻嗪类药物合用时，应注意不良反应发生的危险性增加。本品能加强香豆素类药物的抗凝血作用。本品能加强降糖药的作用。本品与环孢素合用时，与单独服用环孢素相比，可明降低后者的血药浓度。

第三节　多不饱和脂肪酸

多不饱和脂肪酸(polyunsaturated fatty acids，PUFA)又称为多烯脂肪酸(polyenoic fatty acids)或高纯度鱼油制剂。根据不饱和键的位置，可分为n-3(ω-3)型和n-6(ω-6)型两种。主要的n-3多烯脂肪酸有二十碳五烯酸(Eicosapentaenoic acid，EPA)、二十二碳六烯酸(Docosahexaenoic acid，DHA)和α-亚麻酸(α-Linolenic acid，α-LNA)。它们主要来自海洋生物的油脂，具有调血脂作用和抗AS的效应。而n-6多烯脂肪酸主要有来自植物的亚油酸(Linoleic acid，LA)和γ-亚麻酸(γ-Linolenic acid，γ-LNA)，临床上常用的月见草油(Evening primrose oil)属这类。

【药理作用】

1. 调血脂作用　EPA与DHA具有明显的调脂作用，降低TG及VLDL-TG作用较强，略升高

HDL-CH，ApoAⅠ/ApoAⅡ比值明显加大。LDL-CH 与 ApoB 改变不明显。其作用机制可能与抑制肝脏 TG 和 ApoB 合成、提高 LPL 活性，促进 VLDL 分解有关。n-6 PUFAs 的调血脂作用和抗 AS 效应主要来自亚油酸经第 1 系列前列腺素代谢生成的 PGE₁，但作用较弱。

2. 其他作用　n-3 多烯脂肪酸的非调脂效应：①经第 3 系列前列腺素代谢，在血小板中生成 TXA₃，使 TXA₂ 生成减少，促血小板聚集和收缩血管作用减弱；在血管内皮中生成 PGI₃，保留 PGI₂ 的作用，所以呈现较强的抗血小板聚集、抗血栓形成和扩张血管作用；②抑制血小板衍化生长因子（PDGF）的释放，从而抑制血管平滑肌细胞的增殖和迁移；③增加红细胞的可塑性，改善微循环；④减弱白细胞向血管内皮的黏附和趋化性，抑制黏附分子的活性和多种炎性细胞因子的表达。

【临床应用】适用于高 TG 血症患者。亦可应用于防治心脑血管疾病。若与他汀类合用可增强疗效。还可用于糖尿病并发高脂血症等。

【不良反应】长期和大剂量应用 EPA 和 DHA 也可能使出血时间延长，免疫反应降低。由于 PUFAs 制剂均易被氧化，故宜与适量的维生素 E 合用。

第四节　动脉内皮保护药

动脉粥样硬化发生发展过程中，血管内皮损伤是重要的因素之一。血管内皮损伤导致通透性增加，引起白细胞和血小板黏附，释放各种细胞因子，导致内皮进一步损伤，最终促使动脉粥样斑块形成。所以保护内皮免受各种因子损伤，是抗动脉粥样硬化的重要环节。

目前保护动脉内皮的药主要为黏多糖和多糖类，包括从动物脏器内和藻类提取或半合成的肝素（heparin）、硫酸软骨素 A（chondroitin）和硫酸葡聚糖（dextran sulfate）等。合成肝素可从多方面发挥抗 AS 效应：①降低 TC、IDL、TG、VLDL 升高 HDL；②对动脉内皮有高度亲和性，中和多种血管活性物质，保护动脉内皮；③抑制白细胞向血管内皮黏附及其向内皮下转移的抗炎症反应；④阻滞 VSMCs 的增殖与迁移；⑤加强酸性成纤维细胞生长因子（acid fibroblast growth factor，FGF）的促微血管生成；⑥抗血栓形成等。

📎 **知识拓展**

地中海饮食与血脂调节

地中海饮食（Mediterranean Diet）是一种以地中海地区传统饮食习惯为基础的饮食模式。研究表明，地中海饮食对改善血脂水平，尤其是降低不良的胆固醇和甘油三酯，增加有益的 HDL-CH 具有显著的积极作用。①富含单不饱和脂肪（橄榄油），有助于提高 HDL-CH，同时降低 LDL-CH 和甘油三酯水平。HDL-CH 有助于清除血液中的多余胆固醇，从而减少心脏病和中风的风险。②增加 ω-3 脂肪酸的摄入（鱼类和海鲜），能有效减少血液中的甘油三酯、改善血管健康、减少炎症等。③高纤维食物的摄入（全谷物、蔬菜、豆类），不仅有助于增加饱腹感，控制体重，还能通过减少胆固醇的吸收来改善血脂水平。膳食纤维（尤其是可溶性纤维）有助于降低血液中的 LDL-CH，促进肠道健康。④抗氧化物质（如橄榄油、葡萄、坚果），如橄榄油中的多酚、葡萄中的白藜芦醇、坚果中的维生素 E 等，能够减少氧化应激，防止 LDL-CH 的氧化。⑤减少加工食品和瘦肉摄入，减少反式脂肪和饱和脂肪的摄入，有助于保持健康的血脂水平。

思考题

答案解析

1. 简述调血脂类药物的分类及调血脂的特点。

2. 简述他汀类药物的药理作用、主要临床应用及不良反应。

3. 对于高胆固醇血症、高甘油三酯血症、混合型高脂血症及低密度脂蛋白血症病人最佳的调血脂药物可选什么？说明用药依据。

（沈祥春）

书网融合……

习题　　　　　　　微课　　　　　　　本章小结

第二十二章 作用于血液及造血器官的药物 🅔 微课

PPT

血液是存在于心血管系统中不断循环流动的结缔组织，由血浆和血细胞组成，发挥运输氧气和营养物质及维持机体内环境稳态的作用。当血液凝固系统和多种抗凝机制包括纤维蛋白溶解系统动态平衡失调以及血小板功能紊乱时，会导致出血或血栓形成。药物可通过改变促凝系统或抗凝系统的反应，建立新的平衡，从而保持血液在脉管系统中的流动性，如抗凝血药、抗血小板药和溶栓药等。此外，当血液中血细胞和血浆成分发生变化或大量丢失时，可引起血液性疾病如贫血、出血和休克等，可通过给予铁剂、叶酸、维生素 B_{12}、造血细胞生长因子以及血容量扩充药等药物进行治疗。本章内容包括促凝血药、抗凝血药、抗血小板药、纤维蛋白溶解药、促凝血药、抗贫血药及造血细胞生长因子和血容量扩充药。

第一节 促凝血药

血液凝固是一个复杂的蛋白质水解活化的级联反应过程，最终使可溶性的纤维蛋白原变成难溶的纤维蛋白，形成血凝块。在这个过程中，需体内一系列凝血因子参与，包括内源性和外源性两种凝血途径。促凝血药（coagulants）可分为：①激活某些凝血因子促进凝血过程而止血（维生素 K）的药物；②凝血因子制剂，从健康人体或动物血液中提取，经分离提纯、冻干后制备的制剂，主要用于凝血因子缺乏时的补充治疗；③通过抑制纤维蛋白溶解系统而止血，统称抗纤溶药（氨甲苯酸、氨甲环酸）。

一、维生素 K

维生素 K

维生素 K（vitamin K）的基本结构为甲萘醌，广泛存在于自然界。植物性食物如苜蓿中所含的为维生素 K_1（phytomenadione），由腐败鱼粉及肠道细菌产生者为维生素 K_2（menaquinone），二者均为脂溶性，需胆汁协助吸收。维生素 K_3（menadione sodium bisulfite）和维生素 K_4（menadiol）为人工合成品，二者均为水溶性。

【药理作用】维生素 K 作为羧化酶的辅酶参与凝血因子 Ⅱ、Ⅶ、Ⅸ、Ⅹ 等的合成，从而促进凝血过程。当维生素 K 缺乏时，上述凝血因子停留在无活性的前体状态，导致凝血酶原时间延长、凝血障碍而出血。

【临床应用】维生素 K 适用于其缺乏引起的出血，如梗阻性黄疸、胆瘘、慢性腹泻所致的出血；新生儿、早产儿出血；长期应用广谱抗生素、磺胺药引起的出血和香豆素类、水杨酸类过量所致的出血。

【不良反应】 维生素 K 毒性较低。但当维生素 K_1 静注速度过快时，可出现面部潮红，出汗，胸闷、血压骤降，甚至发生虚脱，故一般宜用肌内注射。口服维生素 K_3、K_4 可引起恶心、呕吐等胃肠道反应；剂量较大时，新生儿和早产儿可发生溶血性贫血、高铁血红蛋白症及黄疸；葡萄糖-6-磷酸脱氢酶缺乏的病人也可诱发急性溶血性贫血。肝功能不全者慎用。

二、凝血因子制剂

凝血酶原复合物(prothrombin complex)是由健康人静脉血分离而得的含有凝血因子 Ⅱ、Ⅶ、Ⅸ、Ⅹ 的混合制剂。凝血因子 Ⅱ、Ⅶ、Ⅸ、Ⅹ 的凝血作用依赖维生素 K 的存在。临床主要用于治疗乙型血友病 (先天性凝血因子Ⅸ缺乏)、严重肝脏疾病、香豆素类抗凝剂过量和维生素 K 依赖性凝血因子缺乏所致的出血。

凝血酶(thrombin)是从动物血提取精制而成的无菌制剂。直接作用于纤维蛋白原，使其转变为纤维蛋白，发挥止血作用。此外，还有促进创伤愈合的作用。临床用于手术结扎止血困难的小血管、毛细血管以及实质性脏器出血的止血，也用于外伤、口腔、泌尿道以及消化道等部位的止血。

蛇毒血凝酶(hemocoagulase，立止血)是从巴西矛头蝮蛇的毒液中分离提纯的类凝血酶。可促进血小板黏附和聚集，并在血管破损处使纤维蛋白原降解生成纤维蛋白单体，进而交联聚合成难溶性纤维蛋白，促使出血部位的血栓形成而止血。临床用于出血及出血性疾病；也可用来预防手术部位及手术后出血。

三、抗纤维蛋白溶解药

抗纤维蛋白溶解药(antifibrinolysin)能竞争性抑制纤溶酶原激活因子，使纤溶酶原不能转变为纤溶酶，从而抑制纤维蛋白溶解，产生止血作用。高浓度也直接抑制纤溶酶活性。

氨甲苯酸(aminomethylbenzoic acid)为氨基酸类抗纤溶酶药，临床主要用于纤维蛋白溶解症所致的出血，如肺、肝、胰、前列腺、甲状腺及肾上腺等手术所致的出血及产后、前列腺肥大及上消化道出血等。对癌症出血、创伤出血及非纤维蛋白溶解引起的出血无止血效果。不良反应少，但应用过量可致血栓，可能诱发心肌梗死。

氨甲环酸(tranexamic acid)作用及机制与氨甲苯酸相同，抗纤溶活性较强，为氨甲苯酸的 7~10 倍，但不良反应较多。

第二节 抗凝血药

参与凝血过程的成分包括 12 种凝血因子和高分子量激肽原(high molecular weight kininogen，HK)、前激肽释放酶(prekallikrein，PK)、激肽释放酶(kallikrein，K)、血小板磷脂(PL)等。根据瀑布学说原理，血液通过以下途径发生凝固：①内源性激活途径：指通过血浆内的凝血因子Ⅻ逐步使因子 Ⅹ 激活，进而激活凝血过程；②外源性激活途径：指组织受损伤释放组织因子(Ⅲ因子)，与血液接触后激活凝血因子Ⅶ所发动的凝血途径；③共同通路：从内源性或外源性途径激活的因子 Ⅹ 开始，到纤维蛋白形成的过程(图 22-1)。

抗凝血药(anticoagulants)是一类干扰凝血因子，阻止血液凝固的药物，主要用于血栓栓塞性疾病的预防与治疗。

图 22 - 1　凝血过程示意图

PL，血小板磷脂；S，血管皮下组织；PK，前激肽释放酶；K，激肽释放酶；HK，高分子激肽原；TF，组织因子

一、维生素 K 拮抗剂

该类药物通过拮抗维生素 K，抑制凝血因子 Ⅱ、Ⅶ、Ⅸ、Ⅹ在肝细胞合成，发挥抗凝血作用，主要有华法林、双香豆素等香豆素类抗凝剂。此类药起效缓、价格低、作用持续时间长。

香豆素类抗凝剂

本类药物有华法林(warfarin，苄丙酮香豆素)、双香豆素(dicoumarol)以及醋硝香豆素(acenocoumar-ol，新抗凝)等，均有 4-羟基香豆素的结构，口服给药后发挥体内抗凝作用。临床上华法林最常用。

【体内过程】华法林口服吸收快而完全，其钠盐的生物利用度几乎为100%，吸收后99%与血浆蛋白结合，表观分布容积小，主要在肝脏中代谢，大部分代谢产物由肾排出，$t_{1/2}$约40小时，作用维持2~5天。双香豆素口服吸收慢且不规则，但吸收后几乎全部与血浆蛋白结合，抗凝作用持久，持续4~7天。双香豆素主要分布于肺、肝、脾和肾，经肝药酶羟基化失活，代谢物自尿中排出。但醋硝香豆素大部分以原形经肾排出。

华法林与双香豆素血浆蛋白结合率均较高，与其他血浆蛋白结合率高的药物合用时，可增加香豆素类药物的游离药物浓度，使其抗凝作用增强，甚至诱发出血。

【药理作用】香豆素类是维生素 K 拮抗剂，可竞争性抑制维生素 K 环氧化物还原酶，阻止其还原成氢醌型维生素 K，妨碍维生素 K 的循环再利用。维生素 K 是 γ-羧化酶的辅酶，其循环受阻则影响含有谷氨酸残基的凝血因子 Ⅱ、Ⅶ、Ⅸ、Ⅹ前体、抗凝血蛋白 C 和抗凝血蛋白 S 的 γ-羧化，使这些因子停留于前体阶段，从而影响凝血过程。对已经 γ-羧化的上述因子无拮抗作用。因此，香豆素类药物体外无效，在体内也须在原有的凝血因子耗竭后才发挥作用。香豆素类起效慢，停药后抗凝作用尚可维持数天。

【临床应用】华法林主要用于预防及治疗深静脉血栓及肺栓塞，预防心肌梗死后血栓栓塞并发症，

预防心房颤动、心瓣膜疾病引起的血栓栓塞并发症。与抗血小板药合用，可增强其抗血栓作用，减少外科大手术和人工瓣膜置换术后静脉血栓的发生率。

华法林口服有效、起效慢、维持时间长，但剂量不易控制。防治静脉血栓和肺栓塞一般先使用肝素或者先与肝素合用，再用华法林维持治疗的序贯疗法。

【不良反应】 口服过量易致自发性出血，常见的有皮肤黏膜、胃肠道、泌尿生殖道出血，最严重者为颅内出血，应严密观察。可用维生素 K 对抗，必要时输新鲜血液。华法林易透过胎盘屏障而致畸，导致流产和死胎。"华法林诱导的皮肤坏死"为罕见不良反应，通常发生在用药后 3~7 天内，为避免该不良反应，华法林起始剂量不宜过大。

华法林禁用于严重肝肾功能不全、未控制的高血压、凝血功能障碍、近期颅内出血、活动性溃疡、先兆流产和妊娠期妇女等患者。

【药物相互作用】

（1）广谱抗生素抑制肠道细菌，维生素 K 合成减少，使体内维生素 K 含量降低，加强本类药物的作用。

（2）阿司匹林、保泰松等竞争血浆蛋白结合，使其游离药物浓度升高，抗凝作用加强。

（3）胺碘酮、西咪替丁等因抑制肝药酶可使本类药物作用加强；肝药酶诱导剂如巴比妥类、苯妥英钠等使药酶活性升高，加速其代谢，故抗凝作用减弱。

知识拓展

香豆素类抗凝剂的临床应用与药学监护

香豆素类抗凝剂（如华法林）作为经典口服抗凝药物，其临床应用需重点关注以下核心要点。

1. 核心适应证 ①静脉血栓栓塞性疾病：深静脉血栓形成及肺栓塞的预防与治疗。②心房颤动：降低非瓣膜性房颤患者卒中风险（CHADS2 评分≥1）。③心脏瓣膜病：人工机械瓣膜置换术后及风湿性二尖瓣狭窄。

2. 临床监护要点 ①药物相互作用：与胺碘酮、氟康唑等 CYP2C9 抑制剂联用需减量，利福平等诱导剂需增量。②食物影响：富含维生素 K 的绿叶蔬菜需保持稳定摄入量，避免剧烈波动。③特殊人群：老年患者出血风险增加，肝功能不全者需密切监测。④解毒方案：严重出血时采用维生素 K_1 拮抗，紧急情况联合新鲜冰冻血浆。

二、肝素与低分子肝素

肝素（heparin）对凝血的各环节均有作用，起效迅速，体内外均有抗凝作用，可防止急性血栓形成而成为对抗血栓的首选。低分子肝素（low molecular weight heparin，LMWH）主要有依诺肝素（enoxaparin）、替地肝素（tedelparin，达肝素钠）和洛吉肝素（logiparin）等。

肝素

肝素为一种硫酸化的葡糖胺聚糖混合物，是由 D-葡糖胺、L-艾杜糖醛酸及 D-葡萄糖醛酸交替组成的黏多糖硫酸酯，分子质量为 5~30kDa，平均为 12kDa，其中硫酸根约占 40%，具有强酸性。药用肝素是由猪小肠黏膜和牛肺提取的。

【体内过程】 肝素是极性很高的大分子物质，带有大量的负电荷，口服不能吸收；皮下注射血药浓度较低；肌注易致血肿；故常静脉给药，$t_{1/2}$ 为 1~2 小时，肝、肾功能严重障碍患者 $t_{1/2}$ 相对延长。肝素进入体内后，大部分经单核-巨噬细胞系统内吞降解清除，少量以原型从尿排出。

【药理作用】　肝素在体内、体外均有强大抗凝作用。静脉注射后即刻起效，作用维持3~4小时。肝素可使多种凝血因子灭活。肝素的抗凝作用主要依赖于抗凝血酶Ⅲ（Antithrombin Ⅲ，AT-Ⅲ）的存在。AT-Ⅲ是血浆中正常存在的蛋白质，可抑制内源性及共同通路中活化的凝血因子，是凝血因子Ⅱ$_a$、Ⅸ$_a$、Ⅹ$_a$、Ⅺ$_a$、Ⅻ$_a$等含丝氨酸残基蛋白酶的抑制剂。AT-Ⅲ与这些凝血因子通过精氨酸-丝氨酸肽键结合，形成AT-Ⅲ-凝血因子复合物而使因子灭活，肝素可使此反应速率加快千倍以上。在肝素存在时，肝素分子与AT-Ⅲ赖氨酸残基结合形成可逆性复合物，使AT-Ⅲ构型改变，精氨酸活性部位充分暴露，并迅速与因子Ⅱ$_a$、Ⅸ$_a$、Ⅹ$_a$、Ⅺ$_a$、Ⅻ$_a$等的丝氨酸活性中心结合，加速凝血因子灭活。肝素可使凝血因子Ⅹ$_a$的灭活反应加速1000倍，凝血因子Ⅱ$_a$灭活反应加速2000~4000倍。肝素激活AT-Ⅲ后迅速解离，可被循环利用。

此外，肝素还有降脂、抗炎、抑制血管平滑肌细胞增殖、抗血小板聚集、降低血黏度及促纤溶等作用。

【临床应用】

（1）血栓栓塞性疾病　可防止血栓的形成和扩大。临床用于急性心肌梗死、肺栓塞、脑血管栓塞、深静脉血栓、外周静脉血栓和心血管手术时栓塞等。

（2）弥漫性血管内凝血症（disseminated intravascular coagulation，DIC）　DIC早期以凝血为主，后期因纤维蛋白原及其他凝血因子耗竭而发生继发性出血。早期静脉注射肝素可防止凝血因子耗竭而继发出血。

（3）其他　体外抗凝，如输血、透析、血液化验及心导管检查等。

【不良反应】

（1）出血　出血是肝素主要不良反应，表现为各种黏膜出血、关节腔积血和伤口出血等。应严格控制剂量，严密监测凝血时间（clotting time，CT）和活化部分凝血活酶时间（activated partial thromboplastin time，APTT），一旦出血立即停药并用带有正电荷的硫酸鱼精蛋白对抗。

（2）血小板减少症　一般为一过性血小板聚集所致，多数发生在用药后7~10天，应通过血小板计数来监控。

（3）其他　偶有过敏反应，如发热、哮喘、荨麻疹、鼻炎、结膜炎。长期应用（3~6个月）可引起骨质疏松，发生自发性骨折。

肝肾功能不全、消化性溃疡、严重高血压、颅内出血、孕妇、先兆流产、外科手术后及血友病等患者禁用肝素。

【药物相互作用】　肝素为酸性药物，不能与碱性药物合用；与阿司匹林等非甾体类抗炎药、双嘧达莫、右旋糖酐等合用，可增加出血危险；与糖皮质激素、促肾上腺皮质激素合用，易诱发胃肠道溃疡出血；与胰岛素或磺酰脲类药物合用可导致低血糖。

低分子量肝素

低分子量肝素指分子质量低于6.5kDa的肝素，由普通肝素直接分离而得或由普通肝素降解后再分离而得。LMWH具有选择性抑制凝血因子Xa，而对凝血酶及其他凝血因子影响较小的特点。肝素对凝血酶发挥作用，须与凝血酶和AT-Ⅲ三者结合形成复合物，对X$_a$灭活则只需与AT-Ⅲ结合。LMWH分子链较短，不能与AT-Ⅲ和凝血酶同时结合形成复合物，因此主要对X$_a$发挥作用，抗凝作用弱，抗血栓作用强。临床主要用于深静脉血栓和肺栓塞的预防和治疗、外科手术后预防血栓形成、急性心肌梗死、不稳定型心绞痛和血液透析体外循环等。

LMWH剂量易掌握，个体差异小；毒性小，安全；作用维持时间长，$t_{1/2}$约4小时，皮下注射每日只需1~2次。LMWH治疗时需通过测定血浆凝血因子X$_a$活性进行监护。LMWH的禁忌证和注意事项与肝素相似。

依诺肝素为第一个上市的 LMWH，分子质量为 3.5~5.0kDa，皮下注射后吸收迅速、完全。给药后 3 小时血浆活性最高，抗凝血因子 X_a 活性可持续 24 小时。临床主要用于深部静脉血栓、外科手术和整形外科（如膝、髋人工关节置换手术）后静脉血栓形成的防治，血液透析时防止体外循环发生凝血。

三、直接凝血酶抑制剂

抑制凝血 II_a 和 X_a 因子，主要药物有水蛭素（hirudin）、阿加曲班（argatroban）、达比加群酯（dabigatran etexilate）等。

水蛭素

水蛭素（hirudin）是水蛭唾液中的抗凝成分，含 65 个氨基酸残基，分子质量约为 7kDa，口服不吸收，静脉注射后进入细胞间隙，不易透过血-脑屏障。主要以原型经肾脏迅速排出，$t_{1/2}$ 约 1 小时。水蛭素可直接抑制凝血酶，阻止纤维蛋白的凝集，抑制血小板的聚集和分泌，从而使纤维蛋白和交联蛋白形成的血小板聚集物易于解离，产生强大而持久的抗血栓作用。临床用于预防术后血栓形成、经皮冠状动脉成形术后再狭窄、不稳定型心绞痛、急性心肌梗死后溶栓的辅助治疗、DIC、血液透析及体外循环等。来匹芦定（lepirudin）为水蛭素基因重组技术产品，其药理作用与天然水蛭素相同。

阿加曲班

阿加曲班（argatroban）为人工合成的精氨酸衍生物。抑制凝血酶所催化的反应，阻碍纤维蛋白凝块的形成，并抑制凝血酶诱导的血小板聚集，最终抑制纤维蛋白的交联并促使纤维蛋白溶解。本品治疗安全范围窄，且过量无拮抗药物解救，需监测活化部分凝血活酶时间 APTT。

达比加群酯

达比加群酯（dabigatran etexilate）为前体药，在体内转化为达比加群后竞争性抑制凝血酶发挥抗凝作用。口服生物利用度低，一般包裹在酒石酸中以增加吸收。用药后一旦发生出血，可使用特异性拮抗剂依达赛珠单抗（idarucizumab）抑制其抗凝作用。

四、凝血因子 X_a 抑制剂

凝血因子 X_a 位于内、外源性凝血途径的交汇点，主要催化凝血因子 II 向 II_a 转化，由于凝血过程的信号放大现象，凝血因子 X_a 抑制剂相比直接凝血酶抑制剂更为有效。

凝血因子 X_a 抑制剂可间接或直接地抑制凝血因子 X_a，并与抗凝血酶 III 结合，构象改变，阻碍凝血酶（凝血因子 II_a）产生，具有强大的抗凝作用。间接抑制剂包括磺达肝癸钠（sodium sulfonate heparin）和依达肝素（idraparinux）；直接抑制剂有阿哌沙班（apixaban）、利伐沙班（rivaroxaban）等。沙班类药物用药后发生出血可使用重组型 X_a 因子制剂 Andexanet Alfa 拮抗其抗凝作用。

第三节　纤维蛋白溶解药

纤维蛋白溶解药（Fibrinolytic drugs）能激活纤溶酶，使纤维蛋白溶酶原（plasminogen，又称纤溶酶原）转变为纤维蛋白溶酶（plasmin，又称纤溶酶），纤溶酶通过降解纤维蛋白和纤维蛋白原而限制血栓增大并溶解血栓（图 22-2），故本类药物也称溶栓药（thrombolytic drugs）。溶栓药对形成已久并已机化的血栓难以发挥作用。

图 22 – 2　纤溶系统和药物作用靶点

t-PA，组织型纤溶酶原激活剂；UK，尿激酶；SK，链激酶；实线箭头代表激动；虚线箭头代表抑制

链激酶

链激酶（streptokinase，SK）为天然第一代溶栓药，是 β 溶血性链球菌产生的一种蛋白质，分子质量 47kDa，现以基因工程技术制成重组链激酶（recombinant streptokinase，rSK）。其对纤溶酶原的激活作用是间接的，先与纤溶酶原结合，形成 SK-纤溶酶原复合物，再促使纤溶酶原转变成纤溶酶，从而溶解纤维蛋白。

主要用于急性血栓栓塞性疾病，如急性肺栓塞、深部静脉栓塞以及导管给药所致的血栓及心梗早期治疗，血栓形成不超过 6 小时疗效最佳。受链球菌感染过的病人，体内有抗链激酶抗体，可拮抗其作用，故首剂加大负荷量以中和抗体。链激酶主要不良反应为出血和过敏。

尿激酶

尿激酶（urokinase，UK）由人肾细胞产生，从尿中提取的活性蛋白酶，在肝肾中灭活。为纤溶酶原的直接激活剂。临床用途和不良反应与链激酶相似，无抗原性，可用于 SK 过敏或耐药患者。

阿替普酶

组织型纤溶酶原激活剂（tissue-type plasminogen activator，*t*-PA）是天然存在于全身各组织的一种酶，现用基因工程方法生产人重组 *t*-PA（recombinant tissue-type plasminogen activator，*rt*-PA），即阿替普酶（alteplase），为第二代溶栓药。对循环血液中纤溶酶原作用很弱，而对与纤维蛋白结合的纤溶酶原作用则强数百倍，所以对血栓有一定的选择性，出血发生率相对较低。阿替普酶为纤溶酶原的直接激活剂。临床主要静脉注射用于急性心肌梗死、肺栓塞和脑血栓，阻塞血管再通率比链激酶高，且不良反应少。同类药物还有西替普酶（silteplase）和那替普酶（nateplase）。

瑞替普酶

瑞替普酶（reteplase）为第三代溶栓药，提高了选择性溶栓效果，减少用药剂量和不良反应。与其他溶栓酶相比，具有下列优势：①血浆半衰期长，栓塞开通率高；②具有较强的、特异的纤维蛋白选择性，可与纤维蛋白结合，直接迅速激活纤溶酶原；③治疗时间窗宽，溶栓效果好且较安全。临床主要用于救治急性心肌梗死患者，常见不良反应出血、血小板减少症，有出血患者慎用。

第四节　抗血小板药

抗血小板药可抑制血小板聚集，从而抑制血栓形成，是防治血栓性疾病的重要药物。按其作用机制

可分为：①环氧合酶抑制剂；②二磷酸腺苷 P2Y12 受体阻断药；③血小板膜糖蛋白 GPⅡ$_b$/Ⅲ$_a$ 受体阻断药；④磷酸二酯酶抑制剂；⑤血小板腺苷环化酶活化剂；⑥TXA$_2$ 合酶抑制药和 TXA$_2$ 受体阻断药。

一、环氧合酶抑制剂

阿司匹林

阿司匹林（aspirin）又名乙酰水杨酸（acetylsalicylic acid），小剂量时能不可逆地抑制血小板环氧合酶（COX-1）活性，减少血小板内血栓烷 A$_2$（TXA$_2$）的合成，抑制血小板聚集和释放功能，抗血栓形成。每天口服 75~150mg 小剂量阿司匹林能产生较强抗血小板作用。阿司匹林是广泛应用于临床的抗血小板药，用于缺血性心脏病和心肌梗死，降低其病死率及再梗死发生率，也可用于心绞痛、心房颤动、有脑血栓倾向的一过性脑缺血、瓣膜修补术或冠脉搭桥术后，防止血栓形成。

二、二磷酸腺苷 P2Y12 受体阻断药

二磷酸腺苷（ADP）存在于血小板细胞内的高密度颗粒内，当血小板发生凝聚反应时被释放，与血小板膜上 ADP 受体结合加速血小板的凝聚过程。血小板膜上 ADP 受体有 3 种亚型，即 P2Y1、P2Y12 和 P2X1。P2Y1 存在于血小板和血管内皮细胞，而 P2Y12 仅存在于血小板膜上。目前临床使用的 P2Y12 阻断药有噻氯匹定（ticlopidine）、氯吡格雷（clopidogrel）、普拉格雷（prasugrel）和替格瑞洛（ticagrelor）等。阿司匹林加用 P2Y12 受体阻断药已被证实对于接受冠状动脉介入治疗术（PCI）的患者有明确获益，被称为双联抗血小板治疗（dual antiplatelet therapy，DAPT）。

噻氯匹定

噻氯匹定（ticlopidine）为第一代 P2Y12 受体阻断药，能特异性干扰 ADP 介导的血小板活化，抑制颗粒分泌，减少血小板膜 GPⅡ$_b$/Ⅲ$_a$ 受体复合物与纤维蛋白原结合位点的暴露，不可逆地抑制血小板聚集和黏附。噻氯匹定起效缓慢，口服给药 3~5 天见效，停药后可持续作用 10 天。噻氯匹定主要用于预防急性心肌梗死、中风和外周动脉血栓性疾病的复发。不良反应常见恶心、腹泻、出血、白细胞减少等，已逐渐被新型的抗血小板药物替代。

氯吡格雷

氯吡格雷（clopidogrel）属第二代 P2Y12 受体阻断药，为一种前体药物（前药），经肝 CYP2C19 氧化为 2 - 氧基氯吡格雷，再经过 CYP2C19 进一步代谢成活性代谢物。药理作用及机制与噻氯吡啶相似，但作用较强，不良反应少。用于预防和治疗因血小板高聚集状态引起的心脑及其他动脉循环障碍疾病，如近期发作的脑卒中、心肌梗死、外周动脉性疾病、急性冠状动脉综合征；还可用于冠状动脉支架置入术后预防支架内血栓形成。对阿司匹林过敏或不耐受的患者，可用氯吡格雷替代。肝肾功能不全者慎用。该药的活化会受到 CYP2C19 诱导剂、CYP2C19 抑制剂及其 CYP2C19 基因多态性的影响。

替格瑞洛

替格瑞洛（ticagrelor）是新型第三代 P2Y12 受体阻断药，经肝 CYP3A4 代谢，原药及代谢产物均有活性。能可逆结合 P2Y12 受体，停药后血小板功能很快得到恢复，在停药 1~5 天后出血率较低，更适合冠状动脉搭桥患者。替格瑞洛作用比氯吡格雷强、快，更具出血可预见性，比氯吡格雷更能有效地降低心血管死亡率。临床主要用于急性冠脉综合征患者，包括接受药物治疗和经皮冠状动脉介入（PCI）治疗的患者。该药物可受到 CYP3A4 诱导剂及抑制剂影响，须引起注意。

三、血小板膜糖蛋白 GP Ⅱ_b/Ⅲ_a 受体阻断药(整合素受体阻断药)

ADP、凝血酶、血栓素(TXA$_2$)等血小板聚集诱导剂引起血小板聚集，最终共同通路是暴露血小板膜表面糖蛋白 GP Ⅱ$_b$/Ⅲ$_a$ 受体。GP Ⅱ$_b$/Ⅲ$_a$ 受体的配体有纤维蛋白原、血管性血友病因子(von Wille-brand Factor，vWF)和纤维连接蛋白(fibronectin)等，血小板借助 GP Ⅱ$_b$/Ⅲ$_a$ 受体与其配体联结一起，形成聚集。因此，阻断 GP Ⅱ$_b$/Ⅲ$_a$ 受体即可有效抑制各种诱导剂激发血小板聚集。目前临床应用的 GP Ⅱ$_b$/Ⅲ$_a$ 受体阻断药可分为 3 类：单克隆抗体如阿昔单抗(abciximab)；非肽类抑制剂有替罗非班(tiro-fiban)、拉米非班(lamifiban)；合成肽类抑制剂如依替非巴肽(eptifibatide)等。

阿昔单抗是较早的 GP Ⅱb/Ⅲa 受体单克隆抗体，抑制血小板聚集作用明显，对血栓形成、溶栓治疗、防止血管再闭塞有明显治疗作用。随后相继开发的拉米非班，替罗非班等，抑制血小板聚集作用强，不良反应较少，用于急性心肌梗死、溶栓治疗、不稳定型心绞痛和血管成形术后再梗死的效果良好。

四、磷酸二酯酶抑制剂

常用双嘧达莫(dipyridamole)和西洛他唑(cilostazol)，主要通过抑制磷酸二酯酶对 cAMP 的降解，使 cAMP 浓度增高，抑制血小板聚集，产生抗血栓形成作用。

双嘧达莫

双嘧达莫(dipyridamole)，又名潘生丁(Persantin)，口服吸收缓慢，个体差异大。蛋白结合率高(91%~99%)。主要在肝脏转化，自胆汁排泄，可因肠肝循环而延缓消除，少量自尿中排出。

双嘧达莫抑制磷酸二酯酶(PDE)活性和腺苷再摄取，增加腺苷环化酶活性，使 cAMP 增多；还可增强 PGI$_2$ 活性和促进 PGI$_2$ 合成，减少血小板 TXA$_2$ 合成，从而抑制血小板聚集。双嘧达莫对胶原、ADP、肾上腺素及低浓度凝血酶诱导的血小板聚集均有抑制作用，体内外均可抗血栓，还可延长已缩短的血小板生存时间。主要用于防治血栓栓塞性疾病，常与小剂量阿司匹林联合应用，防止血小板血栓形成。不良反应有胃肠道刺激以及头痛、眩晕、皮疹、瘙痒等。少数心绞痛患者用药后可出现"窃血"现象，诱发心绞痛发作，应慎用。

西洛他唑

西洛他唑(cilostazol)为可逆性磷酸二酯酶Ⅲ(PDE-Ⅲ)抑制药，通过抑制 PDE-Ⅲ，升高血小板内的 cAMP 而具有抗血小板、扩张血管和抗血管增殖作用。对 ADP、胶原、肾上腺素、花生四烯酸和凝血酶诱导的血小板聚集均有抑制作用。临床主要用于伴有间歇性跛行的外周血管病、慢性动脉闭塞性疾病，不良反应有头痛、腹泻、头晕和心悸。禁用于心力衰竭，慎用于冠心病，可能诱发心功能不全。

五、血小板腺苷环化酶活化剂

通过激活腺苷环化酶，提高环腺苷酸(cAMP)水平，抑制血小板聚集。药物有依前列醇(epopros-tenol，PGI$_2$)、伊洛前列素(iloprost)等。

依前列醇

依前列醇为人工合成的前列环素，通过激活腺苷酸环化酶而使 cAMP 浓度增加。不仅能抑制多种诱导剂引起的血小板聚集与分泌，还能扩张血管，拮抗 TXA$_2$，发挥抗血栓作用。依前列醇性质不稳定，作用短暂，临床应用受限。常采用静脉滴注，用于治疗某些心血管疾病(如心肺分流术等)时作为抗血小板药以防止高凝状态；也用于严重外周血管性疾病（如雷诺病）、缺血性心脏病等。

六、TXA$_2$合酶抑制药和TXA$_2$受体阻断药

TXA$_2$合酶抑制药可抑制TXA$_2$形成，导致环内过氧化物（PGG$_2$、PGH$_2$）蓄积，从而促进PGI$_2$生成。该类药物具有阻断TXA$_2$受体和抑制TXA$_2$合酶双重作用，药理活性更高。主要代表药物是利多格雷（ridogrel），同类药物尚有奥扎格雷（ozagrel）、匹可托安（picotamide），作用弱于利多格雷，不良反应轻。

利多格雷

利多格雷为强大的TXA$_2$合酶抑制药，并具有中度的TXA$_2$受体阻断作用。抗血小板血栓和冠状动脉血栓的疗效强于水蛭素及阿司匹林。对降低再栓塞、反复心绞痛及缺血性卒中等发生率作用更强，优于阿司匹林。利多格雷有轻度胃肠道反应，易耐受，未发现有出血性卒中等并发症。

第五节　抗贫血药

贫血是指循环血液中的红细胞数量或血红蛋白长期低于正常值的病理现象。常见的贫血类型有：缺铁性贫血、巨幼红细胞性贫血和再生障碍性贫血。抗贫血药（antianemic drugs）主要用于贫血的补充治疗。

铁剂

常用的铁剂有硫酸亚铁（ferrous sulfate）、枸橼酸铁铵（ferric ammonium citrate）、富马酸亚铁（ferrous fumarate）、右旋糖酐铁（iron dextran）和蔗糖铁（iron sucrose）等。

正常情况下机体对铁的需要是补充生理性铁的损失，成年男子和绝经期妇女每日损失铁量约1mg，妇女因月经、妊娠、哺乳等原因平均每日需铁量约1.5~5mg，婴幼儿生长迅速需铁量亦较高。我国食物中含铁丰富，一般不会缺乏。但是急慢性失血（如上消化道出血，钩虫病等）或需求量超过摄入量，则会造成缺铁性贫血，可用铁剂治疗。

【体内过程】铁盐主要以Fe^{2+}形式在十二指肠和空肠上段吸收，吸收入肠黏膜细胞的Fe^{2+}，一部分与黏膜细胞的去铁蛋白结合成铁蛋白贮留其中，另一部分进入血循环，立即氧化为Fe^{3+}，并与血浆转铁蛋白（β$_1$-糖蛋白）结合，转运到肝、脾、骨髓等储铁组织中，供机体利用。

胃酸、维生素C、果糖等有利于铁的吸收，但高磷、高钙、鞣酸、四环素、质子泵抑制剂、H$_2$受体阻断药、抗酸药等，可使铁沉淀或抑制Fe^{2+}的形成而阻碍铁吸收。

【药理作用】铁是细胞成熟阶段合成血红素必不可少的物质，运入骨髓的铁先被有核红细胞膜吸附，进入线粒体，与原卟啉结合形成血红素，后者再与珠蛋白结合形成血红蛋白，进而使红细胞发育成熟。当机体缺铁时，血红蛋白合成减少，影响红细胞的成熟，造成缺铁性贫血。

【临床应用】本类药物主要用于慢性失血、吸收障碍、营养不良、需求量增加等引起的缺铁性贫血。为使体内铁储存恢复正常，待血红蛋白正常后尚需减半量继续服药2~3个月。

硫酸亚铁吸收良好，价格较低，最为常用。蔗糖铁和右旋糖酐铁供注射应用，仅限于少数严重贫血而又不能口服者应用。

【不良反应】口服铁剂有恶心、呕吐、上腹痛及腹泻等消化道刺激症状，亦可出现便秘，可能是铁与肠蠕动生理刺激物硫化氢相结合，减弱了肠蠕动所致。小儿误服1g以上铁剂可引起急性中毒，可引发坏死性肠胃炎症状，甚至休克、呼吸困难、死亡。急救措施以磷酸盐或碳酸盐溶液洗胃，并以特殊解毒剂去铁胺（deferoxamine）注入胃内以结合残存的铁。

叶酸

叶酸(folic acid)是由蝶啶核、对氨苯甲酸及谷氨酸三部分组成，广泛存在于动、植物食品中，以酵母、肝、绿叶蔬菜含量最多，不耐热，食物中的叶酸在烹饪过程中易被破坏。动物细胞自身不能合成叶酸，需从食物中摄取。

【体内过程】正常机体每日最低需要叶酸量为 $50\mu g$，食物中每天有 $50\sim200\mu g$ 叶酸在十二指肠和空肠上段吸收，妊娠妇女可增至 $300\sim400\mu g$。食物中叶酸多为聚谷氨酸形式，吸收前必须在肠黏膜经 α-L-谷氨酰转移酶(α-L-glutamyltransferase)水解成单谷氨酸形式进入肝及血液，广泛分布于体内，经尿和胆汁排出。

【药理作用】叶酸进入体内首先被还原和甲基化为 5-甲基四氢叶酸(5-methyl tetrahydrofolate acid)才具有活性，后者作为甲基供给体使维生素 B_{12} 转成甲基 B_{12}，而自身变为四氢叶酸(tetrahydrofolic acid)，并与多种一碳单位结合成四氢叶酸类辅酶，传递一碳单位，参与体内多种生化代谢，如嘌呤核苷酸和胸腺嘧啶脱氧核苷酸(dTMP)的合成及某些氨基酸的互变。当叶酸缺乏时，上述代谢障碍而影响红细胞中 DNA 合成，使原红细胞及幼红细胞生长及分裂停止，出现巨幼红细胞性贫血。消化道上皮增殖受抑制，出现舌炎、腹泻。

【临床应用】叶酸用于治疗巨幼红细胞性贫血和恶性贫血(需与维生素 B_{12} 合用)；对二氢叶酸还原酶抑制剂甲氨蝶呤、乙胺嘧啶、甲氧苄啶、苯妥英钠和氨苯蝶啶等所引起的巨幼红细胞性贫血需用甲酰四氢叶酸钙(calcium leucovorin)治疗。对于维生素 B_{12} 缺乏所致"恶性贫血"，大剂量叶酸治疗可纠正血像，但不能改善各种神经症状，应该维生素 B_{12} 治疗为主，叶酸为辅。

维生素 B_{12}

维生素 B_{12}(vitamin B_{12}，钴胺素)是一类含钴化合物，广泛存在于动物内脏、牛奶、蛋黄中。药用维生素 B_{12} 为氰钴胺和羟钴胺，性质稳定。

【体内过程】口服维生素 B_{12} 必须与胃黏膜壁细胞分泌的"内因子"(糖蛋白)结合成复合物，使其不易被肠液消化，然后在空肠吸收。内因子分泌缺乏者(如萎缩性胃炎，胃切除等)维生素 B_{12} 口服不吸收，必须注射给药。吸收的维生素 B_{12} 大部分(90%)储存于肝，少量经胆汁、胃液和胰液排入肠内，其中小部分重新吸收入血，主要经肾排泄。

【药理作用】该类维生素为细胞分裂和维持神经组织髓鞘完整所必须，体内主要参与两种代谢过程。

1. 促进四氢叶酸的循环利用　甲基 B_{12} 参与同型半胱氨酸甲基化为甲硫氨酸的过程。故维生素 B_{12} 缺乏时，影响叶酸的活化，DNA 和蛋白质合成减少，导致与叶酸缺乏类似的巨幼红细胞性贫血。

2. 维持有髓鞘神经功能　维生素 B_{12} 是甲基丙二酰辅酶 A 变位酶的辅酶，可促使甲基丙二酰辅酶 A 转变为琥珀酰辅酶 A 而进入三羧酸循环。维生素 B_{12} 缺乏时，甲基丙二酰辅酶 A 蓄积，导致异常脂肪酸合成，神经髓鞘脂质合成受干扰，完整性受损，导致出现感觉异常等神经损害。

【临床应用】维生素 B_{12} 主要用于治疗恶性贫血和巨幼细胞贫血，辅以叶酸；也可作为神经系统疾病(如神经炎、神经痛、神经萎缩)和肝病的辅助治疗。

【不良反应】维生素 B_{12} 可引起过敏反应，甚至过敏性休克，故不宜滥用。

促红细胞生成素

促红细胞生成素(erythropoietin，EPO)又称红细胞生成素，是由肾皮质近曲小管管周细胞分泌的糖蛋白，分子量为 34kDa。现采用 DNA 重组技术合成，称重组人促红细胞生成素(recombinant human erythropoietin，r-HuEPO)，静脉或皮下注射应用。EPO 与红系干细胞表面上的 EPO 受体结合，导致细胞内磷酸化及 Ca^{2+} 浓度增加，加速祖细胞分化为原红细胞，加速红细胞分裂增殖和成熟，并促进骨髓内网织红细胞和成熟红细胞释放入血。贫血、失血、肺心病所致缺氧时，可刺激肾脏合成和分泌 EPO，以促使红细胞生成。

r-HuEPO 对多种原因引起的贫血有效，最佳适应证为慢性肾衰竭和晚期肾病所致的肾性贫血，对骨髓造血功能低下、肿瘤化疗、艾滋病药物治疗及严重寄生虫病所致的贫血也有效，还能促进骨髓移植患者造血功能恢复。常见不良反应与红细胞快速增加、血黏滞度增高有关，诱导血压升高和血栓形成，少见过敏反应。

非格司亭

粒细胞集落刺激因子(granulocyte colony stimulating factor，G-CSF)是血管内皮细胞、单核细胞和成纤维细胞合成的糖蛋白。非格司亭(filgrastim)又称重组人粒细胞集落刺激因子，是粒细胞集落刺激因子G-CSF 的基因重组产物。其主要作用是刺激骨髓粒细胞前体，刺激粒细胞集落形成，促进成熟的粒细胞从骨髓释出，并增强中性粒细胞趋化及吞噬功能。对巨噬细胞、巨核细胞影响很小。用于多种血液系统疾病所致中性粒细胞减少，对于自体骨髓移植及肿瘤化疗后严重中性粒细胞缺乏症，可缩短中性粒细胞缺乏时间，减少细菌和霉菌感染的发病率；可改善艾滋病病人中性粒细胞缺乏症状，非格司亭可静脉滴注或皮下注射。不良反应有过敏反应如皮疹、低热，偶可发生过敏性休克，大剂量长期使用，可产生轻、中度骨痛。

沙格司亭

沙格司亭(sargramostim)为重组人粒细胞 - 巨噬细胞集落刺激因子(granulocyte-macrophage colony - stimulating factor，GM - CSF)。体内 GM - CSF 由 T 淋巴细胞、单核细胞、成纤维细胞、血管内皮细胞合成，作用于骨髓造血干细胞，刺激粒细胞、单核细胞、巨噬细胞和巨核细胞等多种细胞的集落形成和增生。此外，还能刺激多能干细胞和早期红细胞的增殖和分化。

沙格司亭采用皮下注射或缓慢静脉注射，临床主要用于骨髓移植、肿瘤化疗、某些脊髓造血不良、再生障碍性贫血及艾滋病等引起的白细胞或粒细胞缺乏症。不良反应为发热、骨和肌肉疼痛、腹泻、呼吸困难以及皮疹等。同类产品还有莫拉司亭(molgramostim)等。

第六节　血容量扩充药

右旋糖酐

右旋糖酐(dextran)是高分子的葡萄糖聚合物，常用的有右旋糖酐 70(中分子右旋糖酐，平均分子量约为 70kDa)、右旋糖酐 40(低分子右旋糖酐，平均分子量约为 40kDa)及右旋糖酐 10(小分子右旋糖酐，平均分子量约为 10kDa)。

【体内过程】 不同分子量的右旋糖酐的作用强度、维持时间依分子量由大至小而逐渐减弱。右旋糖酐 70 在血液中留存时间较久，作用维持 12 小时，而右旋糖酐 10 仅 3 小时。

【药理作用】

1. 扩充血容量　右旋糖酐分子量较大，不易渗出血管，静脉给药后可提高血浆胶体渗透压，扩充血容量，维持血压。

2. 抗血栓形成和改善微循环　低分子和小分子右旋糖酐通过稀释血液及覆盖红细胞、血小板和胶原表面，减少血小板的黏附和聚集，降低血液黏稠度，并抑制凝血酶原的激活，因而具有抗血栓和改善微循环的作用。

3. 渗透性利尿　小分子右旋糖酐和低分子右旋糖酐易从肾脏排出,产生渗透性利尿作用。

【临床应用】各类右旋糖酐主要用于低血容量性休克,包括急性失血、创伤和烧伤性休克。低分子和小分子右旋糖酐改善微循环作用较佳,用于中毒性、外伤性及失血性休克,可防止休克后期 DIC,也用于防治心肌梗死、心绞痛、脑血栓形成、血管闭塞性脉管炎等。

【不良反应】偶见过敏反应,如发热、胸闷、呼吸困难等,极少数人可发生过敏性休克;用量过大时会导致凝血障碍。禁用于血小板减少症和出血性疾病。心功能不全及肾功能不全患者慎用。

人血白蛋白

人血白蛋白(human serum albumin)是从健康人的血液中提取的一种血液制品。白蛋白可调节组织与血管之间水分的动态平衡,增加血容量和维持血浆胶体渗透压;通过结合阴离子和阳离子,输送物质,也可将有毒物质输送到解毒器官而发挥运输及解毒作用;白蛋白可作为氮源为组织提供营养。在临床上人血白蛋白可用于失血创伤、烧伤引起的休克;脑水肿及损伤引起的颅压升高;肝硬化及肾病引起的水肿或腹水;低蛋白血症的防治;新生儿高胆红素血症。不良反应表现为过敏反应、发热反应和循环超负荷,尤其在快速大量输注时,可引起心脏负荷过重,导致肺水肿等。因此,使用人血白蛋白需要严格掌握适应证,并在医生的指导下进行。

思考题

答案解析

1. 维生素 K 作为谷氨酸残基 γ-羧化酶的辅酶参与凝血因子的合成,可促进血液凝固。那么,只要是凝血因子缺乏导致的出血均可用维生素 K 治疗吗?

2. 比较肝素和华法林抗凝作用机制及特点的不同。

3. 与肝素相比,低分子量肝素的优势有哪些?

4. 应用纤维蛋白溶解药应注意哪些问题?

5. 引起缺铁性贫血的原因是什么? 应坚持的治疗原则是什么?

(翁鸿博)

书网融合……

习题　　　　　微课　　　　　本章小结

第二十三章　作用于呼吸系统的药物

PPT

学习目标

1. 通过本章学习，掌握平喘药的分类及各代表药物的药理作用、临床应用和主要不良反应；熟悉中枢性镇咳药物可待因、右美沙芬等药物的作用特点及临床应用；了解外周性镇咳药、祛痰药的药理作用及临床应用。

2. 具备用所学知识，为临床合理化用药方案服务。

3. 树立药学服务人类和满足大健康的理念，担负药学工作者应有的职责

呼吸系统常见疾病有支气管哮喘、支气管炎、肺炎、慢性阻塞性肺疾病等，咳、痰、喘是其常见的三大症状。慢性反复发作性咳嗽、咳痰或伴有喘息是气管、支气管黏膜及其周围组织慢性非特异性炎症的主要临床表现，以老年人为多发。作用于呼吸系统的药物主要包括平喘药（antiasthmatic drugs）、镇咳药（antitussives）和祛痰药（expectorants）三大类。

第一节　平喘药　微课

哮喘是一种常见的呼吸道过敏性疾病，除吸入特异性抗原（如花粉、霉尘、细菌、动物毛屑、工业粉尘、药物等）引起 I 型变态反应外，寒冷、烟尘等非特异性刺激也可诱发哮喘。临床表现为反复发作的喘息、气急、伴或不伴胸闷或咳嗽等症状，基本病理特征为慢性支气管炎症（支气管黏膜的嗜酸性粒细胞和淋巴细胞等炎性细胞浸润为主）、广泛并可逆的支气管狭窄、气道高反应性和气道重塑。近年来，哮喘的治疗目标由控制急性发作发展为防治慢性气道炎症。平喘药是能够预防、缓解或者消除哮喘症状的药物，目前常用的平喘药分三类：①支气管扩张药，主要包括肾上腺素受体激动药、茶碱类、M 胆碱受体阻断药（抗胆碱药）；②抗炎平喘药，主要包括糖皮质激素类、白三烯调节剂等药物；③抗过敏平喘药，主要包括炎症细胞膜稳定药、H_1 受体阻断药。

一、支气管扩张药

（一）肾上腺素受体激动药

β_2 受体激动药作为支气管扩张剂，通过激动气道平滑肌和肥大细胞膜表面的 β_2 受体，舒张气道平滑肌，减少肥大细胞和嗜碱性粒细胞脱颗粒和介质的释放，降低微血管的通透性、增加气道上纤毛的摆动等，缓解哮喘症状。其作用机制为：激活支气管平滑肌的腺苷酸环化酶，增加平滑肌细胞内环磷酸腺苷（cAMP）浓度，激活 cAMP 依赖性蛋白酶 A（PKA），从而松弛支气管平滑肌。近年化学合成的 β_2 受体激动剂具有高选择性和强效的特点，各种新型吸入剂、长效制剂的研制，使 β_2 受体激动药在哮喘的治疗中应用更加广泛，成为缓解哮喘急性症状的首选药物。

1. 选择性 β_2 受体激动药　本类药物选择性激动 β_2 受体，可避免同时激动其他受体所带来的副作用。采用吸入给药法几乎无心血管系统不良反应，但如果用量过大，仍可引起心悸、头晕、手指震颤等。根据作用持续时间的长短可分为短效、中效、长效三大类，短效类：沙丁胺醇（salbutamol）、奥西那林（orciprenaline）、克仑特罗（clenbuterol）、氯丙那林（clorprenaline）、瑞普特罗（reproterol）、比妥特罗（bito-lterol）、瑞米特罗（rimiterol），以沙丁胺醇为代表。中效类：特布他林（terbutaline）、非诺特罗（fenoterol）、妥布特罗（tulobuterol）、布泽特罗（broxaterol）、比奴特罗（pynoterol）、匹布特罗（pirbuterol）、环仑特罗（cycloclenbuterol）、马布特罗（mabuterol），以特布他林为代表。长效类：沙美特罗（salmeterol）、福莫特罗（formoterol）、班布特罗（bambuterol）、丙卡特罗（procaterol），以班布特罗为代表。

沙丁胺醇

沙丁胺醇（salbutamol）口服后约 30 分钟起效，2~3 小时作用达高峰，维持 4~6 小时。吸入用的剂型有气雾剂、干粉剂和溶液。气雾吸入时大部分被吞咽，然后由胃肠道吸收，吸入 10~15 分钟内出现最大效应，维持 3~4 小时。经肝脏代谢，最后由尿、粪排泄。沙丁胺醇对 β_2 受体的作用远大于 β_1，平喘作用与异丙肾上腺素相当，而对心脏兴奋作用小，是缓解轻、中度急性哮喘的首选药。临床用于支气管哮喘和哮喘型慢性支气管炎，制止发作多用气雾吸入，预防发作可口服。

克仑特罗

克仑特罗（clenbuterol）是一个强效选择性 β_2 受体激动药，具有强烈的扩张支气管作用，约为沙丁胺醇的 100 倍，用药量极小即能发挥明显的平喘作用；能明显增加呼吸道纤毛运动，促进痰液排出；不论何种途径给药均能发挥平喘作用，直肠给药时，作用维持时间长达 24 小时，可在临睡前用药一次；肌震颤和心脏不良反应均比沙丁胺醇少而轻。

特布他林

特布他林（terbutaline）与沙丁胺醇作用相似，但弱于沙丁胺醇，可口服，也可注射，是选择性作用于 β_2 受体的药物中唯一能皮下注射的药物，作用持久，但是重复用药易致蓄积。临床主要用于支气管哮喘、喘息型支气管炎、阻塞性肺气肿及其他肺部疾病所致的支气管痉挛等症。

班布特罗

班布特罗（bambuterol）是特布他林的前体药物。对 β_2 受体选择性更强，支气管扩张作用可维持 24 小时，每日给药一次即可，可以较有效地预防支气管哮喘的发作，特别是夜间哮喘的发作。主要用于支气管哮喘、慢性喘息性支气管炎、阻塞性肺气肿和其他伴有支气管痉挛的肺部疾病。不良反应较同类其他药物轻，主要有震颤、头痛、强直性肌肉痉挛和心悸等。

沙美特罗和福莫特罗

沙美特罗（salmeterol）为长效选择性 β_2 受体激动药，作用强而持久。吸入给药 10~20 分钟开始起效，支气管扩张作用持续 12 小时。沙美特罗适用于慢性支气管哮喘（夜间哮喘和运动性哮喘）的预防和维持治疗，特别适用于防治夜间哮喘发作，也可用于慢性阻塞性肺疾病（包括肺气肿和慢性支气管炎）伴气道痉挛的治疗，但不适用于缓解支气管痉挛的急性症状。

福莫特罗（formoterol）亦为长效选择性 β_2 受体激动药，扩张支气管作用维持时间 12 小时，并具有明显的抗炎活性，药效强，用量小，对治疗呼吸系统疾病有利。特别适用于哮喘夜间发作患者缓解短程症状，还能有效预防运动性哮喘的发作。

长效 β_2 受体激动药与糖皮质激素配伍使用是治疗哮喘夜间发作和哮喘维持治疗的理想方案，目前临床较常用的有沙美特罗与氟地卡松的复方制剂以及福莫特罗与布地奈德的复方制剂。

丙卡特罗

丙卡特罗(procaterol)对支气管平滑肌的 β_2 受体具有高度选择性,其支气管扩张作用强而持久,同时具有较强的抗过敏作用和促进呼吸道纤毛运动。口服起效快,1.5 小时左右作用最强,可持续 6~8 小时。临床用于防治支气管哮喘、喘息性支气管炎和慢性阻塞性肺部疾病等。

2. 非选择性 β_2 受体激动药 非选择性 β 受体激动药传统应用的药物有麻黄素、肾上腺素、异丙肾上腺素等。这些药物除了激动 β_2 受体外,对 α 受体和 β_1 受体也有兴奋作用,可引起一系列心血管系统的不良反应,基本上已被选择性 β_2 受体激动药所取代。

肾上腺素

肾上腺素(adrenaline)对 α 和 β 受体都有强大的激动作用。舒张支气管主要依赖激动 β_2 受体。激动 α 受体可使呼吸道黏膜血管收缩,减轻黏膜充血水肿,有利于气道通畅。但激动 α 受体也可收缩呼吸道平滑肌,并使肥大细胞释放过敏介质,对哮喘不利。此外,激动 β_1 受体可引起心动过速,甚至心律失常等不良反应。现该药仅作皮下注射,用于缓解哮喘急性发作。

麻黄碱

麻黄碱(ephedrine)作用与肾上腺素相似,但作用缓慢、温和而持久,且口服有效,适用于轻症哮喘的治疗和预防。主要不良反应为中枢兴奋引起的失眠。

异丙肾上腺素

异丙肾上腺素(isoprenaline)选择性作用于 β 受体,对 β_1 和 β_2 受体都有较强的激动作用,支气管扩张作用比肾上腺素强;可吸入给药,能够迅速改善喘息症状,用于支气管哮喘急性发作。主要不良反应有心率加快、心悸、肌震颤等。哮喘患者如伴有严重缺氧或剂量过大易致心律失常,甚至心室颤动、突然死亡。

(二) 茶碱类

这类药物为甲基黄嘌呤类衍生物,是一类常用的平喘药。常用制剂有氨茶碱(aminophylline)、二羟丙茶碱(diprophylline)和胆茶碱(cholinetheophylline)。氨茶碱为茶碱与乙二胺的复盐,增加茶碱的水溶性,可口服,也可注射,为茶碱类中最常用的一种制剂。缺点是碱性强,局部刺激性大。二羟丙茶碱为中性物,对胃肠刺激小;但支气管扩张作用也较茶碱弱。用于口服可加大剂量,提高疗效。适用于因胃肠道刺激症状明显,不能耐受氨茶碱的患者。胆茶碱为茶碱与胆碱的复盐,水溶性比氨茶碱更大,胃肠道刺激反应轻,耐受性较好,主要用于口服。

【体内过程】 各种茶碱制剂口服吸收完全,在体内释出游离茶碱发挥作用。茶碱主要在肝内通过氧化和甲基化而灭活,肝功能不良,肝血流减少可减慢茶碱的消除;肝药酶诱导剂则加速茶碱的消除。$t_{1/2}$ 成人平均为 8~9 小时,儿童平均为 3.5 小时,6 个月以内的婴儿大于 24 小时。由于茶碱的生物利用度与在体内消除速率的个体差异大,故临床上要个体化给药。

【药理作用】 茶碱类药物:①抑制磷酸二酯酶(PDE)使 cAMP 分解减少,从而提高细胞内 cAMP 浓度;②阻断腺苷受体,减轻内源性腺苷诱发的支气管收缩;③抑制肥大细胞释放过敏性介质及炎症介质,减轻炎症反应;④促进内源性肾上腺素和去甲肾上腺素释放,间接导致支气管扩张,且不产生耐受性;⑤增强膈肌和肋间肌的收缩性,减少呼吸肌疲劳。严重的慢性阻塞性肺疾病患者呼吸负荷增大,易致呼吸肌疲劳,对此,茶碱增强呼吸肌收缩力的作用有重要意义。该类药物还有强心、扩血管和利尿作用。

【临床应用】 主要用于治疗急、慢性哮喘及其他慢性阻塞性肺疾患。口服用于预防急性发作,静脉滴注或注射用于哮喘持续状态和 β_2 受体激动药不能控制的严重哮喘，有时也用于心源性哮喘。

【不良反应】氨茶碱安全范围较小，口服可致恶心、呕吐、纳差，饭后服用可减轻不良反应；肌内注射可致局部红肿、疼痛，现已少用；治疗量时可致失眠或不安等，可用镇静药对抗。氨茶碱静注太快，血药浓度过高时表现为严重的中枢症状和心脏毒性，如烦躁不安、惊厥、心律失常、循环衰竭等。

【用药注意事项】①心脏病、高血压、甲状腺功能亢进、糖尿病、消化性溃疡、前列腺肥大、肝肾功能不全、妊娠期或哺乳期妇女慎用茶碱类药物；②部分患者，尤其是老年人用药后可能产生头晕，应采取防护措施；③不可将茶碱注射剂与其他注射液混合使用，否则可产生浑浊，沉淀或降低其疗效；④静脉注射氨茶碱速度应慢，密切注意低血压，心律失常及惊厥等中毒症状的发生，以防猝死；⑤儿童对茶碱的中枢作用比成人敏感。注射时更应谨慎做好监护，如有呕吐、不安、头晕、易激动等反应，可能为药物过量的早期症状。

（三）M 胆碱受体阻断药

内源性乙酰胆碱释放对哮喘发病有重要作用。M 胆碱受体阻断药能阻断乙酰胆碱的作用，治疗哮喘。该类药有明显的支气管扩张作用，并减少痰液分泌。其舒张支气管的作用比 β_2 受体激动药弱，起效也较慢，但长期应用不易产生耐药性，适宜用于有吸烟史的老年哮喘患者。吸入给药吸收很少，无明显全身性不良反应。目前用作平喘的主要有异丙托溴铵和噻托溴铵。

异丙托溴铵

异丙托溴铵（ipratropium bromide）是阿托品的异丙基衍生物，为季铵盐，口服不易吸收，制成气雾剂吸入后 5 分钟起效，其最大效应发生于给药后 30~60 分钟，作用持续 4~6 小时，一日给药 3 次通常能保持支气管舒张。

异丙托溴铵对支气管平滑肌 M 受体有较高的选择性，松弛支气管平滑肌作用较强，对呼吸道腺体和心血管系统的作用较弱。用药后痰量和痰液的黏滞性均无明显改变，但可促进支气管黏膜的纤毛运动，利于痰液排出。临床主要用于缓解慢性阻塞性肺病（COPD）引起的支气管痉挛、喘息症状，防治支气管哮喘和喘息性慢性支气管炎，尤其适用于因用 β 受体激动药产生肌肉震颤、心动过速而不能耐受此类药物的患者。青光眼、前列腺增生患者慎用。

噻托溴铵

噻托溴铵（tiotropiumbromide）是季铵衍生物，为长效 M 胆碱受体阻断药，能有效治疗慢性阻塞性肺病。干粉吸入剂从肺吸收，生物利用度约 20%，用于慢性阻塞性肺部疾病的维持治疗，包括慢性支气管炎和肺气肿、伴随性呼吸困难的维持治疗及急性发作的预防，但不适用于缓解急性支气管痉挛。用药过程中应注意监护抗胆碱药的不良反应，如口干、便秘、瞳孔散大、视物模糊、眼睑炎、眼压升高、排尿困难、心悸等。

二、抗炎平喘药

（一）糖皮质激素

糖皮质激素是最有效的抗炎平喘药物，可通过吸入、口服和静脉途径给药。糖皮质激素具有强大的抗喘作用，其抗喘机理可能与其抗炎及抗过敏作用有关。糖皮质激素能抑制前列腺素和白三烯的生成；减少炎性介质的生成和反应；能收缩小血管，减少渗出；能增强 β 受体的反应性。这类药物长期全身应用副作用多，采用气雾吸入给药可充分发挥糖皮质激素对气道的抗炎作用，而避免了全身不良反应。当前，吸入性糖皮质激素是控制气道炎症和哮喘症状、预防哮喘发作的最有效药物，是哮喘长期控制的首选药，常用的吸入糖皮质激素药物有丙酸倍氯米松、丙酸氟替卡松和布地奈德。倍氯米松（beclomethasone）为局部应用的糖皮质激素类药物，具有强大的局部抗炎作用，其突出特点是可气雾吸入直接作用于气道而发挥平喘作用，自肺吸收后，迅速灭活，几无全身不良反应，长期应用对肾上腺皮质功能也无抑制作用。布地奈德（budesonide）在肝脏内代谢灭活比丙酸倍氯米松快，故其全身不良反应少。

需要注意的是吸入性糖皮质激素需长期、规范使用才能起预防作用，一般在用药 1~2 周后症状和肺功能有所改善，故不宜用于急性哮喘患者，不应作为哮喘急性发作的首选药。当哮喘急性发作时，应首先使用快速、短效的支气管扩张剂（如沙丁胺醇）、全身性糖皮质激素和抗组胺药，急性症状控制后再改用吸入性糖皮质激素维持治疗。长期吸入糖皮质激素可引起声音嘶哑、声带萎缩变形、诱发咽喉部白色念珠菌感染等，故应在每次吸药后立即漱口，漱去咽喉部的残留药物。

（二）白三烯受体阻断药

半胱氨酰白三烯（LTC_4、LTD_4、LTE_4）是由包括肥大细胞和嗜酸性粒细胞在内的多种细胞释放的强效炎症介质。这些炎性介质能与气道上的白三烯受体（CysLT）结合，导致支气管收缩、黏液分泌、血管通透性增加和嗜酸性粒细胞聚集等多种气道反应。因此，减少白三烯的合成或阻断其与受体结合成为治疗哮喘的重要方向。白三烯受体拮抗剂是近年来研发的一类新型非类固醇抗炎药物，目前临床应用的主要是孟鲁司特、扎鲁司特和普鲁司特。

孟鲁司特

孟鲁司特（montelukast）对白三烯受体有高度的亲和性和选择性，能有效地抑制 LTC_4、LTD_4 和 LTE_4 与受体的结合所产生的生理效应。孟鲁司特口服吸收迅速而完全，约 2~3 小时达到 c_{max}，口服平均生物利用度为 64%。血浆蛋白结合率高达 99% 以上，只有极少量可通过血脑屏障。孟鲁司特几乎完全被代谢，代谢物大部分经胆汁排泄，血浆 $t_{1/2}$ 为 2.7~5.5 小时。

适用于成人和儿童哮喘的预防和长期治疗，能改善慢性气道炎症，改善肺功能，控制哮喘症状，减少 β_2 受体激动药的用量。尤其适用于阿司匹林哮喘，能减少发作次数和症状，减少对糖皮质激素的依赖，并且对糖皮质激素已耐药的仍有效。还可用于预防运动诱发的支气管哮喘和减轻季节性过敏性鼻炎的症状。起效较慢，一般连续用药 4 周后才见效，故不宜用于急性发作的治疗或解除哮喘急性发作时的支气管痉挛。

患者一般耐受性良好，不良反应较轻微，最常见的不良反应是头痛、偶有腹痛、咳嗽、流感样症状，儿童与成人的发生率相似，通常不需中止治疗。白三烯受体阻断剂可抑制肝药酶 CYP1A2 活性，竞争性抑制氨茶碱的分解，而使茶碱血浆浓度升高。利福平、苯巴比妥等可降低孟鲁司特的生物利用度。

扎鲁司特

扎鲁司特（zafirlukast）高度选择性地作用于白三烯受体，不影响前列腺素、血栓素、胆碱能及组胺受体。能竞争性阻断 LTD_4 和 LTE_4 等受体，有效地预防白三烯所致的血管通透性增加而引起的气道水肿，同时抑制白三烯产生的气道嗜酸细胞的浸润，减少气管收缩和炎症，减轻哮喘症状。

扎鲁司特口服吸收良好，服后约 3 小时血浆浓度达峰值。血浆蛋白结合率为 99%，体内被广泛代谢，消除半衰期约为 10 小时。高脂食物可显著降低口服生物利用度，约降低 40%。临床适用于哮喘的预防和长期治疗。病人一般耐受性良好，可有轻微头痛或胃肠反应，高剂量时可能会致肝功能异常。

三、抗过敏平喘药

抗过敏平喘药主要通过抑制肥大细胞释放炎症介质，起到防治哮喘发作的作用，同时还可抑制嗜酸性粒细胞、中性粒细胞和肺泡巨噬细胞的激活。其平喘作用起效缓慢，不宜用于哮喘急性发作期的治疗，主要用于预防哮喘的发作。

色甘酸钠

【体内过程】色甘酸钠(sodium cromoglycate)口服仅吸收 1%。常采用特殊的吸入器粉雾吸入，微粉吸入给药时约 10% 自肺吸收，血浆蛋白结合率约 60%~75%，$t_{1/2}$ 为 1~1.5 小时，吸收后，主要以原形经尿和胆汁排泄。

【药理作用】色甘酸钠不能直接松弛支气管平滑肌，也不能拮抗组胺、白三烯等化学介质收缩支气管平滑肌的作用，但在接触抗原前用药，可预防Ⅰ型变态反应所致的哮喘，也能预防运动或其他刺激所致的哮喘。色甘酸钠选择性稳定肺组织肥大细胞膜，减少 Ca^{2+} 向细胞内转运，从而阻止肥大细胞脱颗粒释放介质；抑制过强的神经反射，因而可降低气道的高反应性并间接阻止肥大细胞释放介质；降低患者对非特异性刺激的敏感性，减少支气管痉挛发作。

【临床应用】主要用于支气管哮喘的预防性治疗，能防止变态反应或运动引起的速发和迟发性哮喘反应。应用 2~3 天后能够降低支气管的高反应性，也可用于过敏性鼻炎、溃疡性结肠炎及其他胃肠道过敏疾病。

【不良反应】色甘酸钠毒性低，不良反应少。少数患者吸入时，可因粉末的刺激而引起呛咳、气急甚至诱发哮喘，与少量异丙肾上腺素合用可以预防。

噻拉米特(tiaramide)具有与色甘酸钠相同的药理作用，抑制肥大细胞释放组胺等过敏反应介质，对前列腺素 F2α 有选择性拮抗作用。可用于支气管炎哮喘，疗效与色甘酸钠相似。口服吸收良好，约 20 分钟血药浓度血峰值，在组织中的浓度较血中高 4~6 倍，24 小时内经尿完全排泄。可见食欲不振、浮肿等不良反应。

奈多罗米

奈多罗米(nedocromil)为色甘酸钠衍生物，能抑制支气管黏膜炎症细胞释放多种炎症介质，作用较色甘酸钠强。吸入给药能降低哮喘患者的气道反应，改善症状和肺功能。可预防性治疗哮喘、喘息性支气管炎。偶见头痛。儿童、妊娠期妇女慎用。

酮替酚

酮替酚(ketotifen)有强大的 H_1 受体拮抗作用，并能预防和逆转 β_2 受体的"向下调节"，加强 β_2 受体激动药的平喘作用。酮替酚不仅能抑制抗原诱发的人肺和支气管组织肥大细胞释放组胺和慢反应物质，还能抑制抗原、血清或钙离子介导剂诱发的人嗜碱性粒细胞或中性粒细胞释放组胺和慢反应物质。酮替酚亦能抑制哮喘患者的非特异性气道高反应性，拮抗过敏原、组胺、二氧化硫、乙酰胆碱等引起的支气管痉挛。口服吸收迅速，约 2~3 小时血药浓度达峰值，作用持续时间较长，$t_{1/2}$ 约 22 小时。

酮替酚对各型哮喘均有一定预防作用，用药后发作次数减少，症状明显减轻。对外源性哮喘比内源性哮喘更有效，对儿童哮喘的疗效优于成年哮喘。也可用于过敏性鼻炎、过敏性皮炎、过敏性结、直肠炎、荨麻疹和湿疹的防治。不良反应有嗜睡、困倦、口干等。用药期间不宜驾驶车辆、管理机器、高空作业等。

知识拓展

慢性阻塞性肺病治疗

慢性阻塞性肺疾病(chronic obstructive pulmonary disease，COPD)简称慢阻肺，是一种具有气流阻塞特征的慢性支气管炎和(或)肺气肿，可进一步发展为肺心病和呼吸衰竭的常见慢性疾病。气流受阻和气道阻塞是慢阻肺最重要的病理生理改变，与有害气体及有害颗粒的异常炎症反应有关。抗炎治疗是COPD 的首选治疗方法，但糖皮质激素对于此类疾病的疗效不佳，因此，常用 PDE-4 特异性抑制药进行抗炎治疗，合并支气管扩张药缓解症状。罗氟司特是第一个被欧盟和 FDA 批准用于 COPD 治疗的 PDE-4 抑制药，能减少严重的 COPD 急性发作频率，减缓症状恶化。2024 年，全球首个 COPD 靶向治疗药物度普利尤单抗注射液获得国家药监局批准上市，用于治疗血嗜酸性粒细胞升高且控制不佳的慢性阻塞性肺疾病成人患者，该药物是目前首个且唯一获批的慢阻肺病靶向治疗药物。

第二节　镇咳药

咳嗽是机体的一种反射性保护机制，有利于呼吸道排出异物和分泌物，故轻度咳嗽不必应用镇咳药。但剧烈或频繁的咳嗽，不仅消耗体力，给病人造成痛苦，并可引起肺泡壁弹性组织的破坏，诱发肺气肿，故在对因治疗的同时应适当使用镇咳药，以缓解症状。

根据镇咳药作用于咳嗽反射的不同环节，将其分为中枢性镇咳药和外周性镇咳药两大类。中枢性镇咳药通过抑制延髓咳嗽中枢发挥镇咳作用，又分为成瘾性镇咳药和非成瘾性镇咳药两类。成瘾性镇咳药如可待因、福尔可定等，镇咳作用强、疗效可靠，但易产生成瘾性，而使其应用受到限制。非成瘾性镇咳药如右美沙芬、喷托维林等，这类药物几乎没有镇痛作用和成瘾性，在临床上应用广泛。外周性镇咳药通过抑制咳嗽反射中的传感器传入神经或传出神经而发挥镇咳作用。有些药物兼有中枢和外周两种抑制作用。

一、中枢性镇咳药

可待因

可待因(codeine)为甲基吗啡，系阿片生物碱类，可选择性抑制延脑咳嗽中枢，镇咳作用强而迅速，口服后约 1 小时就可发挥最大效果。镇咳剂量不抑制呼吸，成瘾性也较吗啡弱。临床适用于各种原因引起的剧烈干咳和刺激性咳嗽；对伴有胸痛的胸膜炎干咳尤为适用，也可用于中等强度的疼痛。不良反应有恶心、呕吐、便秘；大剂量(60mg)也能明显抑制呼吸中枢，并可发生烦躁不安等中枢兴奋症状。对支气管平滑肌有轻度收缩作用，故支气管哮喘患者慎用。本药能抑制支气管腺体分泌，使痰液黏稠度增高难以咳出，多痰的咳嗽不宜用。久用也能成瘾，应控制使用。

右美沙芬

右美沙芬(dextromethorphan, 右甲吗南)为中枢性镇咳药，通过抑制延髓咳嗽中枢而产生镇咳作用。口服给药后在胃肠道吸收完全，10~30 分钟起效。口服 10~20mg 时，有效时间为 5~6 小时，而 30mg 时有效时间可长达 8~12 小时，比相同剂量的可待因作用时间长。药物在肝脏代谢，部分以原型药物经肾脏排泄，$t_{1/2}$ 为 4.5 小时。镇咳作用强度与可待因相似，无镇痛作用，长期服用无成瘾性和耐受性，治疗剂量不抑制呼吸。临床用于干咳，因作用时间长，故适用于抑制夜间咳嗽以保证睡眠。不良反应有头晕、头痛、嗳气、食欲不振、便秘、恶心等。中毒剂量时有中枢抑制作用。

喷托维林

喷托维林(pentoxyverine)为人工合成的非成瘾性镇咳药。对咳嗽中枢有直接抑制作用，部分自呼吸道排出的药物对支气管黏膜产生微弱的局麻作用，可抑制支气管内感受器的传入神经末梢，有助于止咳；尚有轻度阿托品样作用，有利于缓解支气管平滑肌痉挛。镇咳作用比可待因弱，无成瘾性，适用于呼吸道炎症引起的咳嗽。不良反应有轻度头昏、口干、便秘等。多痰，青光眼病人慎用。

氯哌斯汀

氯哌斯汀（Cloperastine）为苯海拉明的衍生物，抑制咳嗽中枢，镇咳作用弱于可待因，也有微弱的抗组胺作用，用于治疗上呼吸道感染、慢性支气管炎和结核病所致的频繁咳嗽。无成瘾性及耐受性。偶见口干、嗜睡等症状。

福尔可定

福尔可定（pholcodine）可直接作用于延髓咳嗽中枢，选择性抑制咳嗽，为中枢性镇咳药，也有镇静和镇痛作用。临床主要用于剧烈干咳和中等程度的疼痛。新生儿和儿童易于耐受此药，不引起便秘和消化紊乱。成瘾性较磷酸可待因弱，偶见恶心、嗜睡等副作用，可致依赖性。

福米诺苯

福米诺苯（fominoben）在抑制咳嗽中枢的同时，具有呼吸中枢兴奋作用。其镇咳作用与可待因接近。呼吸道阻塞和呼吸功能不全者使用本品后，可改善换气功能，使动脉氧分压升高，二氧化碳分压降低。适用于各种原因引起的慢性咳嗽和呼吸困难，也可用于小儿顽固性百日咳。本品也能降低痰液的粘滞性，有利于咳痰。无成瘾性，毒性小，大剂量时可致血压降低。

二、外周性镇咳药

苯丙哌林

苯丙哌林（benproperine）为非成瘾性镇咳药。能抑制咳嗽中枢，也能抑制肺及胸膜牵张感受器引起的肺 - 迷走神经反射，且有平滑肌解痉作用，是中枢性和外周性双重作用机制的镇咳药。镇咳作用较强，临床用于治疗急、慢性支气管炎及各种原因引起的刺激性干咳。服药后可出现一过性口咽发麻，此外，尚有轻度口干、乏力、头晕、胃部灼烧感和皮疹等不良反应。本药无祛痰作用，若咳痰症状明显，不宜使用。

苯佐那酯

苯佐那酯（benzonatate）为局麻药丁卡因的衍生物。具有较强的局麻作用，可抑制肺牵张感受器及感觉神经末梢，从而抑制咳嗽冲动传入中枢，产生镇咳作用。镇咳剂量不抑制呼吸，反而能增加肺每分钟通气量。镇咳疗效较可待因差，临床主要用于呼吸系统疾患引起的干咳和阵咳，也可用于支气管镜等检查前预防咳嗽。有轻度头晕、嗜睡、鼻塞等不良反应。服用时勿将药丸咬破，以免口腔产生麻木感。

那可汀

那可汀（noscapine）系由阿片中提出的一种苄异喹啉类生物碱。为支气管解痉性镇咳药，具有罂粟碱样支气管平滑肌解痉作用，能抑制咳嗽中枢和肺牵张反射引起的咳嗽。镇咳作用与可待因相似，但维持时间较短。无镇痛、镇静作用，无欣快感，无成瘾性和耐受性，不抑制呼吸和肠蠕动。适用于阵发性咳嗽和刺激性干咳。不良反应少，偶有恶心反应。但大剂量服用可能兴奋呼吸和引起支气管痉挛，故应严格按照规定用量服药。多痰患者禁用。

二氧丙嗪

二氧丙嗪（dioxopromethazine）具有较强的镇咳作用，并有抗组胺、解除平滑肌痉挛、抗炎和局部麻醉作用。于服药后 30~60 分钟出现镇咳作用，持续 4~6 小时或更长。用于慢性支气管炎，镇咳疗效显著，也可用于治疗过敏性哮喘、荨麻疹及皮肤瘙痒症等。常见的不良反应为困倦、乏力等，未见耐药性及成瘾性。高空作业及驾驶车辆、操纵机器者禁用；癫痫、肝功能不全者慎用。

第三节　祛痰药

祛痰药是指使呼吸道分泌增加，从而稀释痰液或降低其粘稠度，使痰易于咳出的药物。因痰可刺激呼吸道引发咳嗽，黏痰积于小气道内可使气道狭窄而致喘息，所以祛痰药也起到间接的镇咳、平喘作用。根据作用机制，祛痰药可分为痰液稀释药和黏痰溶解药。

一、痰液稀释药

此类药物包括氯化铵、碘化钾、酒石酸锑钾、愈创木酚甘油醚等。口服后刺激胃黏膜引起恶心，通过反射性兴奋迷走神经促进支气管腺体分泌增加，使痰液稀释，易于咳出。适用于急性呼吸道炎症所致痰多不易咳出者。

氯化铵

氯化铵（ammonium chloride）口服后刺激呼吸道黏膜，反射性增加呼吸道腺体分泌，使痰液变稀，易于排出。常与其他药物配成复方制剂用于急、慢性呼吸道炎症而痰多不易咳出的患者。口服后能酸化尿液，促进碱性药物的排泄。大量服用可引起恶心、呕吐等。过量可产生酸中毒。溃疡病及肝、肾功能障碍者慎用。

二、黏痰溶解药

此类药物适用于痰液黏稠引起的咳痰困难、呼吸困难。痰液黏性来自气道腺体及杯状细胞分泌的黏蛋白（白色痰液的主要成分）依靠不同的化学键（如二硫键、氢键等）交叉连接在一起，形成凝胶网而增加黏度；此外，呼吸道感染后大量破损炎症细胞残留的 DNA 与黏蛋白结合，进一步增加痰液的黏稠度。因此，破坏二硫键可裂解黏蛋白，降解痰液中的 DNA 可溶解脓性痰液。裂解二硫键的药物有乙酰半胱氨酸、羧甲司坦、厄多司坦等，降解 DNA 的药物主要有脱氧核糖核酸。通过使痰液中的酸性黏蛋白纤维断裂，从而降低痰液黏稠度，代表药物有溴己新及其代谢物氨溴索。

乙酰半胱氨酸

N-乙酰半胱氨酸（N-acetylcysteine）分子中的巯基能使黏痰中黏蛋白肽链的二硫键断裂，黏蛋白变成小分子的多肽，因而痰的黏度降低、易于咳出。还可使脓性痰中的 DNA 裂解，所以也能溶解脓性黏痰。临床雾化吸入用于治疗黏痰阻塞气道、咳痰困难者。紧急时气管内滴入，可迅速降低痰的粘稠度，便于吸引排痰。该药有特殊臭味，可引起恶心、呕吐；呛咳，支气管痉挛，应用异丙肾上腺素可以避免，支气管哮喘患者禁用。滴入气管可产生大量分泌液，故应及时吸引排痰。雾化吸入不宜与铁、铜、橡胶和氧化剂接触，应以玻璃或塑料制品作喷雾器。也不宜与青霉素、头孢菌素、四环素合用，以免降低抗生素的活性。

羧甲司坦和厄多司坦

羧甲司坦（carbocisteine）可影响支气管腺体的分泌，使低粘度的唾液黏蛋白分泌增加，高黏度的岩藻黏蛋白产生减少，因而使痰液黏滞性降低，易于咳出，并能加强呼吸道纤毛运动，促进痰液排出。服后 4 小时可见明显疗效。用于慢性支气管炎、慢性阻塞性肺病、支气管哮喘等疾病引起的痰黏稠，咳痰困难等患者，也可用于小儿非化脓性中耳炎，有一定的预防耳聋效果。偶有轻度头晕、恶心、胃部不适、腹泻、胃肠道出血、皮疹等不良反应。消化道溃疡活动期患者禁用。

厄多司坦（erdosteine）为黏痰溶解药，其作用机制可能主要是通过含游离巯基的代谢产物使支气管分泌物的黏蛋白的二硫键断裂，改变其组成成份和流变学性质，降低痰液黏度，从而有利于痰液排出。此外，还能增强黏膜纤毛运动功能。主要用于急性和慢性支气管炎，痰液黏稠所致的呼吸道阻塞。

溴己新

溴己新（bromhexine）可直接作用于支气管腺体，促使黏液分泌细胞的溶酶体释出，裂解黏痰中的黏多糖和抑制酸性糖蛋白的合成，使痰的黏稠度降低，痰液变稀而易于咳出。临床用于慢性支气管炎，哮喘和支气管扩张症黏痰不易咳出者。少数患者可有恶心、胃部不适，偶见血清转氨酶升高。消化性溃疡、肝功能障碍者慎用。

氨溴索

氨溴索（ambroxol）为溴己新的体内活性代谢产物，是一种黏痰溶解剂及肺表面活性物质合成激活剂，通过刺激肺泡和气管、支气管黏膜腺体分泌小分子黏蛋白，抑制酸性黏多糖的合成及裂解痰中酸性黏多糖纤维，从而使黏痰减少，痰液稀释，利于排出。另外，还可促进肺部表面活性物质的分泌，激活呼吸道黏膜纤毛功能，降低痰液与纤毛的黏着力，使纤毛运动频率增加，促使痰液咳出。口服后迅速被吸收，约 1 小时血药浓度达峰值，并从血液向组织迅速分布，以肺、肝、肾分布较多，主要经过肝代谢，$t_{1/2}$ 约 7 小时，主要从尿中排泄，血浆蛋白结合率 90%。

氨溴索适用于痰粘稠不易咳出者，如急、慢性支气管炎、支气管哮喘、支气管扩张、肺结核等引起的痰液粘稠、咳痰困难；新生儿呼吸窘迫症和新生儿透明膜病。手术前后肺部并发症的预防和治疗。本品与抗生素同时应用（阿莫西林、头孢呋辛、红霉素、多西环素）时，可导致抗生素在肺组织的浓度升高，增强其在呼吸道的抗菌疗效。不宜与强效镇咳药同时使用。耐受性良好，不良反应较少见，主要为胃部不适、胃痛、腹泻等，偶尔出现恶心、呕吐。妊娠期及哺乳期妇女慎用。

思考题

答案解析

1. 试述平喘药的分类及各类的代表药物。
2. 简述糖皮质激素平喘作用的机制。
3. 试述茶碱类药物的药理作用及临床应用。
4. 试述镇咳药的分类及各类的代表药物。

（李婷婷　季　晖）

书网融合……

习题　　　　微课　　　　本章小结

第二十四章　作用于消化系统的药物

PPT

消化系统常见疾病及症状有消化性溃疡、消化不良、恶心、呕吐、腹泻、便秘等。本章主要介绍治疗消化性溃疡药物和消化系统功能调节药。

第一节　治疗消化性溃疡药

消化性溃疡主要指发生于胃和十二指肠的慢性溃疡，分别称为胃溃疡和十二指肠溃疡，其发病机制尚未完全阐明。目前认为在胃壁和十二指肠壁内外和周围同时存在着致溃疡因素和防御因素，二者之间失衡导致溃疡发生。致溃疡因素包括胃酸、胃蛋白酶、感染幽门螺杆菌（Helicobacter pylori，Hp）、外源损伤性化学物质如非甾体抗炎药（NSAIDs）和乙醇；防御因素包括胃黏膜、胃黏液、HCO_3^-、保护性前列腺素和黏膜修复等。此外，精神紧张、焦虑、吸烟和饮食不当有促进溃疡发生的作用。临床上治疗消化性溃疡的药物主要有4大类：①抗酸药；②抑制胃酸分泌药；③胃黏膜保护药；④抗幽门螺杆菌药。

一、抗酸药

抗酸药（antacids）为弱碱性物质，口服后能中和胃酸而降低胃内容物酸度，从而解除胃酸对胃、十二指肠黏膜的侵蚀和对溃疡面的刺激，并降低胃蛋白酶活性，发挥缓解疼痛和促进愈合的作用。抗酸药主要用于胃、十二指肠溃疡，反流性食管炎等。主要药物有氢氧化铝、氢氧化镁、三硅酸镁、碳酸氢钠和碳酸钙等，各药特点见表24-1。

表24-1　常用抗酸药作用特点

药物	抗酸强度	起效时间	持续时间	收敛作用	产生 CO_2	保护创面	影响排便
氢氧化铝	较强	慢	持久	+	-	+	便秘
氢氧化镁	强	较快	持久	-	-	-	轻泻
三硅酸镁	较弱	慢	持久	-	-	+	轻泻
碳酸钙	较强	较快	持久	+	+	-	便秘
碳酸氢钠	强	快	短	-	+	-	-

由于抗酸药物仅仅是直接中和已经分泌的胃酸，而不能调节胃酸的分泌，有些甚至可能造成反跳性的胃酸分泌增加，所以抗酸药物并不是治疗消化性溃疡的首选药物。优良的抗酸药多为复方制剂，以增强治疗效果，减少不良反应，如复方氢氧化铝片（含氢氧化铝、三硅酸镁、颠茄流浸膏）、氢氧化铝凝胶、氢氧化镁混悬剂等。

二、抑制胃酸分泌药 🇪 微课

胃酸的分泌受组胺、胃泌素和乙酰胆碱(ACh)的调控,此三类物质能分别兴奋壁细胞(又称泌酸细胞)膜上的 H_2 受体、胃泌素受体和 M 受体,通过第二信使激活 H^+,K^+-ATP 酶(质子泵),催化 ATP 水解供能,将 H^+ 从壁细胞内转运到胃腔,K^+ 从胃腔转运到壁细胞内,进行 H^+-K^+ 交换分泌胃酸。因此,抑制胃酸分泌药包括:H_2 受体阻断药、M 胆碱受体阻断药、胃泌素受体阻断药及 H^+,K^+-ATP 酶抑制药。

1. H_2 受体阻断药　H_2 受体阻断药主要抑制组胺引起的胃酸分泌,同时对胃泌素、ACh 引起的胃酸分泌也有一定的抑制作用。代表药物有西咪替丁(cimetidine,甲氰咪胍)、雷尼替丁(ranitidine)、法莫替丁(famotidine)和尼扎替丁(nizatidine)等为临床常用的 H_2 受体阻断药。

西咪替丁

【体内过程】口服易收迅速,生物利用度 60%~75%,单次用药有效血药浓度维持 3~4 小时。组织分布广,可透过血-脑屏障和胎盘屏障,并由乳汁分泌,妊娠及哺乳期妇女禁用。体内部分代谢,代谢物及原药经肾脏排泄。$t_{1/2}$ 约 2 小时,肾功能受损时延长。

【药理作用】选择性阻断胃壁细胞 H_2 受体,能显著拮抗组胺引起的胃酸分泌。不仅能抑制基础胃酸分泌,而且对胃泌素、咖啡因、进食和刺激迷走神经等引起的胃酸分泌均有抑制作用。另外,本品还具有保护胃黏膜、促进溃疡愈合及调节免疫抑制作用。

【临床应用】主要用于消化性溃疡的治疗,对十二指肠溃疡的疗效优于胃溃疡,减轻疼痛,促进愈合;对于胃肠道出血,特别是胃肠黏膜糜烂引起的出血有效。亦可用于无并发症的胃食管反流的治疗及预防应激性溃疡的发生。

【不良反应】不良反应少,一般表现为头痛、头晕、乏力、腹泻、便秘、肌痛、皮疹、皮肤干燥、脱发。中枢神经系统反应可见睡眠、焦虑、定向力障碍、幻觉。对内分泌系统有抗雄激素作用,促催乳素分泌作用,出现精子数减少、性功能减退、男性乳腺发育、女性溢乳等;此外还可偶见心动过缓、肝肾功能损伤、白细胞减少等。抑制肝脏 CYP450 酶活性,能抑制雌激素的代谢,使女性患者发生溢乳。

雷尼替丁

抗酸作用较强,可显著降低胃酸和胃蛋白酶的活性,抑制胃酸的作用为西咪替丁的 5~10 倍,但对 CYP450 酶的抑制作用较西咪替丁弱。雷尼替丁可缓解溃疡病症状,促进溃疡愈合,用于治疗十二指肠溃疡、胃泌素瘤、反流性食管等。不良反应发生率低。

法莫替丁

能抑制各种刺激引起的胃酸和胃蛋白酶分泌,具有止血作用,其抑酸作用强度约为西咪替丁的 32 倍。法莫替丁用于胃及十二指肠溃疡、胃泌素瘤、反流性食管炎、出血性胃炎等。不良反应少,不抑制肝药酶活性,不影响催乳素浓度,无抗雄性激素样作用。

2. H^+,K^+-ATP 酶抑制药　又称质子泵抑制药(proton pump inhibitor, PPI),本类药物疗效显著、确切,不良反应少,是目前应用最广的一线抑制胃酸分泌的药物。PPI 抑制 H^+,K^+-ATP 酶,抑制胃酸形成的最终环节,发挥强大抑酸作用。体内、外试验还证明此类药物尚有抗幽门螺杆菌作用。本类药物使胃内 pH 升高,可反馈性地使胃黏膜中 G 细胞分泌胃泌素,升高血中胃泌素水平。但由于本药对组胺、胃泌素等刺激引起的胃酸分泌有显著抑制作用,所以继发性胃泌素水平升高并不影响其抑制胃酸分泌效果。临床常用的有奥美拉唑(omeprazole)、兰索拉唑(lansoprazole)、泮托拉唑(pantoprazole)和雷贝拉唑(rabeprazole)等。

奥美拉唑

奥美拉唑为第一代质子泵抑制剂。

【体内过程】 可口服或静脉给药。口服易吸收，单次用药的生物利用度为35%，约1~3小时血药浓度达峰值。多次用药的生物利用度增加，可达60%。餐后给药吸收延迟，但不影响吸收总量。

【药理作用】 对于各种刺激(胃泌素、组胺、乙酰胆碱、食物等)引起的胃酸分泌均能抑制，发挥强大抑制胃酸分泌作用，量大时可导致无酸状态。对阿司匹林、乙醇、应激所致的胃黏膜损伤有预防保护作用；有抗幽门螺杆菌作用。

【临床应用】 临床用于胃及十二指肠溃疡、胃食管反流病、卓-艾综合征、消化性溃疡急性出血、急性胃黏膜病变出血，与抗菌药物联合用于幽门螺杆菌感染根除治疗。

【不良反应】 不良反应少，主要有头晕、头痛、恶心、呕吐、腹胀、腹痛、腹泻等；偶见男性乳腺发育、皮疹、溶血性贫血等。

兰索拉唑

兰索拉唑为第二代质子泵抑制药，抑制胃酸分泌作用与奥美拉唑相同，同时也有保护胃黏膜、抗幽门螺杆菌及增加胃泌素分泌作用，但其抑制胃酸分泌和抗幽门螺旋杆菌作用较奥美拉唑强，口服易吸收，但对胃酸不稳定，生物利用度约85%。

泮托拉唑和雷贝拉唑

泮托拉唑和雷贝拉唑属于第三代质子泵抑制药，口服后吸收迅速，半衰期短，但胃酸分泌抑制作用维持时间长。两药抗溃疡病作用与奥美拉唑相似，但泮托拉唑在 pH 3.5~7 的条件下较稳定。两药疗效远优于其他抗酸药物。两药对肝 CYP450 酶的亲和力弱于奥美拉唑和兰索拉唑，对其他药物代谢的影响小，不良反应轻微。

3. M 胆碱受体阻断药 M 受体阻断药如阿托品及其合成代用品可减少胃酸分泌、解除胃肠痉挛。但在一般治疗剂量下对胃酸分泌抑制作用较弱，增大剂量则不良反应较多。现已较少用于溃疡诊疗。

哌仑西平

哌仑西平(pirenzepine)，能选择性阻断胃壁细胞 M_1 受体，常规剂量仅抑制胃酸分泌，对唾液腺、平滑肌和心房 M 受体亲和力低。不良反应以消化道症状为主(如口干、便秘、腹泻)，还可出现视物模糊、头痛、眩晕、嗜睡等。

4. 胃泌素受体阻断药 丙谷胺(proglumide)可竞争性阻断胃泌素受体，减少胃酸分泌。并对胃黏膜有保护和促进愈合作用。但是临床疗效比 H_2 受体阻断药差，已少用于治疗溃疡病。

5. 钾离子竞争性酸阻滞剂(potassium-competitive acid blocker，P-CAB) P-CAB 是一类新型抑酸药，通过与 H^+，K^+-ATP 酶的 K^+ 结合位点附近可逆结合，抑制其构象转变而无法完成 H^+、K^+ 交换，以 K^+ 竞争性的方式抑制胃酸分泌。

替戈拉生

替戈拉生(tegoprazan)是一种新型口服 P-CAB。口服后在小肠吸收进入血液循环后聚集在分泌小管内，在酸性环境中快速质子化，与 K^+ 竞争 H^+，K^+-ATP 酶上离子结合位点，从而抑制该酶的构象改变，阻断 H^+、K^+ 交换，达到抑制胃酸分泌的作用。目前适用于反流性食管炎和消化性溃疡。不良反应少，以消化道症状为主(如腹部不适、腹泻和恶心等)。对肝肾功无明显影响。

三、胃黏膜保护药

胃黏膜保护药指增强胃黏膜屏障功能的药物。胃黏膜屏障包括细胞屏障和黏液-HCO_3^-屏障。前者由胃黏膜细胞顶部的细胞膜和细胞间的紧密连接组成，而胃黏膜上皮细胞重建和再生能力极强，可使受损部位得以迅速修复；后者由胃黏膜细胞分泌，黏液和HCO_3^-盐结合，在胃黏膜表面形成保护层，防止胃酸、胃蛋白酶损伤胃黏膜。当胃黏膜屏障功能受损时，可导致溃疡发作。黏膜保护药能增强胃黏膜屏障功能，用于消化性溃疡的治疗。该类药物主要有硫糖铝、前列腺素衍生物和铋制剂等。

硫糖铝

硫糖铝（sucralfate）为八硫酸蔗糖-$Al(OH)_3$，口服后在胃酸中解离为$Al(OH)_3$和硫酸蔗糖复合离子。$Al(OH)_3$中和胃酸。硫酸蔗糖复合离子聚合成不溶性的带负电荷的胶体，能与溃疡或炎症处带正电荷的蛋白质渗出物相结合，形成一层保护膜，阻止胃酸和消化酶的侵蚀，促进溃疡的愈合。此外，硫糖铝还具有促进胃、十二指肠黏膜合成PGE_2，从而增强胃、十二指肠黏膜的细胞屏障和黏液-HCO_3^-屏障；抑制幽门螺杆菌，阻止其蛋白酶、脂酶对黏膜的破坏。临床用于治疗消化性溃疡、反流性食管炎、慢性糜烂性胃炎及幽门螺杆菌感染。硫糖铝在酸性环境下才有效，所以不能与抗酸药、抑制胃酸分泌药同用。硫糖铝最常见的不良反应为便秘，个别患者有口干、恶心、胃部不适、皮疹和瘙痒等。

前列腺素衍生物

胃黏膜能合成前列腺素E_2（PGE_2）及前列环素（PGI_2），有刺激胃黏液、碳酸氢盐分泌和抑制胃酸分泌作用，能防止有害因子损伤胃黏膜，改善黏膜血液循环。临床应用性质比较稳定和作用较强的衍生物。常用的药物有米索前列醇（为PGE_1衍生物）、恩前列醇（为PGE_2衍生物），二者均具有细胞保护作用和抑制胃酸分泌作用，并且克服了天然前列腺素E代谢快，不良反应多的缺点。本品对阿司匹林等非甾体消炎药引起消化性溃疡、胃出血有特效。不良反应为腹泻，也能引起子宫收缩，妊娠期妇女禁用。

枸橼酸铋钾

枸橼酸铋钾（bismuth potassium citrate）又称三钾二枸橼酸铋，溶于水形成胶体溶液。本品不中和胃酸或抑制胃酸分泌，其对消化性溃疡的疗效主要在酸性环境下形成氧化铋胶体沉着于溃疡表面或基底肉芽组织，形成保护屏障而抵御胃酸、胃蛋白酶、酸性食物对溃疡面的刺激。也能与胃蛋白酶结合而降低其活性，促进黏液分泌。近期发现本品还有抑制幽门螺杆菌作用，这对降低溃疡感染率，减少溃疡复发有一定意义。服药期间可使舌、粪便染黑，偶见恶心等消化道症状。长期服用引起肾脏毒性，肾功能不全者禁用。妊娠期妇女禁用。

四、抗幽门螺杆菌药

消化性溃疡病的复发是一个非常棘手的问题，抗溃疡药物虽然能促进溃疡愈合，但溃疡病复发率居高不下。幽门螺杆菌是消化性溃疡病复发主要原因。幽门螺杆菌是生长在胃和十二指肠黏液层与黏膜细胞之间的一种革兰阴性厌氧菌，产生多种酶及细胞毒素。多年来的临床与基础研究证明，幽门螺杆菌是慢性胃炎、消化性溃疡病、胃癌等胃肠道疾病的重要致病因子。约90%的十二指肠溃疡和70%的胃溃疡与幽门螺杆菌感染有关，因此，杀灭幽门螺杆菌对防治消化性溃疡病复发非常重要。

根治幽门螺杆菌感染可明显增加溃疡愈合率，减少复发率。体外试验中证实该菌对多种抗菌药物敏感，但实际上使用单一的抗生素很难在体内根除幽门螺杆菌感染，且易产生抗药性，可能与药物在胃内停留时间有限，难以透过黏膜层使感染部位到达有效浓度有关，因此须联合用药。临床除使用抗溃疡药物 PPI 和(或)铋制剂以外，常将阿莫西林、四环素、克拉霉素和甲硝唑等 2~3 种幽门螺杆菌敏感的抗菌药物联合应用。临床常用的药物搭配方案有三联用药：PPI + 两种抗菌药或四联用药：PPI + 两种抗菌药 + 铋制剂。联合用药后明显提高幽门螺旋杆菌的清除率，促进溃疡愈合，降低复发率。

知识拓展

幽门螺杆菌

1979 年，病理学医生罗宾·沃伦(J. Robin Warren)在慢性胃炎患者的胃窦黏膜组织切片上观察到一种弯曲状细菌，且这种细菌邻近的胃黏膜总是有炎症存在，他随即意识到这种细菌和慢性胃炎可能有密切关系。后经与消化科医生巴里·马歇尔(Barry J. Marshall)合作进行研究，证实这种细菌(幽门螺杆菌)存在于所有十二指肠溃疡患者、大多数胃溃疡患者和约一半胃癌患者的胃黏膜中，它们是胃及十二指肠炎、消化性溃疡和胃癌的重要致病因素之一。后来的研究还证实，幽门螺杆菌的存在是消化性溃疡难治愈易复发的关键所在。幽门螺杆菌的发现改变了人们对胃炎和消化性溃疡致病机制的传统认识，也为后来根治消化性溃疡提供了研究思路和理论依据，不仅启发了药理学工作者去寻找抗幽门螺杆菌的抗生素，还启发了人们去研究微生物与其他慢性炎症性疾病的关系，对药学和医学的发展做出了重要的贡献。为此，巴里·马歇尔(Barry J. Marshall)和罗宾·沃伦(J. Robin Warren)两人在 2005 年获得了诺贝尔生理学或医学奖。

第二节 消化功能调节药

一、助消化药

助消化药物多为消化液中成分或促进消化液分泌的药物；能增强消化能力，促进食欲，用于消化不良、消化机能减退等。

胃蛋白酶

胃蛋白酶(pepsin)来自牛，猪、羊等胃黏膜，常与稀盐酸同服，辅助治疗胃酸及消化酶分泌不足引起的消化不良和其他胃肠疾病；本药不能与碱性药物配伍。

胰酶

胰酶(pancreatin)来源于牛、猪，羊等胰腺。含有胰蛋白酶，胰淀粉酶及胰脂肪酶，在中性或微碱条件下，能消化蛋白质，淀粉和脂肪。临床用于治疗消化不良、食欲不振、胰液分泌不足、慢性胰腺炎等引起的消化障碍。因在酸性环境中易被破坏，故一般制成肠衣片，口服时不能嚼碎，以免接触胃酸而失效，并且防止药粉残留于口腔内，导致严重的口腔溃疡。

乳酶生

乳酶生(biofermin)，为干燥活乳酸杆菌制剂，能分解糖类产生乳酸，使肠内酸度增高，从而抑制肠内腐败菌的繁殖，减少发酵和产气。常用于消化不良，肠胀气及小儿消化不良性腹泻。本药不宜与抗菌药物或吸附药合用，以免影响疗效。

二、止吐药及胃肠动力药

呕吐是临床常见的症状，是一种极其复杂的反射性活动，很多疾病如胃肠道疾病、内耳眩晕症、外科手术后、妊娠、放射病及某些药物均可引起恶心、呕吐。延脑的呕吐中枢接受各种传入冲动而引发呕吐。催吐化学感受区（CTZ）、前庭器官、内脏等传入冲动作用于延脑呕吐中枢引发呕吐反射。呕吐主要是对因治疗，必要时也可用止吐药。止吐药（antiemetic）主要影响呕吐反射的不同环节而产生止吐作用。M胆碱受体阻断药、组胺H_1受体阻断药等抗晕动病呕吐已在有关章节中叙述。本节主要介绍某些多巴胺受体阻断药和5-HT$_3$受体阻断药的止吐作用。另还发现多巴胺阻断药及5-HT$_4$受体激动药可增加胃肠推进性蠕动，协调胃肠运动，故称为胃肠动力药。

1. 多巴胺受体阻断药 多巴胺受体阻断药除有阻断中枢D_2受体发挥止吐作用外，也阻断胃肠D_2受体，能促进胃肠运动，加速胃肠排空。

甲氧氯普胺

甲氧氯普胺（metoclopramide，胃复安）对多巴胺D_2受体有阻断作用。阻断CTZ的D_2受体，发挥止吐作用；高剂量也阻断5-HT$_3$受体。多巴胺使胃体平滑肌松弛，幽门括约肌收缩，阻断胃肠道多巴胺受体，可引起从食道至近段小肠平滑肌运动，加速胃的正向排空和加速肠内容物从十二指肠向回盲部推进，发挥胃肠促动力药作用，口服生物利用度约70%，易通过血-脑屏障和胎盘屏障。$t_{1/2}$为4~6小时。临床用于治疗慢性功能性消化不良引起的胃肠运动障碍，如恶心、呕吐等症状，也用于肿瘤化疗、放疗所引起的呕吐。治疗剂量时，20%患者出现嗜睡、疲倦等轻微反应。长期大剂量使用，可引起明显的锥体外系反应，以及高泌乳素血症，引起溢乳、男子乳房发育等。

多潘立酮

多潘立酮（domperidone）不易通过血-脑屏障，为外周性多巴胺受体阻断药。阻断胃肠D_2受体，具有促进胃肠蠕动、加速胃肠排空、协调胃肠运动、防止食物反流和止吐的作用。该药对结肠影响很小。多潘立酮口服后吸收迅速，但生物利用度低，$t_{1/2}$为7~8小时，主要经肝脏代谢，经肠道排出。临床应用于胃肠运动障碍性疾病，尤其用于治疗慢性食后消化不良和胃潴留的患者；放射治疗及肿瘤化疗药、偏头痛、颅外伤等引起的恶心、呕吐；抗帕金森病药左旋多巴、苯海索等引起的恶心、呕吐。不良反应包括头痛、溢乳、男性乳房发育。多潘立酮偶可引起心电图Q-T间期轻度延长，有心脏病患者慎用。多潘立酮不宜与唑类抗真菌药物如酮康唑、伊曲康唑，大环内酯类抗生素如红霉素等药物合用，防止Q-T间期延长、诱发尖端扭转型室性心动过速。

2. 5-HT$_3$受体阻断药 5-HT$_3$受体广泛分布于周围组织以及接受迷走神经传入纤维的孤束核、CTZ等脑组织。肿瘤化疗、放疗引起呕吐可能与其引起肠嗜铬细胞分泌5-HT，激活迷走传入神经有关。因此，5-HT$_3$受体阻断剂对肿瘤化疗、放疗引起呕吐产生良好的止吐作用。5-HT$_3$受体阻断药有昂丹司琼（ondansetron）、格拉司琼（granisetron）、阿洛司琼（alosetron）等。

昂丹司琼

昂丹司琼为咔唑衍生物，通过阻断中枢及迷走神经传入纤维5-HT$_3$受体而产生强大止吐作用。对抗肿瘤药顺铂、环磷酰胺等引起呕吐的止吐作用迅速、强大，明显优于甲氧氯普胺，但对晕动病及多巴胺激动剂去水吗啡引起呕吐无效。昂丹司琼既可口服，也可静脉注射。在肝脏被广泛代谢，代谢产物大多经肾脏排泄。临床用于肿瘤化疗、放疗引起的恶心、呕吐。不良反应轻微，可有短时间轻度头痛、便秘、腹泻发生。

3. 5-HT$_4$受体激动药

西沙必利

西沙必利（cisapride）属苯甲酰类药物，为5-HT$_4$受体激动药。对胃和小肠作用类似甲氧氯普胺，但它也增加结肠运动，能引起腹泻。口服生物利用度 30%~40%。用于胃运动减弱和各种胃轻瘫、胃肠反流性疾病、反流性食管炎、慢性自发性便秘和结肠运动减弱。不良反应较少，但剂量过大时可引起心电图 Q-T 间期延长，引发尖端扭转型室性心动过速，有心脏病患者禁用。该药已经撤市。对西沙必利进行结构改造，获得莫沙必利（mosapride），降低了西沙必利的，Q-T 间期延长和诱发尖端扭转型室性心动过速的风险。

三、泻药

泻药（laxatives）是指能促进肠蠕动，增加粪便内水分，软化粪便或润滑肠道而使粪便易于排出的药物。临床主要用于功能性便秘，分为渗透性、刺激性和润滑性泻药三类。

1. 渗透性泻药　也称容积性泻药，口服后肠道吸收很少，增加肠容积而促进肠道推进性蠕动，产生泻下作用。

硫酸镁和硫酸钠

硫酸镁（magnesium sulfate）和硫酸钠（sodium sulfate）又称盐类泻药。口服后不易被肠道吸收，使小肠内渗透压升高，进而阻碍小肠吸收水分，增大肠内容积。肠腔扩大后刺激肠壁，引起小肠蠕动增加，小肠内容物迅速进入大肠而排便。本类药物泻下作用快而强，口服后 1~6 小时排出液体性粪便。此外，硫酸镁还有利胆作用。主要用于外科术前或结肠镜检查前排空肠内容物、辅助排出一些肠道寄生虫或肠内毒物。

该类药物口服过量可致呕吐、口渴感、腹痛、腹泻及干扰小肠吸收功能。心脏病患者或限钠患者禁用硫酸钠，肾功能不全禁用硫酸镁。宜早晨空腹服用，同饮大量温开水，以便盐类溶液容易由胃排入小肠，从而加速和增强泻下作用。中枢抑制药中毒不宜用硫酸镁导泻，以免加重中枢抑制。本类药物可引起反射性盆腔充血、失水等，故月经期、妊娠期妇女及老人慎用。

乳果糖

乳果糖（lactulose）为半乳糖和果糖的双糖。它在小肠内不被消化吸收，进入结肠后被细菌代谢成乳酸及其他有机酸，提高了肠腔内渗透压，而促进肠蠕动，发生轻泻作用。因作用部位在结肠、泻下作用比盐类缓慢。主要用于治疗慢性便秘。乳酸还可抑制结肠对氨的吸收，所以有降低血氨作用，可用于防治肝性脑病。

2. 刺激性泻药　也称接触性泻药，主要作用是刺激结肠推进性蠕动，产生泻下作用。

酚酞

酚酞（phenolphthalein）属于二苯甲烷类，又称果导，口服后遇碱性肠液形成可溶性钠盐，具有刺激肠壁的作用，同时也抑制水分的吸收。导泻作用温和，用药后 6~8 小时出软便。口服后约 15% 被吸收，主要由肾排出，尿液为碱性时呈红色。存在肠肝循环，一次给药可维持 3~4 天，适用于习惯性便秘。用量过大可出现腹泻，腹痛，久用偶可引起过敏，出现皮疹，皮炎及肠炎。

比沙可啶

比沙可啶（bisacodyl），属于二苯甲烷类，基本作用与酚酞相仿，但刺激性较强，口服剂型多为肠衣片，不能嚼碎。亦可制成肛内栓剂，用后 15~60 分钟即可致泻，但常引起直肠局部刺激症状。临床用于急、慢性便秘、腹部 X 线检查或内窥镜检查前以及手术前后清洁肠道。该药有较强刺激性，可致胃肠痉挛、直肠炎等。

蒽醌类

大黄(rhubarb)、番泻叶(senna)属于蒽醌类药物,其含有蒽醌苷类物质,它在肠道内分解释出蒽醌,刺激结肠推进性蠕动,4~8 小时可排软便或引起腹泻。

3. 润滑性泻药　本类药物通过润滑肠壁软化大便,使粪便易于排出,适用于老年人、儿童、术后排便困难者。

液体石蜡

液体石蜡(liquid paraffin)为矿物油,口服后在肠内不被消化吸收,对肠壁和粪便起润滑作用,并妨碍肠内水分吸收,软化稀释粪便易于排泄。长期服用可干扰消化道对脂溶性维生素 A、D、K 以及钙磷的吸收,故不宜久用。

甘油

甘油(glycerol),以 50% 甘油溶液(开塞露)注入肛门,由于刺激肠壁引起排便反射,并有局部润滑作用,数分钟即可排便。

四、止泻药

腹泻是多种疾病的常见症状,应针对病因采取治疗措施。但剧烈而持久腹泻可引起脱水和电解质紊乱等,故在对因治疗的同时,适当使用止泻药。常用药物如下。

1. 阿片制剂　多用于较严重的非细菌感染性腹泻。临床使用的制剂有阿片酊和阿片酊的复方制剂复方樟脑酊。

2. 地芬诺酯　是哌替啶的衍生物,具有收敛和减少肠蠕动作用,能有效控制各种原因引起的急、慢性功能性腹泻。不良反应少见,大剂量长期应用可成瘾。过量可导致严重中枢抑制甚至出现昏迷。

3. 洛哌丁胺　直接作用于肠壁的 μ 阿片受体,抑制肠道纵行和环行平滑肌收缩,从而抑制肠蠕动,延长肠内容物的通过时间,并通过延长食物在小肠中的停留时间,促进水、电解质及葡萄糖的吸收。止泻作用快、强、持久,用于急、慢性腹泻。不良反应较少,大剂量时对中枢有抑制作用,儿童更敏感。过量时可用纳洛酮对抗治疗。

4. 收敛剂　包括鞣酸蛋白和碱式碳酸铋。口服后可与肠黏膜表面的蛋白质结合,形成一层保护膜,从而减少炎性渗出,减轻肠壁刺激,肠蠕动也相应减少。鞣酸蛋白需在肠内分解出鞣酸才能发挥收敛止泻作用。鞣酸能使各种消化酶失活,长期大量应用可造成消化酶缺乏,不宜长期使用。碱式碳酸铋有收敛作用,用于治疗非特异性腹泻。

5. 吸附药　包括药用炭和白陶土等。这些药物是不能溶解的细粒粉末,不能被肠黏膜吸收。因其颗粒很小,总面积很大,在肠内能吸附大量细菌、气体、毒素等,还能覆盖在肠黏膜炎症表面,起保护作用,减轻对黏膜刺激,故可止泻。吸附药也能吸附各种消化酶和维生素,故不宜同服,这类药物止泻作用温和,用于一般性的慢性腹泻,对严重腹泻疗效不佳。

五、利胆药

利胆药为促进胆汁分泌或促进胆囊排空的药物。

去氢胆酸

去氢胆酸(dehydrocholic acid)可增加胆汁的分泌,使胆汁变稀,对脂肪的消化吸收也有促进作用。临床用于胆囊及胆道功能失调,胆汁淤滞,阻止胆道上行性感染,也可用于排除胆结石。对胆道完全梗阻及严重肝肾功能减退者禁用。

熊去氧胆酸

熊去氧胆酸(ursodeoxycholic acid)可减少胆酸和胆固醇吸收,抑制胆固醇合成与分泌,从而降低胆汁中胆固醇含量,不仅可阻止胆石形成,长期应用还可促使胆石溶解。临床用于胆囊功能正常的胆固醇结石、胆囊炎、胆道炎,还可用于胆结石形成的预防。

鹅去氧胆酸

鹅去氧胆酸(chenodeoxycholic acid)为熊去氧胆酸的异构体,抑制 HMG-CoA 还原酶,降低胆固醇合成,因而降低胆汁中胆固醇含量,促进胆固醇结石溶解。作用较熊去氧胆酸弱,不良反应较多。主要适用于胆囊功能正常的胆固醇结石或以胆固醇为主的混合型胆结石症。不良反应主要为腹泻,一些患者转氨酶活性可出现可逆性升高,可能有致畸作用。妊娠期妇女及严重肝病患者禁用。

硫酸镁

硫酸镁(magnesium sulfate)口服或将其灌入十二指肠,能刺激肠黏膜,反射性引起胆总管括约肌松弛、胆囊收缩,促进胆囊排空,起到利胆作用。可用于治疗胆囊炎和胆结石。

思考题

答案解析

患者,男,40 岁,近 1 年来反复出现进餐后的上腹疼痛,经胃镜检查后诊断为胃溃疡,幽门螺杆菌(+)。

问题:

1. 治疗消化性溃疡的药物有哪几类?作用机制是什么?
2. 此患者进而发现有膝关节炎,他可以服用非甾体类抗炎药吗?

(李先伟)

书网融合……

习题　　　　微课　　　　本章小结

第二十五章　肾上腺皮质激素类药物

PPT

📖 学习目标

1. 通过本章学习，掌握糖皮质激素的药理作用，包括抗炎、免疫抑制、抗休克等作用机制，以及其在临床上的主要应用。肾上腺皮质激素类药物的不良反应和禁忌证；熟悉肾上腺皮质激素的分类、结构特点、主要药物及其生理作用，以及肾上腺皮质激素类药物的不良反应和禁忌证；了解肾上腺皮质激素类药物的体内过程，包括吸收、分布、代谢和排泄、药物间的相互作用和配伍禁忌。

2. 具备分析和评估肾上腺皮质激素类药物的治疗效果和不良反应的能力。

3. 树立合理使用激素类药物的意识，避免不必要的副作用和风险。

　　肾上腺皮质激素类药物是指具有与肾上腺皮质激素相似或相同生物活性的药物。肾上腺皮质激素主要包括两类皮质类固醇（或甾体）激素，即糖皮质激素和盐皮质激素。自 1855 年英国医生 Thomas Addison 首次描述肾上腺皮质功能减退的症状以来，糖皮质激素的研究已有百余年的历史。1958 年，地塞米松作为一种稳定性好、抗炎活性佳、水钠潴留作用小的糖皮质激素类药物被发现，标志着糖皮质激素类药物在结构优化和治疗效果上取得了重要进展。随后，化学家又通过在甾体母核环上引入甲基、卤素等结构，开发了倍他米松、倍氯米松、氟轻松等药物。肾上腺皮质激素类药物已应用于抗炎、免疫抑制及血液系统疾病治疗等领域，此类药物也存在许多不良反应，需谨慎使用。

第一节　概　述 📱微课

　　肾上腺皮质激素（adrenocortical hormones）是肾上腺皮质所分泌的激素的总称，大多由胆固醇转化而来，基本化学结构也与胆固醇相近，因此属于甾醇类化合物。按其生理功能分为以下两类。

　　（1）糖皮质激素（glucocorticoids）　由肾上腺皮质中层的束状带细胞合成和分泌，包括皮质醇（cortisol）、氢化可的松（hydrocortisone）和可的松（cortisone）等，其合成和分泌受促肾上腺皮质激素（adrenocorticotropic hormone，ACTH）调节。主要影响机体生长、发育、免疫功能、心血管功能和应激反应，对钠及钾的影响相对较弱。

　　（2）盐皮质激素（mineralocorticoids）　由肾上腺皮质外层的球状带细胞合成和分泌，包括醛固酮（aldosterone）及去氧皮质酮（desoxycortone，desoxycorticosterone）等，主要影响水盐代谢，在血浆钠、钾、血压和血容量的调节中起关键作用。

　　临床常用的肾上腺皮质激素是指糖皮质激素。

　　【分泌调节】由于合成肾上腺皮质激素的组织储存能力有限，因此肾上腺皮质激素是在需要时合成并释放。糖皮质激素的分泌受下丘脑-垂体前叶-肾上腺皮质轴（hypothalamic-pituitary-adrenal axis）调节，即受促肾上腺皮质激素释放激素（corticotropin releasing hormone，CRH）-促肾上腺皮质激素（ACTH）-皮质醇系统调节；盐皮质激素的分泌受肾素-血管紧张素系统（renin-angiotensin-system）调节。糖皮质激素可在下丘脑和垂体两个水平反馈性抑制 ACTH 的分泌（长反馈）；ACTH 对 CRH 又有负反馈调节作用

（短反馈）。短反馈和长反馈相互协作，确保体内 CRH、ACTH 和糖皮质激素三者的水平维持相对稳定。血液中糖皮质激素浓度升高时，除主要负反馈抑制垂体，使 ACTH 合成和分泌减少外，也能负反馈抑制下丘脑，抑制 CRH 的合成和分泌。但是，当机体受到各种有害刺激时，血液中糖皮质激素浓度升高所产生的负反馈作用将暂时失效，ACTH 和糖皮质激素持续分泌，以利于增强机体对有害刺激的应激能力。

糖皮质激素的分泌受到垂体前叶分泌的 ACTH 调控，这种调控通常是持续性的。ACTH 的分泌呈节律性波动，入睡后分泌逐渐减少，午夜时分达到最低点，随后逐渐升高，至觉醒起床前最高，白天逐渐下降。因此，正常人的糖皮质激素分泌呈昼夜节律性（circadian rhythm），这种节律性变化有助于调节糖皮质激素水平以适应身体的生理需求和日常活动模式。对于保持正常睡眠活动的个体，一般在每日上午 8~10 时为分泌高峰（＞20μg/100ml），午夜 12 时血中浓度最低（5μg/100ml），由此推测糖皮质激素对下丘脑－垂体前叶－肾上腺皮质系统的生理性负反馈作用在上午 8~10 时最强。此外，机体在应激状态下，内源性糖皮质激素的分泌量会激增到平时的 10 倍左右。

【构效关系】肾上腺皮质激素的基本结构为环戊烷多氢菲核，其结构共同点是：在 C-3 位上有酮基，C-4 位与 C-5 位之间有双键，在 C-17 位上有还原性的酮醇基侧链。肾上腺皮激素的生物活性与其化学结构密切相关（图 25-1）。

图 25-1　肾上腺皮激素类药物的化学结构

1. 盐皮质激素的结构特点　C-11 位有氧并与 C-18 位醛基形成内酯环（醛固酮）；C-17 位无羟基，C-11 位无氧（11-去氧皮质酮）。

2. 糖皮质激素的结构特点　C-17 位上有羟基，C-11 位有酮基或羟基。

（1）引入双键　C-1 位与 C-2 位间增加双键，则抗炎作用增强，水盐代谢作用稍减弱，如可的松变为泼尼松和氢化可的松变为泼尼松龙（prednisolone）。

（2）引入甲基　在氢化可的松的 C-6 位引入甲基，则抗炎和水盐代谢作用均增强，而在泼尼松龙

C-6位引入甲基变为甲泼尼龙（6α-methylprednisolone）后，则抗炎作用增强，水盐代谢作用减弱。

（3）引入氟和羟基　泼尼松龙 C-9 位加氟，C-16 位加 α-羟基，则成曲安西龙，抗炎作用增强，水盐代谢减弱。如将其 C-16 位以 α-CH₃或 β-CH₃取代，分别变为地塞米松和倍他米松，抗炎作用显著增强，糖代谢影响稍弱，几乎无水盐代谢作用，作用更持久。如 C-6 位上再加一个氟，同时在 C-16 和 C-17 位上接入缩丙酮，变为氟轻松，抗炎作用则更强，但水盐代谢作用亦很强，主要外用治疗皮肤病。

（4）C-9 位以 α-氯取代 α-氟，并制成二丙酸酯，即为倍氯米松（beclomethasone，氯地米松），其抗炎作用比倍他米松强，且持久。

（5）酯化 C-21 位羟基，可使用作用时间明显延长。

常用糖皮质激素类药物的特征比较见表 25-1。

表 25-1　常用糖皮质激素类药物的比较

分类	药物	对受体的亲和力	水盐代谢（比值）	糖代谢（比值）	抗炎（比值）	等效剂量（mg）	半衰期（分）	口服常用量（mg/次）
短效	氢化可的松	1	1.0	1.0	1.0	20	90	10~20
	可的松	0.01	0.8	0.8	0.8	25	90	12.5~25
中效	泼尼松	0.05	0.6	3.5	3.5	5	>200	2.5~10
	泼尼松龙	2.2	0.6	4.0	4.0	5	>200	2.5~10
	甲泼尼龙	11.9	0.5	5.0	5.0	4	>200	2.0~8.0
	曲安西龙	1.9	0	5.0	5.0	4	>200	2.0~8.0
长效	地塞米松	7.1	0	30	30	0.75	>300	0.75~1.5
	倍他米松	5.4	0	30~35	25~35	0.60	>300	0.6~1.2
外用	氟氢可的松	3.5	12.5	–	12	–	–	–
	氟轻松	1	–	–	40	–	–	–

注：1. 表中水盐代谢、糖代谢、抗炎作用的比值均以氢化可的松为 1 计；2. 等效剂量以氢化可的松为标准计。

第二节　糖皮质激素

糖皮质激素（glucocorticoids，GC）具有调节糖、脂肪和蛋白质的生物合成和代谢的作用，还具有抗炎、抗休克和抑制免疫应答等作用，因其调节糖类代谢的活性最早为人们所认识，因此称其为"糖皮质激素"。糖皮质激素类药物不仅包括内源性物质，还包括很多经过结构优化的具有类似结构和活性的人工合成药物。糖皮质激素类药物根据其血浆半衰期分短、中、长效三类。短效激素包括：氢化可的松、可的松。中效激素包括：泼尼松、泼尼松龙、甲基泼尼松龙和曲安西龙。长效激素包括：地塞米松、倍他米松等（表 25-1）。

【体内过程】

1. 吸收　所有糖皮质激素均有较好的脂溶性，口服容易吸收，口服氢化可的松或可的松后 1~2 小时血药浓度达峰值，一次给药作用可持续 8~12 小时。静脉注射须用水溶性的糖皮质激素酯类，如二丙酸倍他米松等；如要维持长作用时程可使用混悬液。局部给药也可吸收，如丁酸氢化可的松等外用制剂，长时间大面积应用有可能达到足以引起全身作用的血药浓度而抑制垂体功能，因此需谨慎使用，避免长期或过度使用。糖皮质激素的给药方式多样，包括口服、静脉注射和局部给药，每种方式都有其适应证和注意事项，以确保安全有效地发挥治疗效果。

2. 分布 吸收入血后与血浆蛋白结合分布于全身,肝中含量最高,其次为脑脊液、胸膜液和腹膜液,而肾和脾中较少。氢化可的松入血后约90%与血浆蛋白结合,其中80%与皮质激素结合蛋白(corticosteroid-binding globulin,CBG)特异性结合,这是一种主要的糖皮质激素运输蛋白;少量与白蛋白结合,白蛋白是一种多功能的血浆蛋白质,能够运输多种不同的内源性和外源性物质。人工合成的皮质激素中,除了泼尼松和泼尼松龙可与血浆蛋白结合外,其他激素(如地塞米松和氟轻松)在血液中主要以游离形式存在。

正常人血浆皮质激素结合蛋白约可结合250µg/L的氢化可的松,如血浆中糖皮质激素浓度过高,皮质激素结合蛋白饱和时,游离药物浓度升高;肝病、肾脏疾病、甲状腺功能亢进及老年人血中皮质激素结合蛋白含量减少,也可使游离型增多。只有游离状态的糖皮质激素才能进入靶细胞,发挥生理效应。

3. 代谢消除 肝脏是糖皮质激素的主要降解场所,肾脏、肌肉、皮肤、成纤维细胞及淋巴细胞等也具有降解糖皮质激素的作用。糖皮质激素经过加氢还原、羟化、侧链断裂、氧化后大部分与葡萄糖醛酸或硫酸结合,经肾排出。可的松和泼尼松需在肝内转化为氢化可的松和泼尼松龙才有生物活性,故严重肝功能不全患者,只宜用氢化可的松或泼尼松龙。

氢化可的松血浆 $t_{1/2}$ 为 1.5~2.5 小时,大剂量或肝功能不全时可使 $t_{1/2}$ 延长;甲状腺功能亢进、妊娠或口服避孕药时,可使肝灭活加速,$t_{1/2}$ 缩短;与药酶诱导剂如苯巴比妥、苯妥英钠等合用时,需加大糖皮质激素用量。合成的糖皮质激素不易被代谢降解,$t_{1/2}$ 可达 3~4 小时或更长。

知识拓展

昼夜节律性

糖皮质激素是由肾上腺皮质束状带分泌的类固醇激素,其分泌主要受下丘脑-垂体前叶-肾上腺皮质轴(HPA轴)的调节。这些激素在体内具有多种重要的生理作用,包括调节糖、蛋白质、脂肪的代谢,抑制免疫应答,抗炎,抗休克等。值得注意的是,内源性糖皮质激素的分泌具有明显的昼夜节律性,通常在午夜时含量最低,而在清晨时含量最高。这种节律性分泌模式对于维持机体内环境的稳定至关重要。昼夜节律性的糖皮质激素分泌对机体的生理功能和健康状态有着深远的影响。例如,糖皮质激素的昼夜节律性可以影响胰岛素的分泌和作用,进而影响血糖水平的调节。研究表明,皮质醇水平的升高可能会降低胰岛素的敏感性,导致血糖控制受损。此外,昼夜节律系统的失调与多种代谢性疾病的发生发展有关。例如,不规律的睡眠、光照和饮食时间可能会干扰正常的昼夜节律,影响糖皮质激素的正常分泌模式,进而增加2型糖尿病、肥胖症和高脂血症等代谢性疾病的风险。

在临床应用中,考虑到糖皮质激素的昼夜节律性,给药时间和剂量的选择需要更加精细化,以减少对患者正常生理节律的干扰,并提高治疗效果。例如,一些研究表明,早晨给予糖皮质激素治疗可能更符合生理节律,减少对HPA轴的抑制,而晚上给予则可能导致睡眠障碍和其他不良反应。

总而言之,糖皮质激素的昼夜节律性是其生理作用的重要方面,对于理解其在健康和疾病中的作用至关重要。未来的研究需要进一步探索昼夜节律性变化对糖皮质激素作用的影响,以及如何应用以优化临床治疗策略。

【生理效应与药理作用】 糖皮质激素为维持机体生命所必需的激素,不仅参与糖、蛋白质及脂肪和水电解质等物质代谢的调节,还对机体多种组织器官的功能产生显著影响。一般将相当于正常肾上腺皮质日分泌量的糖皮质激素所起的作用称为生理效应,超生理剂量的作用称为药理作用。在严重应激时,机体分泌的糖皮质激素的量可超过生理日分泌量的10倍。因此,药理作用是在特殊情况下机体的一种生理性保护措施。

1. 对物质代谢的作用

（1）糖代谢 促进糖原异生和糖原合成，降低糖的有氧代谢和无氧酵解，同时有拮抗胰岛素作用，减少外周组织对葡萄糖的摄取，使糖的利用减少，升高血糖。

（2）蛋白质代谢 糖皮质激素可提高蛋白分解酶的活性，促进多种组织（淋巴、肌肉、皮肤、骨、结缔组织等）中蛋白质分解，并促使所生成的氨基酸转移至肝，加强糖异生而减少蛋白质合成。血清中氨基酸含量和尿中氮排出增加，造成负氮平衡。久用可致生长减慢、肌肉消瘦、皮肤变薄、伤口愈合延缓等，故在用药期间应给予高蛋白、低糖饮食。

（3）脂肪代谢 促进脂肪分解，抑制其合成。儿茶酚胺和其他激素通过 cAMP-依赖性激酶激活酯酶，提高细胞内 cAMP 浓度，促进脂肪分解。糖皮质激素对不同部位的脂肪作用不同，使四肢脂肪分解加强，而面部和躯干合成增加，短期使用对脂质代谢无明显影响，大剂量长期应用会升高血浆胆固醇，产生以水牛背、满月脸为特征的向心性肥胖。

（4）水盐代谢 有较弱的盐皮质激素样作用，长期大量应用表现保钠排钾作用。一些合成药物如地塞米松、倍他米松等此作用较弱。在继发性醛固酮增多症时，糖皮质激素可拮抗醛固酮和抗利尿激素产生利尿作用。糖皮质激素通过抑制小肠对钙、磷的吸收，增加肾脏尿钙排泄，引起继发性甲状旁腺功能亢进，激活破骨细胞，导致骨丢失。同时，糖皮质激素还可能通过减少雌激素及睾酮的合成，进一步引起骨质疏松。

2. 抗炎作用 糖皮质激素有快速、强大而非特异性的抗炎作用。对病原体、化学物质、物理因素或免疫反应等原因引起的炎症和炎症病理发展过程的不同阶段都有强大的对抗作用。在炎症初期可减轻局部的渗出、水肿，减少毛细血管扩张、白细胞浸润及吞噬反应，从而缓解红、肿、热、痛等症状；在炎症后期，能抑制毛细血管和成纤维细胞的增生，延缓肉芽组织形成，防止粘连及瘢痕，减轻后遗症。但必须注意，其抗炎作用是非特异性的、短暂的、抑制性的，由于糖皮质激素不具有抗菌，而炎症反应是机体的一种防御反应，炎症后期的反应更是机体修复的重要过程。糖皮质激素在抑制炎症、减轻症状的同时，也降低机体的防御功能，可致感染扩散，阻碍伤口愈合。因此，必须同时应用足量有效的抗菌药物，以防感染扩散和原有病情恶化。

糖皮质激素抗炎作用包括以下几个环节。

（1）抑制炎症介质的产生和释放 糖皮质激素通过增加脂皮素（lipocortin）的合成与释放，间接抑制磷脂酶 A_2（phospholipid enzyme，PLA_2）的活性，阻断花生四烯酸从细胞膜磷脂中释放，降低其产物白三烯（leukotriene，LT）、前列腺素（prostaglandins，PGs）及血小板活化因子（platelet active factor，PAF）等炎症介质的生成而抑制急性炎症反应；糖皮质激素还能降低炎性细胞中环氧合酶 2（COX-2）的合成，减少 PGs 等相关炎症介质产生；也可诱导血管紧张素转化酶（angiotensin converting enzyme）而降解缓激肽（bradykinin），抑制血管舒张和致痛效应，发挥抗炎作用。此外，糖皮质激素类药物具有稳定肥大细胞膜的作用，防止其释放组胺等介质，从而缓解过敏症状。

（2）抑制细胞因子的产生 糖皮质激素可抑制与慢性炎症有关的细胞因子转录，从而有效减轻细胞因子介导的炎症反应。有关的细胞因子有白细胞介素-1（interleukin-1，IL-1）、IL-2、IL-3、IL-4、IL-5、IL-6、IL-8、肿瘤坏死因子 α（TNF-α）、γ-干扰素（IFN-γ）及粒细胞-巨噬细胞集落刺激因子（GM-CSF）等。细胞因子能促进血管内皮细胞黏附粒细胞，使粒细胞浸润到炎性部位，使内皮细胞、中性粒细胞及巨噬细胞活化，并增加血管的通透性，促进成纤维细胞的增生，以及淋巴细胞的增殖和分化。此外，糖皮质激素还能减少炎症相关细胞因子的 mRNA 稳定性，减少 IL-1、IL-3 及 GM-CSF 合成，抑制 IL-2 受体合成。

（3）抑制 NO 生成 通过抑制巨噬细胞中诱导型一氧化氮合酶（inducible nitric oxide synthase，iNOS）

基因转录，减少 NO 的产生。因为各种细胞因子均可诱导 iNOS，使 NO 生成增多而增加炎症部位的血浆渗出、水肿形成及组织损伤，从而加重炎症症状。糖皮质激素对 iNOS 的抑制作用可延缓炎症的发展。

（4）抑制黏附分子的作用　糖皮质激素可在基因转录水平抑制内皮白细胞黏附分子-1（ELAM-1）和细胞间黏附分子-1（ICAM-1）等黏附分子的表达。黏附分子可促进炎症细胞向炎症部位转移和浸润，TNF-α 等细胞因子可诱导黏附分子的基因表达。糖皮质激素通过抑制细胞因子而减少黏附分子的生成，从而减轻炎症反应。

（5）诱导炎性细胞凋亡　糖皮质激素可引起炎症细胞内 MYC、MYB 等细胞增殖相关基因表达下调，特异性核酸内切酶表达增加并激活 caspase 凋亡蛋白酶，诱导细胞凋亡，从而抑制单核细胞、中性粒细胞和巨噬细胞向炎症部位募集并减弱其功能，有效减轻炎症反应。

3. 免疫抑制与抗过敏作用　糖皮质激素对免疫反应有多方面的抑制作用，包括①抑制巨噬细胞吞噬和抗原处理能力，进而干扰淋巴细胞的抗原识别过程；②抑制淋巴细胞内的 DNA、RNA 和蛋白质的生物合成，导致淋巴细胞破坏、解体，也可促使淋巴细胞迁移至血管外组织，从而使循环淋巴细胞数减少；③抑制 B 淋巴细胞向浆细胞的分化，减少抗体生成；④抑制核转录因子 NF-κB 活性。NF-κB 过度激活可促进多种炎性细胞因子的生成，糖皮质激素通过抑制 NF-κB 与 DNA 结合，阻断其调控作用，减少巨噬细胞和淋巴细胞分泌的细胞因子如 IL-1、IL-2、TNF-α、IFN-γ 等，从而干扰免疫细胞间的信息传递作用。糖皮质激素抑制组织器官的移植排异反应和皮肤迟发型变态反应，对于自身免疫性疾病也能发挥一定短期疗效。

抗原 - 抗体反应会引起肥大细胞脱颗粒而释放组胺、5-羟色胺、过敏性慢反应物质、缓激肽等，引发一系列过敏性反应症状。糖皮质激素可通过减少过敏性介质的生成和释放，抑制因过敏反应而产生的病理变化，如过敏性充血、水肿、渗出、皮疹、平滑肌痉挛及细胞损害等，因而能解除或缓解过敏性疾病的症状。

4. 抗休克作用　大剂量的糖皮质激素已广泛用于治疗各种严重休克，特别是中毒性休克。糖皮质激素抗休克作用可能与下列因素有关。①稳定溶酶体膜（membrane of lysosome），减少蛋白水解酶（proteinase）的释放，从而降低心肌抑制因子（myocardio-depressant factor，MDF）的形成，避免或减轻由 MDF 引起的心肌收缩力下降、内脏血管收缩和网状内皮细胞吞噬功能降低等病理变化，有助于中止或延缓休克的发展。此外，水解酶释放的减少也可减轻组织细胞损害。②提高血管系统对儿茶酚胺的敏感性，抑制某些舒血管活性物质的产生，降低毛细血管通透性、增强心血管功能，使微循环的血流动力学恢复正常，恢复血压。③增强心肌收缩力、增加心排出量、直接扩张痉挛状态的血管、增加肾血流量，改善整体血液循环。④糖皮质激素通过多种机制提高机体对细菌内毒素的耐受力。糖皮质激素虽然不能直接中和细菌内毒素，但能够增强机体对内毒素的耐受性，迅速退热和缓解中毒症状，对外毒素无作用。

5. 允许作用　糖皮质激素本身可能对某些细胞或组织没有直接的作用，但可给其他激素发挥作用创造有利条件，增强这些激素的效应，称为允许作用（permissive action）。例如，糖皮质激素可增强儿茶酚胺的收缩血管和升高血糖作用，从而加强因创伤、感染、出血和衰弱所致的应激效应。

6. 退热作用　糖皮质激素有迅速而良好的退热作用，可用于严重中毒性感染如肝炎、伤寒、脑膜炎、急性血吸虫病、败血症及晚期癌症的发热。糖皮质激素的退热作用可能与降低下丘脑对致热原的敏感性、稳定溶酶体膜、减少内源性致热原的释放有关。在实际临床应用中，糖皮质激素的使用应非常谨慎，不应单纯以退热为目的使用糖皮质激素，尤其是感染性疾病引起的发热。这是因为糖皮质激素的免疫抑制作用可能会掩盖病情真相，延误正确诊断和治疗，同时增加感染扩散的风险。

7. 对血液和造血系统的作用　糖皮质激素能刺激骨髓造血功能，增加红细胞和血红蛋白含量，大剂量可使血小板数量增多，并提高纤维蛋白原浓度，缩短凝血时间；糖皮质激素可加快骨髓中性粒细胞释放入血，使血液中的中性粒细胞数量增加，但降低这些细胞的游走、吞噬、消化异物和糖酵解等功能。另一方面，糖皮质激素可使淋巴组织萎缩，导致淋巴细胞、单核细胞和嗜酸性粒细胞数目减少。淋巴细胞及巨噬细胞的降低导致人体免疫力下降，但是药物的此种作用可用于白血病的治疗。

8. 对中枢神经系统的作用 糖皮质激素在维持中枢神经系统正常功能方面具有重要作用，不仅帮助缓解压力，还能影响认知能力及精神行为，并提高神经系统对听觉、嗅觉、味觉等的感受性，从而提高认知能力。肾上腺皮质功能亢进患者可出现思维不能集中、烦躁不安、失眠等症状。大剂量糖皮质激素可能会导致儿童出现惊厥或癫痫样发作；偶可诱发焦虑、抑郁及躁狂等行为异常。在临床使用中，医生需要仔细权衡糖皮质激素的使用剂量和疗程，以最大化治疗效果同时减少不良反应。

9. 对消化系统的作用 糖皮质激素可增加胃酸及胃蛋白酶的分泌，增强食欲，促进消化。同时，由于对蛋白质代谢的影响，胃黏液分泌减少，上皮细胞更换率减低，使胃黏膜自我保护与修复能力削弱。故长期应用超生理量的糖皮质激素有诱发或加重胃及十二指肠溃疡形成的危险。

10. 对骨骼的作用 糖皮质激素可以抑制成骨细胞的活性，减少骨骼中胶原的合成，促进胶原和骨基质的分解，使骨盐不易沉着，骨质形成发生障碍而导致骨质疏松症。大量糖皮质激素还可促进钙自尿中排泄，使骨盐含量进一步减少，这也是糖皮质激素导致骨质疏松的原因之一。骨质疏松是评估糖皮质激素治疗并决定是否需要停药的重要考虑因素。

【作用机制】

1. 基因效应 糖皮质激素作为一种脂溶性分子，易于通过细胞膜进入细胞，其大部分作用是通过与细胞浆中的糖皮质激素受体（GR）结合，经过复杂的信号转导，增加或减少靶基因的表达而实现的。糖皮质激素受体是由大约 800 个氨基酸组成的多肽链，广泛分布于全身。在细胞浆中，GR 通常与其他几种蛋白质形成复合体而处于非激活状态，这些蛋白质包括热休克蛋白 90（heat shock protein 90，HSP 90）、热休克蛋白 70（heat shock protein 70，HSP 70）以及亲免疫蛋白（immunophilin，IP）。这些蛋白质所起的作用是帮助糖皮质激素受体维持一定的构型和处于未被激活状态。糖皮质激素一旦与其受体结合，受体的构象发生变化，导致 HSP 90 与 GR 解离，形成的 GC-GR 复合物迅速从胞浆中移位到细胞核内，进而与糖皮质激素反应成分（glucocorticoid response element，GRE）或负性糖皮质激素反应成分（negative glucocortieoid response element，nGRE）相结合，改变基因转录速率，导致特定基因的转录水平增加或减少，继而影响特定 mRNA 和蛋白质的合成，产生一系列生物效应（图 25-2）。

图 25-2 糖皮质激素的基因效应机制

2. 非基因效应 上述基因调控机制需要一定的时间产生效应，而大剂量糖皮质激素的抗过敏作用如松弛支气管平滑肌及脂解作用等，常常在用药后几分钟内发生，且对转录抑制剂和蛋白质合成抑制剂不敏感，与基因慢效应不吻合。现已证明细胞膜上存在类固醇受体，可作为糖皮质激素作用的快速非基因效应靶点。此外，糖皮质激素也可以不依赖糖皮质激素受体而直接发挥非基因效应，如糖皮质激素可在支气管上皮细胞内通过激活腺苷酸环化酶/蛋白激酶 A（AC/PKA）信号通路，进而激活肌浆网 Ca^{2+}-ATP 酶

图 25-3　糖皮质激素通过非基因效应
影响胞内 Ca^{2+} 水平

（SERCA），降低细胞内 Ca^{2+} 水平，或者通过磷脂酶 C/三磷酸肌醇（PLC/IP3）和蛋白激酶 C（PKC）信号通路上调细胞内 Ca^{2+} 水平（图 25-3）。糖皮质激素的非基因效应与细胞的类型有关，在不同的细胞中，其非基因效应有所不同。

【临床应用】

1. 替代治疗

（1）慢性肾上腺皮质功能不全症　原发性肾上腺皮质功能不全症常因肾上腺次全切除术后或由肾上腺感染性（如结核）、自身免疫性、出血或创伤等引起，继发性肾上腺皮质功能不全则多属垂体病变引起。传统的替代治疗选用氢化可的松，剂量约相当于正常人日分泌量，每日 20~30mg。临床研究显示，即使是轻微的糖皮质激素过量，也可使接受常规替代疗法治疗的患者面临骨密度减少的风险，因此将氢化可的松的每日剂量 20mg 分成早晨醒后 15mg，下午 5mg。当患者遇到应激刺激时，可能需要将氢化可的松剂量增加至 200mg 或更高，以匹配或超过人体在应激状态下的最大分泌量。

（2）急性肾上腺皮质功能不全（肾上腺危象）　应紧急处理，立即静脉注射氢化可的松 100mg，随即按每 6~8 小时 100mg 的速率静脉滴注，待病情改善后，稳步减至维持量，并可渐改为口服给药。在替代治疗的同时，应积极寻找并治疗引起肾上腺危象的原发性疾病，同时努力消除任何可能导致病情恶化的诱发因素。

（3）先天性肾上腺增生症　是一种由于肾上腺皮质激素合成所需酶（先天性羟化酶）的基因突变而致肾上腺皮质激素合成不足，反馈性使 ACTH 和血管紧张素 Ⅱ 释放增多，形成肾上腺皮质增生。糖皮质激素对羟化酶缺乏患者可纠正肾上腺皮质的异常增生和其他皮质激素分泌过多的病症，从而达到既替代又抑制的双重目的。

2. 严重急性感染或炎症

（1）严重急性感染　如中毒性菌痢、暴发型流行性脑膜炎、中毒性肺炎、重症伤寒、急性粟粒性肺结核、猩红热、败血症等。在应用有效的抗感染药物治疗的同时，可用糖皮质激素作辅助治疗，常可迅速缓解症状，减轻炎症反应，保护心、脑等重要器官，帮助病人度过危险期。可选用氢化可的松 200~300mg/d 或地塞米松 10~20mg/d，一般只用 3~5 天，达到目的后迅速停药，除非确有必要，一般不需延长用药时间。

对于病毒性感染，一般情况下不推荐使用糖皮质激素，因为糖皮质激素在减轻炎症反应的同时，也降低了机体的防御功能，增加病毒感染扩散的风险。但若严重病毒感染对机体已构成严重威胁时，如严重病毒性肝炎、流行性腮腺炎、乙型脑炎等，应用糖皮质激素可缓解症状。在应对诸如 COVID-19 和 SARS 等病毒性急性感染时，糖皮质激素的恰当使用能够缓解中毒症状，减轻肺组织的渗出、损伤，并有助于防止或减少后期肺纤维化的发生。但大剂量糖皮质激素可能会导致股骨头坏死和糖尿病危象等不良反应，因此，糖皮质激素在严重病毒性疾病治疗中的使用时机、剂量、疗程等更重要。

（2）防止某些炎症后遗症　对于人体重要器官或组织的炎症，感染虽不严重，但为了防止组织粘连或瘢痕形成等后遗症的发生，应早期应用糖皮质激素，减少炎性渗出，减轻愈合过程中纤维组织的过度增生及粘连，防止后遗症的发生，如结核性脑膜炎、脑炎、胸膜炎、心包炎、风湿性心瓣膜炎、损伤性关节炎、睾丸炎等。对虹膜炎、角膜炎、视网膜炎和神经炎等非特异性眼炎，应用糖皮质激素也可迅速消炎止痛，防止角膜混浊和瘢痕粘连的发生。有角膜溃疡者禁用。

3. 自身免疫性疾病和过敏性疾病

（1）自身免疫性疾病　如严重类风湿疾病、系统性红斑狼疮、硬皮病、肾病综合征、自身免疫性贫血、风湿病、重症肌无力、皮肌炎以及与自主免疫有关的慢性溃疡性结肠炎和慢性活动性肝炎等，应用本类药物可缓解症状但不能根治。对多发性皮肌炎、重症系统性红斑狼疮，本类药物为首选药物。长期应用易产生不良反应，故采用综合疗法，不宜单用。一般使用作用时间较短的激素，如泼尼松、甲泼尼龙，起始宜用足量以迅速控制症状，稳定后逐渐减至维持量。

（2）过敏性疾病　如血清病、过敏性皮炎、过敏性鼻炎、支气管哮喘、荨麻疹、血管神经性水肿、过敏性血小板减少性紫癜和过敏性休克等。一般在应用其他抗过敏药物无效时，才使用或合用本类药物。吸入型糖皮质激素已作为治疗哮喘的一线用药，通常与长效 β_2 受体激动剂联合使用，不良反应较少。

（3）器官移植　在器官移植手术时，患者通常会接受与环孢素 A 等其他免疫抑制剂联合使用的高剂量泼尼松（50~100mg），以迅速而有效地抑制免疫系统的过度反应，降低急性排斥的风险。随着患者术后恢复，治疗方案会逐渐过渡到含有低剂量糖皮质激素的维持方案，以实现长期控制免疫系统的目的，同时减少药物副作用。

4. 休克

糖皮质激素广泛用于各种休克。在针对休克病因治疗的同时，应用糖皮质激素可帮助病人度过危险期。应及早、短时、大剂量使用，见效后立即停药。对感染中毒性休克，在有效的抗菌药物治疗基础上使用激素；对过敏性休克，可与首选药肾上腺素合用；对心源性休克，须结合病因治疗；对低血容量性休克，应首先补足液体、电解质和血液，疗效不明显可合用大剂量糖皮质激素。

5. 血液病

可用于急性淋巴细胞性白血病、淋巴瘤、再生障碍性贫血、粒细胞减少症、血小板减少症和过敏性紫癜等，但疗效不一，且短暂缓解，停药后易复发。

6. 脊髓损伤

高剂量糖皮质激素可通过抑制自由基对细胞的损伤改善神经缺损。急性脊髓损伤患者于损伤 8 小时内给予大剂量的甲泼尼龙（初始剂量为 30mg/kg，随后以每小时 5.4mg/kg 的速度静脉滴注，持续 23 小时）可明显改善神经缺损。

7. 局部应用

对湿疹、肛门瘙痒、接触性皮炎、牛皮癣等有效，多采用氢化可的松、泼尼松龙或氟轻松等软膏、霜剂或洗剂局部用药。当肌肉韧带或关节劳损时，可将醋酸氢化可的松或醋酸氢化泼尼松龙混悬液加入 1% 普鲁卡因注射液，肌内注射，也可注入韧带压痛点或关节腔内以消炎止痛。

【不良反应】

1. 长期大量应用引起的不良反应

（1）医源性肾上腺皮质功能亢进症　又称类肾上腺皮质功能亢进综合征或库欣综合征，表现为肌无力与肌萎缩（通常由负氮平衡引起，多发生于四肢的大肌群，也可发生于骨盆与肩胛骨肌群）、皮肤变薄、向心性肥胖、满月脸、水牛背、痤疮、多毛、浮肿、高血压、高血脂、低血钾以及糖尿病等。停药后一般可自行恢复正常，必要时可对症治疗，并采用低盐、低糖、高蛋白饮食。库欣综合征外貌的形成时间与用药剂量、种类和疗程有关，如泼尼松每日用量为 30mg，持续 2 个月左右即可出现；如果每日量为 20mg，则需 3 个月以上才出现；地塞米松每日量 4~5mg 即可出现。

（2）诱发或加重感染　糖皮质激素能降低机体防御功能，长期应用可诱发感染或使体内潜在感染病灶恶化，如病毒、真菌、结核病灶等，故在治疗严重感染性疾病时，必须给予有效、足量、敏感的抗菌药物。对于肺结核、腹膜结核、脑膜结核等应合用有效的抗结核药。

（3）消化系统并发症　刺激胃酸或胃蛋白酶的分泌，降低胃肠黏膜对胃酸的抵抗力，诱发或加剧胃、十二指肠溃疡，甚至发生出血和穿孔。溃疡的特点是表浅、多发，易在幽门前胃窦部，症状少，呈隐匿性，出血或穿孔率高，有"甾体激素溃疡"之称。长期大剂量应用时，可考虑加用抗胆碱药或抗酸药，不宜与能引起胃出血的药物如阿司匹林、吲哚美辛、保泰松等合用。少数患者可诱发胰腺炎或脂肪肝。

（4）心血管系统并发症　长期应用本类药物，由于水钠潴留和血脂升高，可引起动脉粥样硬化、高血压和类固醇性心肌病，有时可引起脑血管意外、心肌梗死及心力衰竭。

（5）骨质疏松　长期应用约有30%以上患者发生不同程度的骨质疏松，尤以绝经后妇女更易发生，严重者可发生自发性骨折。原因可能是糖皮质激素可直接抑制成骨细胞、激活破骨细胞，使骨生成减少，骨吸收增加，并促进钙、磷排泄。应及早采取预防措施，补充钙及维生素 D。由于抑制生长激素的分泌和造成负担平衡，还可影响儿童生长发育。

（6）其他　糖皮质激素还可引起伤口愈合延迟、肌肉萎缩、儿童生长缓慢、精神失常、白内障与青光眼等，均需引起注意。对孕妇偶可引起畸胎。

2. 停药反应

（1）医源性肾上腺皮质功能不全　长期应用糖皮质激素，体内糖皮质激素超过正常水平，通过负反馈作用，使腺垂体分泌 ACTH 减少，造成内源性肾上腺皮质分泌功能减退，甚至肾上腺皮质萎缩。在突然停药情况下，内源性糖皮质激素又不能立即分泌补充，出现肾上腺皮质功能不全，表现为恶心、呕吐、食欲不振、肌无力、低血糖、低血压等症状。肾上腺皮质功能恢复的时间与所用激素剂量、疗程及个体差异等有关。一般停用激素后，垂体分泌 ACTH 的功能需3~5个月才恢复，肾上腺皮质对 ACTH 的功能反应恢复约需6~9个月或更久，因此停药过程需缓慢减量，不可骤然停药，尽量减低每日维持量或采用隔日给药方法。在停止用药数月或更长时间内，遇应激情况如感染、出血、手术等应及时给予足量的糖皮质激素。

（2）反跳现象与激素戒断综合征　该综合征是指长期用药因减量太快或突然停药导致原病复发或加重，或出现原有疾病所没有的一些症状，如肌痛、肌强直、关节痛、疲乏无力、情绪消沉等，但不属于肾上腺皮质机能减退危象。原因可能是病人对激素产生的依赖性或病情尚未完全控制所致，恢复使用激素后症状即可消失。

【禁忌证】有严重的精神病和癫痫病史，活动性消化性溃疡病，新近胃肠吻合术，骨折，创伤修复期，角膜溃疡，肾上腺皮质功能亢进症，严重高血压(17-α 羟化酶及 17-β 羟化酶缺乏引起的高血压例外)，糖尿病，妊娠期妇女，抗菌药物不能控制的感染如水痘、麻疹、真菌感染等，肿瘤性疾病(除某些血液系统肿瘤外)都是糖皮质激素的禁忌证。当适应证和禁忌证并存时，应全面分析，权衡利弊，慎重决定。禁忌证在特定条件下如患者出现威胁生命的紧急状态，必须使用激素挽救生命。在使用激素的同时应采用有效的防治措施，以尽量减少或消除激素的不良反应。

【相互作用】糖皮质激素与口服降糖药或胰岛素、口服抗凝药合用使合用的药物作用减弱；与苯巴比妥、苯妥英钠和利福平合用，皮质激素作用减弱；与噻嗪类利尿药或两性霉素 B 合用，使排钾量增加；糖皮质激素与水杨酸盐均可降低胃黏膜保护能力，两者合用，更易致消化性溃疡。

【用法及疗程】宜根据病人、病情、药物的作用及不良反应特点确定制剂、剂量、用药方法及疗程。

（1）小剂量替代疗法　这是针对病因的一种治疗，须长期应用，如腺垂体功能减退或肾上腺皮质次全切除术后等。一般宜选用天然的糖皮质激素，剂量一般在生理日分泌剂量范围，如可的松12.5~25mg/d 或氢化可的松 10~20mg/d。

（2）大剂量突击疗法　适用于危重病人抢救，如严重中毒性感染或各种休克。氢化可的松首次静滴200~300mg，一日可达 1.0g 以上，一般疗程不超过三天。治疗休克病人建议使用更大剂量，每次1.0g。静脉注射，4~6 次/天。在治疗与免疫异常有关的急症如急进性肾炎、狼疮性肾炎、溶血性危象，以及急性移植排异时，甲泼尼龙的初始剂量可达 1.0~1.5g/d，连用 3 天，然后根据情况转入常规治疗。

（3）一般剂量长程疗法　适用于反复发作、病变范围广泛的慢性病，如风湿性关节炎、类风湿关节炎、肾病综合征等。开始剂量为泼尼松口服 10~20mg，3 次/天，病情控制后逐渐减量，每 3~7 天减 5~10mg，直至最小维持量（相当于氢化可的松 37.5mg）。维持量有以下两种给药法。

①每日晨给药法　早晨 7~8 时给予一次短效糖皮质激素，如可的松或氢化可的松。

②隔日晨给药法　每隔一日早晨 7~8 时给予一次中效糖皮质激素，如泼尼松和泼尼松龙等。

早上 7~8 时给药的理论依据是肾上腺皮质分泌氢化可的松具有昼夜节律性，上午 8~10 时最高，清晨一次给药，可使外源性和内源性糖皮质激素对下丘脑-垂体-肾上腺轴的负反馈抑制作用时间一致，减轻对 ACTH 分泌以及对肾上腺皮质功能的抑制。

（4）中程疗法　治疗阶段和减量阶段用量同长程疗法，但疗程较短，不超过 2~3 个月，适用于病程较长且伴有多种多样器官的疾病，如急性风湿热、结核性脑膜炎、急性重症肝炎等。

第三节　盐皮质激素

盐皮质激素主要有醛固酮和去氧皮质酮，由肾上腺皮质球状带分泌，主要作用是维持机体正常的水、电解质代谢。

【分泌调节】盐皮质激素分泌受血浆电解质组成和肾素-血管紧张素系统调节。血液中 Na^+ 降低或 K^+ 升高时，直接刺激肾上腺皮质球状带细胞合成和分泌醛固酮；低 Na^+ 还可通过肾素-血管紧张素系统，促进合成和分泌醛固酮，以维持机体的电解质平衡。

【药理作用】醛固酮主要作用于肾脏远曲小管，促进肾远曲小管和集合管对 Na^+、Cl^- 的重吸收，同时使 K^+ 和 H^+ 排出增加，具有明显的潴 Na^+ 排 K^+ 作用。去氧皮质酮在机体内的分泌量小，具有与醛固酮相似的潴 Na^+ 排 K^+ 作用，其潴 Na^+ 作用只有醛固酮的 1%~3%，但强于氢化可的松。

【体内过程】醛固酮在肠道中吸收差，可通过肌内注射方式给药。在血液循环中，大约 70%~80% 的醛固酮与血浆蛋白结合，醛固酮在肝脏中被迅速代谢为非活性形式排出体外。去氧皮质酮在肠道内吸收较差且在体内易被分解和破坏，因此，临床上主要使用其油剂注射液进行肌内注射。去氧皮质酮在体内转化为孕二醇，从尿中排泄。

【临床应用】去氧皮质酮与糖皮质激素如氢化可的松合用可作为临床替代法治疗慢性肾上腺皮质功能减退症，纠正水、电解质紊乱，恢复水、电解质的平衡。在替代治疗中，单用糖皮质激素即可见效，较重的患者或单用糖皮质激素无效的患者，可加用去氧皮质酮。在应用替代疗法的同时，每日需补充食盐 6g~10g。

【不良反应】过量或长期使用易引起水钠潴留、高血压、心脏扩大和低钾血症等。

第四节　促皮质素及皮质激素抑制药

一、促皮质素

促皮质素（ACTH），全称为促肾上腺皮质激素，是垂体前叶嗜碱细胞合成和分泌的含有 39 个氨基酸残基的多肽，其合成及分泌受下丘脑促肾上腺皮质激素释放激素（CRH）的调节，对维持机体肾上腺正常形态和功能具有重要作用。ACTH 缺乏，可引起肾上腺皮质萎缩、分泌功能减退。临床上应用的制剂是从牛、羊、猪垂体提取的无晶形多肽类。

本品口服无效，须注射给药。静脉注射后数分钟内起效，肌内注射后约 4 小时作用达高峰。经肝脏代谢，血浆 $t_{1/2}$ 约为 15 分钟。

ACTH 主要作用是促进肾上腺皮质分泌糖皮质激素，只有在肾上腺皮质功能正常时方能发挥治疗作用。临床主要用于诊断脑垂体 – 肾上腺皮质功能水平及长期使用皮质激素停药前后的皮质功能水平，以防止发生皮质功能不全。

ACTH 不良反应较多，且易引起过敏反应，现已少用。

二、皮质激素抑制药

盐皮质激素抑制药，如抗醛固酮药物螺内酯。皮质激素抑制药可代替外科的肾上腺皮质切除术，临床常用的有米托坦和美替拉酮等。

米托坦

米托坦（mitotane），又名双氯苯二氯乙烷，为杀虫剂滴滴涕（DDT）同类化合物。本品可抑制皮质激素的生物合成，并能选择性地使肾上腺皮质束状带及网状带细胞萎缩、坏死。用药后血中氢化可的松水平明显降低；对球状带无影响，故醛固酮分泌不受影响。

口服约 40% 被吸收，全身分布，脂肪分布为主，25% 的代谢物随尿液排出，口服量的 60% 以原型药随粪排出。停止给药后 6~9 周，血浆中仍能检测到微量的双氯苯二氯乙烷。

临床主要用于不能手术切除的肾上腺皮质癌或皮质癌术后辅助治疗。

不良反应有食欲不振、恶心、腹泻、嗜睡、头痛、眩晕、中枢抑制、运动失调和皮疹等，毒副作用严重者出现肾上腺皮质萎缩、坏死，用药期间为避免肾上腺皮质功能不全，可适当补充糖皮质激素。

美替拉酮

美替拉酮（metyrapone），又名甲砒酮，可抑制 11β-羟化酶，该酶参与糖皮质激素生物合成途径的最终反应，抑制该酶可干扰皮质醇和皮质酮的合成，使体内氢化可的松生成减少，并反馈性使 ACTH 分泌增多，导致 11 – 去氧皮质酮和 11 – 去氧氢化可的松代偿性增加，故尿中 17-羟类固醇排泄也相应增加。临床用于治疗肾上腺皮质癌和产生 ACTH 的肿瘤所引起的氢化可的松过多症，还可用于垂体释放 ACTH 功能实验。

长期应用美替拉酮可引起多毛症和高血压。其他不良反应有恶心、头痛、皮疹。

氨鲁米特

氨鲁米特（aminoglutethimide），又名氨基苯哌啶酮，主要抑制细胞色素 P450 胆固醇侧链裂解酶，该酶可催化生理性氢化可的松生物合成的起始和限速步骤，抑制该酶的活性可使所有类固醇激素的生成受阻。氨鲁米特还可抑制芳香酶（催化雄激素转化为雌激素的酶）。氨鲁米特可用于继发于自体免疫性肾上腺瘤的库欣综合征和异位生成 ACTH 的过度分泌患者以及肾上腺增生和乳腺癌。

一般不良反应有剂量依赖性胃肠及神经性副作用，如厌食、恶心、呕吐和短暂性斑丘疹等，约有 5% 患者出现甲状腺功能减退。

思考题

答案解析

1. 糖皮质激素在治疗合并慢性感染的患者为什么要合用足量有效的抗菌药物？
2. 举例说明糖皮质激素的允许作用。

3. 某一年级女生,最近经常流鼻血,同时发现小女孩身上也有散在的瘀点或瘀斑,四肢较多,经询问孩子无外伤的情况,到医院就诊。诊断:特发性血小板减少性紫癜。

(1) 该女生所患疾病能否用糖皮质激素治疗?用药的依据是什么?

(2) 该女生应用糖皮质激素可能造成哪些不良反应?应如何防范?

(向　明)

书网融合……

习题

微课

本章小结

第二十六章 胰岛素及口服降糖药 ◎微课

1. 通过本章学习，掌握胰岛素的药理作用、作用机制、临床应用和不良反应；口服降糖药的分类，及各类口服降糖药的药理作用、作用机制、临床应用和不良反应；熟悉糖尿病的分型、胰岛素的体内过程及不同制剂作用特点；了解其他新型降糖药的药理作用机制。

2. 熟练掌握胰岛素及各类口服降糖药的特点，具备根据临床诊断合理选择用药的能力。

3. 树立药学服务人类大健康理念，担负药学工作者的重任。

糖尿病(diabetes mellitus，DM)是一组因胰岛素绝对或相对不足而导致的以长期血糖水平增高为特征的代谢疾病群。目前世界范围内糖尿病患者超过 3.8 亿人，预计至 2035 年将上升至 5.92 亿人。糖尿病的危害主要来自并发症，如不治疗会出现视网膜病、肾病、神经病变和心血管并发症等。其高并发症发生率导致高致死率和高致残率。糖尿病可分为 1 型和 2 型两大类：1 型糖尿病(T1DM)表现为胰岛细胞破坏和功能缺损，胰岛素分泌严重不足，其发病多与自身免疫相关，患者血中可检测到针对自身抗原如胰岛素、胰岛细胞等的自身抗体，T1DM 多发生在儿童及青少年，病人须依赖胰岛素维持生命，又称为胰岛素依赖型糖尿病；2 型糖尿病(T2DM)表现为胰岛素抵抗或(和)胰岛素分泌缺陷，其发病是由遗传与环境因素共同作用而引起的，与胰岛素作用敏感性下降及胰岛 B 细胞胰岛素分泌缺陷有关，一般情况下，可不依赖胰岛素维持生命，因此又可称为非胰岛素依赖型糖尿病。

糖尿病是一种需要终生治疗的疾病，必须进行积极的防治，以控制血糖在正常或接近正常范围。治疗方法包括饮食控制、运动疗法及药物治疗。随着对糖尿病发病机制及有效靶点研究的逐渐深入，新药研究迅速发展，降低高血糖药物日益增加。目前，除了各种有效的胰岛素制剂、磺酰脲类、双胍类口服降糖药外，非磺酰脲类促胰岛素分泌剂、胰岛素增敏剂、降糖生物肽、胰岛素类似物及钠/葡萄糖协同转运蛋白-2(SGLT-2)抑制剂等疗效好、不良反应小的新型降糖药不断地成功研制并投入临床，有效地缓解和控制糖尿病及其并发症的发生和发展。

第一节 胰岛素及胰岛素类似物

一、胰岛素

自 1921 年由 Banting 和 Best 成功制备并获得诺贝尔奖至今，胰岛素(insulin)拯救了大量糖尿病患者特别是 T1DM 患者的生命，目前仍是治疗糖尿病的重要药物，也是强化血糖控制的最有效药物。胰岛素自胰腺胰岛 B 细胞分泌，由 A、B 两条多肽链组成，A 链含 21 个氨基酸残基，B 链含 30 个氨基酸残基，其中间有两个二硫键以共价相连，为酸性蛋白质，分子量为 5808Da(图 26 − 1)。

胰岛素结构有种属差异，虽不妨碍在人体发挥作用，但可成为抗原引起过敏反应。药用胰岛素主要从猪、牛胰中提取，目前可通过 DNA 重组技术直接生产人胰岛素，还可将猪胰岛素 B 链第 30 位的丙氨酸用苏氨酸替换而获得人胰岛素。

图 26-1　胰岛素结构示意图(PC：内切酶)

【体内过程】胰岛素口服易被胃肠道消化酶破坏，故口服无效，必须注射给药。正常人和无并发症的糖尿病人胰岛素血浆 $t_{1/2}$ 为 5~6 分钟，产生抗胰岛素抗体的病人胰岛素半衰期延长。皮下注射吸收快，代谢快，$t_{1/2}$ 为 9~10 分钟，但作用可维持数小时。胰岛素以游离单体循环于血液中，血浆蛋白结合率低于 10%。胰岛素主要在肝、肾灭活，经谷胱甘肽转氨酶还原二硫键，A、B 两链拆离，再由蛋白水解酶水解成短肽或氨基酸；也可通过肾脏中特异的胰岛素酶直接水解。胰岛素由肾小球滤过并由肾小管重吸收，在该处也可降解，10% 以原型由尿中排出。为延长其作用时间，常与某些碱性蛋白质(如珠蛋白、精蛋白)相结合，以改变胰岛素的等电点，使其接近体液的 pH，并加入微量锌使之稳定。这种制剂皮下或肌内注射后，可在注射部位形成沉淀，然后再缓慢溶解吸收，从而发挥中效、长效作用(表 26-1)。

表 26-1　胰岛素制剂的特点

类型	制剂名称	pH	给药途径	作用时间（小时）			给药时间和次数
				开始	最强	持续	
短效	正规胰岛素	2.5~3.5	静脉	立即	1/2	2	急救时
			皮下	1/3~1/2	2~3	6-12	餐后 15~30 分钟，3~4 次/日
	结晶锌胰岛素	2.5~3.5	静脉	立即	1/2	2	急救时
			皮下	1/3/ ~1/2	2~4	6~12	餐前 15~30 分钟，3~4 次/日
中效	无定形胰岛素锌悬液	7.1~7.4	皮下	1	4~6	12~16	餐前 15~30 分钟，3~4 次/日
	低精蛋白锌胰岛素	7.1~7.4	皮下	2~4	8~12	18~24	早或晚餐前 30~60 分钟，1~2 次/日
	珠蛋白锌胰岛素	7.1~7.4	皮下	2~4	6~10	12~18	早或晚餐前 30-60 分钟，1~2 次/日
长效	精蛋白锌胰岛素	7.1~7.4	皮下	3~6	14~20	24~46	早餐前 30~60 分钟，1 次/日
	结晶胰岛素锌悬液	7.1~7.4	皮下	4~6	16~18	30~36	早餐前 30~60 分钟，1 次/日

【药理作用】胰岛素是调节糖代谢使血糖维持于正常水平的重要激素，此外也影响脂肪和蛋白质的代谢。

1. 糖代谢　胰岛素可抑制肝葡萄糖的产生，兴奋肌肉和脂肪组织对葡萄糖的摄取，促进葡萄糖进入细胞，加速葡萄糖的氧化和酵解；胰岛素可促进葡萄糖转化为脂肪；促进葡萄糖合成糖原并增加其储存，抑制糖原分解并减少糖原异生。胰岛素通过增加血糖的利用、减少血糖来源而降低血糖。

2. 脂肪代谢　胰岛素能增加脂肪酸的转运，增加丙二酰辅酶 A 的浓度，促进脂肪酸合成，抑制脂肪分解，减少游离脂肪酸和酮体的生成。

3. 蛋白质代谢　胰岛素能促进组织细胞对氨基酸的主动转运，促进蛋白质合成中的转录和翻译过程，增加蛋白质合成；抑制肌肉和其他组织蛋白质的分解和肝脏的氨基酸氧化，降低氨基酸的浓度。

4. 钾离子转运　激活细胞膜 Na^+, K^+-ATP 酶，促进 K^+ 内流，增加细胞内 K^+ 浓度，降低血 K^+。

【作用机制】　胰岛素与特异性膜表面受体结合而产生作用。肝、肌肉、脂肪细胞是主要靶组织。胰岛素受体为大的跨膜糖蛋白复合物（约400kDa），由两个 α 亚基和两个 β 亚基经二硫键连接组成。α 亚基由 719 个氨基酸残基组成存在于细胞外，是胰岛素受体的结合部位。β 亚基为跨膜蛋白，由 620 个残基组成，其胞内部分带有酪氨酸蛋白激酶(tyrosine protein kinase, TPK)活性。胰岛素与受体的 α 亚基结合后迅速引起 β 亚基的自身磷酸化，进而激活 β 亚基上的 TPK，由此导致对其他细胞内活性蛋白（又称为胰岛素受体底物 IRS 蛋白家族）的连续磷酸化反应(phosphorylation cascade)，从而产生降血糖等一系列生物效应(图26-2)，包括脂肪细胞和肌肉细胞葡萄糖载体的易位并伴随葡萄糖摄入增加，促进脂肪、糖原、核酸和蛋白质合成，促进糖原的储存和氨基酸的转运等。

图 26-2　胰岛素作用机制

【临床应用】

1. 糖尿病　胰岛素对各型糖尿病均有效。临床主要用于：①1 型即胰岛素依赖型糖尿病；②2 型即非胰岛素依赖型糖尿病经饮食控制和口服降血糖药未能控制者；③发生各种急性或严重并发症的糖尿病，如酮症酸中毒和糖尿病昏迷；④糖尿病合并高热、严重感染、妊娠、分娩、甲亢等；⑤1 型糖尿病及 2 型糖尿病病人手术前处理等。

2. 细胞内缺钾　胰岛素和葡萄糖合用可促进 K^+ 进入细胞内，故临床将胰岛素、葡萄糖和氯化钾组成合剂，称为极化液(GIK)，用来纠正细胞内缺钾或血钾过高，并提供能量，治疗烧伤或防治心肌梗死时的严重心律失常。

3. 其他　胰岛素与 ATP 及辅酶 A 组成能量合剂用于急慢性胰腺炎、肝硬化、心力衰竭、肾炎等病人的辅助治疗，以增加食欲，恢复体力。

【不良反应】

1. 低血糖反应　大多发生在胰岛素用量过大、未按时进食和运动过量情况下，尤见于消瘦或病情严重者。病人出现饥饿感、出汗、心跳加快、焦虑、震颤等症状，严重者可出现低血糖性惊厥或休克，甚至脑损伤和死亡。轻度症状可摄食和饮用糖水，严重者应立即静脉注射50% 葡萄糖溶液，或注射胰高血糖素进行解救。

2. 过敏反应　目前随着胰岛素高纯度制剂的应用，胰岛素过敏反应已明显减少。但因制剂中胰岛素的少量聚集或变性制剂中的少量污染，或对处方中加入的胰岛素的一种成分(如鱼精蛋白、Zn^{2+}、酚等)出现过敏现象。一般为轻微、短暂的注射部位瘙痒、肿胀和红斑，少数患者可出现荨麻疹血管神经性水肿，偶尔可见过敏性休克。必要时可给予抗组胺药或糖皮质激素处理，重者改换其他动物的制剂，若用高纯度制剂或人胰岛素更好。

3. 胰岛素抵抗　糖尿病患者应用超出常用量的胰岛素后，没有出现明显的降糖效应，即发生胰岛素抵抗，需加大剂量方能发挥疗效。

（1）急性型　多因合并感染、创伤、手术等应激状态使血中抗胰岛素物质增多所致；或酮症酸中毒时血中大量游离脂肪酸和酮体妨碍葡萄糖的摄取利用；pH 降低，也可减少胰岛素与受体的结合。需短时间内增加胰岛素剂量达数百单位甚至数千单位。

（2）慢性型　指每日需用 200 单位以上且无并发症者。产生的原因复杂，主要有：机体产生了胰岛素抗体，妨碍胰岛素与受体的结合；体内抗胰岛素物质增多；靶细胞中胰岛素受体密度减少或亲和力下降，使之对胰岛素反应性降低。

4. 局部反应　皮下注射时，注射局部的皮肤发红、皮下硬结和脂肪萎缩。应用高纯度胰岛素制剂后已少见。

知识拓展

结晶牛胰岛素的人工合成

结晶牛胰岛素的发现是一个重要的科学里程碑，标志着人类在认识生命、探索生命奥秘的征途中迈出了关键性的一步。

1. 胰岛素的发现：1921 年，加拿大医生弗雷德里克·班廷（Frederick Banting）和查尔斯·贝斯特（Charles H. Best）发现了胰岛素，并在 1922 年成功地用于治疗糖尿病患者。他们通过结扎狗的胰腺导管，使消化腺萎缩后，摘取胰脏进行提取，最终提取出胰岛素。

2. 胰岛素的纯化：在班廷和贝斯特的初步实验成功后，多伦多大学的生物化学家詹姆斯·科利普（James B. Collip）进一步纯化了牛胰岛素。

3. 结晶牛胰岛素的人工合成：1965 年 9 月 17 日，中国科学家在世界上首次用人工方法合成了结晶牛胰岛素。这一成就标志着人类首次成功合成具有生物活力的蛋白质，开辟了人工合成蛋白质的时代。这项工作由中国科学院生物化学研究所、中国科学院有机化学研究所和北京大学联合完成，他们分别负责合成胰岛素的 A 链和 B 链，并最终将它们正确组合。

4. 科学鉴定：原国家科委组织著名科学家进行科学鉴定，证明人工合成牛胰岛素具有与天然牛胰岛素相同的生物活力和结晶形状。

5. 国际影响：这一重要科学研究成果在 1966 年 3 月 30 日全文发表在《科学通报》杂志上，引起国际社会的广泛关注和赞同。

结晶牛胰岛素的合成不仅促进了生命科学的发展，也在中国基础研究尤其是生物化学的发展史上具有巨大的意义与影响。

二、胰淀粉样多肽类似物——普兰林肽

胰岛淀粉样肽(islet amyloid polypeptide) 又称胰淀素(amylin)，是由 37 个氨基酸残基组成的肽类激素。在食物摄入后，胰淀素和胰岛素由胰岛 B 细胞同时分泌。胰淀素的作用包括：减慢胃排空，使葡萄

糖的吸收速度减慢；抑制餐后胰高血糖素的分泌，减少餐后肝糖释放；调节食欲，引起饱腹感。在胰岛B 细胞损伤时，胰岛素和胰淀素的分泌均减少。

天然的胰岛淀粉样肽在溶液中易水解，稳定性低，且黏稠易凝集。普兰林肽（pramlintide）是人工合成的胰淀素类似物，将胰淀素 25 位的丙氨酸、28 位和 29 位的丝氨酸用脯氨酸代替，成为稳定的水溶性物质。普兰林肽生理作用与胰淀素类似，该药于 2005 年 3 月获得 FDA 批准，用于 1 型和 2 型成人糖尿病患者控制血糖，也是目前除胰岛素外唯一可以用于治疗 1 型糖尿病的药物。

【体内过程】普兰林肽皮下注射绝对生物利用度 30%~40%，达峰时间 t_{max} 为 20 分钟，$t_{1/2}$ 为 50 分钟。皮下脂肪厚度不影响其注射给药的生物利用度。该药主要经肾脏代谢和排泄，轻度肾功能不全（内生肌酐清除率 >20ml/min）者，其药物排泄无明显变化。其代谢产物赖氨酸普兰林肽的半衰期与普兰林肽相似。反复注射无累积效应。

【药理作用】

1. 降糖作用 普兰林肽可延缓胃排空，但并不改变碳水化合物和其他营养物质吸收的总量；抑制胰高血糖素的分泌，降低餐后血糖。同时减少肝糖原生成和释放，减少血糖波动。普兰林肽还可降低糖化血红蛋白。

2. 控制体重 普兰林肽服用后产生饱感，减少食物摄入，有利于控制体重。

3. 参与骨代谢 普兰林肽可降低血中钙浓度，抑制破骨细胞活性，激活成骨细胞。

【作用机制】普兰林肽通过作用于脑干后部迷走神经丛，促进胃内迷走神经信号转导作用，延缓胃排空，使小肠吸收葡萄糖速度减慢，吸收入血时间延长，进而降低餐后血糖。同时通过迷走神经作用于胰腺，抑制精氨酸及进餐所诱导的胰高血糖素分泌，有效降低餐后血糖。该药物还可与大脑神经元细胞膜上胰淀素受体相结合，通过受体介导信号转导作用于下丘脑摄食中枢，产生饱食效应，从而有利于控制体重。此外，普兰林肽通过与降钙素受体结合，降低血钙浓度，抑制破骨细胞并激活成骨细胞，参与骨代谢。

【临床应用】临床可用作 1 型和 2 型糖尿病的辅助治疗。主要应用于单用胰岛素，以及胰岛素和磺酰脲类或胰岛素与二甲双胍联合应用未得到预期疗效的糖尿病患者。可与胰岛素合用，但不能取代胰岛素。

【不良反应】主要不良反应是胃肠道反应，如恶心、厌食及呕吐等。在用药初期较明显，且大多为一过性，随着治疗时间延长症状逐渐减轻。临床曾有过 2 型糖尿病患者使用普兰林肽出现严重头痛的报道。普兰林肽单独使用时不会产生低血糖反应；当与胰岛素联合使用，应加强血糖检测，以预防低血糖发生。

第二节　降血糖药

自 20 世纪 50 年代早期第一个口服降糖药甲苯磺丁脲应用于 2 型糖尿病病人后，不需注射给药，应用方便的降糖药便迅速开发并被广泛应用。口服降糖药是治疗糖尿病的重要药物。常用的口服降血糖药有磺酰脲类（sutfonylureas）、双胍类（diguanides）、α - 葡萄糖苷酶抑制剂（α-glucosidase inhibitors）、胰岛素增敏药及非磺酰脲类促胰岛素分泌剂等。口服降糖药主要从促进胰岛素分泌、改善胰岛素抵抗、促进组织对葡萄糖的利用和延缓肠道葡萄糖吸收等方面发挥作用。

一、胰岛素促泌剂

（一）磺酰脲类口服降糖药

本类药物具有磺酰脲结构，它们的作用及毒性相似，但作用强度、起效及持续时间不同。甲苯磺丁脲(tolbutamide，D860)、氯磺丙脲(chlorpropamide)是第一代磺酰脲类，因不良反应大，现已少用。第二代磺酰脲类，如格列本脲(glibenclamide)、格列吡嗪(glipizide)、格列齐特(gliclazipe)、格列喹酮(gliquidone)、格列美脲(glimepiride)等，作用明显增加数十至上百倍，不良反应较少发生，但其效能与第一代相似。化学结构见表26-2。

表26-2 磺酰脲类药物的化学结构

【体内过程】磺酰脲类药物口服吸收迅速而完全，在血液中与血浆蛋白结合率高，多数药物在肝内氧化成羟基化合物，从尿中排出。磺酰脲类药物在体内过程的有关参数见表26-3。

表26-3 磺酰脲类药物的药代动力学特点

药物	$t_{1/2}$ (h)	代谢及产物	肾排泄率 %/24 小时	蛋白结合率%	作用持续时间(h)	等效剂量(mg)	日剂量(mg)	服药次/日
第一代								
甲苯磺丁脲(tolbutamide)	5	肝、羟化物	100	95	6~10	1000	500~3000	2~3
氯磺丙脲(chlorpropamide)	35	肝、羟化物	80	90	24~72	250	250~500	1
第二代								
格列本脲(glibenclamide)	6	肝、氧化物	65	99	12~24	5	2.5~20	1~2
格列吡嗪(glipizide)	4	肝	75	95	12	7.5	2.5~20	1(1~2)
格列齐特(gliclazide)	12	肝	—	—	6~15	—	40~320	1~2
格列喹酮(gliquidone)	1.5	肝	<5	—	—	30	30~90	2~3
格列美脲(glimepiride)	5	肝	60	99.5	—	2	2~4	1~2

注：—表示暂无数据。

【药理作用和作用机制】

1. 降血糖作用 磺酰脲类药物对正常人和胰岛功能尚未完全丧失的糖尿病人有降血糖作用，但对胰岛功能完全丧失者或切除胰腺的动物则无作用。其机制是：①刺激胰岛B细胞分泌胰岛素。胰岛B细胞膜含有磺酰脲受体(SUR)及与之相偶联的ATP敏感K^+通道(K_{ATP})，以及电压依赖性的Ca^{2+}通道。当磺酰脲类药物与其受体结合后，可阻滞K_{ATP}而阻止K^+外流，引起细胞膜去极化，增加电压依赖性Ca^{2+}

通道开放，使细胞外 Ca^{2+} 向细胞内流动，造成胞内 Ca^{2+} 浓度增加，触发胞吐作用从而增加胰岛素的释放。②长期服用对胰岛素已恢复至给药前水平的情况，依然存在降糖作用，这可能与抑制 A 细胞分泌胰高血糖素有关；也可能与循环的胰岛素对其靶组织作用增强有关。值得注意的是，长期治疗时磺酰脲类药物对胰岛素分泌的作用并不明显。可能是胰腺 B 细胞表面磺酰脲类药物受体下调所致。

图 26 - 3　磺酰脲类药物促胰岛素分泌作用机制

2. 抗利尿作用　氯磺丙脲能促进抗利尿激素分泌，增强抗利尿激素的作用，可使尿崩症病人尿量明显减少。

3. 对凝血功能的影响　格列齐特可增加血纤维蛋白溶解酶原活性，降低血小板过高黏附性，有利于减轻或延缓糖尿病血管并发症的发生。

【临床应用】

1. 糖尿病　用于胰岛功能尚存的 2 型糖尿病且单用饮食治疗控制无效者。需要较大量胰岛素者也可试用，以代替部分胰岛素，但须是尚有胰岛功能者。也用于胰岛素抵抗病人。病人用药过程中仍需限制饮食，以增加磺酰脲类药物的功效。甲苯磺丁脲作用缓和，氯磺丙脲作用持续时间长，因此第一代药物更适用于轻中度老年糖尿病患者。

2. 尿崩症　氯磺丙脲可用于治疗尿崩症，如与氢氯噻嗪合用可增强疗效。

【不良反应】

本类药物不良反应相似，常见为胃酸分泌增加、恶心、腹痛等，也可致肝损伤，尤以氯磺丙脲多见。少数病人可出现白细胞、血小板减少，应定期检查肝功能和血常规。较严重的不良反应为持久性的低血糖症，常因药物过量所致。老年人及肝、肾功能不全者发生率高，故老年及肝肾功能不良者忌用。新型磺酰脲类药物较少引起低血糖。

【药物相互作用】

本类药物血浆蛋白结合率高，可与多种药物发生相互作用。如水杨酸类、磺胺类、保泰松、双香豆素类、甲氨蝶呤等与血浆蛋白结合率较高的药物，通过竞争性结合可使本类药物的游离型增多，作用加强甚至诱发低血糖。氯霉素、保泰松等肝药酶抑制剂，可使本类药物半衰期延长，亦可导致低血糖。而氯丙嗪、糖皮质激素、噻嗪类利尿药、口服避孕药等可降低本类药物的降血糖作用。

格列吡嗪

【体内过程】　口服吸收快，血药浓度约 1~2 小时达峰值，作用持续时间 8~12 小时，无活性代谢物经肾排出。$t_{1/2}$ 为 2~4 小时，体内无明显蓄积，较少引起低血糖。

【药理作用】　主要作用于胰岛 B 细胞分泌胰岛素，抑制肝糖原分解并促进肌肉利用葡萄糖。还可通过胰腺外作用，改变胰岛素靶组织对胰岛素的反应性，增强胰岛素作用。

【临床应用】　主要用于单用饮食控制治疗未能达到良好控制的轻中度 2 型糖尿病治疗。对胰岛素抵抗者可加用本品。

【不良反应】　因排泄较快，很少引起低血糖反应，但本药可引起尿道结石，特别是有形成尿酸结石倾向的患者，肾功能不良者慎用。

格列苯脲

【体内过程】　口服吸收迅速，蛋白结合率高达 99%，$t_{1/2}$ 为 10~16 小时，作用持续时间为 16~24 小时，经肝脏代谢，降低活性代谢物经肾排出。

【药理作用】　药理作用同甲苯磺丁脲，但较后者强 200~250 倍。除此之外，还可改变胰岛素靶组织对胰岛素的反应性，增强胰岛素作用。

【临床应用】　是目前治疗 2 型糖尿病最常应用的药物之一。能很快控制高血糖，适用于血糖较高，用其他磺酰脲类药物降糖作用不佳者。

【不良反应】　本品作用强，体内清除慢，尤其在老年人，心、肝、肾功能不良者易发生严重低血糖昏迷。不适宜糖尿病酮症酸中毒、高渗性昏迷的抢救，也不宜用于大手术前后和妊娠期妇女等。

格列美脲

【体内过程】　格列美脲可快速、完全吸收，生物利用度为 100%，服药后约 2~3 小时血药浓度达峰值。$t_{1/2}$ 为 5~8 小时，作用持续时间为 24 小时。60% 经肾脏排泄，40% 经肝脏排泄，且不受食物影响。

【药理作用】　属于第三代磺酰脲类药物，降糖作用与格列苯脲相似，既有降低空腹血糖又有降低餐后血糖和糖基化血红蛋白的作用。格列美脲可通过刺激葡萄糖代谢的关键酶及改善葡萄糖转运体（GLUT4）的转位/去磷酸化促进周围组织对葡萄糖的摄取，从而增加糖原合成和脂肪形成。与胰岛素和其他磺酰脲类药物相似，格列美脲还可激活糖基化 - 磷脂酰肌醇 - 特异性磷脂酶（GPI-PLC），促进肌肉、脂肪组织摄取转运葡萄糖。体内外研究显示，格列美脲在磺酰脲类药物中胰外作用最强，能提高糖原合成 2.5 倍，脂肪合成 4 倍。而且格列美脲的继发性失效发生率低于其他磺酰脲类药物。

【临床应用】　格列美脲适用于其他磺酰脲类药物治疗失效的 2 型糖尿病，并且可减少外源性胰岛素需要量。一般每天一次，于早餐前或第一次正餐前服用即可，服药后不要忘记进餐。

【不良反应】　格列美脲可引起低血糖反应。用药后偶有消化道症状如恶心、呕吐和腹泻等。极个别病例可出现肝酶升高、肝功能损害及肝炎。血液系统可能出现血象改变，罕见有血小板减少症。在治疗开始阶段，由于血糖的改变，可能对视力产生暂时性影响。

（二）非磺酰脲类促胰岛素分泌剂

非磺酰脲类促胰岛素分泌剂是一种新型的类似磺脲类药物的促胰岛素分泌剂，药物能够促进胰岛素分泌，主要包括瑞格列奈（repaglinide）、那格列奈（nateglinide）等。瑞格列奈为苯甲酸类衍生物，为新型短效口服促胰岛素分泌降糖药。

瑞格列奈

【体内过程】　本药口服吸收，15 分钟起效，1 小时内血药浓度达峰值，$t_{1/2}$ 约为 1 小时，与人血清蛋白结合率大于 98%，几乎全部被代谢，产物主要（92%）随胆汁进入消化道经粪便排出，其余 8% 经尿排泄。

【药理作用】　该药可刺激胰腺释放胰岛素使血糖水平快速降低。与磺酰脲类不同的是瑞格列奈通过与不同的受体结合，阻断胰岛 B 细胞上 ATP 敏感性 K^+ 通道（K_{ATP}），使 B 细胞去极化，开放 Ca^{2+} 通道，增加 Ca^{2+} 内流，促进胰岛素分泌。

【临床应用】临床用于 2 型糖尿病患者，包括轻度肾功能受损者。尤适合降低餐后高血糖。因其结构中不含硫，对磺酰脲类药物过敏者仍可使用。通常在餐前 15 分钟内服用，可以多次餐前用药。

【不良反应】不良反应主要为低血糖，但较磺酰脲类药物少见。偶见胃肠道反应如腹痛、腹泻、恶心、呕吐等，也可发生皮肤过敏反应。个别患者可有轻度和暂时性肝酶学指标升高，极少数病例报告开始治疗时发生暂时性视觉异常。

二、胰岛素增敏剂

本类药物包括双胍类和噻唑烷酮类化合物，它们都能提高胰岛素活性。本类药物可通过提高靶细胞对胰岛素的反应性降低血糖，并且不会增加胰腺的胰岛素分泌。

（一）双胍类

目前临床常用的双胍类药物是二甲双胍（metformine）。苯乙双胍也属双胍类药物，但由于其使用伴发乳酸中毒，已于临床停止应用。二甲双胍单独应用或与磺酰脲类联合应用，可改善饮食治疗或单用磺酰脲类反应不好病人的血糖调控与脂质浓度。

【体内过程】二甲双胍主要由小肠吸收，该药稳定，与血浆蛋白结合不到 5%，并以原型从尿排出，且清除较快。$t_{1/2}$ 约 2 小时，作用可维持 5~6 小时。生物利用度为 50%~60%，约 2 小时血药浓度达峰值。

【药理作用】本类药物可使糖尿病人血糖明显降低，但对正常人血糖无明显影响。该药主要作用于胰岛外组织，增加周围组织对胰岛素敏感性，增加组织内葡萄糖的摄取和利用，降低肠葡萄糖吸收，抑制肝糖原异生。二甲双胍可改善血脂水平，抑制胰高血糖素的释放。该药亦属于胰岛素增敏剂，可减少胰岛素抵抗。

【临床应用】临床主要用于成年人肥胖的 2 型糖尿病及部分 1 型糖尿病。也用于单用饮食控制无效及磺酰脲类药物血糖控制不佳者。

【不良反应】本类药物常见不良反应为食欲不振、恶心、口苦、腹泻等。应用二甲双胍后有时血乳酸轻度增加，因该类药增强糖的无氧酵解，抑制肝糖原生成。但二甲双胍清除迅速，肝脏无蓄积，因此血乳酸发生率仅约 1/10 万。有慢性心、肝、肾疾病的患者，有乳酸中毒史者和孕妇禁用。

【药物相互作用】本类药物以原型经尿液排出，肾功能不全时可导致药物蓄积，经肾小管排泄的阳离子药物如地高辛、吗啡、雷尼替丁、甲氧苄啶、万古霉素等，可与本类药物在肾小管竞争转运，合用时建议密切监测。可增强抗凝血药物如华法林的抗凝血作用。

（二）噻唑烷酮类化合物

噻唑烷酮类化合物（thiazolidinediones，TZDs）为一类具有 2,4-二酮噻唑烷结构的化合物，也称为格列酮类。包括罗格列酮（rosiglitazone）、吡格列酮（pioglitazone）、曲格列酮（troglitazone）、环格列酮（ciglitazone）、恩格列酮（englitazone）等，是一类增敏胰岛素作用的口服降糖药。该类药物于 20 世纪 80 年代初期研制成功，具有直接降低胰岛素抵抗和改善胰岛 B 细胞功能，达到持久控制高血糖的作用，并对 2 型糖尿病及其心血管并发症均有明显疗效。

【药理作用】

1. 改善胰岛素抵抗和降低血糖　可降低骨骼肌、脂肪组织和肝脏的胰岛素抵抗，使患者空腹血糖、餐后血糖、血浆胰岛素水平明显降低。可单独应用，也可与磺酰脲类、双胍类或胰岛素联合应用。

2. 纠正脂质代谢紊乱　能显著降低 2 型糖尿病人血浆中游离脂肪酸（FFA）、甘油三酯（TG）水平，增加高密度脂蛋白(HDL)水平。

3. 防治 2 型糖尿病的血管并发症　可抑制血小板聚集、炎症反应和内皮细胞的增生，抗动脉粥样硬化。还可延缓蛋白尿的发生，使肾小球的病理改变明显减轻。

【作用机制】　该类药物高度选择性激动过氧化物酶增殖体受体 γ(peroxisomal proliferators activated receptor γ，PPARγ)。PPARγ 激活后可调控与胰岛素效应相关的多种基因的转录，基因功能涉及葡萄糖的产生、转运、利用及脂肪代谢的调节。该受体存在于胰岛素敏感组织如脂肪、骨骼肌和肝脏。该类药物还可激活调节外周组织中游离脂肪酸代谢的基因，抑制炎性细胞产生，改善代谢综合征，降低对心脏和肾脏脂毒作用。

【临床应用】　主要用于治疗 2 型糖尿病，尤其是产生了胰岛素抵抗者，明显降低餐后血糖。

【不良反应】　该类药物低血糖发生率低。不良反应主要有体重增加、水肿、四肢疼痛等，可导致或加重心力衰竭，以及增加骨质缺乏和骨折的风险性。其他不良反应还有头痛和贫血，极少数患者出现转氨酶升高。该类药物中的环格列酮、恩格列酮和曲格列酮对极少数高敏人群具有明显的肝毒性，可引起肝功能衰竭甚至死亡，已被撤出临床。

【药物相互作用】　本类药物与血浆蛋白结合率高，经肝脏代谢，如罗格列酮主要经 CYP2C8 代谢，与 CYP2C8 抑制药如吉非罗齐合用可升高其血药浓度，而与 CYP2C8 诱导药如利福平合用可降低其血药浓度。

三、α-葡萄糖苷酶抑制剂

α-葡萄糖苷酶抑制剂(α-glucosidase inhibitors)是一类新型口服降血糖药，其中阿卡波糖(acarbose)、伏格列波糖(voglibose)、米格列醇(miglitol)等已用于临床。

【药理作用】　在小肠上皮刷状缘与糖类竞争水解糖类的 - 葡萄糖苷酶，从而减慢碳水化合物水解生成葡萄糖的速度并延缓其吸收。单独应用或与其他降糖药合用，可降低病人的餐后高血糖。阿卡波糖能防止颈动脉内膜中层厚度形成和延缓冠心病的发生。长期应用可降低空腹血糖和糖基化血红蛋白浓度，增加机体胰岛素的敏感性，改善胰岛素抵抗，降低心血管并发症。

【临床应用】　主要用于轻、中度 2 型糖尿病人，尤其适用于空腹血糖正常而餐后血糖明显升高者。也可与胰岛素联用有效地治疗 1 型糖尿病。除此之外，还可明显降低体重、三酰甘油、血压和调整代谢综合征。药物一般在饭前吞服或与食物一起嚼碎。此类药物口服很少被吸收，主要在肠道降解或以原型随粪便排出，长期服用未见蓄积。

【不良反应】　主要为腹胀、腹泻、胃肠痉挛性疼痛等胃肠道反应。个别患者出现低血糖反应。因可出现肝脏损害，该类药物不适用于 18 岁以下患者。对该类药物过敏者及妊娠期妇女和哺乳期妇女禁用。

第三节　其他新型降血糖药

糖尿病的全球发病率在逐年上升，给治疗提出了新的要求。随着研究不断深入，人们对糖尿病的发病机制有了更深的认识，更多的抗糖尿病作用靶点也逐渐被发现，基于抗糖尿病新靶点的药物研发也在稳步推进。目前已进入临床应用的新型降血糖药包括胰高血糖素样肽-1(GLP-1)受体激动剂、二肽基肽酶-Ⅳ(DPP-Ⅳ)抑制剂和钠-葡萄糖协同转运蛋白-2(SGLT-2)抑制剂。

一、胰高血糖素样肽 1 受体激动剂

胰高血糖素样肽(GLP-1)是一种内源性肠促胰岛素激素，可通过促进胰岛素分泌和抑制胰高血糖素

分泌来降血糖,同时减轻体重,并且 GLP-1 促胰岛素分泌具有血糖浓度依赖性,从而避免低血糖发生,故其在 2 型糖尿病及其相关肥胖症的临床研究上备受关注。糖尿病和肥胖病患者的 GLP-1 分泌减少,且糖尿病患者分泌的 GLP-1 可能因糖基化而导致生理活性减弱。又由于其在血浆中能迅速被二肽基肽酶Ⅳ(DPPⅣ)降解,故针对 GLP-1,产生了两大类的降糖药——GLP-1 受体激动剂(GLP-1 类似物)和抗 DPPⅣ 降解的 DPPⅣ 抑制剂。

目前临床上广泛使用的 GLP-1 受体激动剂为依克那肽(exenatide)和利拉鲁肽(liraglutide)。依克那肽为含有 39 个氨基酸残基的肽类,与人体天然 GLP-1 相比具有 53% 同源性,于 2005 年 4 月获美国 FDA 批准上市,商品名为 Byetta,也称为艾塞那肽。利拉鲁肽是一种经酰化修饰的人 GLP-1 类似物,与人体天然 GLP-1 相比具有 97% 以上的序列相似性,此种酰化修饰分子改变不仅保留并延长了 GLP-1 类似物与蛋白的结合时间,也明显克服了 GLP-1 易降解的缺点,可以延长作用时间,减少给药次数。后续经修饰改良的人 GLP-1 类似物如度拉糖肽、司美格鲁肽等进一步延长了作用时间,可达到每周一次的给药频率。

依克那肽

【体内过程】 注射用药,每天给药两次,应于早餐和晚餐前(或 2 次间隔大于 6 小时的正餐前)1 小时内皮下注射,不得餐后使用;$t_{1/2}$ 为 2.4 小时;一皮下给药剂量的平均表观分布容积是 28.3L,生物利用度为 65%~75%,经蛋白酶水解后由肾排出。

【药理作用】

1. 改善胰岛素抵抗和降低高血糖作用 依克那肽能增加糖依赖性的胰岛素分泌,抑制胰高血糖素分泌,增加糖清除。同时作用于胰岛 δ 细胞促进生长激素的分泌。生长抑素又作为旁分泌激素参与抑制胰高血糖素分泌。此外,依克那肽还可改善外周胰岛素抵抗(IR),外周组织 IR 的减轻反过来可补偿胰岛 B 细胞的糖敏感性下降。同时依克那肽通过促进 B 细胞增殖和新生,抑制 B 细胞凋亡,增加 B 细胞质量,改善 B 细胞功能。可降低体内糖基化血红蛋白和脂肪酸水平,改善糖代谢紊乱引起的一系列代谢障碍。

2. 延缓胃排空,降低体重 依克那肽可抑制餐后胃蠕动及分泌功能,延长胃排空;同时降低食欲,减少食物摄入,降低体重。

【作用机制】

1. 促胰岛素分泌 是通过胰岛 B 细胞膜上的 GLP-1 受体实现。此受体属于与 G 蛋白偶联的七次跨膜的胰高血糖素受体家族成员。当依克那肽与受体结合后,通过 G 蛋白激活腺苷酸环化酶,使胞内 cAMP 水平升高,导致细胞膜 K^+ 通道关闭,细胞去极化,诱发电压依赖性的 Ca^{2+} 通道开放,细胞外 Ca^{2+} 内流,胞内 Ca^{2+} 浓度升高而触发胰岛素的合成和释放。

2. 增加 B 细胞数量 依克那肽提高某些胰腺内分泌细胞中转录因子的表达,如胰腺十二指肠同源盒-1(PDX-1),它是胰腺内分泌细胞功能发育过程中所必需的,依克那肽可能通过促进 PDX-1 表达而增加 B 细胞数量。外周的依克那肽可经特定的转运体转运或经内皮渗漏进入中枢神经系统,与中枢神经系统中的受体结合或刺激外周迷走传入神经纤维,从而延缓胃排空,降低食欲,调节饮食行为。

【临床应用】 治疗血糖控制不充分的 2 型糖尿病患者。可与二甲双胍、磺酰脲类药物、TZDs 联合应用,安全有效地降糖。

【不良反应】 常见不良反应包括低血糖、恶心、呕吐、腹泻、头痛以及消化不良等。依克那肽与磺酰脲类合用时,低血糖的发生率较安慰剂与磺酰脲类合用组增高,低血糖的发生风险出现剂量依赖性增加。因此合用时，应当减少磺酰脲类剂量。其与双胍类合用时，除患者本身糖基化血红蛋白很低以外，很少有低血糖的危险，双胍类剂量不需调整。依克那肽的禁忌证包括严重的胃肠道疾病和明显的肾功能不全(肌酐清除率小于 30ml/min)

二、二肽基肽酶Ⅳ抑制剂

二肽基肽酶Ⅳ(DPPⅣ)抑制剂包括西格列汀(sitagliptin)、沙格列汀(saxagliptin)、维格列汀(vildagliptin)、阿格列汀(alogliptin)和利格列汀(linagliptin)，统称为格列汀类药物。可单独使用或与其他降糖药物联合应用于 2 型糖尿病人的治疗。

【体内过程】DPPⅣ抑制剂口服吸收，吸收程度不受食物的影响。西他列汀大部分以原型从尿排出。沙格列汀需经 CYP3A4/5 代谢成活性代谢物，二者均通过肾脏消除。DPPⅣ抑制剂需参照病人的肾功能调整给药剂量。

【药理作用】本类药物可抑制 DPPⅣ，保护内源性胰高血糖素样肽(GLP-1)和葡萄糖依赖性促胰岛素释放多肽(GIP)；也可刺激胰腺产生葡萄糖依赖性胰岛素分泌，抑制胰高血糖素分泌，从而发挥降血糖作用。

【临床应用】可用于血糖控制不好且经常发生低血糖的成年 2 型糖尿病患者。

【不良反应】该类药物耐受性较好。常见不良反应为胃肠道不适和头痛等现象。单一用药和与二甲双胍或吡格列酮联合用药时易发生低血糖症。与 CYP3A4/5 抑制剂合用需减少沙格列汀的给药剂量。伴肥胖、高胆固醇血或高甘油三酯患者使用西他列汀存在发生急性胰腺炎风险。

三、钠-葡萄糖协同转运蛋白-2 抑制剂

钠/葡萄糖协同转运蛋白-2(SGLT-2)表达于肾小管上皮细胞，在肾小管对葡萄糖的重吸收过程中发挥重要作用。临床前和临床研究均表明，选择性地有效抑制 SGLT-2，可阻断葡萄糖再吸收，促进尿糖排泄，有助于维持正常的血糖和糖耐量。SGLT-2 抑制剂几乎不涉及胰腺而促进尿糖排泄的独特作用机制，不仅能降低因葡萄糖依赖性的胰岛素分泌增加而导致的低血糖风险，也可避免胰腺 B 细胞因过度分泌胰岛素而衰竭，有助于保护糖尿病患者的 B 细胞，而且因尿糖排泄的增加所致体内总热量流失，还能致使糖尿病患者体质量降低。此类药物包括达格列净(dapagliflozin)、恩格列净(empagliflozin)、卡格列净(canagliflozin)等，为糖尿病患者提供更多的用药选择。

【药理作用】

(1) 抑制 SGLT-2 的活性，抑制肾小管对葡萄糖的重吸收，促进尿糖排泄，有助于维持正常的血糖和糖耐量。

(2) 保护胰岛 B 细胞功能，通过降低血糖水平改善胰岛素分泌，减轻葡萄糖毒性。

(3) 减轻体重主要通过减少腹内及外周脂肪量来降低体重，另外也可以减少非脂肪量。主要有两方面因素：一是糖尿相关的热量丢失(200~300kcal/d)，二是渗透性利尿导致的 5%~10% 体液丧失。

【临床应用】适用于成人 2 型糖尿病，单用或联用均可；SGLT2 抑制剂还具有抑制钠离子重吸收、轻度利尿作用，以及减重作用，所以对于合并肥胖、高血压的 2 型糖尿病患者也是一剂良药。本类药物发挥药理作用依赖于一定水平的肾小球滤过率，当肾功能不全时需调整用药剂量谨慎使用。

【不良反应】

1. 泌尿生殖道感染 泌尿生殖道局部的葡萄糖浓度升高导致发生细菌和霉菌感染的机会增加，有感染疾病史的患者感染率升高。

2. 酮症酸中毒　长期使用 SGLT2 抑制剂类药物可导致高血酮，部分导致酮症酸中毒。SGLT-2 抑制剂相关性酮症酸中毒有其特点，均是正常血糖性酮症酸中毒（血糖均 < 11.1mmol/L），它的发生不是因为高血糖、体内胰岛素匮乏导致脂肪分解、氧化、生成酮体，而是轻度脱水和葡萄糖利用不足。

3. 低血压　部分 SGLT2 抑制剂能增加钠的排泄而降低血压。

第四节　糖尿病的合理用药

糖尿病的治疗目标包括控制血糖和提高患者生存质量。因为糖尿病病程长，患者用药依从性差，疾病控制不当常累及全身，并造成多种糖尿病并发症的发生。而抗糖尿病药物种类繁多，各有特点。早期糖尿病患者可通过饮食控制以及运动方式调节血糖。当饮食及运动难以奏效时，糖尿病治疗则遵循长期治疗、综合治疗和个体化治疗的原则。对于大多数糖尿病患者而言，应根据病情合理选择用药、提高治疗效果、控制并发症发生，确保用药安全、有效和经济。

1. 选择合适的服药时间　食物对口服降糖药的吸收、生物利用度和药效都有不同程度的影响。因此，降糖药应注意在不同的时间服用。①餐前服用：酰脲类及非磺酰脲类促胰岛素分泌剂在空腹或进食时服用吸收良好，餐后给药可影响其吸收，常出现低血糖。②餐中服用：阿卡波糖能延迟和减少小肠内碳水化合物分解葡萄糖，使餐后血糖水平降低，该类药物与第一口饭同服并嚼服效果最好。③餐后服用：食物对其吸收和代谢影响不大的药物可餐后服用，二甲双胍类药物对胃肠道刺激较强，易引起恶心、呕吐、腹胀等肠道症状，宜餐后服用。④清晨空腹服用：胰岛素增敏剂能够增加组织细胞受体对胰岛素的敏感性，有效利用机体自身胰岛细胞分泌胰岛素，使体内葡萄糖迅速被细胞利用，达到降低血糖的目的，并且降糖作用可维持长达 24 小时。

2. 根据糖尿病程度选用药物　磺脲类药物适用于单用饮食治疗未达良好控制的 2 型糖尿病人，是非肥胖型糖尿病人的首选；双胍类药物为肥胖 2 型糖尿病人首选，但合并肾功能不全患者应避免使用，感染、妊娠、乳酸中毒患者禁用该类药物；α-葡萄糖苷酶抑制剂适合各类糖尿病人，单独使用不引起低血糖；胰岛素增敏剂主要用于产生了胰岛素抵抗的 2 型糖人；胰岛素主要用于 1 型糖尿病人、口服降糖药物失效的 2 型糖尿病人及由于合并其他疾病而不能单纯通过饮食控制或药物治疗的糖尿病人；当二甲双胍不能耐受时，也可选择 SGLT-2 抑制剂类口服降糖药；合并肥胖、高血压的 2 型糖尿病人也可优选 SGLT-2 抑制剂类和 GLP-1 受体激动剂类降糖药。

3. 抗糖尿病药物的联合用药　抗糖尿病药物联合应用的目的是增加降糖疗效，减少不良反应，是治疗糖尿病的最佳选择。联合用药可使每单药的选用剂量减少，副作用也减小。单药间有互补性，能更好适应患者多变的病情。常用的联合疗法包括酰脲类联合二甲双胍类或 α-葡萄糖苷酶抑制剂、二甲双胍类联合 α-葡萄糖苷酶抑制剂或胰岛素增敏剂或 SGLT-2 抑制剂类降糖药、胰岛素治疗联合二甲双胍类或 α-葡萄糖苷酶抑制剂等。

思考题

答案解析

1. 胰岛素为何不能口服？胰岛素作用机制是什么？有哪些不良反应？

2. 为什么双胍类降糖药物对糖尿病人血糖明显降低，但对正常人血糖无明显影响？

3. 患者，男，60 岁，体重 78kg，身高 162cm。患 2 型糖尿病，经饮食治疗和运动锻炼，2 个月后空腹血糖为 8.8mmol/L，餐后 2 小时血糖 13mmol/L。应如何进一步治疗？

（向　明）

书网融合……

| 习题 | 微课 | 本章小结 |

第二十七章　甲状腺激素及抗甲状腺药

学习目标

1. 通过本章学习，掌握丙硫氧嘧啶及甲硫咪唑的药理作用、临床应用和不良反应；熟悉甲状腺激素的合成、贮存、分泌和调节、药理作用、临床应用和不良反应；碘及碘化物在不同剂量时的药理作用、临床应用和不良反应；了解放射性碘、β受体阻断药的作用特点、临床应用和不良反应。

2. 具备用所学甲状腺激素及抗甲状腺药物知识，为临床合理化用药方案服务，为将来进行相关药物研发打下基础。

3. 树立关爱甲状腺功能异常患者的理念，担负药学工作者应有的职责。

甲状腺(thyroid gland)是人体内最大的内分泌腺，重约 20~30g，位于气管上端甲状软骨两侧，分为左右两叶，中间由较窄的峡部相连，呈"H"形。甲状腺主要合成和分泌四碘甲状腺原酸(thyroxine，T_4)和三碘甲状腺原氨酸(triiodothyronine，T_3)等甲状腺素(thyroid hormones)，以维持机体正常代谢、促进生长发育。1914 年 Kendall 获得 T_4 晶体，1926 年 Harington 证明了 T_4 的分子结构。1952 年 Gross 和 Pitt-Rivers 报道了另一种活性更强的三碘甲状腺原氨酸，即 T_3。正常人每日释放 T_4 和 T_3 的量分别为 70~90μg 和 15~30μg。

第一节　甲状腺激素 微课

甲状腺激素是由甲状腺腺泡内甲状腺球蛋白(thyroglobulin，TG)分子中的酪氨酸(tyrosine)经碘化、偶联而成。甲状腺激素结构中环 I 的 3 位和 5 位的碘参与与受体的结合，而环 II 的 5′位碘则妨碍与受体的结合，如 3,3′,5′-三碘甲状腺原氨酸又称为反式 T_3(reverse T_3，rT_3)，可降低甲状腺激素的活性。T_4 和 T_3 及其前体和代谢物的化学结构如图 27-1 所示。

图 27-1　甲状腺激素及其前体和代谢物的化学结构

【甲状腺激素的合成、储存、分泌和调节】

（1）碘的摄取　甲状腺腺泡由单层内皮细胞组成，其上有碘泵，可通过主动转运过程摄取血液中的碘化物，甲状腺的摄碘率是评价甲状腺功能的指标之一。甲状腺能够根据碘的供应变化进行自身调节，食物含碘量高时甲状腺摄碘能力降低，缺碘时摄碘能力增高，从而保证体内甲状腺激素的相对稳定。正常状况下，甲状腺中碘化物的浓度可为血浆中浓度的 20~50 倍；甲状腺功能亢进（简称甲亢）时，甲状腺摄碘率异常增强，甲状腺中碘化物浓度可达血浆中浓度的 250 倍。

（2）碘的活化和酪氨酸碘化　在过氧化物酶作用下，摄入的碘化物被氧化成活性碘，后者与 TG 分子中的酪氨酸残基结合，生成一碘酪氨酸（monoiodotyrosine，MIT）和二碘酪氨酸（diiodotyrosine，DIT）。

（3）偶联和储存　在过氧化物酶作用下，一分子 MIT 和一分子 DIT 耦联生成 T_3，两分子 DIT 偶联成 T_4，合成的 T_4 和 T_3 仍与甲状腺球蛋白结合，转运至腺泡腔内以胶质形式储存。

（4）释放　腺泡细胞将胶质内的 TG 分子重新吞入细胞内，在蛋白水解酶作用下，TG 分解并释出 T_3、T_4 进入血液，经血液循环运往全身各组织器官。T_4 和 T_3 的释放比率约为（10~20）∶1，另外还释放少量 rT_3。在外周组织 5′–脱碘酶的作用下，约 36% 的 T_4 转变为 T_3，后者生物活性比 T_4 大 5 倍。

（5）调节　腺垂体（垂体前叶）分泌的促甲状腺激素（thyroid-stimulating hormone，TSH）可促进甲状腺合成和分泌甲状腺激素，其过度分泌可导致甲状腺组织增生肥大。TSH 的分泌又受下丘脑分泌的促甲状腺激素释放激素（thyrotropin-releasing hormone，TRH）的调节。应激状态下 TRH 和 TSH 的水平变化会影响甲状腺功能，而血中游离 T_3、T_4 的浓度又可对 TRH 和 TSH 的分泌产生负反馈调节作用，从而形成下丘脑-腺垂体-甲状腺调节环路（图 27–2）。此外，自主神经也可调节甲状腺活动，交感神经兴奋可增加甲状腺激素分泌，迷走神经兴奋可抑制甲状腺激素分泌。

图 27–2　甲状腺激素合成、释放、调节和抗甲状腺药物作用环节

【体内过程】 T_3 的口服吸收率可达 90%~95% 且较恒定。T_4 的口服吸收率因受肠内容物等的影响而不恒定，约为 50%~75%。T_3 和 T_4 的血浆蛋白结合率均在 99% 以上，游离状态比例极低，难以直接进入靶细胞发挥作用，部分 T_4 在效应组织内脱碘为 T_3 后产生效应。T_3 与血浆蛋白的亲和力低于 T_4，其游离量可为 T_4 的 10 倍，故 T_3 作用快而强，维持时间短，$t_{1/2}$ 为 1~2 天，T_4 作用弱而慢，维持时间较长，$t_{1/2}$ 为 6~7 天。因 T_4 和 T_3 的 $t_{1/2}$ 均超过 1 天，故每天均只需用药 1 次。甲状腺激素主要在肝、肾线粒体内脱碘，并与葡萄糖醛酸或硫酸结合而经肾排泄。由于 T_4 和 T_3 可通过胎盘屏障和进入乳汁，故妊娠和哺

乳期应慎用。

【药理作用】

1. 维持正常生长发育　甲状腺激素能促进蛋白质合成，影响骨骼和神经系统的发育。在脑发育期间，如因缺碘、母体使用抗甲状腺药、先天缺陷等原因而致甲状腺功能不足，可使胚胎神经元轴突和树突形成发生障碍，导致神经元间网络联系减少，神经髓鞘形成延缓，由此产生智力低下、身材矮小的呆小病（又称克汀病，Cretinism）。神经系统的缺陷一旦形成则难以补救，因此呆小病的治疗重在预防和及早治疗。T_3、T_4还可促进骨吸收和骨形成，从而促进骨代谢，缺乏时可导致骨转换速率降低，生长迟缓。T_3、T_4可加速胎儿肺脏的发育，新生儿呼吸窘迫综合征常与T_3、T_4不足有关。成人甲状腺功能不全导致甲状腺素缺少或甲状腺激素抵抗，皮下由于黏多糖沉积，面部出现蜡样水肿，称为黏液性水肿（myxedema），还存在中枢神经系统兴奋性降低，记忆力减退等表现。

2. 促进代谢和增加产热　甲状腺激素可促进物质氧化代谢，增加耗氧量，提高基础代谢率（basic metabolism rate，BMR），使产热增多，其作用部位主要在肝脏和肌肉。在糖代谢方面，可促进葡萄糖吸收，增加糖原分解和糖异生，由于氧化增加，血糖并不明显升高，但可因糖耐量降低而诱发或加重糖尿病。在蛋白质代谢方面，适量甲状腺激素促进蛋白质合成，有利于生长，大量时则促进蛋白质分解。在脂代谢方面，可促进脂肪动员和分解。甲亢时三大物质代谢均有提高，BMR可增高20%~80%，患者产热多而不能很好利用，故有怕热、多汗等症状，同时由于分解代谢增强，常表现为消瘦、易饥饿和乏力。相反，甲状腺功能减退（简称甲减）时由于产生热量少，患者怕冷，其代谢活动也降低20%~40%。

3. 提高交感–肾上腺系统的敏感性　甲亢患者对交感神经递质及肾上腺髓质激素的敏感性增高，可出现神经过敏、急躁、震颤、心率加快、心排出量增加、血压增高等现象。这与甲状腺激素增加肾上腺素受体数目有关。

4. 其他作用　甲状腺激素还影响生殖功能，对胰岛、甲状旁腺、肾上腺皮质等内分泌腺的分泌功能也有影响。

【作用机制】

1. 作用于甲状腺激素受体（thyroid hormone receptor，TR）　甲状腺激素受体为核内受体，分布于垂体、心、肝、肾、骨骼肌、肺、肠等组织。游离型T_3、T_4与TR结合形成激素–受体复合物，启动靶基因转录，加速相关蛋白和酶的生成，从而产生生理或药理作用。T_3与受体亲和力比T_4大10倍，故其受体又称为T_3受体。饥饿、肥胖、糖尿病、尿毒症和些肿瘤等可减少甲状腺激素受体表达。

2. 甲状腺激素的"非基因作用"　T_3、T_4通过与核蛋白体、线粒体和细胞膜上的受体结合，影响转录后的过程、能量代谢和膜的转运功能，增加葡萄糖、氨基酸等摄入细胞内，使多种酶和细胞活性加强。T_3还可直接激活细胞膜Na^+，K^+-ATP酶，使ATP分解加速，产热增多；同时使ADP/ATP比例增大，刺激氧化磷酸化，耗氧量增加，进而调节细胞的能量代谢和物质代谢。

【临床应用】

1. 甲状腺功能减退症的替代治疗

（1）呆小病　甲状腺功能减退始于胎儿或新生儿，如能尽早诊治，则发育仍可正常；如治疗不及时，则神经系统缺陷不可恢复，智力仍然低下。治疗应从小剂量开始，逐渐增量，症状好转时改为维持量，有效者应终生治疗，并根据症状随时调整剂量。

（2）黏液性水肿　一般服用甲状腺片或粉剂，从小剂量开始，逐渐增大至足量，儿童和青年可迅即采用足量。老年及心血管病患者增量宜缓慢，以免诱发或加重心脏病变。垂体功能低下的患者宜先用糖皮质激素，再用甲状腺激素，以防发生急性肾上腺皮质功能不全。黏液性水肿昏迷患者应立即静脉注射足量快速起效的T_3，同时给予足量氢化可的松，T_3可视需要每隔6小时给药1次，直至清醒后改为口服。

（3）不典型及亚临床型甲状腺功能减退症（甲减）　近年由于应用药物和手术治疗甲亢不当而导致的医源性甲减的发病率有增高趋势，有些病例很不典型，易误诊为贫血、月经过多、闭经、流产、心脏疾患、浆膜腔积液等。甲减诊断依靠 TSH 测定（升高）或 TRH 兴奋试验（呈过度反应），这类病人采用甲状腺激素作替代治疗。

2. 单纯性甲状腺肿　由于缺碘所致者应补碘。原因不明者可给予适量甲状腺激素以补充内源性激素的不足，并可抑制促 TSH 过多，缓解或减少甲状腺组织代偿性增生。但甲状腺结节常不能消失，必须进行手术。

3. T_3 抑制试验　传统用于高摄碘率患者鉴别诊断，以区别单纯性甲状腺肿或甲状腺功能亢进，目前已较少使用。如服用 T_3 后摄碘率比用药前基线对照值下降 50% 以上，则诊断为单纯性甲肿。如摄碘率下降小于对照值的 50%，则认为是甲亢。

4. 甲亢的辅助治疗　防止抗甲状腺药过量以致诱发甲状腺功能减退症状的发生和甲状腺进一步肿大，或预防颈部放疗患者甲状腺癌的发生。亦可用于预防某些药物如锂、阿司匹林、磺胺类药物等导致甲状腺肿的作用。

【不良反应】甲状腺激素过量时可出现甲亢的临床表现，如心悸、手震颤、多汗、神经过敏、失眠、体重减轻、较重者可有呕吐、腹泻、发热、脉搏快而不规则，老年及心脏病患者可诱发心绞痛、心力衰竭或心律失常。一旦出现上述现象，应立即停用甲状腺激素，必要时用 β 受体阻断剂对抗。β 受体阻断剂至少在停药一周后再从小剂量开始应用。T_3 过量时，不良反应的发生较 T_4 快，T_4 过量时，症状消失较慢。

左甲状腺素钠

左甲状腺素钠（sodium levothyroxine）为人工合成的 T_4，是目前临床常用的甲状腺激素。优点是作用强度稳定，无抗原性，用于先天性甲状腺功能减退症（克汀病）与儿童及成人的各种原因引起的甲状腺功能减退症的长期替代治疗，也可用于单纯性甲状腺肿，慢性淋巴性甲状腺炎，甲状腺癌手术后的替代治疗，诊断甲状腺功能亢进的抑制试验。不易透过胎盘屏障，故甲减合并妊娠时无须停药。用于各种原因所致甲状腺功能减退症。也用于甲亢治疗时的辅助治疗，以防止发生甲减和甲状腺肿大。

碘赛罗宁

碘赛罗宁（liothyronine，三碘甲状腺原氨酸钠，甲碘安）为人工合成的 T_3，作用快而强，为 T_4 的3~5倍。排泄快，维持时间短。对老年、重症患者及伴有心血管疾病患者原则上禁用。用于甲减时口服；用于黏液性水肿时缓慢静脉注射。

第二节　抗甲状腺药

抗甲状腺药是指能通过阻碍甲状腺激素合成、减少甲状腺激素释放入血或改变组织对甲状腺激素的反应性，用于治疗各种原因引起的甲亢。目前常用的有硫脲类、碘和碘化物、放射性碘、β 肾上腺素受体阻断药等四类。

一、硫脲类

硫脲类药物是最常用的抗甲状腺药。可分为硫氧嘧啶类（thiouracil）和咪唑类（imidazole）两类。前者有甲硫氧嘧啶（methylthiouracil）和丙硫氧嘧啶（propylthiouracil），后者有甲巯咪唑（methimazole，他巴唑，

tapazole)和卡比马唑(carbimazole,甲亢平)。甲巯咪唑、丙硫氧嘧啶是治疗甲亢的主要药物,甲巯咪唑的活性约为丙硫氧嘧啶的 10 倍。

【体内过程】丙硫氧嘧啶口服吸收迅速,约 1 小时血药浓度达峰值,生物利用度 50%~80%;血浆蛋白结合率约 75%,在体内分布较广,但以甲状腺浓集较多,能通过胎盘屏障,乳汁中浓度较高;主要在肝脏被代谢,部分结合葡萄糖醛酸后排出,代谢较快,作用维持时间短,$t_{1/2}$ 为 1.5 小时。甲巯咪唑的 $t_{1/2}$ 为 3~6 小时,但在甲状腺组织中药物浓度可维持 16~24 小时,其疗效与甲状腺内药物浓度有关,与每日给药量呈正相关。甲巯咪唑每日给药 1 次(30mg)和每日给药 3 次(每次 10mg)均可发挥较好的疗效,维持量为 5~10mg/d。卡比马唑在体内转化为甲巯咪唑而发挥作用。

【药理作用】

1. 抑制甲状腺激素的合成　丙硫脲类通过抑制甲状腺过氧化物酶所介导的碘活化、酪氨酸碘化、碘化酪氨酸偶联等过程而发挥作用。对过氧化物酶并无直接抑制作用,其本身作为过氧化物酶的底物被氧化,从而夺去碘化反应中的活性氧,影响甲状腺激素的生物合成。本类药物不影响碘的摄取,也不影响已合成的激素的释放和作用,故需待已合成储存的激素消耗后才能显现疗效。

2. 抑制外周组织的 T_4 转化为 T_3　丙硫氧嘧啶能抑制 T_4 在外周组织中脱去 5 位的碘而生成 T_3 的过程,可迅速控制血清中生物活性较强的 T_3 水平,故在辅助治疗重症甲亢、甲状腺危象时列为首选。甲巯咪唑的这种作用相对较弱。

3. 减弱 β 肾上腺素受体介导的糖代谢活动　硫氧嘧啶可减少心肌和骨骼肌的 β 肾上腺素受体数目,降低腺苷酸环化酶活性,从而减弱 β 受体介导的糖代谢活动。

4. 免疫抑制作用　循环血中甲状腺自身抗体和甲状腺过氧化物酶抗体是人类特有的甲状腺刺激性免疫球蛋白(thyroid stimulating immunogloblin,TSI),是引起 Graves 病的主要原因。其机制可能是抑制性 T 淋巴细胞对甲状腺的免疫监护功能,刺激 B 淋巴细胞,合成针对自身免疫性抗原的抗体。硫脲类可抑制 B 淋巴细胞合成抗体,降低血循环中 TSI 的水平,使抑制性 T 淋巴细胞功能恢复正常,因此对甲亢患者除能控制高代谢症状外,也有一定的对因治疗作用。

【临床应用】

1. 甲亢的内科治疗　适用于轻症和不宜手术或 [131]I 治疗的患者,如儿童、青少年、中重度而年老体弱者或兼有心、肝、出血性疾病的患者、手术后复发者等。临床选药的顺序常为:丙硫氧嘧啶、甲巯咪唑、卡比马唑。

2. 甲状腺手术前准备　对需作甲状腺次全切除手术的患者,为减少麻醉和手术后的合并症,防止术后发生甲状腺危象,宜在手术前用硫脲类将甲状腺功能调整到正常或接近正常。由于用硫脲类后 TSH 分泌增多,致使腺体增生,组织脆而充血,故须在术前两周左右加服大量碘剂,使腺体坚实,减少充血,以利于手术进行。

3. 甲状腺危象时的辅助治疗　甲亢患者因感染、外伤、手术、情绪激动等应激诱因可导致大量甲状腺激素突然释放入血,导致病情急剧恶化,可使患者发生高热、心力衰竭、肺水肿、水和电解质紊乱等而死亡,称为甲状腺危象(thyroid crisis)。对此,除消除诱因、对症治疗外,应立即给予大剂量碘剂以抑制甲状腺激素的释放,并同时应用硫脲类药物(常选用丙硫氧嘧啶)作为辅助治疗,以阻断甲状腺激素的合成,剂量约为治疗量的 2 倍,疗程不宜超过一周。

【不良反应】

约有 3%~12% 用药者发生不良反应,以甲硫氧嘧啶发生率较高,丙硫氧嘧啶和甲巯咪唑发生较少。

1. 过敏反应　最常见,多为皮疹、药疹、荨麻疹等轻度过敏反应,也可有红斑狼疮样反应、关节痛、荨麻疹等浆膜炎等,停药后可自行消退。

2. 消化道反应　有厌食、呕吐、腹痛、腹泻等，严重者可见黄疸和中毒性肝炎。甲硫氧嘧啶偶有味、嗅觉改变。

3. 粒细胞缺乏症　为最严重的不良反应，发生率约 0.1% ~0.5%，老年人较易发生。多在治疗后 2~3 个月内发生，故应定期查血常规。甲亢本身也可使白细胞数偏低，须加以鉴别。该症状发展迅速，可以致死，应嘱患者警惕前驱症状，如咽痛、发热等，一经发现立即停药就诊。

4. 甲状腺肿和甲状腺功能减退　长期用药后，可使血清甲状腺激素水平显著下降，反馈性增加 TSH 分泌而引起腺体代偿性增生，腺体增大、充血，重者可产生压迫症状。及时发现并停药常可自愈。如停药后不能恢复，则应采用甲状腺激素制剂作替代治疗。

【相互作用】磺胺类、对氨水杨酸、对氨苯甲酸、保泰松、巴比妥类、酚妥拉明、磺酰脲类、维生素 B$_{12}$ 等药物均能不同程度地抑制甲状腺功能，如与硫脲类同用，可能增强抗甲状腺效应。不宜与双香豆素类口服抗凝药合用，因可使后者作用加强，易致出血倾向。

知识拓展

Graves' 病的临床治疗

甲巯咪唑是 Graves' 病的首选药物，每日 1 次，依从性好，毒性也比丙硫氧嘧啶小。甲巯咪唑的血清半衰期和甲状腺半衰期较长，作用持续时间长。甲巯咪唑的初始剂量通常是每日 15~40mg。丙硫氧嘧啶的常用初始剂量是每 8 小时 100mg，当每日剂量大于 300mg 时则给药间隔改为 4~6 小时。每日用丙硫氧嘧啶 300~400mg 或甲巯咪唑 30~40mg 治疗时，若疗效不好，时常是由于患者顺从性不好，或因为病情较严重。在那些甲状腺肿非常明显或无论以何种形式曾被预先用过碘的患者中，发现效应延迟现象。一旦甲状腺功能达到正常(经常在 12 周内)，抗甲状腺药的剂量便可减小，但不能停止，以免 Graves' 病再次加重。

二、碘和碘化物

碘和碘化物是人体内必需的微量元素之一，正常人每日需碘 100~150μg。目前常用的复方碘溶液，又称卢戈液(Lugol's solution)，含碘 5%，碘化钾 10%，也可用碘化钠等。本类药物以碘化物形式从胃肠道吸收，以无机碘离子(I⁻)形式存在于血中，除被甲状腺摄取外，也可见于胆汁、唾液、汗、泪及乳汁中。

【药理作用】

碘和碘化物是治疗甲状腺病最古老的药物，不同剂量的碘化物对甲状腺功能可产生不同的作用。

1. 小剂量的碘用于治疗单纯性甲状腺肿　小剂量的碘是合成甲状腺激素的原料。如机体碘的供应不足，可致甲状腺激素合成不足，通过反馈机制使 TSH 分泌增加，促使甲状腺增生，产生单纯性甲状腺肿。在缺碘地区补充适量碘化物可防治单纯性甲状腺肿。

2. 大剂量碘有抗甲状腺作用　大剂量碘化物对甲亢患者和正常人都能产生抗甲状腺作用，且作用快而强，用药 1~2 天就起效，10~15 天达最大效应。其机制主要是抑制甲状腺激素的释放，通过抑制甲状腺球蛋白水解酶，使甲状腺激素不能和甲状腺球蛋白解离，从而迅速降低血循环中甲状腺激素水平；还可通过抑制过氧化物酶，影响酪氨酸碘化和碘化酪氨酸的缩合，使 T$_3$、T$_4$ 合成减少。大剂量碘产生的这种抗甲状腺效应被称为 Wolff-Chaikoff 效应，但这种作用具有自限性，连续用药约两周后，腺泡内碘离子浓度高到一定程度时，甲状腺摄碘能力即自动降低，胞内碘离子浓度下降，上述抗甲状腺作用消失，甲亢症状复发甚至加重，Wolff-Chaikoff 效应发生"逸脱"而不再有效。故碘化物不能单独用于甲亢内科治疗。此外，大剂量碘能抑制垂体分泌 TSH，使腺体缩小变硬，血管减少。

【临床应用】

1. 防治单纯性甲状腺肿 在缺碘地区食盐中添加万分之一或十万分之一的碘化钾或碘化钠，可有效地防止发病。必要时加用甲状腺制剂以抑制腺体代偿性增生肥大。如腺体太大或已有压迫症状应考虑手术治疗。

2. 甲亢手术前准备 先用硫脲类药物控制病情至接近正常，术前两周加用大剂量碘剂，如复方碘溶液按每天 3 次，每次 3~5 滴给药，可使甲状腺激素分泌减少，改善甲亢症状，并能对抗硫脲类引起 TSH 增多的作用，使甲状腺组织内血管减少，腺体缩小变硬，有利于手术进行。

3. 甲状腺危象的治疗 可将碘化物加到 10% 葡萄糖溶液中静脉滴注，也可服用复方碘溶液，并在两周内逐渐停服，需同时配合服用硫脲类药物。

【不良反应】

1. 过敏反应 给药后立即或几小时后发生，主要表现为上呼吸道刺激症状、发热、皮疹、皮炎，也可有血管神经性水肿，血管神经性水肿，严重者有喉头水肿，可致窒息。停药后即可消退，必要时采取抗过敏措施。对碘过敏和活动性肺结核患者禁用。

2. 慢性碘中毒 长期应用可出现口腔及咽喉烧灼感、唾液分泌增多、鼻窦和眼结膜刺激症状及唾液腺肿大等，一般停药后可消退。

3. 诱发甲状腺功能紊乱 长期服用碘化物可诱发甲亢，也可诱发甲减或甲状腺肿大。慢性阻塞性肺疾患应用大剂量碘剂治疗时可发生伴有或不伴有甲减的甲状腺肿。甲状腺肿大或甲状腺受过损害患者以及有甲状腺功能亢进家族史者慎用。

因碘可通过胎盘或进入乳汁引起胎儿或新生儿甲状腺肿，严重的可压迫气管而致命，故孕妇及乳母应慎用。

三、放射性碘

碘的放射性同位素有 ^{131}I、^{125}I、^{123}I 等几种。^{125}I 的 $t_{1/2}$ 太长（60 天），^{123}I 的 $t_{1/2}$ 太短（13 小时），均不便于应用。而 ^{131}I 的 $t_{1/2}$ 约 8 天，用药后一个月可消除其放射性的 90%，56 天消除 99%，因而比较适用。

【药理作用】甲状腺具有高度摄碘能力，口服或静脉注射 ^{131}I 化钠溶液后，^{131}I 可被甲状腺摄取浓集，并可产生 β 线（占 99%），β 线在组织内的射程仅 0.5~2mm 因此其辐射作用只限于甲状腺内；又因增生组织对射线敏感性大，射线主要破坏甲状腺实质，而损伤很少波及其他组织，故 ^{131}I 起到类似手术切除部分甲状腺的作用，^{131}I 也可产生少量 γ 射线（占 1%），可在体外测得，可用作甲状腺摄碘功能测定。

【临床应用】

1. 甲状腺功能亢进的治疗 由于放射性物质对人体具有广泛的影响，尤其是其可能的致癌及致突变作用，故应严格限制其适应证。放射性 ^{131}I 仅适用于不宜手术、手术后复发、因过敏或其他原因不能应用硫脲类抗甲状腺药者，或长期药物治疗无效或复发者。^{131}I 作用缓慢，一般用药一个月后开始见效，3~4 个月后甲状腺功能恢复正常。20 岁以下患者、妊娠或哺乳妇女及肾功能不良者均不宜应用 ^{131}I。

2. 甲状腺摄碘功能测定 小量 ^{131}I 可用于测定甲状腺摄碘功能。试验前两周停用一切可能影响碘摄取和利用的药物和食物，试验当日空腹服小量 ^{131}I，服药后 1 小时、3 小时、24 小时（或 2 小时、4 小时、24 小时）分别测定甲状腺的放射性，计算摄碘百分率。甲亢患者摄碘率较高，3 小时摄碘率超过 30%~50%，24 小时超过 45%~50%，且摄碘高峰时间前移。甲减患者与此相反，摄碘最高不超过 15%，高峰在 24 小时以后。

【不良反应】剂量过大易致甲状腺功能低下，故应严格掌握剂量和密切观察有无不良反应，一旦发生甲状腺功能低下应补充甲状腺激素。少数患者服药后有憋气及甲状腺部位疼痛，重症病例或剂量过大时，可从被破坏的腺体释放出大量激素而发生甲状腺危象，宜先用其他抗甲状腺药控制病情，再用放射性碘治疗。服^{131}I前2~4周应避免用碘剂及其他含碘食物。卵巢也是碘的富集组织，可能对遗传产生影响，用^{131}I治疗后可能产生异常染色体。因此，^{131}I禁用于妊娠甲亢、儿童甲亢及重症甲亢。

四、β肾上腺素受体阻断药

【药理作用】β受体阻断药主要通过阻断β受体，减轻甲亢患者交感－肾上腺系统兴奋所致心率加快、心悸、多汗、手震颤等症状，此外还可通过阻断迷走神经作用而抑制甲状腺激素的分泌。普萘洛尔还能抑制外周组织的5′-脱碘酶而减少T_3生成；阿替洛尔和美托洛尔则因同时还抑制5′-脱碘酶而减少T_3和rT_3生成。本类药物不干扰硫脲类药物对甲状腺的作用，且起效快。以无内在拟交感活性的β肾上腺素受体阻断药较为常用。

【临床应用】普萘洛尔等β肾上腺素受体阻断药主要用于控制甲亢、甲亢术前准备及甲状腺危象时的辅助治疗，适用于不宜用抗甲状腺药、不宜手术及^{131}I治疗的甲亢患者。甲亢患者用药后，可迅速减轻焦虑、震颤及窦性心动过速等症状；甲亢术前大剂量应用可避免甲状腺充血，甲状腺体肿大和变脆，缩短手术时间，有利于手术进行；静脉注射可帮助甲状腺危象患者度过危险期，若与硫脲类药物合用疗效更佳。

【不良反应】

不良反应较少，但应注意防止β受体阻断药对心血管系统和气管平滑肌等的不良反应。

答案解析

思考题

1. 简述甲状腺激素的药理作用。
2. 常用的抗甲状腺药物有哪几类？
3. 小剂量和大剂量碘剂分别有什么作用？
4. 甲亢病人进行甲状腺切除手术前主要用哪两类药物治疗？简述其机制。
5. 为什么治疗甲状腺危象时需要给予大剂量碘剂并辅助硫脲类药物。

（胡庆华）

书网融合……

习题

微课

本章小结

第二十八章　作用于生殖系统的药物

学习目标

1. 通过本章学习，掌握子宫平滑肌兴奋药的药理作用和临床用途，雌激素类、孕激素类及雄激素类药物的临床应用；熟悉雌激素、孕激素和雄激素的生理与药理作用；缩宫素和麦角生物碱用药注意事项；抑制排卵避孕药的药理作用及机制；西地那非的药理作用及机制；了解抗雌激素类及抗孕激素类药、其他避孕药的药理作用、临床应用和不良反应。

2. 具备综合运用核心知识的能力，能够学以致用为临床用药提供服务。

3. 树立药学服务人类和满足大健康的理念，担负药学工作者应有的职责。

作用于生殖系统的药物包括影响生殖器官和影响性激素的两大类药物，影响生殖器官的药物主要有子宫平滑肌兴奋药和抑制药；影响性激素的药物主要有雌激素类药及其拮抗药、孕激素类药、雄激素类药其拮抗药、避孕药等。 e 微课

第一节　子宫平滑肌兴奋药和抑制药

一、子宫平滑肌兴奋药

子宫平滑肌兴奋药（oxytocics）是一类选择性兴奋子宫平滑肌的药物。可引起子宫节律性收缩（用于催产和引产），也可引起强直性收缩（用于产后止血和产后子宫复原），如使用不当可造成子宫破裂与胎儿窒息的严重后果，因此必须慎重使用和掌握合适剂量。常用药物有缩宫素、麦角生物碱、前列腺素等。

缩宫素

缩宫素（oxytocin）又称催产素（pitocin），是由下丘脑室旁核、视上核神经元产生的激素原裂解生成的神经垂体激素。

【体内过程】　口服后在消化道易被破坏而无效；肌注 3~5 分钟内起效，疗效维持 20~30 分钟。静脉注射起效快，但维持时间短，通常以静脉滴注维持疗效。缩宫素可透过胎盘。大部分经肝脏及肾脏破坏，少部分以结合形式经肾脏排泄。

【药理作用】

（1）兴奋子宫　直接兴奋子宫平滑肌加强其收缩。收缩强度与剂量及体内的性激素水平相关。①小剂量缩宫素（2~5U）加强子宫的节律性收缩，促进胎儿娩出；大剂量缩宫素（5~10U）使子宫持续强直性收缩，不利于胎儿娩出。②平滑肌对缩宫素的敏感性与体内雌激素和孕激素水平密切相关，雌激素可提高其敏感性，而孕激素则降低。妊娠早期，孕激素水平高，敏感性低；妊娠后期，雌激素水平高，敏感性增高。临产时子宫最为敏感。

（2）排乳和降压　缩宫素使乳腺泡周围的肌上皮细胞（属平滑肌）收缩，促进排乳。大剂量还能短暂地松弛血管平滑肌，引起血压下降并有轻度抗利尿作用。

【临床应用】

（1）催产和引产　对于无产道障碍而宫缩无力的难产可用小剂量缩宫素促进分娩。对于死胎、过期妊娠或因患严重心脏病等病的孕妇，需提前中断妊娠者可用缩宫素引产。

（2）产后止血　皮下或肌注较大剂量缩宫素（5~10U）迅速引起子宫强直性收缩，压迫子宫肌层内血管而止血。

【不良反应】缩宫素过量可引起子宫高频率甚至持续性强直收缩可致胎儿窒息或子宫破裂。

大剂量缩宫素可导致抗利尿作用而出现水潴留和低钠血症。

麦角生物碱

麦角（ergot）是寄生在黑麦及其他禾本科植物上的一种麦角菌干燥菌核。现已可人工培养。麦角中含有多种生物碱，以麦角新碱为代表的胺生物碱类，易溶于水，对子宫的兴奋作用强而迅速；以麦角胺和麦角毒为代表的肽生物碱类，难溶于水，对血管作用显著。

【药理作用】

（1）兴奋子宫　麦角生物碱能选择性兴奋子宫平滑肌，对妊娠较未孕子宫敏感，在临产或新产后最敏感。不同于缩宫素，它们的作用强而持久，剂量稍大即引起子宫强直性收缩，对子宫体和子宫颈的作用无明显差别，因此不宜用于催产和引产。

（2）收缩血管　麦角生物碱能直接收缩血管，特别是麦角胺能收缩脑血管。但大剂量会损伤血管内皮细胞，长期服用可导致肢端干性坏疽。

【临床应用】麦角新碱能使子宫平滑肌强直性收缩，进而机械压迫血管而止血，可用于产后或其他原因引起的子宫出血。麦角流浸膏可用于加速产后子宫复原。麦角胺因收缩脑血管可缓解动脉搏动引起的偏头痛。麦角毒的氢化物即氢麦角毒，具有抑制中枢和舒张血管作用，可与异丙嗪、哌替啶配成冬眠合剂。

【不良反应】注射麦角新碱可致呕吐、血压升高等，妊娠毒血症产妇产后应慎用。长期应用可损伤血管内皮细胞，特别是肝脏或外周血管有病者更为敏感。

前列腺素

前列腺素（prostaglandins，PGs）是一类广泛存在于体内的不饱和脂肪酸，早期从羊精囊提取，现可人工合成。与缩宫素不同，前列腺素 E-2（PGE-2，地诺前列酮）、前列腺素 F2-α（PGF2-α，地诺前列素）和硫前列酮（sulprostone），对各期妊娠子宫都有显著的兴奋作用，对分娩前子宫尤为敏感，且增强子宫平滑肌节律性收缩的同时，尚能松弛子宫颈平滑肌，可用于足月或妊娠中期引产。

二、子宫平滑肌抑制药

子宫平滑肌抑制药能够抑制子宫平滑肌，使其收缩力减弱、收缩节律减慢，故又称抗分娩药，具有保胎作用，可用于防治早产、流产和痛经。常用药物有 β_2 受体激动药（沙丁胺醇、利托君等）、硫酸镁、钙拮抗药（硝苯地平）、环氧合酶抑制药（吲哚美辛）等。

第二节　雌激素类药及抗雌激素类药

雌激素类药是指具有雌激素样作用的药物，包括雌二醇的衍生物炔雌醇、炔雌醚、戊酸雌二醇以及非甾体类药物己烯雌酚等。抗雌激素类药是指拮抗雌激素作用的药物，包括他莫昔芬、氯米芬、雷洛昔芬和曲来唑等。

一、雌激素类药

天然的雌激素类药(estrogens – like drugs)有雌二醇、雌酮和雌三醇，口服效价低，需注射给药。临床常用以雌二醇为母体的合成衍生物，具有可口服或长效的优点，如炔雌醇(ethinylestradiol)、炔雌醇(ethinylestradiol)及戊酸雌二醇(diethylstilbestrol)等。

【体内过程】 天然雌激素口服吸收后易在肝被破坏，效价远低于注射；血液中大部分雌二醇可与性激素结合球蛋白特异性结合，也可与白蛋白非特异性地结合；部分以与葡萄糖醛酸及硫酸结合的形式从肾脏排出，部分从胆道排泄并形成肝肠循环。

人工合成的炔雌醇、炔雌醚或己烯雌酚等在肝内代谢较慢，口服效果好，吸收后储存于体内脂肪内作用持久，而酯类衍生物制剂肌注给药局部缓慢吸收，可延长其作用时间。大多数雌激素可通过皮肤及黏膜吸收，可改变剂型进行局部给药，如制成贴片、霜剂或栓剂等。

【生理及药理作用】

（1）生殖系统　促进性器官的发育和成熟，维持女性第二性征。雌激素可促进子宫肌层和内膜增殖变厚，与孕激素共同调节月经周期的形成；可增加子宫平滑肌对缩宫素的敏感性；促使子宫颈管腺体分泌黏液，有利于精子的穿透和存活。

（2）排卵　小剂量雌激素刺激促性腺激素分泌，促进排卵；大剂量雌激素通过负反馈机制减少促性腺激素释放，从而抑制排卵。

（3）乳腺　小剂量雌激素刺激乳腺导管及腺泡的生长发育，大剂量雌激素则能抑制催乳素对乳腺的作用，减少乳汁分泌。

（4）心血管系统　雌激素可以增加一氧化氮和前列腺素的合成，舒张血管，抑制血管平滑肌细胞的异常增殖和迁移，通过减轻心肌缺血-再灌注损伤保护心脏。

（5）神经系统　雌激素能促进神经细胞的生长、分化、存活与再生，并且促进神经胶质细胞的发育及突触的形成；此外，雌激素还能促进乙酰胆碱、多巴胺、5-羟色胺等神经递质的合成。

（6）代谢　雌激素可增加醛固酮分泌引起轻度的水钠潴留和血压升高；雌激素对儿童可显著增加骨骼的钙盐沉积，加速骨骺闭合，对成人则能增加骨量，改善骨质疏松；大剂量雌激素能升高高密度脂蛋白、降低低密度脂蛋白；

（7）其他　雌激素可增加凝血因子Ⅱ、Ⅶ、Ⅸ、Ⅹ的活性，促进血液凝固。

【临床应用】

（1）绝经期综合征及骨质疏松　绝经期综合征是更年期妇女因雌激素分泌减少、垂体促性腺激素分泌增多而造成内分泌平衡失调的现象。采用雌激素替代治疗可抑制垂体促性腺激素的分泌，从而减轻各种症状。绝经期和老年性骨质疏松适量补充雌激素，可减少骨质流失，预防骨折发生。局部给药用于老年性阴道炎及女阴干枯症等。

（2）卵巢功能不全和闭经　原发性或继发性卵巢功能低下者以雌激素替代治疗，可促进外生殖器、子宫及第二性征的发育，合用孕激素类可产生人工月经周期。

（3）功能性子宫出血　雌激素促进子宫内膜增生修复出血创面，也可适当配伍孕激素以调整月经周期。

（4）乳房胀痛　部分妇女停止哺乳后发生乳房胀痛，大剂量雌激素可干扰催乳素作用，抑制乳汁分泌克服胀痛。

（5）晚期乳腺癌　绝经五年以上的乳腺癌可用雌激素治疗，缓解率达40%左右。但绝经前及绝经五年以内患者禁用。

（6）前列腺癌 大剂量雌激素类抑制垂体促性腺激素分泌，使睾丸萎缩而抑制雄激素产生，雌激素本身也有抗雄激素的作用，可改善症状，使肿瘤病灶退化。

（7）痤疮 青春期痤疮常因雄激素分泌过多所致，可用雌激素类治疗。

（8）避孕 与孕激素合用可避孕。

【不良反应】①常见恶心、食欲不振，早晨多见，口服时从小剂量开始逐渐增加剂量可减轻反应。②长期大量应用可引起子宫内膜过度增生及子宫出血，有子宫出血倾向，子宫内膜炎者慎用。③本品在肝脏代谢，并可能引起胆汁郁积性黄疸，肝功能不良者慎用。④雌激素可加重偏头痛和诱发抑郁症。

二、抗雌激素类药

本类药能与雌激素受体结合，竞争性拮抗雌激素作用。主要用于不孕症和闭经，也可用于晚期乳腺癌。临床常用药物有他莫昔芬（tamoxifen）、氯米芬（clomiphene）、雷洛昔芬（raloxifene）等。

他莫昔芬竞争性与乳腺癌细胞的雌激素受体结合，可抑制依赖雌激素才能持续生长的肿瘤细胞。临床上广泛用于雌激素受体阳性的乳腺癌患者的治疗。

氯米芬拮抗下丘脑的雌激素受体，消除雌二醇的负反馈抑制，促使垂体前叶分泌促性腺激素，诱发排卵。临床用于治疗功能性不孕症、功能性子宫出血、绝经后期乳腺癌及长期应用避孕药后发生的闭经等。

雷洛昔芬（raloxifene）为选择性雌激素受体调节药，对不同组织的雌激素受体亲和力不同，表现为对乳腺和子宫内膜上的雌激素受体没有作用，但可特异性拮抗骨组织的雌激素受体，临床多用于骨质疏松症的治疗。

🔗 知识拓展

雌激素在晚期乳腺癌治疗中的特殊定位

雌激素在晚期乳腺癌治疗中呈现独特"双刃剑"效应：低剂量通过激活雌激素受体（ERα）促进肿瘤增殖，而高剂量则通过多途径抑制肿瘤生长。①诱导ERα泛素化降解，阻断雌激素依赖性信号传导。②触发Fas/JNK通路，启动线粒体凋亡途径。③抑制肿瘤局部微环境中芳香化酶活性，减少雌激素合成。雌激素曾作为乳腺癌的一线治疗药物。随着他莫昔芬等选择性雌激素受体调节剂出现，雌激素的临床应用逐渐被取代。目前雌激素主要用于绝经后晚期激素受体阳性（ER⁺/PR⁺）患者的治疗。近年来的研究发现，即使经过多线内分泌治疗耐药的患者，仍可能对高剂量雌激素产生应答。2023年美国国立综合癌症网络（National Comprehensive Cancer Network，NCCN）乳腺癌指南，已经将高剂量雌激素（如己烯雌酚）列为2B类三线挽救方案，使其重新回归临床应用。雌激素在晚期乳腺癌中的"老药新用"充分体现了肿瘤治疗的复杂性。

第三节 孕激素类药

天然孕激素（progestogens）为黄体酮（progesterone，孕酮），主要由卵巢黄体分泌，妊娠3~4个月后黄体逐渐萎缩而由胎盘分泌代之，直至分娩。临床应用的是人工合成品及其衍生物，按化学结构可分为两大类。

1. 17α-羟孕酮类 由黄体酮衍生而来，在17位加上长的酯链则使其作用时间延长。如氯地孕酮（chlormadinone）、甲羟孕酮（medroxyprogesterone，安宫黄体酮）、甲地孕酮（megestrol）等。

2. 19-去甲睾丸酮类 由炔孕酮(ethisterone)衍生而来，结构与睾酮相似，如炔诺酮(norethisterone, norlutin)、双醋炔诺醇(ethynodiol diacetate)、炔诺孕酮(norgestrel，18-甲基炔诺酮)等。

【体内过程】黄体酮口服后在胃肠道及肝脏迅速失活，需注射或舌下给药；血浆蛋白结合率高，游离的药物仅占3%，代谢产物主要与葡萄糖醛酸结合从肾排出；人工合成的炔诺酮、甲地孕酮等作用较强，在肝脏代谢较慢，可口服，是避孕药的主要成分。

【生理及药理作用】

1. 生殖系统 ①月经后期在雌激素作用的基础上使子宫内膜继续增厚、充血、腺体增生并产生分支，由增殖期转为分泌期，有利于孕卵的着床和胚胎发育。②抑制子宫的收缩并降低子宫对缩宫素的敏感性。③可抑制垂体前叶黄体生成素的分泌而抑制卵巢排卵。④促使乳腺腺泡发育，为哺乳作准备。

2. 代谢 竞争性地对抗醛固酮作用，促进 Na^+ 和 Cl^- 的排泄而利尿；促进蛋白质的分解，增加尿素氮的排泄；增加血中低密度脂蛋白，对高密度脂蛋白无或仅有轻微的影响；此外，黄体酮还是肝药酶的诱导剂，可促进药物的代谢。

3. 体温 黄体酮可通过下丘脑体温调节中枢影响散热过程，轻度升高体温，使月经周期黄体相的基础体温升高约0.5℃。

【临床应用】

1. 功能性子宫出血 因黄体功能不足所致子宫内膜不规则成熟与脱落而引起子宫出血时，应用孕激素类可使子宫内膜协调一致地转为分泌期，有助于子宫内膜全部脱落。

2. 痛经和子宫内膜异位症 抑制排卵并减轻子宫痉挛性收缩而止痛，也可使异位的子宫内膜退化，与雌激素合用疗效更好。

3. 先兆流产与习惯性流产 黄体功能不足可导致先兆流产与习惯性流产，孕激素类可安胎，但对习惯性流产疗效不确切。

4. 子宫内膜腺癌、前列腺肥大或前列腺癌症 孕激素作用于子宫内膜癌细胞使其分泌耗竭，导致瘤体萎缩退化，部分患者病情可缓解；通过负反馈调节作用，孕激素抑制垂体分泌促性腺激素，降低雄激素水平，从而促进前列腺细胞萎缩退化，可治疗前列腺肥大或前列腺癌症。

【不良反应】较少偶见头晕、恶心及乳房胀痛等，长期应用可引起子宫内膜萎缩，月经量减少，并易发阴道真菌感染，19-去甲睾酮类大剂量时可致肝功能障碍。

第四节 雄激素类药和抗雄激素类药

一、雄激素类药

天然雄激素(androgens)主要是睾酮(testosterone)，由睾丸间质细胞分泌，肾上腺皮质、卵巢和胎盘等有少量分泌。临床多用人工合成的睾酮衍生物，如丙酸睾酮(testosteronepropionate，丙酸睾丸素)、睾酮(mesterolone)和氟甲睾酮(fluoxymesterone)等。

【体内过程】睾酮口服后极易被肝脏代谢，生物利用度低，多用其油溶液肌内注射或植入皮下给药。睾酮的酯化衍生物吸收缓慢，作用时间长。睾酮的代谢产物与葡萄糖醛酸结合后随尿排出。甲睾酮不易被肝脏破坏，可口服或舌下给药。

【生理及药理作用】

1. 生殖系统 睾酮可促进男性生殖器官发育和成熟，形成并维持男性第二性征，促进精子生成与成熟。大剂量睾酮可负反馈抑制垂体前叶分泌促性腺激素，对于女性可减少卵巢雌激素的分泌，并有直接抗雌激素的作用。

2. 同化作用　睾酮能明显促进蛋白质合成（同化作用），减少蛋白质分解（异化作用），从而形成正氮平衡，使肌肉增长，体重增加，同时可引起水、钠、钙、磷的潴留。

3. 提高骨髓造血功能　大剂量睾酮促进肾脏分泌促红细胞生成素，同时直接刺激骨髓造血功能，使红细胞的生成增加。

4. 免疫增强作用　睾酮促进免疫球蛋白的合成，增强机体免疫功能和巨噬细胞的吞噬功能，具有一定的抗感染能力。尚有糖皮质激素样抗炎作用。

5. 其他　睾酮通过激活雄激素受体和偶联 K^+ 通道，可降低胆固醇、调节凝血和纤溶过程、舒张血管等。

【临床应用】

1. 替代疗法　对无睾症（先天或后天两侧睾丸缺损）或类无睾症（睾丸功能不足）的患者、男性性功能低下者，可用睾酮替代治疗。

2. 围绝经期综合征与功能性子宫出血　通过对抗雌激素作用，使子宫平滑肌及血管收缩，逐渐使子宫内膜萎缩而止血，更年期患者尤为适用。对于严重出血者，可注射己烯雌酚、黄体酮和丙酸睾酮三药的混合物，但停药时应逐渐减少药量，避免因突然停药而引起停药性出血。

3. 晚期乳腺癌　雄激素能够缓解部分患者的病情，可能与雄激素对抗雌激素活性以及抑制垂体前叶分泌促性腺激素的作用有关。雄激素还可对抗催乳素对癌组织的刺激作用。

4. 贫血　丙酸睾酮或甲睾酮可改善骨髓造血功能，可用于再生障碍性贫血及其他贫血。

5. 虚弱　由于雄激素的同化作用，各种消耗性疾病、骨质疏松、生长延缓、长期卧床、放疗等身体虚弱状况下，可用小剂量雄激素治疗。

【不良反应】女性长期应用雄激素后，可出现男性化改变，如：痤疮、多毛、声音变粗、闭经、乳腺退化等。男性患者则可发生性欲亢进，长期用药后的负反馈作用使睾丸萎缩，精子生成减少。17α 位由烷基取代的睾酮类药物可干扰肝内毛细胆管的排泄功能，引起黄疸，如发现应立即停止用药。

【禁忌证及应用注意】妊娠期妇女及前列腺癌患者禁用。肾炎、肾病综合征、肝功能不良、高血压及心力衰竭患者也应慎用。

二、抗雄激素类药

抗雄激素类药物指能够对抗雄激素生理效应的药物，包括雄激素合成抑制剂和雄激素受体阻断药等。

环丙孕酮（cyproterone）是 17α-羟孕酮类化合物，具有较强的孕激素样作用，可反馈抑制下丘脑垂体系统，降低血浆中黄体生成素（LH）、促卵泡激素（FSH）水平，从而降低睾酮水平。环丙孕酮还可拮抗雄激素受体，阻断内源性雄激素的药理作用，治疗男性严重性功能亢进。因本药抑制性功能和性发育，故禁用于未成年人。因其可影响肝功能、糖代谢、血常规、肾上腺皮质的功能，故用药期间需严密观察。

第五节　避孕药

生殖是一个复杂的生理过程，包括精子和卵子的形成、成熟、排放、受精、着床及胚胎发育等多个环节，阻断其中任何一个环节均可达到避孕或终止妊娠的目的。应用避孕药是一种安全、有效、使用方便的避孕方法，现有的避孕药大多为女性避孕药，男性用药较少。

一、主要抑制排卵的避孕药

此类药物是目前主要应用的女性避孕药，由不同类型的雌激素和孕激素类组成，包括短效口服避孕药、长效口服避孕药、长效注射避孕药、埋植剂和多相片剂等不同类型。

【药理作用】

1. 抑制排卵　外源性的雌激素通过负反馈机制，抑制下丘脑促性腺激素释放激素的释放，减少促卵泡激素（FSH）分泌而抑制卵泡的生长和成熟，同时孕激素又抑制黄体生成素（LH）释放，两者协同显著抑制排卵。如按规定用药，用药期间避孕效果可达99%。

2. 抗着床作用　抑制子宫内膜正常增殖使其萎缩阻碍受精卵着床。

3. 使宫颈黏液黏度增加　不利于精子进入宫腔。

4. 其他　影响子宫和输卵管的正常活动，使受精卵不能适时地到达子宫，还抑制黄体内甾体激素的生物合成。

【不良反应】

1. 类早孕反应　少数妇女在用药初期可出现轻微的类早孕反应，如恶心、呕吐及择食等，一般坚持用药2~3个月后可减轻或消失。

2. 子宫不规则出血　较常见于用药后最初几个周期中，可加服炔雌醇。

3. 闭经　约有1%~2%服药妇女发生闭经，如连续两个月闭经应停药。

4. 乳汁减少　少数哺乳妇女应用后乳汁减少。

5. 凝血功能亢进　诱发血栓性静脉炎、肺栓塞或脑血管栓塞等。

6. 其他　可能出现痤疮、皮肤色素沉着；个别人可能出现血压升高等反应。

二、其他避孕药

1. 抗早孕药　米非司酮（mifepristone）口服能拮抗孕激素活性，妊娠早期使用，增强子宫平滑肌收缩，从而诱发流产。临床用于抗早孕、房事后紧急避孕，也用于诱导分娩。少数用药者可能发生严重出血，在医师指导下使用。

本类药物还有前列腺素衍生物，如卡前列素、吉美前列素、硫前列酮等。

2. 男性避孕药　棉酚（gossypol）是棉花根、茎和种子中所含的一种黄色酚类物质。棉酚可破坏睾丸细精管的生精上皮，导致精子数量减少。每天服用20mg棉酚，连服两个月避孕有效率可高达99%以上。因棉酚可引起不可逆性精子生成障碍，限制了其作为常规避孕药的使用。

环丙氯地孕酮是一种强效孕激素，为抗雄激素药物。大剂量时可抑制促性腺激素的分泌，减少睾丸内雄激素结合蛋白的产生，抑制精子生成，干扰精子成熟过程。

孕激素和雄激素在较大剂量时可反馈性地抑制腺垂体促性腺激素的分泌，从而抑制精子生成。将两者合用，制成孕激素-雄激素的复合制剂，不仅具有协同作用，还可减少各药剂量，从而减少其副作用。

3. 外用避孕药　常用的外用避孕药多是一些具有较强杀精功能的药物，可以被制成胶浆或栓剂等剂型。将此类药物放入阴道后，药物自行溶解并同时分散在子宫颈表面和阴道壁发挥杀精作用，达到避孕的目的。这种避孕方法的副作用小，极少产生全身性反应。但避孕失败率高。

第六节　治疗阴茎勃起功能障碍药

阴茎勃起功能障碍指阴茎持续不能达到或维持足够的勃起以完成满意的性生活。阴茎勃起是一个复杂的生理过程，涉及神经、血管、内分泌和心理等多个因素的相互作用。阴茎勃起功能障碍常见病因包括：器质性因素如糖尿病、高血压、性腺功能低下等；药物性因素如降压药（降压灵）、抗精神病药物、镇静剂等影响勃起；心理因素如缺乏性知识、精神抑郁、意外惊吓等。此外，一些不良生活习惯也会影响勃起功能，如嗜烟、酗酒、吸毒等。可通过对抗以上因素改善阴茎勃起功能。

西地那非（sildenafil）是第一个口服有效的治疗阴茎勃起功能障碍的药物。其高度选择性作用于5-磷酸二酯酶，减少 cGMP 的降解，从而增加 cGMP 在阴茎海绵体中的浓度，引起阴茎海绵体平滑肌松弛，促使阴茎动脉血液充盈，改善勃起功能。同类磷酸二酯酶抑制药物还有他达拉非、伐地那非等。

前列地尔（alprostadil）可直接作用于阴茎海绵体，因扩张血管而促进阴茎勃起。可制成外用乳膏或经尿道栓剂使用，也可直接注射到阴茎海绵体内（海绵体内注射疗法）。

对于雄激素水平低下导致的勃起功能障碍患者，补充雄激素可以提高性欲和改善勃起功能，十一酸睾酮（testosterone undecanoate）为代表药物。

思考题

答案解析

1. 缩宫素、麦角新碱及前列腺素对子宫平滑肌兴奋作用和临床应用的异同点。
2. 哪些激素可用于治疗功能性子宫出血？其作用机制是什么？
3. 雌激素、孕激素和雄激素的临床用途。
4. 口服避孕药的主要不良反应有哪些？

（翁鸿博）

书网融合……

习题　　　　微课　　　　本章小结

第二十九章　抗微生物药物概论

📖 学习目标

1. 通过本章学习，掌握抗生素、抗菌谱、抑菌药和杀菌药、化疗指数、抗菌药物后效应、耐药性等基本概念；抗菌药物作用机制；熟悉细菌耐药性产生的机制；抗菌药物合理应用的基本原则。

2. 具备利用所学知识为临床合理用药服务的能力。

3. 树立药学服务人类和满足大健康的理念，担负药学工作者应有的职责。

化疗药物(chemotherapeutic drugs)，包括抗微生物药(antimicrobial drugs)、抗寄生虫药(antiparasitic drugs)和抗肿瘤药物(antineoplastic drugs)。本章主要介绍抗微生物药物，抗微生物药包括抗菌药(antibacterial drugs)、抗真菌药(antifungal drugs)和抗病毒药(antiviral drugs)。在应用抗菌药物过程中，应注意细菌、机体及药物之间的相互作用关系(图29-1)。

图 29-1　细菌、机体及抗菌药物的相互作用关系

机体的免疫系统能够防御病原微生物(病原体)的入侵，当免疫功能低下时，病原体会感染机体导致疾病发生。抗菌药物的出现，大大降低了感染性疾病的死亡率，但是随着抗菌药物的广泛使用也带来了耐药、菌群失调等问题。理想的抗菌药物应具备干扰细菌的重要功能而不影响宿主细胞的特性。

第一节　常用术语

1. 抗菌药(antibiotic drugs)　指对细菌具有抑制或杀灭作用的药物，包括抗生素和人工合成的药物。

2. 抗生素(antibiotics)　是由某些微生物(细菌、真菌、放线菌属等)代谢产生的，能抑制或杀灭病原体的一类化学物质。根据其作用对象及功能的不同，可分为抗细菌和抗真菌抗生素等。

3. 抗菌谱(antibacterial spectrum)　指抗菌药物抑制或杀灭病原体的范围，通常分为广谱和窄谱。广谱抗菌药对多种病原体都有效，如四环素、氯霉素、广谱青霉素和广谱头孢菌素等。窄谱抗菌药仅对一种或几种病原体有抗菌作用，如异烟肼仅对结核杆菌有作用，对其他细菌无效。

4. 抑菌药(bacteriostatic drugs)　指仅有抑制细菌生长繁殖而无杀灭作用的药物，如磺胺类、四环

素类、红霉素等药物。

5. 杀菌药（bactericidal drugs） 指对细菌有杀灭作用的药物，如 β-内酰胺类、氨基糖苷类药物等。免疫功能下降尤其是免疫功能丧失的患者，应选用此类药物。

6. 抗菌活性（antibacterial activity） 指抗菌药物抑制或杀灭病原体的能力，可采用体内和体外两种方法定量测定。最低抑菌浓度（minimum inhibitory concentration，MIC）指培养细菌 18~24 小时后，能抑制培养基内细菌生长的最低药物浓度。最低杀菌浓度（minimum bactericidal concentration，MBC）指能杀灭培养基内细菌或使细菌数减少 99.9% 的最低药物浓度。

7. 抗菌后效应（post antibiotic effect，PAE） 指药物浓度下降到 MIC 以下后，细菌生长仍受到持续抑制的效应。

8. 化疗指数（chemotherapeutic index，CI） 通常以实验动物的半数致死量（median lethal dose，LD_{50}）与半数有效量（median effective dose，ED_{50}）之比表示：LD_{50}/ED_{50}，或 LD_5/ED_{95}。CI 是评价药物安全性与有效性的指标，CI 越大，表明药物的疗效越好，对机体毒性越小，临床应用价值越高。但应注意，青霉素的化疗指数很大，对机体几乎没有毒性，却有可能引起过敏性休克这种严重的不良反应。

第二节 作用机制 e微课

抗菌药物主要是通过破坏细胞结构的完整性，或干扰其生理生化过程而发挥抑菌或杀菌作用。具体作用机制主要包括以下方面（图 29 - 2）。

图 29 - 2 抗菌药物作用机制

一、抑制细菌细胞壁的合成

细菌细胞膜外有一层坚韧的细胞壁，能抵御菌体内强大的渗透压，具有保护和维持细菌正常形态的功能。革兰阳性（G^+）菌的细胞壁比较厚实，由肽聚糖（黏肽）（50%~80%）和磷壁酸构成；而革兰阴性（G^-）菌细胞壁较薄，由肽聚糖（1%~10%）和外膜（脂多糖、脂蛋白、磷脂）构成，外膜中的脂多糖（LPS）成为了内毒素的物质基础。

β-内酰胺类抗生素通过与青霉素结合蛋白（penicillin-binding protein，PBPs）结合，抑制转肽酶阻碍黏肽合成，导致细菌细胞壁结构缺损，菌体内的高渗透压使得菌体吸水、膨胀，加之细菌自溶酶被激活，最终菌体溶解、破裂而死亡。人和动物无细胞壁结构，也无肽聚糖，故抑制细菌细胞壁合成的药物对人体细胞无明显毒性。

二、抑制蛋白质的合成

核糖体是蛋白质的合成场所。细菌的核糖体为 70S 复合物，由 30S 和 50S 亚基组成，哺乳动物的核糖体为 80S 复合物，由 40S 和 60S 亚基构成。由于细菌和哺乳动物核糖体的生理、生化与功能不同，抗菌药物在临床常用剂量下可以对细菌有高度选择性，而不影响哺乳动物的蛋白质合成。

氨基糖苷类抗生素对蛋白质合成过程中的起始、肽链的延伸、终止三个阶段均有抑制作用，不可逆地影响蛋白质合成的全过程，从而起到杀菌作用。四环素类能与细菌核糖体 30S 亚基结合，阻止氨基酰 tRNA 与 30S 亚基的 A 位结合，抑制肽链的延长，从而影响蛋白质合成。大环内酯类、氯霉素、林可霉素等能与细菌核糖体 50S 亚基不可逆结合，抑制蛋白质合成。

三、干扰叶酸和核酸的合成与代谢

叶酸是细菌合成核酸所必需的嘌呤和嘧啶的前体，细菌不能利用环境中的叶酸，而必须利用对氨苯甲酸和二氢蝶啶在二氢蝶酸合成酶的作用下合成二氢叶酸，再经二氢叶酸还原酶的作用形成四氢叶酸，四氢叶酸作为一碳基团的载体，参与嘌呤和嘧啶的合成。磺胺类药物与甲氧苄啶(TMP)可分别抑制二氢叶酸合成酶与二氢叶酸还原酶，妨碍叶酸代谢，最终影响核酸合成，从而抑制细菌的生长和繁殖。

喹诺酮类药物可抑制 DNA 合成产生杀菌作用，作用靶点是 DNA 回旋酶和 DNA 拓扑异构酶Ⅳ。利福平通过抑制以 DNA 为模板的 RNA 聚合酶，阻碍 mRNA 的合成。

四、影响细胞膜的功能

哺乳动物的细胞膜含有胆固醇，真菌的细胞膜含有麦角固醇，细菌的细胞膜不含有胆固醇和麦角固醇，主要是由类脂质和蛋白质分子构成的半透膜，具有渗透屏障和运输物质的功能。

G^- 菌外膜含有丰富的脂多糖，带正电荷的多黏菌素多肽类抗生素可与带负电荷的脂多糖结合，咪唑类抗真菌药可抑制真菌细胞膜的麦角固醇合成，制霉菌素和两性霉素 B 等多烯类抗生素能与真菌细胞膜上的麦角固醇结合，从而使胞膜受损，膜通透性增加，菌体内容物外漏导致菌体死亡。

第三节　细菌的耐药性

细菌耐药性(bacterial drug resistance)即多次接触药物后，细菌对抗菌药物的敏感性下降或消失，也称抗药性。根据耐药性的发生原因可分为天然耐药性/固有耐药性(intrinsic resistance)和获得耐药性(acquired resistance)两种。天然耐药性由细菌染色体基因决定，代代相传，不会改变。例如，链球菌对氨基糖苷类抗生素天然耐药；铜绿假单胞菌对多数抗生素均不敏感。获得耐药性多由质粒介导，也可由染色体介导，细菌接触抗菌药物后，通过改变自身的代谢途径，使其避免被药物抑制或杀灭。例如，金黄色葡萄球菌产生 β-内酰胺酶而对 β-内酰胺类抗生素耐药。获得耐药性可由质粒将耐药基因转移给染色体而遗传给后代，成为固有耐药性。

自然界中的细菌同时存在天然耐药菌株和敏感菌株。天然耐药菌株的耐药基因可通过细菌繁殖传给下一代。获得性耐药菌株的耐药基因通过染色体外的质粒在细菌间进行传播，导致耐药性的扩散。

一、细菌耐药性产生机制

1. 产生灭活酶　细菌产生灭活酶是其耐药性形成的最常见机制。灭活酶通过破坏抗菌药物的结构，使抗菌药物在到达作用靶点之前即被酶破坏而失去抗菌作用。①水解酶，如 β-内酰胺酶(β-lactamase)，可裂解 β-内酰胺类抗生素的 β-内酰胺环，导致其丧失抗菌作用；②钝化酶，如氨基糖苷钝化酶、喹诺酮类修饰酶、氯霉素乙酰化转移酶等可作用于相应类型的抗菌药，使其失活。

2. 靶位结构改变　细菌的固有耐药与靶位完全缺失或对药物呈天然低亲和力有关，如支原体缺乏

肽聚糖而对 β-内酰胺类耐药。细菌的获得性耐药则是由于通过改变抗菌药物作用的蛋白结构或数量，影响药物有效结合，从而降低细菌对抗菌药物的敏感性。如改变 PBPs 引起对 β-内酰胺类抗生素耐药，改变 DNA 拓扑异构酶引起对喹诺酮类抗生素耐药。

3. 降低外膜通透性　细菌外膜的通透性下降可减少到达作用靶位的药物量。如 G⁻ 菌突变引起外膜蛋白的改变或缺失可阻止抗生素进入细胞，铜绿假单胞菌对亚胺培南耐药与其特异性外膜蛋白 D（outer membrane protein D，OprD）缺失有关。

4. 加强主动外排　细菌细胞膜上存在主动外排系统（active efflux system），由转运体、附加蛋白和外膜通道蛋白组成，能将进入菌体内的抗菌药物主动外排泵出，使药物浓度降低而导致耐药。由于外排泵的底物选择性很低，常常导致多重耐药（multi-drug resistance，MDR）。多重耐药外排系统广泛分布于 G⁺ 菌、G⁻ 菌、真菌（白色念珠菌）以及结核杆菌中，如金黄葡萄球菌的 NorA 外排系统和铜绿假单胞菌的 MexAB-OprM、MexCD-OprJ 外排泵等。

5. 耐药基因在病原菌之间转移　耐药基因的转移包括垂直和水平转移两种方式。天然耐药菌株通过垂直转移的方式传递耐药基因，获得性耐药菌株通过水平转移的方式在细菌间传播耐药基因，可转移的片段包括质粒、转座子和整合子。由于耐药基因的水平转移可发生在相同或不同种属细菌之间，传播广，速度快，易导致多重耐药的发生。

6. 其他　细菌可通过改变自身代谢状态逃避抗生素作用，如呈休眠状态或者营养缺陷型。多种细菌在生长过程中可形成特殊的膜结构，阻碍抗菌药的进入。

📖 知识拓展

多重耐药性

多重耐药性（multi-drug resistance，MDR），是指细菌对通常敏感的常用的三类或三类以上抗菌药物同时呈现耐药，包括泛耐药（extensive drugs resistance，XDR）和全耐药（pan-drug resistance，PDR）。多重耐药是获得耐药而不是固有耐药。耐甲氧西林金黄色葡萄球菌（MRSA）是临床常见的多重耐药菌之一，它对多种抗生素均产生耐药性，包括 β-内酰胺类、大环内酯类、林可酰胺类等。耐万古霉素金黄色葡萄球菌（VRSA）的出现使得医生失去了"最后一张王牌"—万古霉素。针对多重耐药菌感染的治疗是当前社会公共卫生问题的焦点。

二、控制细菌耐药性的措施

抗菌药在临床治疗中的不合理使用或滥用会直接导致细菌耐药性的产生和增加，同时，细菌通过水平转移获得外源性耐药基因会加快耐药菌株的产生。耐药菌的出现大幅降低抗菌药的疗效。加强抗菌药的使用管理，避免滥用可以减少和避免细菌耐药性的产生。

为保障患者用药安全及减少细菌耐药，我国出台了各种应对措施及行动计划，早在 2004 年就制定《抗菌药物临床应用指导原则》，对抗菌药物实行非限制、限制和特殊使用的分级管理制度。例如，严格控制抗菌药物的使用；严格针对预防应用或局部应用合理用药；抗菌药必须凭处方获得；可用一种抗菌药物控制的感染不联用多种抗菌药；窄谱抗菌药可控制的感染不用广谱抗菌药；对耐药菌感染的患者采取相应的消毒隔离措施，防止交叉感染等。同时，建立"全国细菌耐药检测网""全国抗菌药物临床应用监测网"，为促进抗菌药的规范使用发挥积极作用。

第四节 抗微生物药物的合理应用原则

抗菌药在杀菌的同时也可能会对人体造成很大伤害，抗菌药的滥用不仅易产生耐药，也可能导致器官损伤、机体功能障碍，甚至死亡等。近年来，屡次爆发的全球"超级细菌"和"超级真菌"等耐药性微生物事件，使人们对抗菌药物的合理应用更为关注。根据细菌耐药变化趋势和相关学科发展情况，国家组织相关专家深入研究并广泛征求意见，形成和制订 2015 年版《抗菌药物临床应用指导原则》。

一、明确病因，针对性用药

在临床确定或怀疑细菌性感染后，病原菌的鉴别很重要，应加强对患者进行病原学诊断，如留取血、痰、尿等常规性标本，严格按照指导原则的流程进行操作，对感染的标本进行细菌培养等措施，并对其进行体外抗菌药物敏感试验，为针对性选用抗菌药物提供参考依据。

严格根据适应证选择抗菌药，防止抗菌药物的不合理应用。抗菌药物的抗菌谱各有不同，相同抗菌谱的药物也存在药效学和药动学差异，使其临床适应证各不相同。如广谱青霉素类抗生素氨苄西林是治疗大肠埃希菌的基础药物，但由于耐药性的产生，目前常使用第三代头孢菌素与氟喹诺酮类进行治疗。抗菌药对各种病毒、衣原体、支原体引起的感染性疾病通常无治疗作用。发病原因不明的感染不宜使用抗菌药，否则可使临床症状不典型，病原体不易检出，延误正确诊断与治疗。尽量避免皮肤黏膜的局部应用抗菌药，以免发生过敏反应和导致耐药菌的产生。药物通常在血液丰富的组织器官（肝、肺、肾）浓度高，在血液供应较少的部位及脑脊液浓度低，抗菌药物必须在感染部位达到有效的抗菌浓度才能有效地控制感染。

二、确定合理的给药剂量和用法

药物敏感性试验（简称药敏试验）在指导临床合理选用抗菌药物中发挥重要和关键的作用。最低抑菌浓度（MIC）可用以检测和衡量药物敏感性，与临床疗效直接相关。抗菌药物的剂量和用法，特别是针对多重耐药菌的用药和剂量选择，一般可参考 MIC 确定。剂量过小，达不到治疗目的且易产生耐药性。剂量过大，则易产生严重不良反应。抗菌药物的疗程应遵循"最小有效剂量，最短必需疗程"的原则，感染病菌不同，疗程也有所差异。疗程过短，易导致疾病复发或转为慢性感染。对一般急性感染，在体温恢复正常，症状消失后继续用药 3 天。

依据药动学/药效学结合（pharmacokinetic and pharmacodynamic，PK/PD）模型的原理，抗菌药物可分为时间依赖性（如 β-内酰胺类、林可霉素类、碳青霉素、万古霉素、部分大环内酯类等）和浓度依赖性（如氨基糖苷类、喹诺酮类、两性霉素等）两类。

时间依赖性抗生素 时间依赖性抗生素的杀菌效果主要取决于血药浓度超过 MIC 的时间，如 β-内酰胺类抗生素血药浓度高于 MIC 的时间大于给药间隔的 20% 时起到抑菌效果，若要起到杀菌效果，则需大于 40%。这类抗菌药治疗原则是将给药间隔缩短，每日剂量分 3~4 次给予，以保证体内血药浓度高于 MIC 的时间足够长。

浓度依赖性抗生素 浓度依赖性抗生素的杀菌效果主要取决于血药浓度峰值（C_{max}），峰浓度越高，对致病菌的作用越强。一般用 C_{max} 与 MIC 的比值（C_{max}/MIC）、血药浓度-时间曲线下面积（AUC）与 MIC 的比值（AUC/MIC，AUIC）作为药效评价指标。氨基糖苷类抗生素 C_{max}/MIC 大于 10 时可以保证临床疗效，喹诺酮类抗生素 AUC 高于 125 时细菌清除率较高，若低于 100 则易发生细菌耐药。这类抗菌药治疗原则是在最少中毒剂量范围内，尽量提高单次给药剂量，达到更大 C_{max}，提高临床疗效。

三、根据患者的病理生理情况用药

精准抗感染治疗要综合考虑患者的个体情况，包括全身状况和肝肾功能状态、病原体、体外药敏、流行病学及抗生素暴露史，确定和给予合适的药物和剂量。肝肾功能损害者通常应选择无肝肾毒性的药物。新生儿及小儿的肝肾器官未发育成熟，应避免应用对组织、器官毒性较大的抗菌药物。老年人肾功能呈生理性减退，应选用毒性低并具杀菌作用的抗菌药物。在服用主要经肾脏排泄的抗菌药物时，应按照轻度肾功能减退的情况，以正常治疗量的 1/2~2/3 减量给药。

四、严格控制预防用药

抗菌药物不适当的预防用药可引起病原菌高度耐药，发生继发感染而难以控制。抗菌药的预防性应用仅限于经临床实践证明确实有效的少数情况，主要适应证包括：①严重创伤、开放性骨折、大面积烧伤、腹内脏器破裂、有严重污染和软组织破坏的创伤等；②闭塞性脉管炎患者因截肢术或外伤导致的气疽、结肠或直肠手术后的多种需氧与厌氧菌感染；③流行性脑脊髓膜炎、结核病、疟疾、破伤风、风湿热复发或风湿病等；④急症手术病人的身体其他部位有化脓性感染；⑤进行人造物留置手术、有心脏瓣膜病或已植有人工心脏瓣膜者，因病需作手术时等。

五、规范和掌握抗菌药联合应用的指征

抗菌药物之间以及抗菌药与其他药物之间联合应用时，可能会产生配伍禁忌而影响疗效，甚至发生严重的不良反应。如抗菌药与解热镇痛药联用可能导致肾脏损害；青霉素类与四环素、维生素 C、碳酸氢钠、阿托品等药物联用，可能会导致青霉素类药物失效。采用单一药物可有效治疗的感染，不应联合用药，以免药物毒性的增加或拮抗效应的出现。没有明确用药指征的，不宜联合应用抗菌药物。单一抗菌药物不能控制的严重感染及多重混合感染方可考虑联合用药，以扩大抗菌谱，控制病情发展，同时需注意配伍变化及避免不良反应的发生。

抗菌药联合应用的指征主要包括以下情况：①病因未明的严重感染；②单一抗菌药物不能有效控制的需氧菌与厌氧菌混合感染；③长期用药易产生耐药的细菌感染；④降低药物毒性反应；⑤细菌感染所致的脑膜炎和骨髓炎。

抗菌药物依据其作用性质可分成四大类型：第一类为繁殖期杀菌药（Ⅰ），如 β-内酰胺类；第二类为静止期杀菌药（Ⅱ），如氨基糖苷类、多黏菌素类；第三类为快速抑菌药（Ⅲ），如四环素、大环内酯类；第四类为慢速抑菌药（Ⅳ），如磺胺类药物等。上述抗菌药联合应用时，可产生协同（Ⅰ+Ⅱ）、拮抗（Ⅰ+Ⅲ）、相加（Ⅲ+Ⅳ）和无关（Ⅰ+Ⅳ）四种效果，需根据抗菌药物的作用性质进行恰当配伍。

六、防止和杜绝抗菌药物的滥用

随着抗菌药物在临床广泛和大量的应用，由于人们对抗生素认识的局限、对抗生素的盲目信任和依赖等多方面因素导致抗菌药物的滥用。为合理使用抗菌药物，防止和杜绝其滥用，应注意以下问题。①加强对临床抗菌药物应用的管理，建立抗菌药物分级管理机制，大力推进临床药学研究。②选择病原菌敏感的抗菌药物进行治疗。不同的致病菌对药物的敏感性也不同，相同的菌株对同一抗菌药物的敏感性也有差异，用药前应进行药敏试验，优选耐药率低的抗菌药物进行治疗。特殊情况下无法及时鉴定病原菌时，可先根据经验选择抗菌药物治疗，待确定病原菌后，立即调整用药方案。③使用抗菌药之前应慎重考虑其可能产生的过敏反应、菌群失调或二重感染等不良反应，并在病情好转后及时停药，避免病原菌耐药性的产生和扩展。④加强抗菌药物知识的普及，规范其广告和宣传信息，提升患者对合理用药的认识。

思考题

1. 简述抗菌药物体外活性的两种表达方式。
2. 简述化疗指数的概念和意义。
3. 抗菌药物有哪些抗菌机制？
4. 试述细菌对抗菌药物产生耐药性的机制是什么？
5. 试述抗菌药物合理应用的基本原则。

（王宇华）

书网融合……

习题　　　　　微课　　　　　本章小结

第三十章 β-内酰胺类抗生素

PPT

📖 学习目标

1. 通过本章学习，掌握β-内酰胺类抗生素的抗菌机制及耐药机制；青霉素 G 的抗菌作用、适应证、主要不良反应及其防治；熟悉半合成青霉素抗菌作用与应用；头孢菌素类药物抗菌作用、应用与主要不良反应；了解β-内酰胺酶抑制剂及其他β-酰胺类抗生素的特点。

2. 具备利用所学知识为临床合理用药服务的能力。

3. 树立药学服务人类和满足大健康的理念，担负药学工作者应有的职责。

β-内酰胺类抗生素是化学结构中具有β-内酰胺环的一类抗生素，主要包括青霉素类，头孢菌素类，非典型β-内酰胺类(碳青霉烯类、头霉素类、氧头孢烯类、单环类)及β-内酰胺酶抑制剂(图30-1)。此类抗生素因其抗菌效果好，抗菌谱广，适应证多，不良反应少，在临床上应用广泛。

青霉素类

头孢菌素类

碳青霉烯类

单环类

图 30-1 β-内酰胺类抗生素化学结构

青霉素结合蛋白(penicillin binding protein，PBPs)是细菌细胞壁合成黏肽所需的转肽酶，β-内酰胺类抗生素的抗菌机制主要是通过与细菌表面的 PBPs 结合，抑制其转肽酶活性，阻止细菌细胞壁合成，从而使细菌失去渗透屏障，膨胀破裂死亡。此外，β-内酰胺类抗生素也可激活细菌自溶酶，使菌体溶解而产生抗菌作用。β-内酰胺类抗生素对于已经合成的细胞壁没有影响，适用于处于繁殖期的细菌。由于人和动物没有细胞壁，此类抗生素对人体的毒性较小。

细菌对β-内酰胺类抗生素产生耐药的机制主要包括：①产生多种β-内酰胺酶，水解药物结构中的β-内酰胺环，影响抗生素与 PBPs 结合；②细菌产生新的 PBPs 构型(如 PBP_{2a})，使药物与之结合减少；③细菌外膜对药物的通透性降低，使得药物难以大量进入菌体达到有效浓度；④增强药物主动外排，产生多重耐药；⑤细菌缺乏自溶酶，使得药物具有正常的抑菌作用，但杀菌作用差；⑥牵制机制 β-内酰胺酶与某些耐酶β-内酰胺类抗生素结合，使药物停留于胞膜外间隙中，不能进入靶位(PBPs)发生抗菌作用。

第一节　青霉素类

青霉素类抗生素主要包括天然青霉素和半合成青霉素，为繁殖期杀菌药，其母核是 6 - 氨基青霉烷酸，其中 β-内酰胺环是维持抗菌活性的必需结构。同类药物间有交叉过敏反应，其抗菌活性和对酶稳定性也存在差异(表 30 - 1)。

表 30 - 1　国内外常用青霉素类抗生素代表药物及其作用特点

分类	代表药物	作用特点
窄谱青霉素	青霉素 G(天然青霉素)、青霉素 V、非奈西林、丙匹西林	对于 G^+ 杆菌(破伤风杆菌、炭疽杆菌)、大部分 G^+ 球菌(链球菌)、少数 G^- 杆菌(嗜血杆菌)及螺旋体有抗菌作用
耐酶青霉素	苯唑西林、萘夫西林、氯唑西林、双氯西林、氟氯西林	对 β-内酰胺酶稳定；适用于产 β-内酰胺酶的 G^+ 菌，特别是金黄色葡萄球菌
广谱青霉素	氨苄西林、阿莫西林、酞氨西林、匹氨西林、巴氨西林、海他西林、美坦西林	耐酸不耐酶，可口服；对于 G^+ 菌和 G^- 菌均有抗菌作用，对 G^- 杆菌如伤寒沙门菌、大肠埃希菌、百日咳杆菌的抗菌活性较强
抗铜绿假单胞菌青霉素	羧苄西林、哌拉西林、替卡西林、美洛西林、呋苄西林、磺苄西林、阿帕西林、卡非西林、卡茚西林、阿洛西林	对于 G^+ 菌和 G^- 菌有效，特别对铜绿假单胞菌及变形杆菌抗菌作用强
抗 G^- 杆菌青霉素	美西林、替莫西林、匹美西林	对于 G^- 杆菌如大肠埃希菌、志贺杆菌、沙门菌的作用强，对于 G^+ 菌作用弱

一、天然青霉素

天然青霉素(benzylpenicillin)，来源于青霉菌，从青霉菌培养液提取获得的五种青霉素(X、F、G、K、双 H)中，青霉素 G(苄星青霉素)的含量最高，化学性质稳定，抗菌作用强，毒性低，在临床上使用最多。青霉素的核心结构由四氢噻唑环 + β-内酰胺环 + 侧链组成，通过对青霉素侧链进行改造，开发了一系列衍生化合物，为临床提供了更多可选择的青霉素品种。

青霉素 G　e 微课

青霉素 G(penicillin G)，即苄星青霉素(benzathine benzylpenicillin)，侧链为苄基，临床上常用其钠盐或钾盐。遇酸碱或氧化剂迅速失效，水溶液不稳定，易降解，应现配现用(图 30 - 2)。

图 30 - 2　青霉素的水解过程

【体内过程】口服易被胃酸及消化酶破坏，肌注吸收快而完全，约 0.5 小时达最高血药浓度。在组织和体液中广泛分布，因脂溶性低难以进入细胞而主要分布于细胞外液，包括各关节腔、肝、胆、肾、肠道、间质液及中耳液中，少量分布于房水及脑脊液，不易透过血-脑屏障，但脑膜炎时，可渗入脑脊液达有效浓度。$t_{1/2}$ 为 0.5~1.0 小时，主要以原型经肾脏排泄，其中肾小管主动分泌占 90%。丙磺舒可竞争性抑制肾小管有机阴离子转运体介导的青霉素分泌，减慢排泄，延长有效血药浓度保持时间。

【抗菌作用】抗菌作用强，但抗菌谱较窄，为繁殖期杀菌剂，对 G^+ 球菌（链球菌、金黄色葡萄球菌）、G^+ 杆菌（白喉棒状杆菌、炭疽杆菌、破伤风杆菌、产气荚膜杆菌、肉毒杆菌）、G^- 球菌（脑膜炎奈瑟菌、淋病奈瑟菌）、螺旋体（梅毒螺旋体、钩端螺旋体）及放线菌等有很强的抗菌作用。金黄色葡萄球菌、肺炎球菌、淋病奈瑟菌等易对本品产生耐药性。青霉素 G 对大多数 G^- 杆菌不敏感，对病毒、支原体、立克次体、真菌等无效。

【临床应用】用于对青霉素敏感的病原菌所引起的各种感染。主要包括：溶血性链球菌引起的咽炎、扁桃体炎、丹毒、猩红热、蜂窝组织炎、心内膜炎、化脓性关节炎；敏感金黄色葡萄球菌引起的疖、痈、败血症等；肺炎球菌引起的大叶肺炎、支气管肺炎、脓胸等；草绿色链球菌引起的感染性心内膜炎；脑膜炎奈瑟菌引起的脑脊髓膜炎；淋病奈瑟菌导致的生殖道淋病；也可用于治疗放线菌病以及螺旋体感染，如钩端螺旋体病、梅毒、回归热等。还可治疗白喉、破伤风、气性坏疽等，若细菌产生外毒素，使用青霉素的同时还需加用抗毒素血清。

【不良反应】青霉素 G 的毒性很低，主要的不良反应为过敏反应。

（1）过敏反应 青霉素溶液中存在青霉噻唑酸与青霉烯酸等降解产物，在体内与蛋白质结合形成青霉噻唑蛋白或青霉烯酸蛋白，诱发免疫应答，表现为溶血性贫血、接触性皮炎、药疹、间质性肾炎、哮喘及血清病样反应，严重时会诱发过敏性休克。为避免过敏性休克引发的呼吸和循环衰竭、抽搐、昏迷而导致患者死亡，使用前应仔细询问过敏史，初次使用或用药间隔 3 天以上或更换药物批号后必须预先进行皮肤过敏试验，避免局部用药或在饥饿时注射青霉素，注射液须临用现配，皮试和用药前应准备好急救药物和设备，给药后应观察 30 分钟，一旦发生过敏性休克，立即皮下或肌注 0.1% 肾上腺素 0.5~1.0ml，必要时可加用糖皮质激素和抗组胺药。同时采用其他急救措施。

（2）局部刺激 用于肌内注射时，青霉素常会引起局部肿痛与硬结，钾盐刺激重，制成钠盐可减轻刺激。

（3）其他 青霉素注射剂量过大会诱发青霉素脑病，表现为对大脑皮质产生刺激，造成脑毒性 – 肌阵挛。大剂量注射钾盐或钠盐可能造成高血钾或高血钠，钾盐应使用静脉滴注方式。用于治疗梅毒、钩端螺旋体、鼠咬热或炭疽等感染时，在治疗后 2~8 小时可能出现赫氏反应（Hexheimer reaction），表现为发热、寒战、肌痛、心跳加速等症状，可能与病原体被杀死释放致热原有关。

二、半合成青霉素

由于天然青霉素存在抗菌谱窄、不耐胃酸，口服无效及不耐酶易被水解等缺点，通过改变天然青霉素 G 的侧链可获得耐酸、耐酶、广谱、抗铜绿假单胞菌及主要作用于 G^- 菌的青霉素类等一系列人工半合成青霉素。

苯唑西林

苯唑西林（oxacillin），耐酸且耐酶，克服了天然青霉素不能口服的缺点，可口服与注射给药。

【体内过程】体内分布广泛，但难以透过血脑屏障，主要经肝脏代谢，部分经肾脏排泄。

【抗菌作用】抗菌谱同青霉素 G，活性不及青霉素 G，对耐青霉素的金黄色葡萄球菌有良好的抗菌活性，但是对耐甲氧西林金黄色葡萄球菌（MRSA）感染无效。

【临床应用】主要用于耐青霉素的金黄色葡萄球菌和表皮葡萄球菌所致的各种感染，包括呼吸道及皮肤和软组织感染、肺炎、脑膜炎、败血症、心内膜炎、骨髓炎等。也可用于化脓性链球菌或肺炎球菌与耐青霉素葡萄球菌所致的混合感染，但对中枢感染一般不适用。

【不良反应】不良反应发生率较低。与青霉素 G 有交叉过敏反应，常见荨麻疹等各类药疹，过敏性休克偶见。少数患者口服后出现轻度胃肠道反应。

氨苄西林

氨苄西林(ampicillin，氨苄青霉素)，为广谱青霉素。耐酸，不耐酶，可口服与注射给药。

【体内过程】体内分布广，尤以肝、肾浓度最高，不易透过血-脑屏障。少部分经肝脏代谢，大部分以原型经肾脏排泄。

【抗菌作用】抗菌谱广，对 G⁺ 菌的抗菌作用与青霉素 G 近似，对 G⁻ 球菌(脑膜炎奈瑟菌、淋病奈瑟菌)抗菌活性好，对 G⁻ 杆菌(流感嗜血杆菌、百日咳杆菌、大肠埃希菌、伤寒与副伤寒杆菌、痢疾杆菌)的抗菌作用强于青霉素 G。对铜绿假单胞菌及耐青霉素的金黄色葡萄球菌无效。

【临床应用】主要用于敏感菌所致的泌尿系统、呼吸系统、胆道、肠道、软组织感染以及脑膜炎、心内膜炎、败血症、伤寒和副伤寒等。

【不良反应】不良反应与青霉素 G 相似，可与青霉素 G 有交叉过敏反应。过敏反应多以皮疹等过敏反应较为多见。胃肠道反应、二重感染等不良反应亦可出现。

阿莫西林

阿莫西林(amoxicillin，羟氨苄青霉素)，耐酸，不耐酶。

【体内过程】耐酸能力强，口服吸收良好，血浆药物浓度比同剂量的氨苄西林高。血浆蛋白结合率低，体内分布广泛，不易透过血-脑屏障。主要以原型经肾脏排泄。

【抗菌作用】抗菌谱和抗菌活性与氨苄西林相似，对肺炎球菌、变形杆菌、幽门螺旋杆菌和沙门菌的抗菌活性强于氨苄西林。与氨苄西林有完全交叉耐药性。

【临床应用】用于治疗敏感菌所致的呼吸系统、泌尿生殖道、胆道、皮肤软组织感染和伤寒。作为首选抗生素参与抗幽门螺杆菌感染的四联疗法。与抗产 β-内酰胺酶菌的氯氟西林(1∶1)制成复方制剂，可扩大抗菌谱和适应证。

【不良反应】偶有恶心、呕吐、腹泻等胃肠道反应及皮疹。少数患者可见嗜酸粒细胞增多、白细胞和血小板减少等血液系统症状，以及血清转氨酶升高。对青霉素 G 过敏者禁用。

哌拉西林

哌拉西林(piperacillin，哌氨苄青霉素，氧哌嗪青霉素)，不耐酸，不耐酶。通常采用注射给药。

【体内过程】肌内注射吸收良好，分布广泛。大部分药物以原型经肾脏排泄。

【抗菌作用】抗菌谱与氨苄西林相似，为抗铜绿假单胞菌广谱青霉素。对 G⁻ 杆菌，包括铜绿假单胞菌、肺炎克雷伯菌、肠杆菌科细菌(大肠埃希菌、变形杆菌、沙门菌、志贺菌)等抗菌活性强于氨苄西林和羧苄西林。脆弱拟杆菌、梭状芽孢杆菌等厌氧菌对本品敏感。

【临床应用】用于治疗铜绿假单胞菌、肠杆菌科细菌、不动杆菌属等敏感菌引起的败血症、泌尿道、呼吸道、胆道、腹腔、盆腔及皮肤和软组织感染等。常与舒巴坦或他唑巴坦等 β-内酰胺酶抑制剂联用组成复方制剂，用于治疗产 β-内酰胺酶的耐药细菌引起的中、重度感染。

【不良反应】可致皮疹等过敏反应和以腹泻为主的胃肠道反应。

第二节　头孢菌素类

头孢菌素类(cephalosporins)是由冠头孢菌培养液中分离的头孢菌素 C，通过改变侧链获得的一系列半合成抗生素。其母核为7-氨基头孢烷酸(7-aminocephalosporanic acid，7-ACA)，带β-内酰胺环，理化特性和作用机制与青霉素相似，属繁殖期杀菌药，具有抗菌谱广、杀菌活性强、过敏反应少、耐β-内酰胺酶等优点。根据开发时间、抗菌特点及对β-内酰胺酶稳定性可分为一至五代头孢菌素类抗生素（表30-2）。

表30-2　国内外常用头孢菌素类抗生素代表药物及其作用特点

分类	代表药物	作用特点
第一代	头孢唑林、头孢噻吩、头孢氨苄、头孢拉定、头孢羟氨苄、头孢噻啶、头孢乙腈、头孢匹林、头孢硫脒、头孢西酮、头孢沙定、头孢西酮、头孢替唑	对β-内酰胺酶不稳定 有肾脏毒性 对G⁺菌抗菌作用强于第二、三代 对G⁻菌作用较差
第二代	头孢呋辛、头孢孟多、头孢替安、头孢丙烯、头孢尼西、头孢雷特、头孢克洛、头孢呋辛酯、头孢西丁、头孢替坦	对β-内酰胺酶稳定 肾脏毒性较第一代更低 对G⁺菌的作用略逊于第一代 对G⁻菌作用强于第一代 部分药物对厌氧菌有效
第三代	头孢曲松、头孢噻肟、头孢哌酮、头孢唑肟、头孢他啶、头孢地嗪、头孢甲肟、头孢匹胺、头孢磺啶、头孢克肟、头孢地尼、头孢特仑酯、头孢他美酯、头孢布烯、头孢泊肟酯、头孢妥仑匹酯	对β-内酰胺酶稳定 几乎没有肾脏毒性 对G⁺菌作用弱于第一、二代 对G⁻菌作用更强，包括肠杆菌科细菌、铜绿假单胞菌 对厌氧菌有效
第四代	头孢匹罗、头孢吡肟、头孢噻利、头孢利定、头孢唑兰、头孢克定	对β-内酰胺酶稳定 无肾脏毒性 强效抗G⁺菌和G⁻菌 对肠杆菌科细菌、铜绿假单胞菌敏感 对厌氧菌有效
第五代	头孢洛林、头孢吡普	对β-内酰胺酶稳定 无肾脏毒性 强效抗G⁺菌、G⁻菌 对厌氧菌有效 对MRSA等多重耐药球菌的作用突出

【体内过程】不耐酸头孢菌素类药物，需注射给药。可口服的头孢菌素类药物，胃肠吸收好。吸收后分布较广。头孢菌素类药物一般以原型经肾脏排泄，头孢哌酮、头孢曲松主要经胆汁排泄。多数头孢菌素类药物的半衰期较短(0.5~2小时)，但头孢曲松的半衰期可达8小时。

【抗菌作用和临床应用】头孢菌素类药物的抗菌谱较青霉素类广，对β-内酰胺酶的稳定性更高。细菌对头孢菌素类药物可产生耐药性，并与青霉素类间有部分交叉耐药。

第一代头孢菌素对G⁺菌作用强于第二、三代，但对G⁻菌作用较差，对淋病奈瑟菌、脑膜炎奈瑟菌、大肠埃希菌、克雷伯菌等有较好的抗菌作用。主要用于G⁺菌包括耐青霉素金黄色葡萄球菌等引起的尿路、呼吸道、皮肤软组织感染。

第二代头孢菌素对G⁺菌的作用略差，对G⁻菌作用增强，部分药物对厌氧菌有效，但对铜绿假单胞菌无效。对β-内酰胺酶的稳定性比第一代头孢菌素强。可用于治疗敏感菌引起的呼吸道、泌尿生殖系统、胆道、皮肤软组织、骨关节感染，以及菌血症。可作为G⁻菌感染的首选药。

第三代头孢菌素对G⁺菌的作用不如第一、二代，但对包括肠杆菌科细菌、铜绿假单胞菌在内的G⁻菌以及厌氧菌的作用更强。对β-内酰胺酶有较高的稳定性。适用于敏感菌所致的呼吸系统、消化系统、泌尿生殖系统、骨关节及皮肤软组织等感染，尤其是耐药G⁻菌所致的严重感染，包括肺炎、骨髓炎、脑膜炎、败血症等。

第四代头孢菌素对 G^+ 菌、G^- 菌均有高效。抗菌谱与第三代相似，对 G^+ 菌的作用比第三代强，但比第一代差。对 β-内酰胺酶的稳定性更高。可用于治疗对第三代头孢菌素耐药的细菌感染。

第五代头孢菌素对 G^+ 菌的作用强于前四代，对 G^- 菌的作用与第四代持平。对多种 β-内酰胺酶高度稳定，可作用于耐药菌的 PBP_{2a}，对耐青霉素的肺炎链球菌、耐甲氧西林金黄色葡萄球菌（MRSA）、耐甲氧西林的表皮葡萄球菌（MRSE）、耐万古霉素的金黄色葡葡球菌（VRSA）均有良好的抗菌活性。对一些厌氧菌也有很好的抗菌作用。临床适用于复杂皮肤软组织感染，以及社区和医院获得性肺炎等多重耐药菌感染。

【不良反应】头孢菌素类药物毒性较低，不良反应较少，常见过敏反应。

1. 过敏反应 多以皮疹为主要表现的过敏反应，过敏性休克罕见，与青霉素存在交叉过敏反应。

2. 肾毒性 第一代头孢菌素大剂量使用可出现肾毒性，第二代较之减轻，第三、四代几乎无肾毒性。

3. 凝血功能障碍 头孢孟多、头孢哌酮可引起低凝血酶原血症或血小板减少而导致严重出血。

4. 双硫仑样反应 使用头孢菌素类药物（如头孢哌酮、头孢曲松、头孢唑林、头孢孟多等）时若饮酒或服用含酒精制品，则易出现类似戒酒药双硫仑产生的醉酒样反应。

5. 二重感染 第二代以后的头孢类药物因抗菌谱扩大，对肠道敏感菌增多，有发生二重感染的风险。

6. 其他 可发生胃肠道反应，静脉给药可发生静脉炎。大剂量应用可发生头痛、头晕等中枢神经系统反应。

知识拓展

双硫仑样反应

双硫仑样反应（disulfiram-like reaction），也称戒酒硫样反应，是由于药物抑制乙醛脱氢酶，干扰乙醇代谢，使乙醇代谢为乙醛蓄积体内，出现与戒酒药双硫仑类似的现象。用药时若饮酒或食用含酒精制品，会引起面部潮红、眼结膜充血、恶心、呕吐、头痛、眩晕、心动过速、呼吸困难、低血压、神志模糊等反应，其严重程度与用药和饮用酒精量呈正比。除双硫仑外，含有甲硫四氮唑侧链结构的头孢菌素类药物如头孢哌酮、头孢唑林、头孢孟多、头孢美唑等，含有咪唑基团的甲硝唑、酮康唑、呋喃唑酮等抗菌药物，以及格列本脲等降糖药均可引起类似反应，因此，使用这些药物期间及停药后7天内，应避免饮酒或进食含乙醇制品（包括饮料、食物、药物）。

第三节　其他 β-内酰胺类

其他 β-内酰胺类主要包括非典型 β-内酰胺类，如碳青霉烯类（亚胺培南）、头霉素类（头孢西丁）、氧头孢烯类（拉氧头孢）、单环类（氨曲南），以及 β-内酰胺酶抑制剂（表30-3），均含有 β-内酰胺环活性基团。

表30-3　国内外常用其他 β-内酰胺类抗生素代表药物及其主要作用特点

分类	代表药物	作用特点
碳青霉烯类	亚胺培南、美罗培南、法罗培南、帕尼培南、多尼培南、厄他培南、比阿培南	对多种 β-内酰胺酶高度稳定 对 G^+ 菌、G^- 菌强效 对厌氧菌强效 对铜绿假单胞菌有一定作用

续表

分类	代表药物	作用特点
头霉素类	头孢西丁、头孢美唑、头孢替坦、头孢拉宗、头孢米诺	对 β-内酰胺酶稳定 对 G⁺ 菌、G⁻ 菌有效 对厌氧菌有效
氧头孢烯类	拉氧头孢、氟氧头孢	对 β-内酰胺酶稳定 对 G⁺ 菌、G⁻ 菌有效 对厌氧菌强效
单环类	氨曲南、卡芦莫南	对 β-内酰胺酶稳定 仅对 G⁻ 菌有效，如肠道杆菌科细菌、铜绿假单胞菌
β-内酰胺酶抑制剂	克拉维酸、舒巴坦、他唑巴坦	抑制 β-内酰胺酶，保护 β-内酰胺类抗生素活性 自身一般无或仅有微弱的抗菌活性，与其他抗生素合用可协同增效

一、碳青霉烯类

化学结构与青霉素类似（图 30-1），碳青霉烯类抗生素对 β-内酰胺酶具有高度稳定性，是非典型 β-内酰胺类抗生素中抗菌谱最广，抗菌活性最强的。该类药物的抗菌机制是通过抑制细菌胞壁黏肽合成酶，阻碍黏肽合成，使细菌胞壁缺损而杀菌。首选用于治疗严重细菌感染和多重耐药菌感染。

亚胺培南

亚胺培南（imipenem，亚胺硫霉素），口服吸收差，临床采用注射给药，体内分布广泛，在肾脏经脱氢肽酶水解而失活。脱氢肽酶抑制剂西司他汀（cilastatin）本身无抗菌活性，但可抑制亚胺培南在肾脏代谢，增强抗菌作用。临床上常将亚胺培南和西司他汀按 1∶1 制成复方注射制剂（泰能 tienam）使用。对 G⁺ 菌、G⁻ 菌（包括铜绿假单胞菌）、厌氧菌（包括脆弱杆菌）的抗菌活性好。临床主要用于敏感菌所致的严重感染，特别适用于多种细菌联合感染和需氧菌及厌氧菌的混合感染，包括呼吸道、胆道、腹腔、泌尿生殖道、骨关节、皮肤软组织感染和败血症等。常见不良反应为红肿等局部刺激，药疹、瘙痒等过敏反应及恶心、呕吐、腹泻等胃肠道反应，血清转氨酶暂时性升高。剂量过大可出现惊厥、意识障碍等中枢神经系统毒性和肾脏损伤。

二、头霉素类

化学结构和抗菌性能与头孢菌素相似，故仍以头孢命名，特点与第二代头孢类似。头孢西丁为该类药的代表药物。

头孢西丁

头孢西丁（cefoxitin），口服难吸收，注射给药吸收迅速，广泛分布于全身组织，大部分药物以原型经肾脏排泄。抗菌谱广，与第二代头孢菌素类似，对 G⁺ 菌、G⁻ 菌及厌氧菌均有良好抗菌活性。对 β-内酰胺酶稳定性较高，对耐青霉素葡萄球菌和头孢菌素耐药菌敏感。临床用于治疗敏感菌所致的呼吸道、泌尿生殖道、胆道和腹腔、骨关节、皮肤软组织感染以及败血症等，也适用于预防手术后感染。不良反应少且轻微，主要包括皮疹、药热等过敏反应和恶心、腹泻等胃肠道反应以及注射部位出现硬结、疼痛等。

三、氧头孢烯类

氧头孢烯类的结构和性质与头孢菌素类似，其 7-ACA 上的 S 被 O 取代，对厌氧菌有较强作用。

拉氧头孢

拉氧头孢(latamoxef，头孢羟羧氧)，是第一个用于临床的氧头孢烯类抗生素，口服不吸收，通常采用静滴、静注或肌注，广泛分布于各种体液和组织中。在体内不被代谢，主要以原型经肾脏排泄。抗菌谱和抗菌活性与第三代头孢菌素相似，对 G^- 菌及厌氧菌有很强的抗菌作用，对 G^+ 菌作用略弱。临床用于敏感菌所致的呼吸道、泌尿生殖道、胆道和腹腔、骨和关节、皮肤软组织感染及脑膜炎和败血症等的治疗。不良反应轻微，常见药疹，偶见凝血障碍。

四、单环类

单环 β-内酰胺类代表药物有氨曲南和卡芦莫南，属于抗需氧 G^- 杆菌窄谱抗生素。

氨曲南

氨曲南(aztreonam)，为第一个应用于临床的单环 β-内酰胺类抗生素。口服不吸收，临床采用肌注、静注或静滴，广泛分布于各种组织与体液中，主要以原型经肾脏排泄。抗菌谱窄，对 G^- 菌包括铜绿假单胞菌作用强，但对 G^+ 菌和厌氧菌作用差。具有耐酶、低肾毒性、低交叉过敏的特点。临床主要用于敏感菌所致的各种感染。不良反应少而轻微，主要为皮疹和胃肠道反应。

五、β-内酰胺酶抑制剂

针对产生 β-内酰胺酶的病原菌，除了研制出具有耐酶性能的抗菌药物，还开发出 β-内酰胺酶抑制剂(β-lactamase inhibitors)。此类药物通过与 β-内酰胺酶的某些位点结合而使酶失活，对不产酶的病原菌无增强效果。代表药物主要有克拉维酸、舒巴坦和他唑巴坦。由于 β-内酰胺酶抑制剂本身没有或仅有微弱的抗菌活性，临床常与 β-内酰胺类广谱抗生素制成复方制剂以增强抗生素的药效。

克拉维酸

克拉维酸(clavulanic acid，棒酸)，是氧青霉烷类不可逆的 β-内酰胺酶抑制剂，也是第一个用于临床的 β-内酰胺酶抑制剂。口服吸收好，也可注射给药，体内分布广，不透过血-脑屏障。本品具有抗菌谱广，但活性低，毒性低，抑酶谱广的特点。可抑制某些广谱和超广谱 β-内酰胺酶。本品与青霉素或头孢菌素组成复方制剂，可以增强后者对耐药菌的抗菌活性。常用复方制剂有：奥格门汀(augmentin)，阿莫西林与克拉维酸4∶1或2∶1；泰门汀(timentin)，替卡西林与克拉维酸30∶1或15∶1。

舒巴坦

舒巴坦(sulbactam)是青霉烷砜类不可逆的竞争性 β-内酰胺酶抑制剂。口服吸收差，临床采用注射给药。本品抗菌谱广，自身抗菌活性弱，略强于克拉维酸。毒性低，抑酶谱广，对各种 β-内酰胺酶的抑制作用有差别。常用复方制剂有：氨苄西林钠舒巴坦钠（氨苄西林与舒巴坦2∶1）、头孢哌酮钠舒巴坦钠（头孢哌酮与舒巴坦1∶1）、头孢噻肟钠舒巴坦钠（头孢噻肟与舒巴坦2∶1）。

他唑巴坦

他唑巴坦(tazobactam，三唑巴坦)是舒巴坦的衍生物，抑酶作用强于舒巴坦和克拉维酸。常用复方制剂有：他唑西林（哌拉西林与他唑巴坦8∶1或4∶1）。

答案解析

思考题

1. β-内酰胺类抗生素的抗菌机制是什么？

2. 细菌对β-内酰胺类抗生素产生耐药性的机制是什么？

3. 青霉素G的药理作用和临床应用是什么？

4. 青霉素G的不良反应有哪些？如何预防过敏性休克的发生？

5. 五代头孢菌素类抗生素的代表药物及作用特点有哪些？

（王宇华）

书网融合……

习题　　　　　　微课　　　　　　本章小结

第三十一章 大环内酯类、林可霉素类及多肽类抗生素

第一节 大环内酯类抗生素 🔲微课

📖学习目标

1. 通过本章学习，掌握红霉素的抗菌作用特点、抗菌机制、临床应用和不良反应；熟悉阿奇霉素等其他大环内酯类抗生素的抗菌作用特点及临床应用；林可霉素类抗生素体内过程特点、抗菌作用、临床应用和不良反应；了解多黏菌素类、万古霉素类及杆菌肽的抗菌作用特点、主要临床应用及不良反应。

2. 具备利用所学知识为临床合理用药服务的能力。

3. 树立药学服务人类和满足大健康的理念，担负药学工作者应有的职责。

大环内酯类抗生素是一类具有 14~16 元大环的内酯结构，经苷键连接糖衍生物与大环内酯基团，具有相似抗菌谱和抗菌活性的弱碱性抗生素。大环内酯类抗生素依据结构的不同可分为 14 元环（红霉素、克拉霉素、罗红霉素等）、15 元环（阿奇霉素）、16 元环（螺旋霉素、交沙霉素、麦迪霉素等）三大类。这类抗生素组织分布和抗菌谱广，副作用少且价格低廉，临床使用广泛。

20 世纪 50 年代上市的红霉素是首个上市的大环内酯类抗生素，主要用于治疗耐青霉素金黄色葡萄球菌引起的感染及对 β-内酰胺类抗生素过敏患者的替代治疗。第一代大环内酯类抗生素，包括红霉素、琥乙红霉素、麦迪霉素、交沙霉素、螺旋霉素及地红霉素等，在胃酸等酸性条件下易降解失活并导致胃肠道不良反应，临床应用受到限制。通过对红霉素进行结构改造，提高对酸的稳定性，并减少胃肠道副作用，开发出了克拉霉素、阿奇霉素、罗红霉素等抗菌活性更强、抗菌谱更广的第二代大环内酯类抗生素，被广泛用于呼吸道感染的治疗。伴随第二代大环内酯类抗生素在临床上的广泛应用，耐药细菌也不断产生。通过对大环内酯结构比较大的改造得到了酮内酯类第三代大环内酯类抗生素，泰利霉素和喹红霉素。第三代大环内酯类抗生素改善了细菌对第一代和第二代药物耐药的问题，对耐药肺炎链球菌等呼吸道致病菌的抗菌活性更为优良，具有更为广阔的临床应用前景。

【体内过程】第一代药物遇酸不稳定，口服吸收少。第二代药物耐酸，口服吸收好，血药浓度和组织细胞内药物浓度增加，生物利用度得以提高。第三代药物对酸稳定，进食不影响药物吸收。大环内酯类抗生素在除脑组织和脑脊液以外的各种组织和体液中广泛分布。红霉素能进入前列腺，易向炎症组织渗透。除阿奇霉素外，多数大环内酯类抗生素主要在肝脏代谢。红霉素可抑制细胞色素 P450 酶系。红霉素和阿奇霉素经胆汁排泄，经肝肠循环部分被重吸收。克拉霉素及其代谢产物经肾排泄。第二代药物比第一代药物的半衰期长，其中阿奇霉素可达 35~48 小时，罗红霉素可达 12~15 小时。

【药理作用】第一代大环内酯类药物抗菌谱较窄，比青霉素略广，对大多数 G^+ 菌、厌氧菌、部分 G^- 菌及一些非典型致病菌如嗜肺军团菌、支原体、衣原体等均有较好的抗菌作用。对呼吸系统的主要致病菌有强抗菌活性。第二代大环内酯类药物扩大了抗菌范围，增强了对 G^- 菌的作用。第三代大环内

酯类药物则对耐第一代和第二代药物的病原菌有良好的抗菌作用。大环内酯类药物主要为抑菌剂，高浓度时有杀菌作用。

大环内酯类抗生素的抗菌机制主要是与细菌核糖体 50S 亚基不可逆地结合，抑制细菌蛋白质合成。14 元大环内酯类阻断肽酰基 t-RNA 移位，而 16 元大环内酯类抑制肽酰基的转移反应。林可霉素、克林霉素和氯霉素在细菌核糖体 50S 亚基上的结合位点与大环内酯类相同或相近，故联合应用时可能发生拮抗作用。细菌对大环内酯类会产生耐药性，大环内酯类抗生素间有交叉耐药性，耐药机制主要涉及细菌主动外排增强、核糖体靶位改变、灭活酶表达增加等。

【临床应用】大环内酯类抗生素对敏感菌引起的呼吸道、泌尿生殖系统、鼻、眼部、皮肤软组织等各种感染具有良好的治疗效果。红霉素是治疗肺炎支原体、嗜肺军团菌感染的首选药物，常作为青霉素过敏或耐药患者的替代用药。

【不良反应】大环内酯类抗生素毒性较低，一般很少引起严重不良反应，主要不良反应为消化道症状和肝毒性，酯化红霉素类肝毒性较明显。可见过敏性药疹和药热。注射给药可出现局部刺激和静脉炎。

红霉素

红霉素（erythromycin）目前因其胃肠道反应和耐药性问题，逐渐被第二代大环内酯类抗生素取代。红霉素不耐酸，临床一般采用其肠溶制剂或酯化物（如琥乙红霉素、依托红霉素和乳糖酸红霉素等）。红霉素可广泛分布于各组织及体液中，但不易透过血-脑屏障。主要在肝脏代谢，经胆汁排泄。半衰期约 2 小时。

红霉素抗菌窄，对 G$^+$ 菌作用强，如葡萄球菌、表皮葡萄球菌、链球菌等；对部分 G$^-$ 菌敏感，如脑膜炎奈瑟菌、淋病奈瑟菌、流感杆菌、百日咳杆菌、布鲁斯菌、嗜肺军团菌等；对某些支原体、立克次体、螺旋体也有作用。临床用于敏感菌引起的呼吸道、泌尿生殖道、皮肤软组织等各种感染的治疗，也可治疗厌氧菌引起的口腔感染，是支原体肺炎和军团菌肺炎的首选药物，可作为耐青霉素金黄色葡萄球菌感染和对青霉素过敏患者的替代用药。不良反应主要为恶心、呕吐、腹泻、胃绞痛等胃肠道反应，偶见药热、皮疹等过敏反应，少见肝损害。

克拉霉素

克拉霉素（clarithromycin）是半合成的 14 元大环内酯类抗生素。对胃酸稳定，口服吸收迅速且不受食物影响，首过效应明显。体内分布广泛，组织中药物浓度超过血药浓度。主要经肝脏代谢，其代谢物 14-羟基克拉霉素具有抗菌活性。抗菌谱与红霉素相似，抗菌活性强于红霉素，且对诱导产生的红霉素耐药菌株和幽门螺杆菌也有一定抗菌活性。临床主要用于敏感菌所致呼吸道、皮肤软组织和泌尿生殖系统感染等，也可与其他药物联合用于幽门螺杆菌感染的治疗。常见不良反应为胃肠道不适以及药疹、荨麻疹等过敏反应。

阿奇霉素

阿奇霉素（azithromycin）是大环内酯类抗生素中唯一半合成的 15 元环化合物，对酸稳定，口服易吸收但受食物影响。体内分布广泛，组织内药物浓度显著高于血药浓度。在肝脏代谢后，主要以原型经胆汁排泄，少部分经肾脏排泄。半衰期为大环内酯类药物中最长者，可达 35~48 小时。抗菌谱比红霉素更广，增加并增强了对 G$^-$ 菌的作用，对 G$^-$ 菌的抗菌作用强于红霉素。临床用于治疗敏感菌所致的呼吸系统、泌尿生殖系统和皮肤软组织感染等。不良反应发生率较低，主要为胃肠道反应，偶见肝功能异常及过敏反应等。

泰利霉素

泰利霉素(telithromycin)是酮内酯类第三代大环内酯类抗生素。口服吸收好且不受食物影响。体内分布广，主要经肝脏代谢，经胆汁和肾脏排泄。抗菌机制与红霉素相同，但对野生型细菌核糖体的结合力比红霉素和克拉霉素强。抗菌谱与红霉素相似，对许多 β-内酰胺类和大环内酯类抗生素耐药菌均有活性。抗菌活性强，且较少产生耐药性，临床主要用于治疗轻、中度社区获得性肺炎等呼吸道感染。不良反应常见胃肠道副作用、皮疹等，偶见严重肝毒性的报道。

第二节　林可霉素类抗生素

林可霉素类抗生素包括林可霉素(lincomycin，洁霉素)和克林霉素(clindamycin，氯林可霉素，氯洁霉素)。林可霉素是由链丝菌产生的一种林可胺类抗生素，有着悠久的临床使用历史。克林霉素是林可霉素 7-羟基氯代衍生物，抗菌活性比林可霉素强 4~8 倍，且口服吸收好，不良反应轻微，在临床上已逐渐替代林可霉素。

【体内过程】林可霉素口服吸收不佳，受食物影响较大。克林霉素口服吸收快而完全，受食物影响小。吸收后两药均能迅速而广泛地分布到体内各组织及体液中并达到有效浓度，骨组织可达更高浓度，不易透过血脑屏障。两药主要在肝脏代谢。

【药理作用】林可霉素类的抗菌谱和作用机制与大环内酯类相似。通过与细菌核糖体 50S 亚基不可逆结合，抑制细菌蛋白质的合成。对各类厌氧菌和 G⁺菌有强大抗菌作用，对部分 G⁻球菌、人型支原体和沙眼衣原体也有抑制作用，但是对 G⁻杆菌无效。克林霉素的抗菌活性比林可霉素强，两药之间存在交叉耐药性，与大环内酯类药物存在部分交叉耐药性。

【临床应用】

(1) 厌氧菌感染　对敏感厌氧菌引起的口腔、腹腔和妇科感染特别有效。

(2) 需氧 G⁺球菌感染　对敏感菌所致的呼吸道、骨、皮肤软组织感染以及败血症、心内膜炎等疗效好。临床多用于青霉素过敏患者的替代治疗。在骨髓中浓度高，是治疗金黄色葡萄球菌感染引起的急慢性骨髓炎的首选药物。

【不良反应】

(1) 胃肠道反应　表现为恶心、呕吐、腹泻等，口服比注射给药多见。长期用药可引起二重感染导致伪膜性肠炎。

(2) 过敏反应　表现为药热、皮疹、瘙痒等。

(3) 其他　偶见中性粒细胞减少和血小板减少、黄疸、肝损伤等。

🔗 **知识拓展** -

假膜性肠炎

长期应用某抗生素，导致正常肠道菌群被抑制，对药物不敏感的难辨梭状芽孢杆菌大量繁殖，产生毒素而致病。多发于老年人、重症、化疗等免疫力低下患者。临床可仅表现为轻度腹泻，也可出现发热、腹痛、腹泻等，严重者可危及生命。可使用万古霉素、甲硝唑等药物对因治疗。

- -

第三节　多肽类抗生素

多肽类抗生素是生物体内经诱导产生的分子量在 2000~7000 左右，由 20~60 个氨基酸残基组成的具有生物活性的小分子多肽类抗生素。此类抗生素为杀菌剂，不易产生耐药性，主要包括万古霉素类(万古霉素、去甲万古霉素、替考拉宁)、多黏菌素类(多黏菌素 B、多黏菌素 E)、杆菌肽类(杆菌肽、短杆菌肽)等。

一、万古霉素类

万古霉素类属糖肽类抗生素，包括万古霉素(vancomycin)、去甲万古霉素(Norvancomycin)以及替考拉宁(teicoplanin)，对 G^+ 菌有强大杀菌作用，对耐甲氧西林金黄色葡萄菌(MRSA)和耐甲氧西林表皮葡萄球菌(MRSE)等有效。替考拉宁是游动放线菌发酵产生的一种新型糖肽类抗菌药物，为多个化学结构相似的化合物组成的抗生素混合物，抗菌谱与万古霉素相似，但抗菌活性更强，不良反应更少。

【体内过程】口服难吸收，万古霉素和去甲万古霉素肌内注射可引发局部剧痛和组织坏死，临床多采用静脉滴注。替考拉宁局部刺激性较小，可肌内注射或静脉注射。广泛分布于各组织和体液中，不易透过血脑屏障。主要以原型药经肾脏排泄。万古霉素的半衰期约为 6 小时，替考拉宁半衰期可超过 47 小时。

【药理作用】抗菌谱窄，对 G^+ 菌具有强大的杀菌作用，对耐药的 G^+ 菌敏感，尤其对 MRSA 和 MRSE 敏感。对多重耐药的金黄色葡萄球菌敏感，对耐青霉素肠球菌及难辨梭状芽孢杆菌有效，但目前出现了耐万古霉素的超级耐药菌。

抗菌机制主要是与细菌细胞壁前体 N-乙酰胞壁酸五肽结合形成复合物，阻断细菌细胞壁合成，杀灭繁殖期的细菌。

【临床应用】主要用于治疗耐药 G^+ 菌所致的严重感染，如呼吸道感染、败血症、心内膜炎、骨髓炎等，尤其在治疗 MRSA 感染和耐青霉素肠球菌感染方面具有重要意义。可用于对 β-内酰胺类抗生素过敏的患者。口服给药用于治疗假膜性肠炎和肠道感染。

【不良反应】万古霉素和去甲万古霉素毒性较大，替考拉宁毒性较小。

(1) 耳毒性　大剂量长期应用可致耳鸣、听力减退甚至耳聋，停药可恢复。替考拉宁极少出现耳毒性。

(2) 肾毒性　万古霉素肾损害发生率比替考拉宁高，可依据血药浓度和肾功能适当调整服药剂量降低肾毒性。

(3) 过敏反应　偶可引起药疹和过敏性休克。万古霉素静脉滴注速度过快可引起组胺大量释放诱发"红人综合征"，表现为皮肤潮红、红斑、荨麻疹以及心动过速、低血压等症状。去甲万古霉素和替考拉宁较少引发"红人综合征"。

(4) 其他　口服可引起恶心、呕吐等消化道反应。注射给药可出现局部疼痛、静脉炎。

二、多黏菌素类

多黏菌素类(polymyxins)是发现于多黏类芽孢杆菌培养液中的一组抗菌性多肽类抗生素，有 A、B、C、D、E 五种不同化学结构，临床应用的主要是多黏菌素 B 和多黏菌素 E。多黏菌素抗菌谱窄，对多重耐药 G^- 菌感染疗效较好，但静脉给药可致严重的神经毒性和肾毒性制约了其临床使用。

【体内过程】口服不易吸收，临床采用注射给药。肌内注射后 2 小时左右血药浓度达峰值。肝、肾中药物浓度较高，组织穿透力差，不易透过血脑屏障。主要经肾脏排泄，连续给药容易在体内蓄积。

【药理作用】抗菌谱窄，仅对 G^- 杆菌具有较强的抗菌活性，包括铜绿假单胞菌属、肠杆菌科细菌、肺炎克雷伯杆菌，流感杆菌、百日咳杆菌等。为慢效杀菌剂，对繁殖期和静止期细菌均有杀灭作用。与利福平、磺胺类和甲氧苄啶(TMP)合用具有协同抗菌作用。多黏菌素 B 抗菌活性比多黏菌素 E 略强。

细菌对多黏菌素类药物不易产生耐药性。

抗菌机制主要通过破坏细菌外膜结构并增加其通透性，使菌体内物质外漏，导致细菌死亡。多黏菌素类的化学结构类似阳离子表面活性剂，其带正电荷的氨基能与细菌细胞膜磷脂中带负电荷的磷酸基结合，破坏细胞膜结构，使之通透性增加，导致细胞内蛋白质、核苷酸等物质外漏而造成细菌死亡。也可通过囊泡接触途径，干扰细胞内、外膜之间的物质交换，破坏渗透平衡，导致细菌膨胀和溶解。

【临床应用】用于以铜绿假单胞菌为主的 G^- 杆菌引起的泌尿道、烧伤创面感染以及败血症和腹膜炎。口服用于肠道手术前准备和消化道感染。局部用于尿路、呼吸道、五官感染以及烧伤后铜绿假单胞菌感染。

【不良反应】全身给药时毒性较大，主要表现在肾脏及神经系统两方面，多黏菌素 B 比多黏菌素 E 更多见。

（1）肾毒性　表现为蛋白尿、血尿等，甚至引起急性肾小管坏死或肾衰。

（2）神经毒性　大剂量或静滴过快时出现，表现为眩晕、嗜睡、外周感觉异常、共济失调等，严重者可出现神经肌肉接头阻滞导致呼吸麻痹。

（3）过敏反应　药疹、药热等。

（4）其他　可见胃肠道症状。注射给药可出现局部疼痛、硬结或血栓性静脉炎。

三、杆菌肽类

杆菌肽类主要包括杆菌肽（bacitracin）及短杆菌肽（gramicidin），抗菌谱与青霉素 G 相似，对 G^+ 菌有强大杀菌作用，对 G^- 球菌、螺旋体和放线杆菌等也有一定作用，但对 G^- 杆菌无效。作用机制主要与抑制细菌细胞壁的合成并改变细菌胞浆膜的通透性有关。这类抗生素有严重肾毒性，临床应用受到限制，一般不作全身用药，仅用于局部抗感染，可制成霜剂、软膏、喷雾剂、滴眼液等外用于敏感菌所致的皮肤软组织及眼部感染。对耐青霉素的葡萄球菌感染有效。

思考题

答案解析

1. 红霉素的抗菌作用特点、抗菌机制、临床应用和不良反应有哪些？
2. 林可霉素类抗生素体内过程特点、抗菌作用、临床应用和不良反应有哪些？
3. 多黏菌素类、万古霉素类及杆菌肽的抗菌作用特点、主要临床应用及不良反应有哪些？

（王宇华）

书网融合……

习题　　　　微课　　　　本章小结

第三十二章　氨基糖苷类抗生素

学习目标

1. 通过本章学习，掌握氨基糖苷类抗生素的抗菌谱及作用机制；氨基糖苷类抗生素的合理使用，避免药物不良反应造成危害；熟悉氨基糖苷类抗生素的耐药机制；氨基糖苷类抗生素出现不良反应的原因；了解氨基糖苷类抗生素的药动学特点和进展前沿。

2. 具备用所学知识，为合理用药服务。

3. 树立药学服务人类和大健康的理念，担负药学工作者应有的职责。

氨基糖苷类（aminoglycosides）抗生素是因其化学结构中含有氨基糖和氨基环醇分子，并由配糖键连接成苷而得名。本类药物包括来自链霉菌的链霉素（streptomycin）、妥布霉素（tobramycin）、新霉素（neomycin）等，来自小单孢菌的庆大霉素（gentamicin）等，以及半合成氨基糖苷类的阿米卡星（amikacin）、奈替米星（netilmicin）、异帕米星（isepamicin）等。

氨基糖苷类抗生素是一类具有杀菌作用的细菌蛋白质合成抑制剂。链霉素是最早（1944年）用于临床的氨基糖苷类抗生素，其对分枝杆菌具有良好的抗菌活性，现仍被用作治疗结核病的一线药物；新霉素为氨基糖苷类抗生素的第二个成员，因非消化道给药可引起严重的肾毒性和耳毒性，现仅局部应用或口服用于肠道感染。卡那霉素因其对需氧革兰阴性杆菌严重感染和粟粒性结核具有显著的疗效而成为第一代氨基糖苷类抗生素的代表。然而，上述第一代氨基糖苷类抗生素对假单胞菌类感染无效，有严重的肾毒性、耳毒性，并有耐药菌株出现。第二代氨基糖苷类抗生素包括庆大霉素、妥布霉素、小诺米星、阿司米星等，它们的抗菌谱更广，抗菌活性也强于第一代。阿米卡星和奈替米星均为半合成的第三代氨基糖苷类抗生素，对庆大霉素和卡那霉素耐药菌株有很强的杀伤作用，对耐头孢菌素和甲氧西林的菌株也有效，其耐钝化酶以及肾毒性、耳毒性低的特点也使其拥有其他氨基糖苷类抗生素无法比拟的优势。

第一节　氨基糖苷类抗生素的共性 微课

氨基糖苷类抗生素的优点在于抗菌谱比较广，抗革兰阴性杆菌活性强于青霉素类和第一代头孢菌素类抗生素，与β-内酰胺等抗生素有协同作用。虽然耐药菌株的出现，耳、肾毒性以及β-内酰胺类抗生素的广泛使用限制了氨基糖苷类抗生素的使用，但这类抗生素仍然是治疗危及生命的革兰阴性菌严重感染的重要药物，在治疗结核病方面也不可或缺。

【体内过程】

1. 吸收　氨基糖苷类抗生素极性和解离度均较大，口服难吸收，多采用肌内注射，吸收迅速而完全，达峰时间约为0.5~2小时。为避免血药浓度过高而导致不良反应，通常不主张静脉注射给药。

2. 分布　氨基糖苷类抗生素的血浆蛋白结合率均较低（0~25%），多数在10%以下。氨基糖苷类抗生素穿透力很弱，主要分布在组织外液，在肾皮层和内耳内、外淋巴液有高浓度聚积，且在内耳外淋巴液中浓度下降慢，这可以解释它们的肾毒性和耳毒性。可透过胎盘屏障并聚积在胎儿血浆和羊水中，但不能渗入机体细胞内，也不能透过血-脑屏障，甚至脑膜炎时，在脑脊液也难达有效浓度。

3. 代谢及排泄　氨基糖苷类抗生素在体内不代谢，主要以原型经肾小球滤过，除奈替米星外，也都不在肾小管重吸收，可迅速排泄到尿中，其肾清除率等于肌酐清除率。$t_{1/2}$ 约为 2~3 小时。

【药理作用】氨基糖苷类抗生素为速效杀菌剂，对静止期细菌也有较强作用。氨基糖苷类抗生素对革兰阳性细菌作用有限，肺炎链球菌、化脓性链球菌对氨基糖苷类抗生素高度耐药。卡那霉素和链霉素抗菌谱较窄。多数金黄色葡萄球菌和表皮葡萄球菌在体外虽对庆大霉素和妥布霉素敏感，但很容易出现耐药性，故一般不应用于治疗葡萄球菌感染。庆大霉素、妥布霉素、卡那霉素、奈替米星、异帕米星和阿米卡星主要直接抗需氧革兰阴性杆菌，对厌氧菌无效。

本类药物的杀菌特点是：①杀菌速率和杀菌持续时间与浓度成正比；②仅对需氧菌有效，抗菌活性显著强于其他类药物；③抗生素后效应（post-antibiotic effect，PAE）长，且持续时间与浓度呈正相关，该特性或许可以说明氨基糖苷类抗生素一天给药一次的疗法与每天分次给药同样有效；④具有初次接触效应（first exposure effect，FEE），即指细菌首次接触氨基糖苷类抗生素时，能被迅速杀死，未被杀死的细菌再次或多次接触同种抗生素时，其杀菌作用明显降低；⑤在碱性环境中抗菌活性增强。

氨基糖苷类抗生素作用于细菌的核糖体，抑制细菌蛋白质合成的多个环节。氨基糖苷类抗生素进入细胞后，特异性结合到核糖体 30S 亚基上，进而：①阻碍甲硫氨酰 tRNA 在 A 位的结合，抑制 70S 始动复合物的形成；或使已结合上的甲硫氨酰 tRNA 从 A 位解离，抑制 70S 始动复合物的形成，干扰功能性核糖体的组装；②选择性地与核糖体 30S 亚基上靶蛋白（P_{10}）结合，使 A 位歪曲，导致 mRNA 上的三联密码错误匹配，造成错误的氨基酸插入蛋白质结构，合成异常或毒性蛋白质；③阻碍终止因子与核糖体 A 位结合，使已合成的肽链不能释放并阻碍核糖体的解聚，最终造成细菌体内的核糖体耗竭，核糖体循环受阻，抑制细菌蛋白质的合成。此外，氨基糖苷类抗生素可通过吸附作用附着于细菌表面造成胞膜缺损使其通透性增加，细胞内钾离子、腺嘌呤核苷酸、酶等重要物质外漏，从而导致细菌死亡。

细菌对氨基糖苷类抗生素产生耐药性的机制如下。

1. 产生修饰和灭活氨基糖苷类抗生素的修饰酶或钝化酶　包括 N-乙酰化酶、O-核苷转移酶和 O-磷酸转移酶，这些酶经质粒介导合成，可使抗生素的氨基或羟基乙酰化、腺苷化或磷酰化。经修饰后的氨基糖苷类抗生素不能与核糖体结合，从而失去干扰核糖体功能的作用；此外经修饰的氨基糖苷类抗生素可与未经修饰的氨基糖苷类抗生素竞争细菌细胞内转运系统，减少药物摄入。产生修饰酶是细菌对氨基糖苷类抗生素产生耐药性的主要机制。对氨基糖苷类抗生素抗生素具有底物特异性的酶不会导致交叉耐药；能灭活多种氨基糖苷类抗生素的酶可导致氨基糖苷类抗生素的交叉耐药。

氨基糖苷类抗生素修饰酶通常为单功能酶，但近年来发现同时具有乙酰转移酶和磷酸转移酶活性的双功能修饰酶。这种双功能修饰酶是革兰阳性菌重要的耐药酶，几乎可使所有的氨基糖苷类抗生素失效。

2. 氨基糖苷类抗生素靶位的修饰　本类抗生素的结合点在核糖体 30S 亚基上，S_{12} 蛋白是 30S 亚基中的一个组分，主要控制药物与 30S 亚基的结合，可稳定由 16SrRNA 所形成的高级结构。编码 S_{12} 核糖体蛋白的 rpsL 基因及编码 16SrRNA 的 rrs 基因突变都会使核糖体靶位改变，进而影响 16SrRNA 的高级结构，而 16SrRNA 结构的改变又使 rRNA 对氨基糖苷类抗生素的亲和力降低，从而不能形成复合体，二者均使抗生素进入细菌后不能与 30S 亚基结合而导致耐药。最近又发现由 rmt 基因和 npm 基因编码的 16SrRNA 甲基化酶可使细菌的药物作用靶位甲基化，从而降低细菌对氨基糖苷类抗生素的亲和力，产生高度耐药，甚至可导致细菌泛氨基糖苷类抗生素耐药。迄今为止，已在革兰阴性杆菌中发现的 16SrRNA 甲基化酶基因有 rmtA、rmtB、rmtC、rmtD、armA 和 npmA。

3. 细胞膜通透性改变或细胞内转运异常　该机制导致药物摄取和在细胞内积累减少，从而导致细菌耐药。氨基糖苷类抗生素可通过由寡肽结合蛋白组成的寡肽系统转运至细胞内，耐药突变株或因寡肽结合蛋白合成的数目明显减少，或因编码寡肽结合蛋白的基因发生无义突变而不含寡肽结合蛋白，导致膜通透性下降，使药物摄取量减少，这是导致自发耐药出现的主要因素。另外，某些细菌（如铜绿假单胞菌）细胞膜存在多种由膜蛋白介导的多药耐药主动泵出系统，这些能量依赖性的外排系统，使药物的外排增多，菌体内药物量不断减少，从而导致耐药。

【临床应用】氨基糖苷类抗生素最主要用于革兰阴性杆菌为主的严重感染，其中链霉素、卡那霉素可用于结核病的治疗。

（1）敏感需氧革兰阴性杆菌所致的全身感染　氨基糖苷类抗生素作为一类重要抗生素被用于治疗需氧革兰阴性杆菌所致的严重感染。对铜绿假单胞菌、肺炎杆菌、大肠埃希菌等常见革兰阴性杆菌的PAE时间较长。对革兰阴性杆菌引起的败血症、肺炎、脑膜炎等严重感染，单独应用氨基糖苷类抗生素治疗可能疗效不佳，需联合应用其他抗菌药，如广谱半合成青霉素、第三代头孢菌素及氟喹诺酮类等。

（2）联合用药治疗革兰阳性菌的感染　常与耐酶青霉素、利福平或万古霉素合用。主要用于肠球菌或草绿色链球菌所致心内膜炎，金黄色葡萄球菌与表皮葡萄球菌所致败血病、心内膜炎等。

（3）结核杆菌和非典型分枝杆菌感染　结核病可选用链霉素，非典型分枝杆菌感染主要选用阿米卡星。

【不良反应】所有氨基糖苷类抗生素均具有可逆或不可逆的第八对脑神经毒性（前庭、耳蜗神经）和肾毒性。毒性反应与剂量和时程有关，也随药物不同而异，儿童和老人更易发生。

（1）耳毒性　由于药物在内耳蓄积，可使感觉毛细胞发生退行性和永久性改变，但程度不一。对前庭的损害如眩晕、恶心、呕吐、眼球震颤和平衡失调等，发生率依次为：卡那霉素（4.7%）>链霉素（3.6%）>庆大霉素（1.2%）>妥布霉素（0.4%）。对耳蜗神经的损害表现为耳鸣、听力减退或耳聋，并可发生于停药数周后。一旦听力丧失，即使停止用药也不可能恢复。应注意观察耳鸣、眩晕等早期症状，一旦发现及早停药。对年老人、肾功能不良患者、使用高剂量和（或）长疗程者，宜通过血药浓度监测调整剂量。妊娠期妇女禁用，避免与有耳毒性的高效利尿药合用。对听力损害的发生率依次为：卡那霉素（1.6%）>阿米卡星（1.5%）>庆大霉素（0.5%）>妥布霉素（0.4%）。

（2）肾毒性　由于氨基糖苷类抗生素主要经肾排泄，尿药浓度高，并在肾蓄积，导致肾小管尤其是近曲小管上皮细胞溶酶体破裂线粒体损害，钙调节转运过程受阻，轻则引起肾小管肿胀，重则产生急性坏死。临床表现为蛋白尿、管型尿、血尿等，严重时可产生氮质血症及无尿症，因此老年人、肾功能不全者禁用，忌与肾毒性药物合用。绝大部分的肾功能损害是可逆的，但这种损害导致肾排泄药物减弱而增强了耳毒性，应引起足够重视。在常用剂量时，各药肾损害的发生率依次为：阿米卡星<链霉素或妥布霉素<庆大霉素<卡那霉素<新霉素。

（3）神经-肌肉阻滞　对神经肌肉传导阻滞，严重者可发生肌肉麻痹，甚至呼吸暂停。大多数发作与同时使用全身麻醉剂或肌肉松弛剂有关。氨基糖苷类抗生素能与突触前膜上的钙结合部位结合，从而阻止乙酰胆碱释放。不同氨基糖苷类抗生素引起神经肌肉麻痹的严重程度顺序依次为妥布霉素<庆大霉素<阿米卡星或卡那霉素<链霉素<新霉素。可用钙剂或新斯的明等氨基糖苷类抗生素胆碱酯酶抑制剂治疗。

（4）变态反应　氨基糖苷类抗生素偶尔也会引起过敏反应，如皮疹、发热、血管神经性水肿、剥脱性皮炎、胃炎，也可引起过敏性休克，尤其是链霉素。一旦发生，应静脉注射肾上腺素及钙剂进行抢救。

知识拓展

氨基糖苷类抗生素的耳毒性

氨基糖苷类抗生素导致的耳毒性之所以常被认为是不可逆的，主要是因为氨基糖苷类抗生素可以通过内淋巴液渗透进入内耳导致毛细胞的受损和死亡，而人耳的听毛细胞数量有限且不可再生，一旦受损或死亡，其听觉功能将难以恢复。

第二节　常用的氨基糖苷类抗生素

链霉素

链霉素(streptomycin)是 1944 年从链霉菌获得并用于临床的第一个氨基糖苷类抗生素，也是第一个用于治疗结核病并沿用至今的一线抗结核药物。链霉素口服吸收极少，肌内注射吸收快，30~45 分钟可达血药峰浓度，血浆蛋白结合率为 35%。主要分布于细胞外液，容易渗入胸腔、腹腔、结核性脓肿和干酪化脓腔，并达有效浓度。不易透过血脑屏障，只有在患脑膜炎时才能进入脑脊液。90% 链霉素可经肾小球滤过从尿排出体外，其排泄速率可随肾功能的减退或年龄的增加而逐渐减慢，如年轻患者的 $t_{1/2}$ 为 2.4~2.7 小时，年龄超过 40 岁的患者延长至 9 小时，在肾功能衰竭的患者延长至 50~110 小时，故应根据患者具体情况而调整用药剂量。

链霉素临床可用于治疗土拉菌病和鼠疫，特别是与四环素联合用药已成为治疗鼠疫的最有效手段；可与青霉素合用可治疗溶血性链球菌、草绿色链球菌及肠球菌等引起的心内膜炎；也用于治疗多药耐药的结核病。临床一般肌内注射给药。

链霉素是氨基糖苷类抗生素中最易引起变态反应的药物，以皮疹、发热、血管神经性水肿较为多见。也可引起过敏性休克，通常于注射链霉素后 10 分钟内突然发作，致死率较青霉素高。最常见的毒性反应为耳毒性，其前庭反应较耳蜗反应出现早，且发生率高；其次为神经-肌肉阻滞作用；肾毒性少见，发生率较其他氨基糖苷类抗生素低。

庆大霉素

庆大霉素(gentamicin，正泰霉素)口服吸收很少，肌内注射吸收迅速而且完全，血药浓度在 1 小时内达到高峰。

庆大霉素是治疗各种革兰阴性杆菌的主要抗菌药物，尤其是对沙雷菌属作用更强，由于疗效确切，价格便宜，是氨基糖苷类抗生素中的首选药。庆大霉素与青霉素或其他抗生素合用治疗严重的肺炎球菌、铜绿假单胞菌、肠球菌、葡萄球菌或草绿色链球菌感染。但庆大霉素应避免与 β-内酰胺类置于同一容器中，β-内酰胺类可使其活性降低。可局部用于皮肤、黏膜表面感染和眼、耳、鼻部感染。庆大霉素的制剂包括口服制剂、注射液、软膏和滴眼液。

庆大霉素最重要的不良反应是耳毒性，对耳前庭损伤大于对耳蜗损伤，通常为双侧性，大多于用药 1~2 周内或停药数周后发生，耳鸣一般不伴随听力减退，仅有极少数患者在出现耳鸣后可继续发展至听力减弱或耳聋；肾毒性发生率高，常表现为多尿和蛋白尿，停药后可恢复；少尿和急性肾衰竭少见，可部分恢复，极个别患者继续加重。

妥布霉素

妥布霉素(tobramycin)口服吸收差，肌内注射吸收迅速，主要分布在细胞外液，可渗入胸腔、腹腔、滑膜腔并达到有效治疗浓度。极少在体内代谢，主要经肾小球滤过，24 小时内约有 80%~85% 以原型由尿液排出。可在肾脏中大量积蓄，在肾皮质中 $t_{1/2}$ 达 74 小时.

对肺炎杆菌、肠杆菌属、变形杆菌属的抑菌作用或杀菌作用分别较庆大霉素强 4 倍和 2 倍，对铜绿假单胞菌的作用是庆大霉素的 2~5 倍，且对耐庆大霉素菌株仍有效，适合于治疗铜绿假单胞菌所致的各种感染。通常与能抗铜绿假单胞菌的青霉素类或头孢菌素类药物合用。妥布霉素对其他革兰阴性杆菌的抗菌活性弱于庆大霉素，一般不作为首选药物。在革兰阳性菌中仅对葡萄球菌有效。妥布霉素的制剂包括注射液和滴眼液等。

不良反应主要表现为耳毒性和肾毒性，但较庆大霉素轻。亦可引起恶心、呕吐、血清转氨酶升高等，偶见神经肌肉接头阻滞和二重感染。

阿米卡星

阿米卡星（amikacin，丁胺卡那霉素）是由于卡那霉素 A 的 C-1 位上的氮原子酰化得到的半合成衍生物，为第三代氨基糖苷类抗生素，临床应用广泛。肌内注射后吸收迅速，血浆蛋白结合率低于 3.5%，主要分布于细胞外液，不易透过血脑屏障；$t_{1/2}$ 为 2.2 小时，肾功能减退时可延长至 56~150 小时。

阿米卡星是抗菌谱最广的氨基糖苷类抗生素，对革兰阴性杆菌和金黄色葡萄球菌作用强。其他革兰阳性球菌对其不敏感，链球菌属对其耐药。对敏感细菌的作用与卡那霉素相似或略强，较庆大霉素弱。本药最突出的优点是对肠道革兰阴性杆菌和铜绿假单胞菌所产生的多种钝化酶稳定，常作为治疗耐氨基糖苷类抗生素菌株所致感染的首选药物。临床主要用于革兰阴性需氧杆菌所致菌血症、下呼吸道感染、腹腔感染、骨和软组织感染、复杂尿路感染、烧伤和脑膜炎等。阿米卡星的另一个优点是它与 β-内酰胺类联合可发挥协同抗菌作用，如与羧苄西林或哌拉西林合用对铜绿假单胞菌有协同作用，与头孢菌素合用对肺炎杆菌有协同作用，与阿洛西林合用对肺炎杆菌、大肠埃希菌和金黄色葡萄球菌均有协同作用。因此，当粒细胞缺乏或其他免疫缺陷患者合并严重革兰阴性杆菌感染时，阿米卡星与 β-内酰胺类联合用药比其单独使用效果更好。阿米卡星临床一般肌内注射或静脉滴注，疗程不超过 10 天。

阿米卡星耳毒性主要表现为耳蜗神经损害，发生率较高，前庭功能损伤发生率与庆大霉素和妥布霉素相近。肾毒性较庆大霉素和妥布霉素低，较少引起神经肌肉接头阻滞反应，偶见皮疹、药热、头疼、恶心、呕吐，长期应用可导致二重感染。

奈替米星

奈替米星（netilmicin，乙基西索霉素）的抗菌谱与庆大霉素相似，对肠杆菌科大多数细菌具有强大抗菌活性，对葡萄球菌和其他革兰阳性球菌的作用也强于其他氨基糖苷类抗生素。其显著特点是对多种氨基糖苷类抗生素钝化酶稳定，因而对耐甲氧西林金黄色葡萄球菌（MRSA）及耐庆大霉素、西索米星和妥布霉素菌株有较好抗菌活性。与 β-内酰胺类联合用药对金葡菌、铜绿假单胞菌、肺炎杆菌和肠球菌属均有协同作用。临床主要用于治疗各种敏感菌引起的严重感染，如呼吸道感染、菌血症、腹内感染、骨和软组织感染及复杂尿路感染等。奈替米星与 β-内酰胺类联用于儿童及成人粒细胞减少伴发热患者和病因未明发热患者的治疗。奈替米星临床一般肌内注射或静脉滴注。

奈替米星的耳、肾毒性发生率在常用氨基糖苷类抗生素中最低，损伤程度也较轻，症状大都轻微而可逆，但若剂量大于 6mg/（kg·d），或疗程长于 15 天时，则有可能发生耳毒性、肾毒性。

异帕米星

异帕米星（isepamicin，异帕沙星）的抗菌谱与庆大霉素相似。对大肠埃希菌、枸橼酸杆菌、克雷伯杆菌、肠杆菌、沙雷杆菌、变形杆菌、铜绿假单胞菌等有很强的抗菌作用。对细菌产生的多数氨基糖苷类抗生素钝化酶稳定。适用于敏感菌所致的外伤或烧伤创口感染、肺炎、支气管炎、肾盂肾炎、膀胱炎、腹膜炎及败血症等，尤其适用于对庆大霉素或其他氨基糖苷类抗生素耐药的革兰阴性杆菌感染。耳毒性和肾毒性少见。异帕米星临床一般肌内注射或静脉滴注。

思考题

1. 氨基糖苷类抗生素的作用机制和主要不良反应是什么?
2. 氨基糖苷类抗生素的抗菌谱有什么特点?

(王　彦)

书网融合······

| 习题 | 微课 | 本章小结 |

第三十三章　四环素类及氯霉素

PPT

学习目标

　　1. 通过本章学习，掌握四环素类及氯霉素类抗生素的抗菌谱特点、临床应用及主要不良反应；熟悉四环素类抗生素的抗菌作用机制、耐药性、体内过程及不良反应；四环素、多西环素、米诺环素的作用特点；氯霉素类抗生素的抗菌作用机制、耐药性及不良反应；了解进展前沿。

　　2. 具备用所学知识，为合理用药服务。

　　3. 树立药学服务人类和大健康的理念，担负药学工作者应有的职责。

　　四环素类（tetracyclines）及氯霉素类（chloramphenicols）抗生素两类药物的抗菌谱广泛，属广谱抗生素（broad-spectrum antibiotics）。

第一节　四环素类抗生素 微课

　　四环素类（tetracyclines）抗生素是一组带有共轭双键 4 元稠合环结构的抗生素。金霉素（chlortetracycline）是从链霉菌中提取得到的第一个四环素类抗生素，随后在微生物的代谢产物中分离得到土霉素（oxytetracycline）和四环素（tetracycline）。对四环素类天然产物进行各种化学修饰，制备出第二代四环素，如多西环素（doxycycline）、米诺环素（minocycline）等。高效甘氨酰四环素类（glycylcylines）衍生物是第三代四环素，具有更广的抗菌谱和更高的抗菌活性。早期出现的第三代四环素有甘氨米诺环素（glycylaminomino-cycline）和甘氨去甲氧环素，抗菌谱更广（包括绝大多数革兰阳性、革兰阴性菌和厌氧菌），对耐万古霉素的肠球菌的活性和对支原体的活性更强。后来发现的替加环素（tigecycline），作用优于万古霉素；替加环素能够克服绝大部分与四环素类相关的耐药机制。

一、四环素类抗生素的共性

　　【体内过程】不同四环素类抗生素在临床疗效上的差异主要是由于不同取代基造成的药动学差异导致的。

　　1. 吸收　四环素类口服吸收不完全，受食物的影响（多西环素和米诺环素除外），应避免与铁制剂、含钙、镁和铝的食品或抗酸药同服，因其与二价和三价阳离子可形成不吸收的络合物。

　　2. 分布　四环素类的血浆蛋白结合率差异较大，组织分布广泛，主要集中在肝、肾、脾、皮肤、牙齿和骨骼等钙化组织及含钙量高的肿瘤（胃癌）；脑脊液中浓度低（米诺环素除外），米诺环素在无炎症情况下也能进入大脑，可用于清除脑膜炎奈瑟菌。四环素类能透过胎盘屏障并蓄积在胎儿的骨骼和牙齿。

　　3. 代谢和排泄　四环素类部分在肝脏代谢，绝大多数药物在小肠被重吸收形成肝肠循环。主要以原型从肾脏经尿排泄。四环素类可根据 $t_{1/2}$ 分为短效类（金霉素、四环素、土霉素）、中效类（地美环素、美他环素）和长效类（多西环素、米诺环素）。

　　【药理作用】四环素类属广谱抗生素、快速抑菌剂。对革兰阳性、阴性需氧菌和厌氧菌、立克次体、螺旋体、支原体、衣原体及某些原虫等都有效,对革兰阳性菌的抗菌活性较革兰性阴性菌强。在革兰阳性菌中,葡萄球菌对药物敏感性最高,肠球菌属不敏感。四环素类对革兰阴性菌有良好抗菌活性,对淋病奈瑟菌和脑膜炎奈瑟菌有一定抗菌活性,但对变形杆菌和铜绿假单胞菌无作用。四环素类对70%以上的厌氧菌有抗菌活性,但其作用不如克林霉素、氯霉素和甲硝唑。

四环素类的作用机制主要为抑制细菌蛋白质的合成,通过:①以阳离子-四环素复合物的形式穿越革兰阴性菌外膜孔蛋白通道或以形成电中性亲脂分子形式穿越革兰阳性菌外膜孔蛋白通道,再经细胞内膜上的能量依赖性转运泵,将大量药物主动泵入细菌细胞内;②进入细胞后,与细菌核糖体30S亚基在A位特异性结合,阻止氨酰基tRNA进入A位,抑制肽链延长和细菌蛋白质的合成(图33-1);③可造成细菌细胞膜通透性增加,使细菌细胞内核苷酸和其他重要物质外漏,抑制细菌DNA的复制。

细菌对四环素类的耐药机制主要有三种:①细菌大量表达外排蛋白,促使药物被排出细胞外,菌体内药物浓度降低。②核糖体保护蛋白(Tet M和Tet O)在细菌细胞内表达,使四

图33-1 四环素类抑制细菌蛋白质合成机制

环素类不能与核糖体结合,保护核糖体免受四环素类药物的作用。③产生灭活或钝化四环素类的酶,使药物失活。

【临床应用】

四环素类可用于治疗多种感染性疾病,尤其适用于由立克次体、支原体和衣原体引起的感染性疾病。

(1)立克次体感染 斑疹伤寒、鼠型斑疹伤寒、再燃性斑疹伤寒、落矶山斑点热和恙虫病治疗的首选药物。对柯克斯立克次体引起的非典型肺炎疗效极好。四环素治疗Q热患者退热后再用药1周可防止复发。

(2)衣原体感染 口服或局部应用均有突出疗效,多西环素为首选药物。

(3)支原体感染 对肺炎支原体引起的非典型肺炎和溶脲脲原体引起的非特异性尿道炎具有良好的疗效。

(4)螺旋体感染 多西环素为首选药物。

(5)细菌性感染 治疗肉芽肿鞘杆菌引起的腹股沟肉芽肿、霍乱弧菌引起的霍乱和布鲁氏菌引起的布鲁氏菌病的首选药物。

【不良反应】

(1)胃肠道反应 口服给药可引起消化道不适,如恶心、腹痛等。

(2)二重感染(superinfections) 正常人的口腔、鼻咽、肠道等处有微生物寄生,菌群间维持平衡的共生状态,广谱抗生素的长期使用使敏感菌株的生长受到抑制,而不敏感菌在体内大量繁殖,造成新的感染,此称为二重感染或菌群交替症。以肠道感染最为常见,特别是耐四环素类的难辨梭状芽孢杆菌引起的假膜性肠炎,严重时可危及生命。

(3)影响牙齿和骨骼发育 四环素类能与新形成的骨、牙中所沉积的钙结合。在牙齿发育矿化期服用四环素药物,药物可被结合到牙组织内,引起牙釉质发育障碍和变黄,使牙着色,呈黄棕色或深灰色。8岁以下儿童、妊娠期妇女、哺乳期妇女禁用。四环素类亦可引起骨骼畸形、骨质生成抑制,造成暂时性的生长障碍。

（4）肝毒性　大剂量口服或静脉注射可因药物沉积于肝细胞，造成急性肝细胞坏死。

（5）光敏反应　服用四环素类药物的患者受到阳光和紫外线照射时易出现光敏反应。多西环素较四环素和米诺环素多见。

（6）肾毒性　四环素类可导致肾小管酸中毒和其他肾脏损伤。肾脏损伤病人仅能服用多西环素。

（7）前庭反应　可出现头昏、眼花、恶心、呕吐等，其原因是四环素类聚积在内耳淋巴液并影响其功能。米诺环素相对易发生。

（8）脑假瘤　出现头痛、颅内压升高、视神经乳头水肿，严重可发展为不可逆性视野缺损，甚至失明。

二、常用四环素类抗生素

多西环素

多西环素（doxycycline，脱氧土霉素，强力霉素）口服吸收完全而迅速，不受同服食物影响。多西环素有较高的脂溶性，组织穿透力强。对肠道菌群影响极小，很少引起腹泻或二重感染。常规给药甚至在肾功能衰竭患者体内也不引起积蓄，可安全治疗肾外感染。

多西环素抗菌谱和临床应用与四环素相似，抗菌活性比四环素强 2~10 倍，四环素耐药菌仍有效。抗菌作用具有速效、强效和长效的特点，已取代天然四环素类作为各种适应证的首选药物或次选药物。是治疗肾功能不全患者肾外感染的最安全的四环素类抗生素之一。

多西环素常见不良反应有胃肠道反应。偶有食管炎和食管溃疡，多发生于服药后立即卧床的患者，口服药物时，大量水送服并保持直立体位 30 分钟以上可避免。有易致光敏反应。其他不良反应较四环素少。

米诺环素

米诺环素（minocycline，二甲胺四环素）脂溶性高于多西环素，分布广泛，在脑脊液中浓度高于其他四环素类。在体内代谢较多，在尿中排泄的原型药物远低于其他四环素类。

米诺环素抗菌谱与四环素相似，临床主要用于治疗上述各种敏感病原体所致的感染，以及沙眼衣原体所致的性病、淋病、奴卡菌病和酒糟鼻等。米诺环素极易穿透皮肤，还适合于治疗痤疮。

米诺环素主要不良反应为前庭功能改变，表现为眩晕、耳鸣、恶心、呕吐和共济失调等症状，一般不作为首选药。长期服药者还可出现皮肤色素沉着，需停药后几个月才能消退。

替加环素

替加环素（tigecycline）口服难吸收，需静脉给药，$t_{1/2}$ 约 36 小时，59% 的药物以原型经胆汁由粪便排泄，22% 经尿液排出。

与其他四环素类抗生素相比，替加环素抗菌谱更广，除假单胞菌属、变形杆菌属对替加环素不敏感外，多数菌属对其敏感。替加环素与细菌核糖体的亲和力是米诺环素的 5 倍，对耐甲氧西林金葡菌、耐青霉素肺炎链球菌和耐万古霉素肠球菌等也有较好的抗菌活性。药物外排机制和核糖体保护机制是细菌对四环素类耐药的两个主要机制，替加环素不受该机制的影响，对其他四环素类药物耐药的病原菌对替加环素仍敏感。

替加环素临床用于治疗敏感菌所致的复杂性腹腔感染、复杂性皮肤和软组织感染、社区获得性肺炎等，但 18 岁以下患者不推荐使用。由于替加环素在尿液中的浓度很低，因此泌尿系统感染不推荐使用。

知识拓展

新型四环素类药物

新型四环素类药物的出现为抗感染治疗提供了新的选择，新型四环素类药物包括替加环素（tigecycline)、奥马环素(omadacycline)和依拉环素(eraxycycline)等。这些新型类药物在临床应用中展现出了良好的抗菌活性和治疗潜力。

第二节 氯霉素

氯霉素是1947年从委内瑞拉链霉菌中分离提取的一种广谱抗生素，后来用化学方法合成，当年被用于治疗伤寒、立克次氏体病及其他感染性疾病，但很快因致死性再生障碍性贫血和灰婴综合征等严重毒性极大地限制了其临床使用。目前，氯霉素仅限用于治疗某些危及生命又无其他药物可用的疾病。

【体内过程】

1. 吸收 口服后吸收迅速而完全，可吸收给药量的80%~90%，2~3小时血药峰浓度达峰值。

2. 分布 吸收后广泛分布于全身组织和体液，在肝、肾组织中浓度较高。可透过血-脑屏障进入脑脊液中；可透过胎盘屏障进入胎儿循环；还可透过血-眼屏障进入房水、玻璃体液，并可达治疗浓度；尚可分泌至乳汁、唾液、腹水、胸水以及滑膜液中。

3. 代谢与排泄 在肝内游离药物的90%与葡萄醛酸结合为无活性的氯霉素单葡萄糖醛酸酯。80%以无活性的代谢产物由肾小管分泌排泄。新生儿、肾功能损害者、肝硬化、腹水及黄疸患者应避免使用氯霉素，必须应用时，应该减少药量并监测血药浓度，以防毒性反应。

【药理作用】 氯霉素为广谱抗生素。对革兰阴性菌较革兰阳性菌为强，对革兰阳性菌作用弱于青霉素和四环素类；能有效地抑制立克次体、螺旋体、支原体等其他病原微生物；对分枝杆菌、真菌、衣原体、病毒和原虫无效。

氯霉素的作用机制是作用于细菌70S核糖体的50S亚基，通过与rRNA可逆性结合，抑制转肽酶反应而阻断肽链延长，从而抑制细菌蛋白质合成(图33-2)。哺乳动物线粒体的70S核糖体与细菌70S核糖体相似，高剂量的氯霉素也能抑制这些细胞器的蛋白质合成，产生骨髓抑制毒性。此外，氯霉素在rRNA上的结合区域，在功能上与红霉素和林可霉素的结合区域相连，故可因竞争性结合而相互产生拮抗作用。

图33-2 氯霉素抑制细菌蛋白质合成机制

氯霉素耐药机制主要有：①细菌表达特异性的乙酰转移酶，使氯霉素转化成无抗菌活性的乙酰基代谢物；②产生突变体使氯霉素不能进入菌体而产生耐药性。

【临床应用】 氯霉素目前几乎不再用作全身治疗药物，只在特殊情况下用于治疗某些严重感染。

1. 伤寒和其他沙门菌属感染 治疗敏感菌所致伤寒、副伤寒；在成人伤寒、副伤寒沙门菌感染中，以氟喹诺酮类药物为首选(孕妇及小儿不宜用该类药)。

2. 细菌性脑膜炎 耐氨苄西林的B型流感嗜血杆菌脑膜炎或对青霉素过敏患者的脑膜炎奈瑟菌脑膜炎、敏感的革兰阴性杆菌脑膜炎，可作为选用药物之一。

3. 脑脓肿 尤其耳源性，常为需氧菌和厌氧菌混合感染，氯霉素与青霉素类合用是治疗方案之一。

4. 严重厌氧菌感染 如脆弱拟杆菌所致感染，尤其适用于病变累及中枢神经系统者，可与氨基糖苷类抗生素联合应用治疗腹腔感染和盆腔感染，以控制同时存在的需氧和厌氧菌感染。

5. 立克次体感染 可用于Q热、落矶山斑点热、地方性斑疹伤寒等的治疗。

6. 细菌性眼部感染 氯霉素易透过血眼屏障，全身或局部用药均能在角膜、虹膜、巩膜、结合膜、晶体、房水及视神经等部位达到有效治疗浓度，是治疗敏感菌引起的各种眼部感染的有效药物，氯霉素眼药水是临床常用药物。

【不良反应】

1. 造血系统的毒性反应　是氯霉素最严重的不良反应，有以下两种表现形式。①与剂量有关的可逆性骨髓抑制：氯霉素在抑制细菌蛋白合成的同时也抑制宿主骨髓细胞线粒体的血红蛋白合成。②与剂量无关的骨髓毒性反应：常表现为严重的、不可逆性再生障碍性贫血。任何途径给予氯霉素均可引起再生障碍性贫血，一般是不可逆性的，死亡率可达到50%。

2. 灰婴综合征　主要发生在早产儿和新生儿，因其欠缺使氯霉素脱毒和降解的葡萄糖醛酸结合能力，且肾脏功能尚未发育完善，二者均易导致氯霉素蓄积而干扰线粒体核糖体的功能，出现呕吐、低体温、呼吸抑制、心血管性虚脱、发绀(灰婴由此得名)和休克，40%的患者在症状出现后2~3天内死亡。

3. 胃肠道反应　成人偶尔可见恶心、呕吐和腹泻，也可导致二重感染。

4. 其他　在6-磷酸葡萄糖脱氢酶缺乏的患者易诱发溶血性贫血。可引起末梢神经炎、球后视神经炎、视力障碍、视神经萎缩及失明，也可引起中毒性精神病。

氯霉素能够抑制肝药酶，可阻断华法林、苯妥英钠、甲磺丁脲和氯磺丙脲的代谢，升高此类药物在体内的浓度并增强对机体的作用而引起毒性反应；利福平、苯妥英钠、苯巴比妥等可促进氯霉素的代谢，使其血药浓度降低而影响疗效。氯霉素与青霉素合用治疗细菌性脑膜炎时，二者不能同时滴注，应先用青霉素，后用氯霉素，因为前者为繁殖期杀菌药，后者为快速抑菌剂，二者同时给药时氯霉素可干扰青霉素的杀菌作用。

思考题

答案解析

1. 多西环素与四环素相比的优势有哪些？
2. 氯霉素的临床应用为什么被严格限制？

（王　彦）

书网融合……

习题　　　微课　　　本章小结

第三十四章　人工合成抗菌药物

学习目标

1. 通过本章学习，掌握喹诺酮类药物的抗菌作用、临床应用及不良反应；熟悉磺胺类药物的抗菌作用、作用机制、临床应用、不良反应及防治措施；了解磺胺类药物过量中毒的处理措施及人工合成抗菌药的分类、构效关系。

2. 具备根据病原菌性质及药物特点指导合理使用人工合成抗菌药物的能力，并能参与不良反应监测及相关新药研发工作。

3. 培养学生严谨求实的科学精神，激发学生为我国医药事业发备努力的决心和信心。

第一节　喹诺酮类药物 微课

喹诺酮类(quinolones)药物是目前临床应用较为广泛的一类抗菌药物，作用谱较广，对革兰阴性菌的作用强于革兰阳性菌。喹诺酮类药物分为 4 代。1962 年美国 Sterling-Winthrop 研究所率先开发的萘啶酸是第一代喹诺酮类物，来自氯喹合成的副产品，国内已不再使用。1973 年合成的第二代药物吡哌酸(pipemidic acid)对大多数革兰氏阴性菌有效，口服易吸收；因其血药浓度低而尿中浓度高，仅限于治疗泌尿道和肠道感染，现较少使用。20 世纪 70 年代末至 90 年代中期研制的氟喹诺酮类药物(fluoroquinolones)为第三代喹诺酮类药物，该类药物分子中引入氟原子(F)后，其抗菌活性显著增加。常用氟喹诺酮类药物包括诺氟沙星(norfloxacin)、环丙沙星(ciprofloxacin)、氧氟沙星(ofloxacin)、左氧氟沙星(levofloxacin)、洛美沙星(lomefloxacin)、氟罗沙星(fleroxacin)、司帕沙星(sparfloxacin)等。20 世纪 90 年代后期至今研制的氟喹诺酮类药物为第四代，已用于临床的有莫西沙星(moxifloxacin)、加替沙星(gatifloxacin)、吉米沙星(gemifloxacin)和加雷沙星(garenoxacin)等。鉴于临床上使用的喹诺酮类药物主要局限于氟喹诺酮类药物，本节重点介绍氟喹诺酮类药物。

一、喹诺酮类药物的共性

喹诺酮类是以 4-喹诺酮(吡酮酸)为基本结构合成的抗菌药(图 34-1)。4-喹诺酮母核的 3 位均有羧基；6 位引入氟原子可增强抗菌作用，并对金葡菌有抗菌活性，含氟的喹诺酮类通称为氟喹诺酮类；7 位引进哌嗪环可提高对金葡菌及绿脓杆菌的抗菌作用(如诺氟沙星)，哌嗪环被甲基哌嗪环取代(如培氟沙星)，则脂溶性增加，药物的吸收增强，且半衰期延长；在 8 位引进第二个氟原子，可进一步提高肠道吸收，延长半衰期(如洛美沙星)；N-1 位引入环丙基后，可扩大抗菌谱，增强对衣原体、支原体及分枝杆菌的抗菌活性(如环丙沙星、莫西沙星)。近年来发现，6 位脱去氟且 8 位引入二氟甲基(加雷沙星)，则对革兰阴性菌、革兰阳性菌、衣原体、支原体等均具有良好的活性，同时毒性更低，由此诞生了新型喹诺酮类药物，即 6 位非氟的氟喹诺酮类药物。

【体内过程】氟喹诺酮类药物口服吸收良好，多数氟喹诺酮类药物的口服生物利用度接近或大于 90%。食物一般不影响药物的吸收，但可延迟达峰时间，富含 Fe^{2+}、Ca^{2+}、Mg^{2+} 的食物可降低药物的

图 34-1 喹诺酮类药物的基本化学结构

（改变 R_1，R_2，R_3 取代基及 X 结构可得到不同的喹诺酮药物）

生物利用度，应避免同时应用。多数氟喹诺酮类药物的血浆蛋白结合率均较低，很少超过 40%（但莫西沙星和加雷沙星可高达 54% 和 80%）；V_d 很大，多在 100L 左右，显著大于氨基糖苷类或 β-内酰胺类抗生素。因此，药物在组织和体液中的分布广泛；肺、肾、前列腺、尿液、胆汁、粪便、巨噬细胞和中性粒细胞中的药物含量均高于血药浓度，但脑脊液、骨组织和前列腺液中的药物浓度低于血药浓度；此外，药物可分布到泪腺、唾液腺、泌尿生殖系统和呼吸道黏膜。除莫西沙星外，多数氟喹诺酮类药物以原型通过肾脏排泄，如氧氟沙星、左氧氟沙星、洛美沙星和加替沙星；莫西沙星主要在肝脏代谢并通过胆汁排泄，故肝病患者需要调整药物的用量。

【抗菌作用】氟喹诺酮类药物属杀菌药，其杀菌浓度相当于 MIC 的 2~4 倍。20 世纪 90 年代后期研制的莫西沙星、加替沙星等，除保留了对革兰阴性菌的良好抗菌活性外，进一步增强了对革兰阳性菌、结核分枝杆菌、军团菌、支原体及衣原体的杀灭作用，特别是提高了对厌氧菌如脆弱拟杆菌、梭杆菌属、消化链球菌属和厌氧芽孢梭菌属等的抗菌活性。对于铜绿假单胞菌，环丙沙星的杀灭作用最强。

【作用机制】

1. 抑制细菌 DNA 回旋酶（DNA gyrase） DNA 回旋酶是 GyrA 亚基和 GyrB 亚基组成的 A2B2 四聚体。DNA 在转录或复制过程中，其双螺旋结构被部分打开，同时引起解旋附近的双螺旋结构过度缠绕，进一步影响到超螺旋结构而形成正超螺旋，阻碍双螺旋结构的进一步打开（复制叉移动），使转录或复制过程难以继续。DNA 回旋酶的 A 亚基先将正超螺旋后链切开缺口，B 亚基结合 ATP 并催化其水解，使 DNA 的前链经缺口后移，A 亚基再将此切口封闭，形成 DNA 负超螺旋，使转录和复制过程得以继续（图 34-2）。喹诺酮类药物则作用于 DNA 回旋酶 A 亚基，通过形成 DNA 回旋酶-DNA-喹诺酮三元复合物，抑制酶的切口和封口功能，从而阻碍细菌 DNA 合成，最终导致细菌死亡。第 1~3 代喹诺酮类药物主要作用于回旋酶的 A 亚基；第 4 代喹诺酮类药物不仅能作用于 A 亚基、B 亚基，而且对拓扑异构酶Ⅳ也有抑制作用（图 34-3）。

图 34-2 DNA 回旋酶对 DNA 超螺旋结构的作用

2. 抑制细菌拓扑异构酶Ⅳ（topoisomerase Ⅳ） 拓扑异构酶Ⅳ含有为 2 个 C 亚基和 2 个 E 亚基组成的四聚体。C 亚基由 parC 编码，介导 DNA 断裂和重接；E 亚基由 parE 编码，催化 ATP 水解和 DNA 前链的后移。该酶是喹诺酮类药物抗革兰阴性菌的重要靶点。拓扑异构酶Ⅳ通过解除 DNA 结节、解环连

图 34 - 3　喹诺酮类药物对 DNA 回旋酶的作用

体和松弛超螺旋的功能，协助子代染色质分配到子代细菌，在 DNA 复制后期染色体的分离过程中起重要作用(图 34 - 4)。

图 34 - 4　喹诺酮类药物对拓扑异构酶Ⅳ的作用

3. 其他　在一些特殊情况下，尽管 DNA 回旋酶基因发生突变，细菌也未对喹诺酮类药物产生耐药性，提示除抑制 DNA 回旋酶外，喹诺酮类药物还存在其他抗菌机制。一种可能是其诱导 DNA 的 SOS 修复，引起 DNA 错误复制，从而造成基因突变，导致细菌死亡；另一种可能是高浓度药物抑制细菌 RNA 和蛋白质的合成等。

【耐药性】细菌对喹诺酮类天然耐药率低，但随着喹诺酮类药物的广泛应用，病原菌对该类药物的耐药性也迅速增长，且药物之间有交叉耐药性。临床常见的耐药菌包括铜绿假单胞菌、肠球菌和金黄色葡萄球菌等，其耐药性产生的机制主要与染色质突变有关。

1. 细菌 DNA 回旋酶亚基 A 或拓扑异构酶变异　GyrA 基因突变引起的细菌 DNA 回旋酶 A 亚基变异，降低了 DNA 回旋酶对喹诺酮类药物的亲和力，从而产生耐药，这种基因突变造成的靶位改变通常产生低度耐药性；而 DNA 回旋酶和拓扑异构酶Ⅳ同时发生变异，则可导致高度耐药的产生。

2. 细菌的细胞膜通透性下降　细菌外膜膜孔蛋白是喹诺酮类药物进入细菌的主要通道。细菌通过减少外膜蛋白(outer membrane protein, Omp)如 OmpF 和 OmpC 等的表达，导致细胞通透性下降，从而降低细菌体内喹诺酮类药物的蓄积，产生低度耐药。此外，某些细菌细胞壁结构致密(分枝杆菌)，或膜孔蛋白构成的蛋白通道较特殊(铜绿假单胞菌)，通透性极低，对喹诺酮类药物可形成天然耐药屏障，致使药物在菌体内蓄积量减少。

3. 药物主动外排　细菌多药耐药外排泵 NorA 基因高表达，胞浆膜上主动泵蛋白表达增加促进药物排出菌体外，导致喹导致细胞内药物浓度下降。

【临床应用】喹诺酮类药物具有抗菌谱广、抗菌活性强、口服吸收良好、与其他类别的抗菌药之间交叉耐药性少等特点，临床应用广泛。

1. 泌尿生殖系统感染　氧氟沙星和左氧氟沙星对衣原体感染所致的尿道炎和宫颈炎有较好的疗效。环丙沙星是铜绿假单胞菌性尿道炎的首选药。对敏感菌所致的急、慢性前列腺炎以及复杂性前列腺炎均有较好效果，但近年来由于耐药菌株的增多，应参照细菌药敏结果选择应用。

2. 呼吸系统感染　多数氟喹诺酮类药物对肺炎链球菌、流感嗜血杆菌等呼吸道病原体敏感，环丙沙星和左氧氟沙星常用于治疗上述病原体引起的呼吸道感染。β-内酰胺类药物与氟喹诺酮类药物联合用药，可治疗多种病原体引起的肺部感染。万古霉素与左氧氟沙星或莫西沙星联合用药是治疗耐青霉素肺炎链球菌感染的有效药物。氟喹诺酮类药物（除诺氟沙星）可替代大环内酯类用于支原体肺炎、衣原体肺炎、嗜肺军团菌引起的军团病。此外，左氧氟沙星和莫西沙星可用于结核病的治疗，鼠疫可选用莫西沙星。

3. 肠道感染与伤寒　本类药用于旅行者腹泻，也可用于治疗志贺菌引起的急、慢性菌痢和中毒性菌痢，以及鼠伤寒沙门菌、猪霍乱沙门菌、肠炎沙门菌引起的胃肠炎（食物中毒）。对沙门菌引起的伤寒或副伤寒，可首选氟喹诺酮类药物或头孢曲松。对脑膜炎球菌具有强大的杀菌作用，其在鼻咽分泌物中浓度高，可用于流行性脑脊髓膜炎鼻咽部带菌者的根除治疗。

4. 骨、关节和软组织感染　骨和关节感染往往需要几周至几个月的治疗，对于敏感菌株诱发的慢性骨髓炎，可推荐氟喹诺酮类药物进行长期治疗。由革兰阴性杆菌、厌氧菌、链球菌和葡萄球菌等多种细菌感染引起的糖尿病足部感染，需要氟喹诺酮类药物和其他药物联合应用。

【不良反应】

1. 胃肠道反应　是最常见的不良反应，多数表现为食欲不振、消化不良、恶心、呕吐、腹痛、腹泻、味觉异常等，发生率为2%~20%，大多反应较轻，常与剂量有关。

2. 神经系统反应　发生率为1.5%~9%，仅次于胃肠道，表现为头晕、头痛、失眠、眩晕及情绪不安等，以失眠最多见；严重时可发生复视、色视、抽搐、神志改变等中枢神经和幻觉、幻视等精神症状，但极少见。喹诺酮类抗菌药引起中枢神经系统反应由大到小依次为：氟罗沙星＞诺氟沙星＞司氟沙星＞环丙沙星＞依诺沙星＞氧氟沙星＞培氟沙星＞左氧氟沙星。剂量过大、有精神病或癫痫病史、与茶碱或NSAID合用易出现，产生机制可能与喹诺酮类抑制GABA与其受体结合有关，因此，不宜用于有中枢神经系统疾病或病史（尤其是有癫痫病史）的患者。

3. 皮肤反应　主要是光过敏反应和光毒性反应，在紫外线的激发下，药物氧化生成活性氧，激活皮肤成纤维细胞中的蛋白激酶C和酪氨酸激酶，引起皮肤炎症。表现为光照部位皮肤出现瘙痒性红斑，严重者皮肤糜烂、脱落。喹诺酮类抗菌药发生光毒性反应从大到小依次为：洛美沙星＞氟罗沙星＞司氟沙星＞依诺沙星＞培氟沙星＞环丙沙星＞诺氟沙星＞氧氟沙星＞左氧氟沙星。

4. 心脏毒性　罕见但后果严重。表现为Q-T间期延长，尖端扭转型室性心动过速（TdP）、室颤等。TdP临床发生率依次为司帕沙星＞加替沙星＞左氧氟沙星＞氧氟沙星＞环丙沙星。

5. 对肌肉、骨骼系统的影响　喹诺酮类抗菌药可发生肌肉、骨骼系统不良反应，患者可有关节病变、肌腱炎或肌腱断裂等。关节炎常发生于30岁以下患者，表现为关节疼痛、关节僵硬和关节肿胀，停药后可缓解。肌腱炎、肌腱断裂常发生于50岁以上患者，与皮质类固醇合用可增加该类不良反应的发生。可引起肌腱炎的药物有培氟沙星、诺氟沙星、环丙沙星、依诺沙星、司氟沙星。喹诺酮类抗菌药还可引起幼年动物关节软骨的损伤，临床发现儿童用药后可出现关节疼痛和水肿，所以不宜用于儿童和孕妇。

6. 肝、肾损害　常见的肝损害是转氨酶和碱性磷酸酶升高，程度轻微，停药后可缓解；肾损害少见，偶有血尿、间质性肾炎、急性肾功能不全，大剂量使用时可出现结晶尿。对主要经肾脏排泄的喹诺酮类药物如氧氟沙星、洛美沙星、氟罗沙星和依诺沙星等。

【禁忌证及药物相互作用】喹诺酮类抗菌药可引起未成年动物关节病变，故禁用于 18 岁以下的小儿及青少年；因其可通过胎盘屏障，禁用于妊娠期妇女；因可分泌至乳汁，哺乳期妇女应用时应暂停哺乳。禁用于精神病或癫痫病史者、喹诺酮过敏者。避免与抗酸药、含金属离子的药物合用；慎与茶碱类、NSAID 合用；不宜与Ⅰa 类及Ⅲ类抗心律失常药、延长 Q-T 间期的药物合用；加替沙星等药物可引起血糖紊乱和诱发新生糖尿病，故糖尿病患者慎用或禁用。

二、常用喹诺酮类药物

1. 诺氟沙星　诺氟沙星(norfloxacin)是第一个用于临床的氟喹诺酮类药物，口服生物利用度偏低 (35%~45%)，$t_{1/2}$ 为 3.5~5 小时，吸收后约 30% 以原型经肾排泄。抗菌作用强，对革兰阴性菌如大肠埃希菌、志贺菌、肠杆菌科、弯曲菌、沙门菌和奈瑟菌极为有效。临床主要用于敏感菌所致的胃肠道、泌尿道感染，也可外用治疗皮肤和眼部的感染。大多数厌氧菌对其耐药。对支原体、衣原体、嗜肺军团菌、分枝杆菌、布鲁氏菌属感染无临床价值。

2. 环丙沙星　环丙沙星(ciprofloxacin)口服生物利用度约为 70%，V_d 值大，组织穿透力强，分布广泛；必要时静脉滴注以提高血药浓度，$t_{1/2}$ 为 3~5 小时。口服与静脉滴注时原型药物由尿中的排出量分别为 29%~44% 与 45%~60%。体外抑菌试验中，该药对铜绿假单胞菌、流感嗜血杆菌、大肠埃希菌等革兰阴性菌的抗菌活性高于多数氟喹诺酮类药物。多数厌氧菌对环丙沙星不敏感，但对氨基糖苷类或第三代头孢菌素类耐药的菌株对环丙沙星仍敏感。主要用于对其他抗菌药产生耐药的革兰氏阴性杆菌所致的呼吸道、泌尿生殖道、消化道、骨与关节和皮肤软组织感染。对于必须使用氟喹诺酮类药物的感染患儿，国外多采用环丙沙星治疗。应在避免日照条件下保存和应用，以防止发生光敏反应。静脉滴注时，局部有血管刺激反应。因可诱发跟腱炎和跟腱断裂，老年人和运动员慎用。

3. 氧氟沙星　氧氟沙星(ofloxacin)口服生物利用度高达 95%，$t_{1/2}$ 为 5~7 小时。体内代谢少，80% 以上的药物以原型由尿液排泄，胆汁中药物浓度为血药浓度的 7 倍。除保留了环丙沙星的抗菌特点和良好的抗耐药菌特性外，尚对结核分枝杆菌、沙眼衣原体和部分厌氧菌有效。临床主要用于敏感菌所致的呼吸道感染、泌尿生殖道感染、胆道感染、皮肤软组织感染及盆腔感染等。亦可作为二线药物与其他抗结核药合用。偶见转氨酶升高，可诱发跟腱炎和跟腱断裂。肾功能减退或老年患者应减量。

4. 左氧氟沙星　左氧氟沙星(levofloxacin)是消旋氧氟沙星的左旋体，口服生物利用度接近 100%，$t_{1/2}$ 为 5~7 小时，85% 的药物以原型由尿液排泄。其抗菌活性是氧氟沙星的 2 倍。对表皮葡萄球菌、链球菌、肠球菌、厌氧菌、支原体、衣原体的体外抗菌活性明显强于环丙沙星。临床用于治疗敏感菌引起的各种急慢性感染、难治性感染，效果良好。对铜绿假单胞菌的抗菌活性低于环丙沙星，但可用于临床治疗。相比其他的氟喹诺酮类药物，其不良反应发生率相对较低且轻微。

5. 洛美沙星　洛美沙星(lomefloxacin)口服生物利用度接近 98%，$t_{1/2}$ 可达 7 小时以上，70% 以上的药物以原型由尿液排泄。对革兰阴性菌、表皮葡萄球菌、链球菌和肠球菌的抗菌活性与氧氟沙星相似，对多数厌氧菌的抗菌活性低于氧氟沙星。治疗泌尿道感染可每天给药 1 次，治疗全身性感染应每天给药 2 次。诱发光敏反应和跟腱损伤的频率较高。

6. 氟罗沙星　氟罗沙星(fleroxacin)口服生物利用度接近 100%，$t_{1/2}$ 达 9~12 小时，具有广谱、高效和长效的特点，每天给药 1 次。50%~70% 的药物以原型由肾排泄，少量药物在肝脏代谢，肝、肾功能减退或老年患者应减量。临床主要用于治疗敏感菌所致的呼吸系统、泌尿生殖系统、性传播疾病以及皮肤软组织感染。诱发中枢神经系统毒性的频率高于其他氟喹诺酮类药物，诱发光敏反应的频率较高；与布洛芬等合用可能诱发痉挛、惊厥和癫痫等。

7. 莫西沙星 莫西沙星(moxifloxacin)口服生物利用度约90%，V_d为3~4L/kg，大于环丙沙星(2~3L/kg)。粪便和尿液中原型药物的排泄量分别为25%和20%，$t_{1/2}$为12~15小时。对大多数革兰氏阳性菌、厌氧菌、结核分枝杆菌、衣原体和支原体具有很强的抗菌活性，强于环丙沙星、氧氟沙星、左氧氟沙星和司帕沙星。对大多数革兰氏阴性菌的作用与诺氟沙星相近。临床用于敏感菌所致的慢性支气管炎急性发作、社区获得性肺炎、急性鼻窦炎，也可用于皮肤软组织感染。莫西沙星以原型经肾脏排泄较少，其尿液中浓度不高，泌尿系统感染不建议应用。莫西沙星不良反应发生率相对较低，常见轻度呕吐和腹泻；但亦有严重不良反应发生，并呈上升趋势，如过敏性休克、横纹肌溶解、Q-T间期延长和TdP。该药也可致严重皮肤反应和致死性肝损害，可使女性或老年患者发生心力衰竭。

知识拓展

新型喹诺酮类药物的研究与开发

随着耐药性的出现和不断增强，研究人员正在努力开发新型的喹诺酮类药物，以应对抗菌治疗中的挑战。通过对已有喹诺酮结构的改进获得新型药物，包括对药物的化学结构进行修改、引入新的官能团或增加分子的复杂性，以提高药物的活性和选择性。这些新型药物旨在提高抗菌活性、拓宽抗菌谱、减少副作用和延缓耐药性的发展。临床研究结果显示奈诺沙星对糖尿病足感染具有良好疗效，奈诺沙星对肺炎链球菌、金黄色葡萄球菌和肺炎克雷伯菌的治疗有效率均>90%，甚至达到100%。Ⅱ期临床试验结果表明奈诺沙星治疗糖尿病足感染的临床疗效和治疗结束终点疗效分别达95.7%和100%，其对金黄色葡萄球菌、大肠杆菌、粪肠球菌、无乳链球菌和化脓性链球菌的效果显著。研究表明新型三氰基二氢呋喃(DCDHF-2-V)作为一种Dπ-A型分子，是一种强电子受体，具有红光发射、可避免紫外干扰、对荧光特性敏感等优点。

第二节 其他合成抗菌药物

一、磺胺类抗菌药

磺胺类药(sulfonamides)是1932年发现的人工合成的有效防治全身性细菌感染的第一类化疗药物。随着各类抗生素及合成抗菌药的问世，磺胺药的治疗地位逐渐被取代。但磺胺药仍对某些感染性疾病，如流行性脑脊髓膜炎、鼠疫等疗效显著，在抗感染治疗中占有一定位置。

磺胺类药物的基本化学结构为对氨基苯磺酰胺，分子中对位氨基为抗菌活性必需基团(图34-5)。如磺酰胺基上的一个氢原子R_1被杂环取代，作用增强，如磺胺嘧啶、磺胺异噁唑、磺胺甲噁唑及磺胺醋酰等；R_2被可在体内转换成游离氨基的基团所取代，得到口服难吸收而用于肠道感染的磺胺药如柳氮磺吡啶，局部应用的磺胺米隆等。

图34-5 磺胺类药物的基本化学结构

(改变 R_1，R_2 可得到不同的磺胺药物)

【体内过程】 大多数全身应用的磺胺类药物口服易吸收，吸收部位主要在胃和小肠。各药吸收速率不同，血药浓度达峰时间快者为2~3小时，慢者为4~6小时。用于肠道感染的磺胺药，口服难以吸收，在肠道内保持较高浓度。可广泛渗入全身组织和细胞外液，但不能进入细胞。能透过血-脑屏障进入脑脊液，也能通过胎盘屏障和进入乳汁。主要在肝脏乙酰化为无抗菌活性代谢产物，多数以原型经肾脏排泄，部分药物可经肾小管重吸收，少量从乳汁、胆汁和粪便排出。

【药理作用】抗菌谱较广，对大多数革兰阳性菌和阴性菌有良好的抗菌活性，其中最敏感的是肺炎链球菌、溶血性链球菌、脑膜炎奈瑟菌、淋病奈瑟菌、鼠疫耶氏菌和诺卡菌属；对沙眼衣原体、疟原虫、卡氏肺孢子虫和弓形虫滋养体有抑制作用；对支原体、立克次体和螺旋体无效。

【作用机制】四氢叶酸(FH_4)作为一碳基团载体的辅酶，参与细胞 DNA 前体物质嘌呤和嘧啶的合成。许多细菌在生长繁殖过程中不能利用现成的叶酸，必须依赖自身二氢叶酸合成酶催化蝶啶、对氨基苯甲酸(PABA)和谷氨酸生成二氢叶酸(FH_2)，并在二氢叶酸还原酶作用下转变为 FH_4。磺胺类药物与 PABA 结构相似，可与 PABA 竞争二氢叶酸合成酶，阻止细菌 FH_2 的合成，从而抑制细菌的生长繁殖（图34-6）。

图34-6 磺胺类药物的作用机制

【耐药性】细菌通过基因突变或质粒转移产生耐药性，通常不可逆。其原因可能在于：①细菌二氢叶酸合成酶经突变或质粒转移导致对磺胺药的亲和力降低，因而不能有效地与 PABA 竞争；②某些抗药菌株对磺胺类药物通透性降低；③细菌改变代谢途径，自身制造 PABA，增加酶量，利用外源叶酸等。

【常用磺胺类药物】

1. 全身应用磺胺类 这类磺胺药的抗菌谱和抗菌活性基本相同，主要区别在于药动学性质不同。根据 $t_{1/2}$ 可分为：①短效磺胺类，如磺胺异噁唑和磺胺二甲嘧啶；②中效磺胺类，如磺胺嘧啶、磺胺甲噁唑；③长效磺胺类，如磺胺间甲氧嘧啶、磺胺多辛。

磺胺嘧啶

磺胺嘧啶(sulfadiazine，SD)口服易吸收，但吸收较为缓慢，易透过血-脑屏障。约 15%~40% 以乙酰化形式经肾排泄。临床用于预防流行性脑脊髓膜炎，治疗诺卡菌属引起的肺部感染、脑膜炎和脑脓肿，与乙胺嘧啶合用治疗弓形虫病。还可用于敏感菌引起的泌尿道感染和上呼吸道感染。因该药在尿中的溶解度低，易发生结晶尿，故使用时应大量饮水，必要时可服等量碳酸氢钠碱化尿液，减少结晶尿对肾脏的损害。

磺胺甲噁唑

磺胺甲噁唑(sulfamethoxazole，SMZ)口服吸收与排泄均较慢，脑脊液中浓度低于 SD，但仍可用于流行性脑脊髓膜炎的预防。尿中浓度与 SD 相似，可用于大肠埃希菌等敏感菌诱发的泌尿道感染，也用于治疗中耳炎、呼吸道感染、支原体感染和伤寒等。主要与甲氧苄啶合用，产生协同抗菌作用，扩大临床适应证范围。

2. 局部应用的磺胺类

柳氮磺吡啶

柳氮磺吡啶(sulfasalazine)口服后少部分在胃肠道吸收,大部分集中在回肠末端及结肠。本身无抗菌活性,在肠道细菌的作用下分解释放出有活性的磺胺吡啶和5-氨基水杨酸,具有抗炎、抗菌和抑制免疫作用。适用于治疗阶段性回肠炎、溃疡性结肠炎或肠道手术前预防感染。此外,该药也广泛用于治疗强直性脊柱炎、银屑病性关节炎及反应性关节炎。长期用药不良反应较多,如胃肠道反应、过敏反应、粒细胞减少、肝肾损害等,还可引起男性不育症。

3. 复方磺胺类

复方新诺明

复方新诺明(cotrimoxazloe)是甲氧苄啶(trimethoprim,TMP)和磺胺甲噁唑的复方制剂,其抗菌活性比两药单独等量应用时强数十倍。复方新诺明的协同抗菌作用是由于双重阻断四氢叶酸合成。其中 SMZ 可与 PABA 竞争性作用于细菌体内的二氢叶酸合成酶,阻止二氢叶酸合成;而 TMP 是二氢叶酸还原酶抑制剂,使二氢叶酸不能被还原成四氢叶酸。二者配伍后,可使细菌的叶酸代谢受到双重阻断,从而产生协同抗菌效应,并使抑菌作用转为杀菌作用,减少耐药菌株产生。复方新诺明主要用于治疗大肠埃希杆菌、克雷伯菌属、变形杆菌等敏感菌株所致的尿路感染;肺炎链球菌或流感嗜血杆菌所致的上呼吸道感染或中耳炎;志贺菌引起的肠道感染;卡氏肺孢子虫肺炎等。

二、硝基呋喃类药物

呋喃妥因

呋喃妥因(nitrofurantoin)口服吸收迅速完全,吸收后约50%药物已原型经肾脏排泄,血浆半衰期为0.3~1小时。血药浓度低,不适用于全身感染治疗。

抗菌谱广,对多数革兰阳性菌和阴性菌均有抑菌和杀菌作用,且耐药菌株形成缓慢,与其他类别抗菌药无交叉耐药。其抗菌机制在于敏感菌可以将本药还原成活性产物,抑制乙酰辅酶 A 等多种酶,从而干扰细菌糖代谢并损伤 DNA。主要用于大肠埃希菌、肠球菌、葡萄球菌等引起的泌尿道感染,酸化尿液可增强其抗菌作用。常见不良反应有恶心、呕吐及腹泻。当应用超过 6 个月时应注意其肺毒性,尤其是老年人。葡萄糖-6-磷酸脱氢酶缺乏患者、新生儿及孕妇应用时可发生溶血性贫血,应禁用。

三、硝基咪唑类药物

甲硝唑

甲硝唑(metronidazole)又称灭滴灵,口服吸收良好,生物利用度可达90%~100%。体内分布广,可进入感染病灶和脑脊液。其抗菌机制为甲硝唑的硝基在细胞内无氧环境中被还原成氨基,具有细胞毒作用,能够抑制病原体 DNA 合成,发挥抗厌氧菌作用,对脆弱类杆菌尤为敏感,对滴虫、阿米巴滋养体、破伤风梭菌具有很强的杀灭作用。临床用于治疗厌氧菌引起的口腔、腹腔、女性生殖器、下呼吸道、骨和关节等部位的感染。对幽门螺杆菌感染的消化性溃疡、艰难梭菌所致的假膜性肠炎有特殊疗效,亦是治疗阿米巴病、滴虫病和破伤风的首选药。不良反应较轻微,主要为胃肠道反应、过敏反应、外周神经炎等。

替硝唑

替硝唑(tinidazole)为第二代硝基咪唑类药物,抗菌作用与甲硝唑相似,其疗效高、疗程短、$t_{1/2}$长,耐受性好,且不良反应少。临床上广泛用于各种厌氧菌感染,如盆腔炎、腹膜炎、口腔炎、肛周脓肿、伪膜性结肠炎、溃疡性牙龈炎、糖尿病坏疽,以及预防术后感染。近年来,替硝唑与许多其他药物配伍制成外用制剂,如与咪康唑、泼尼松、氧氟沙星制成膜剂,用于治疗口腔疾病;与环丙沙星制成复方替硝唑栓,用于治疗慢性盆腔炎。

奥硝唑

奥硝唑(ornidazole)为第三代硝基咪唑类药物,口服易吸收,口服后 2 小时血药浓度达峰值。该药也可经阴道吸收。奥硝唑的血浆消除半衰期为 14 小时,血浆蛋白结合率小于 15%,广泛分布于组织和体液中,包括脑脊液。奥硝唑在肝中代谢,在尿中主要以螯合物和代谢物排泄,少量在粪便中排泄。奥硝唑在体内主要以具有细胞毒作用的原药和中间活性代谢产物作用于厌氧菌、阿米巴虫、贾第虫和毛滴虫细胞的 DNA,使其螺旋结构断裂或阻断其转录,从而使病原体死亡达而到抗菌、抗寄生虫的目的。奥硝唑主要用于治疗由厌氧菌感染引起的多种疾病;泌尿生殖道毛滴虫、贾第氏鞭毛虫感染引起的疾病;肠、肝阿米巴虫病;还可用于手术前预防感染和手术后厌氧菌感染的治疗。

答案解析

思考题

1. 简述 SMZ 与 TMP 配伍的药理学依据。
2. 磺胺类药最主要的不良反应是什么?如何引起的?有何预防措施?
3. 论述喹诺酮类药物主要的临床应用及不良反应。

(李先伟)

书网融合……

习题　　　　　微课　　　　　本章小结

第三十五章　抗真菌药物 ⏺微课

PPT

📖 **学习目标**

1. 通过本章学习，掌握各类抗真菌药物作用特点，正确判断抗深部真菌感染药物和抗浅表真菌感染药物，并确定其给药途径；熟悉抗真菌药物的作用机制，抗真菌药物的分类和代表药物；两性霉素 B、唑类抗真菌药、氟胞嘧啶、卡泊芬净的作用机制、临床应用及不良反应；了解两性霉素 B、唑类抗真菌药、特比萘芬、氟胞嘧啶、卡泊芬净的抗真菌谱。

2. 具备用所学知识，为合理用药服务。

3. 树立药学服务人类和大健康的理念，担负药学工作者应有的职责。

真菌感染一般分为两类：浅部真菌感染和深部真菌感染。浅部真菌感染大多由各种癣菌引起，主要侵犯皮肤、毛发、指（趾）甲等。深部真菌感染通常由念珠菌、隐球菌、曲霉菌、组织胞浆菌等引起，主要侵犯免疫功能低下人群的内脏器官和深部组织，常危及生命。近几十年来，深部真菌感染的发生率呈持续上升趋势。

抗真菌药物（antifungal agents）是指用于抑制或者杀灭致病真菌的药物。根据作用特点可分为：抗浅部真菌药，如特比萘芬；抗深部真菌药，如两性霉素 B、氟康唑、伏立康唑、卡泊芬净；对深部和浅部真菌感染均有效的药物，如伊曲康唑、酮康唑。根据作用机制可分为：影响细胞壁的抗真菌药，如卡泊芬净；影响细胞膜的抗真菌药，如两性霉素 B、氟康唑等；影响核酸的抗真菌药，如氟胞嘧啶。根据化学结构可分为：抗生素类抗真菌药，如两性霉素 B；唑类抗真菌药，如氟康唑；丙烯胺类抗真菌药，如特比萘芬；嘧啶类抗真菌药，如氟胞嘧啶等；棘白菌素类，如卡泊芬净等。

一、抗生素类抗真菌药

两性霉素 B

两性霉素 B（amphotericin B）属多烯类抗生素，治疗真菌病有悠久的历史，至今仍是临床常用的抗深部真菌药。毒性大，新剂型如脂质体可降低其毒性。

【体内过程】口服和肌注都难吸收，临床采用缓慢静脉滴注给药。在血液中90%以上与血浆蛋白结合，在体内分布以肝、脾为最高，肺、肾次之，脑脊液中较低，约为血药浓度的2%~3%，因此真菌性脑膜炎若应用两性霉素 B 须鞘内注射。血浆 $t_{1/2}$ 约24小时。本药不易被透析清除。

【药理作用】两性霉素 B 几乎对所有真菌均有抗菌活性，属广谱抗真菌药。对本药敏感的真菌包括念珠菌属、胞浆菌属、孢子丝菌属、球孢子菌属、新型隐球菌、皮炎芽生菌、曲霉菌等，部分曲霉菌对本药耐药。本药对细菌、病毒、立克次体等无抗菌活性。

抗菌机制：两性霉素 B 可选择性地与真菌细胞膜上的重要成分麦角甾醇（麦角固醇）结合，在细胞膜上形成"微孔"或"通道"，改变细胞膜的通透性，细胞膜的屏障作用被破坏，引起真菌细胞内小分子物质（如氨基酸等）和电解质（如钾离子等）外漏，导致真菌生命力下降直至死亡。由于本药损伤真菌细胞膜，使其他药物更易于进入真菌细胞内，故与其他抗真菌药合用可出现协同作用。哺乳动物红细胞、肾小管上皮细胞的细胞膜上有类固醇，故本药可致溶血、肾损害等毒性反应，但本药与真菌细胞膜上麦角甾醇的亲和力大于对哺乳动物细胞膜类固醇的亲和力。真菌很少对本药产生耐药性。由于细菌细胞膜上无类固醇，故本药对细菌无效。

【临床应用】两性霉素 B 目前仍然是治疗深部真菌病的首选药物之一。常与氟胞嘧啶合用治疗新型隐球菌性脑膜炎，合用可减少本药的用量，也可相应地减少不良反应。两性霉素 B 静脉滴注时通常溶于 5% 葡萄糖注射液中，稀释为 0.1mg/ml。鞘内注射首次 0.1~0.2mg，渐增至每次 0.5~1.0mg，浓度不超过 0.3mg/ml，应与地塞米松合用。口服治疗肠道念珠菌感染，滴眼液用于治疗真菌性角膜炎。

【不良反应】不良反应较多较重，可分为注射相关的不良反应和缓慢出现的不良反应。注射相关的不良反应有：初次注射可出现寒战、呕吐、发热及静脉炎等；静脉注射过快可致惊厥、心律失常；鞘内注射可引起惊厥和化学性蛛网膜炎。缓慢出现的不良反应有：①肾脏损伤，几乎所有用药者在疗程中均可出现不同程度的肾脏损伤；②贫血，可能与肾小管损伤，使促红细胞生成素减少以及红细胞膜损伤有关；③肝功异常，较少见。

两性霉素 B 脂质体

目前临床多采用两性霉素 B 脂质体剂型，静脉滴注毒性降低。脂质制剂多分布于网状内皮组织，如肝、脾和肺组织，在肾脏的分布减少，肾毒性明显降低。

二、唑类抗真菌药

唑类（azoles）抗真菌药按其化学结构可分成咪唑类（imidazoles）和三唑类（triazoles）。咪唑类包括酮康唑、咪康唑、益康唑、克霉唑和联苯苄唑等，可作为治疗浅部真菌感染的一线药物。三唑类包括氟康唑、伊曲康唑和伏立康唑等，可作为治疗深部真菌感染的一线药物。

唑类的共同特点有：①对真菌的抗菌谱广。②抗菌机制相同，能选择性抑制真菌羊毛甾醇 – 14α– 去甲基化酶（P45014DM，一种 CYP450 酶），使细胞膜的重要成分麦角甾醇的合成受阻，细胞膜的正常功能被破坏；此外，羊毛甾醇 –14α– 去甲基化酶受抑，有毒的甾醇在真菌细胞内累积，真菌的存活受到影响。③在肝脏代谢，可不同程度地抑制人的 CYP450 酶系统，有不同程度的肝毒性，并可影响其他药物的代谢。唑类不同点有：①有些唑类（如：酮康唑）全身用药毒性反应多，临床大多局部用药。②与咪唑类比，三唑类对真菌 CYP450 酶的选择性较咪唑类高，对人的毒性作用较小，疗效较好。③各药的药理毒理学特征有所不同，临床用途也有所差异。

氟康唑

氟康唑（fluconazole）为临床常用的三唑类广谱抗真菌药，主要用于深部真菌感染的治疗。

【体内过程】本药口服吸收好，生物利用度高达 95%。血浆蛋白结合率低，仅为 11%，穿透力强，在体内分布广泛，脑脊液中药物浓度较高，可达血药浓度的 50%~60%。在肝脏代谢量少，毒副作用较少、较轻，治疗指数大。本药 90% 以上以原型经尿排出体外，$t_{1/2}$ 约为 30 小时，肾功能不良者 $t_{1/2}$ 明显延长。

【药理作用】抗真菌抗菌谱较广，如绝大部分念珠菌、新型隐球菌（包括颅内感染）、球孢子菌、类球孢子菌、孢子丝菌和荚膜组织胞浆菌等。本品的体外抗真菌活性在唑类药物中并不突出，但本药的体内抗真菌活性强，是酮康唑的 5~20 倍。

【临床应用】临床主要用于敏感念珠菌、隐球菌等导致的深部真菌感染以及易感人群（如接受化疗、放疗的患者或艾滋病患者）预防真菌感染。氟康唑胶囊剂（或片剂）有 50mg、100mg、150mg 等规格，一般用量每日 1 次，每次 50mg 或 100mg，必要时 150mg/d 或 300mg/d。注射剂 100mg/50ml，静脉滴注，100~200mg/d。

【不良反应】较常见的不良反应有轻度消化道反应、头晕、头痛、肝功能异常等。动物实验表明本药有致畸作用，故孕妇禁用。

伊曲康唑

伊曲康唑（itraconazole）是临床常用的三唑类广谱抗真菌药，广泛用于治疗深部、浅部真菌感染。

【体内过程】伊曲康唑脂溶性高，口服吸收较好。药物原型及其代谢物的血浆蛋白结合率大于99%，不易进入脑脊液。分布广泛，在皮肤、脂肪组织和指甲中药物浓度比血药浓度高 10 倍以上。单次给药后 $t_{1/2}$ 为 30~40 小时，多次给药时 4 天才能达到稳态血药浓度，故临床推荐采用负荷剂量用药。对真菌 CYP450 酶的选择性较咪唑类高，对人的毒性较小，疗效较好。

【药理作用】伊曲康唑可抗大部分浅部真菌和深部真菌。本药对多数皮肤癣菌（如毛癣菌、小孢子菌等）、酵母菌（新型隐球菌、念珠菌等）、组织胞浆菌、分枝孢子菌、皮炎芽生菌等具有较好的抗菌活性。

【临床应用】广泛用于浅部和深部真菌感染，如用于手足癣、体癣、甲癣、真菌性结膜炎和口腔、阴道念珠菌感染等浅部真菌感染；用于系统性念珠菌病、曲霉菌病、隐球菌脑膜炎、组织胞浆菌病、球孢子菌病等深部真菌感染。伊曲康唑胶囊应餐后立即给药，胶囊整个吞服，以达到最佳吸收效果。治疗皮肤真菌病和口腔念珠菌病一般 100mg，每日一次，疗程为 15 天。高度角化的组织患真菌病应适当延长治疗时间。治疗系统性真菌病一般 100~200mg，每日一次，疗程 3 周~1 年。

【不良反应】不良反应发生率低，常见的不良反应有恶心、呕吐、厌食等消化道症状；少数患者用药后可出现头痛、头晕、皮肤瘙痒、药疹等。妊娠期妇女禁用。

伏立康唑

伏立康唑（voriconazole）是临床常用的新型三唑类强效广谱抗真菌药，对多种耐氟康唑真菌的深部感染有显著治疗作用。可口服和静脉给药，口服后生物利用度高达 90%，血浆蛋白结合率为 60%，能分布到各种组织和体液内，在肝内代谢，主要代谢产物从尿中排出，仅有 1% 以原药形式排出。伏立康唑对曲霉属，包括烟曲霉等；念珠菌属，包括白念珠菌、光滑念珠菌、克柔念珠菌、近平滑念珠菌、热带念珠菌等；足放线病菌属和镰刀菌属等均有效，是临床为数不多的对曲霉菌有明确疗效的抗真菌药物之一。不良反应主要为胃肠道反应，其发生率较氟康唑低，患者更易耐受。有视觉方面的不良反应，最常见的是可逆性视觉干扰（光幻觉），其他唑类未见这方面报道；视觉障碍包括间歇性色弱、视觉阻断、恐光症等，大部分病人治疗期间症状减轻或消失。另一不良反应是皮疹，阳光直接照射可能引发光敏反应，大部分为轻度，影响不大。

酮康唑

酮康唑（ketoconazole）为咪唑类广谱抗真菌药，临床多用于浅部真菌病的治疗；可用于深部真菌病，但不良反应多，治疗深部真菌病受限。口服吸收与胃酸有关，酸性环境有利于本药吸收。本药吸收后分布广泛，主要在肝脏代谢，大部分代谢产物由胆汁排泄。常见的不良反应有厌食、恶心、呕吐等胃肠反应。有时可引起过敏性皮炎、月经紊乱、男性乳房增大、性欲减退和肝损伤等。动物实验表明本药有致畸作用。酮康唑对肝 CYP3A4 酶的抑制作用强，与其他药物的相互作用多，药物合用不当会引起严重的不良反应。①酮康唑肝毒性大，是药物不良反应跟踪监测的重点品种之一，与其他肝毒性较大的药物合用可加重肝脏损害。②酮康唑可抑制阿司咪唑、特非那定和西沙必利的代谢，使其在体内蓄积而引起尖端扭转型心律失常，严重者可引起死亡。③酮康唑还可抑制苯妥英钠、雷尼替丁、法莫替丁等 H_2 受体拮抗剂、口服降糖药、胰岛素、地高辛、咪哒唑仑等药物的代谢，使其血药浓度升高，作用和毒性增强，甚至引起严重不良反应。④酮康唑与双香豆素、华法林等口服抗凝药合用，可致抗凝作用增强，严重者出现大出血。⑤酮康唑与环孢素合用，可致机体对环孢素的代谢和清除能力下降、环孢素的半衰期延长，血药浓度升高，肝、肾毒性增强。⑥酮康唑可降低口服避孕药的作用而致避孕失败。⑦利福平、异烟肼、苯巴比妥、苯妥英钠和某些抗癌药可加速酮康唑的代谢，使其血药浓度降低，抗真菌作用减弱。

三、丙烯胺类抗真菌药

丙烯胺类抗真菌药的代表药是特比萘芬（terbinafine）。特比萘芬通过抑制角鲨烯环氧化酶抑制真菌麦角甾醇的生物合成，继而影响真菌细胞膜的结构和功能。

特比萘芬

临床常用于治疗浅部真菌感染。

【体内过程】特比萘芬口服吸收良好，血浆蛋白结合率高达99%，广泛分布于全身各组织，在皮肤、甲板和毛囊等组织，可长时间维持较高浓度。本药在肝脏代谢，代谢物经肾脏排出。对肝药酶无明显影响。

【药理作用】特比萘芬对引起浅部感染的丝状真菌的抗菌活性强。

【临床应用】特比萘芬可外用也可口服，对皮肤癣菌引起的甲癣、体癣、手癣、足癣疗效较好，优于酮康唑和伊曲康唑。用特比萘芬治疗甲真菌病，治愈率可达90%。特比萘芬的制剂包括口服制剂和外用乳膏，具体疗程依据病情而定，口服用于治疗甲真菌病需数月。

【不良反应】不良反应发生率低，且较轻微。主要有胃肠反应，可出现皮肤瘙痒、皮疹等，很少引起肝损伤。

四、嘧啶类抗真菌药

氟胞嘧啶

氟胞嘧啶（flucytosine）又称5-氟胞嘧啶，是人工合成的广谱抗真菌药，临床常用于深部真菌感染的治疗。化学结构与抗肿瘤药物5-氟尿嘧啶相似，应注意区分。

【体内过程】本药口服吸收迅速完全，吸收率可达80%。蛋白结合率低，跨膜穿透力强，在体内分布广泛，易穿透血-脑屏障。约80%~90%以原型从尿中排出。$t_{1/2}$为3~6小时，肾功能不全者可延长。

【药理作用】本药抗真菌谱较窄，对隐球菌属、念珠菌和着色真菌具有较高抗真菌活性；对其他真菌的抗菌作用较差。

抗菌机制：氟胞嘧啶通过真菌细胞的胞嘧啶渗透酶被摄入真菌细胞内，在胞嘧啶脱氨酶作用下去氨基后，转化为活性产物5-氟尿嘧啶。由于5-氟尿嘧啶化学结构与尿嘧啶相似，代替尿嘧啶参与真菌的核酸代谢，从而干扰真菌细胞的DNA和RNA的合成。体内、体外实验均证实，本药与两性霉素B、唑类抗真菌药合用可产生协同作用。人体细胞缺乏将本药代谢为5-氟尿嘧啶的胞嘧啶脱氨酶，故氟胞嘧啶较少影响人体细胞代谢。

真菌对本药（尤其单用时）易产生耐药性。

【临床应用】氟胞嘧啶主要用于敏感真菌所引起的肺部感染、尿路感染、败血症、心内膜炎等的治疗。疗效不如两性霉素B，由于易透过血脑屏障，对隐球菌性脑膜炎有较好疗效，但不主张单独应用，常与两性霉素B合用。氟胞嘧啶的制剂包括片剂和注射液，注射液用于急重症病人。

【不良反应】可引起皮疹及胃肠道反应，表现为恶心、呕吐、腹泻、腹痛等；可引起骨髓抑制，表现为白细胞、血小板较少、贫血等；可引起肝损伤、使血清转氨酶升高，也可引起肾脏损伤等，老年和肾功能减退患者需减量应用。动物实验表明本药有致畸作用，孕妇及哺乳期妇女禁用。

五、棘白菌素类抗真菌药

棘白菌素类抗真菌药作用于真菌细胞壁，抗真菌谱较广而且与其他类抗真菌药无交叉耐药性，用于多种深部真菌感染的治疗。

卡泊芬净

卡泊芬净（caspofungin）是棘白菌素类抗真菌药物的第一个上市产品。

【体内过程】卡泊芬净化学性质不稳定，需静脉给药。血浆蛋白结合率很高（大约97%），代谢缓慢，少量以原型药形式从尿中排出。

【药理作用】卡泊芬净能抑制多种丝状真菌和酵母型真菌细胞壁的 β-(1,3)-D-葡聚糖的合成，通过影响真菌的细胞壁发挥抗真菌作用。哺乳动物细胞不存在 β-(1,3)-D-葡聚糖，故不良反应少而轻。卡泊芬净对曲霉属、念珠菌属等均有良好的抗真菌作用，对卡氏肺孢菌亦有作用。

【临床应用】卡泊芬净适用于其他药物（如两性霉素B、伊曲康唑等）治疗无效或不能耐受的侵袭性曲霉菌病；适用于念珠菌菌血症（与两性霉素B疗效相当）、消化道念珠菌病（与氟康唑疗效相当）和口咽念珠菌病（与两性霉素B和氟康唑疗效相当）。卡泊芬净一般缓慢静脉滴注。

【不良反应】卡泊芬净最主要的临床不良反应依次为：畏寒、发热、静脉炎、腹泻、恶心、呕吐、头痛，该药还可能出现组胺反应，如出疹、面部浮肿、潮红、支气管痉挛、气喘。

米卡芬净

米卡芬净（micafungin）的药理作用和临床应用与卡泊芬净相似，安全性更高，可用于小儿深部真菌感染的治疗。临床应用米卡芬净一般溶于生理盐水或葡萄糖注射液，缓慢静脉滴注。

阿尼芬净

阿尼芬净（anidufungin）的药理作用和临床应用与卡泊芬净相似，目前在美国已取代卡泊芬净用于严重深部真菌感染的治疗。

🔗 知识拓展

病原真菌耐药

全球病原真菌的耐药性问题日益突出，给临床治疗带来了巨大挑战。一些新的耐药真菌逐渐出现并引起广泛关注，如耳念珠菌等。耳念珠菌具有多重耐药的特点，一些菌株甚至对现有的三大类抗真菌药物（唑类、多烯类和棘白菌素类）均表现出耐药性，治疗难度大。我国的应对策略包括加强监测、合理使用抗真菌药物、加强感染控制和推动新药研发。

思考题

答案解析

1. 两性霉素B的抗真菌作用强度如何？不良反应情况怎样？
2. 唑类药物的作用机制和各自特点是什么？

3. 棘白菌素类药物为什么不能用于治疗细菌感染?

（王　彦）

书网融合……

习题　　　微课　　　本章小结

第三十六章　抗病毒药 🔲 微课

PPT

📖 学习目标

1. 通过本章学习，掌握抗艾滋病病毒药、抗流感病毒药、抗疱疹病毒药、抗肝炎病毒药的药物分类、临床应用和不良反应；熟悉常用的病毒药物的药理作用；了解抗新冠病毒药物的药理作用、临床应用和不良反应。

2. 具备用所学抗病毒药物知识，为临床合理化用药方案服务，为将来进行相关药物研发打下基础。

3. 树立关爱病毒感染患者的理念，担负药学工作者应有的职责。

自古以来，人类一直在与病毒做斗争，如天花病毒，直到 1980 年，WHO 才宣布人类成功消灭天花。疫苗和抗病毒药物让我们能够控制某些病毒的感染和传播，但还有许多病毒仍在肆虐，新的病毒传染不断出现，如 SARS 病毒、登革热病毒、埃博拉病毒、新型冠状病毒等，人类离战胜病毒还有很长的路要走。

病毒是微生物中最小的生命实体，仅含有一种核酸（DNA 或 RNA），必须依赖活细胞才能增殖。病毒通过其表面特异性的吸附蛋白与宿主细胞表面受体（病毒受体）相互作用后，吸附到宿主细胞，这是决定感染成功与否的关键。由于病毒受体具有种属和组织特异性，故病毒有着各自不同的宿主谱；病毒通过注射式侵入、细胞内吞、膜融合等方式进入宿主细胞；脱壳后感染核酸，并利用宿主细胞的代谢系统，进行病毒核酸的复制和蛋白质的生物合成；病毒颗粒组装成熟后，从宿主细胞释放出，再感染新的细胞。在这一过程中的任何一个环节受到抗病毒药物的影响，均能够达到抑制病毒增殖和感染的目的。然而由于病毒基因组小，复制周期短，病毒在复制过程中的变异率高，生存力强，故病毒发病率高（80% 的传染病为病毒引起）、流行广、传播快、致病性强，极易变异而导致耐药，阻碍了理想抗病毒药的发展。

抗病毒药物的研制起步较晚，直到 20 世纪 60 年代，碘苷才作为第一个抗病毒药物局部应用于治疗疱疹病毒角膜炎；此后又有几种抗病毒药物相继问世，如金刚烷胺、阿糖腺苷、阿昔洛韦等。20 世纪 80 年代，艾滋病的出现和人类免疫缺陷病毒（human immunodeficiency virus，HIV）的发现，对抗病毒药物的研制产生了重大的影响；90 年代抗 HIV 药齐多夫定上市，极大地推动了抗病毒药物的发展。目前的抗病毒药已可用于治疗 HIV、流感病毒、疱疹病毒、肝炎病毒、新冠病毒等引起的感染。但多数病毒仍然缺少有效治疗药物或疫苗。

第一节　抗人类免疫缺陷病毒药

1980 年，加州大学洛杉矶分校的一名医生收治了一名罕见的卡氏肺囊虫患者，随后又发现多例，所有这些患者都是年轻的同性恋者。由于这些患者都有严重的免疫缺陷，故命名此种疾病为获得性免疫缺陷综合征（acquired immune deficiency syndrome），简称艾滋病（AIDS）。

1983 年，法国巴斯德研究所蒙泰格民尔和美国国立研究所盖洛先后从艾滋患者身体组织中分离出一种人类反转录病毒，并将此病毒命名为"人免疫缺陷综合征病毒Ⅰ型（HIV-1）"。1985年，科学家又从非洲妓女体内分离出2型艾滋病病毒（HIV-2）。一旦HIV进入CD4⁺T细胞，病毒RNA即被用作模板，在反转录酶（reverse transcriptase，RNA依赖性多聚酶）催化下产生互补双螺旋DNA后，病毒DNA进入宿主细胞核，在HIV整合酶（integrase）催化下掺入宿主基因组，被转录和翻译成一种多聚蛋白大分子非功能多肽，经HIV蛋白酶（protease）裂解成小分子功能蛋白。当前抗HIV药主要有核苷逆转录酶抑制剂（nucleotide reverse transcriptase inhibitors，NRTIs）、非核苷逆转录酶抑制剂（non-nucleotide reverse transcriptase inhibitors，NNRTIs）和蛋白酶抑制剂（protease inhibitors，PIs）三类。此外，还出现了CCR5受体抑制剂马拉维若（maraviroc）、融合抑制剂恩夫韦肽（enfuvirtide）、整合酶抑制剂雷特格韦（raltegravir）等新型抗HIV药。临床常用的抗HIV联合用药方案（鸡尾酒疗法）常包括两种核苷类反转录酶抑制剂和一种蛋白酶抑制剂或非核苷类反转录酶抑制剂。

🔗 知识拓展

艾滋病致病机制

HIV感染在性传播途径中被认为是通过一个、充其量也只有几个感染性病毒颗粒介导。感染后的2~4周内，立即出现迅速的复制爆发高峰，有大于10^9细胞被感染。该高峰与短暂的外周CD4⁺辅助T淋巴细胞数量降低相关。作为新感染宿主免疫反应和靶细胞耗竭结果的反应，传染性病毒颗粒数目（即病毒载量）的血浆HIV的RNA浓度会下降到半稳态状态。该病毒活性水平被称为集合点，反应宿主免疫与传染性病毒致病性的相互作用。大多数病毒来自CD4⁺细胞，而细胞周转的半衰期为2.2日。因此，被传染的患者通常每隔几日就会有数十亿的感染性颗粒生成。最终宿主CD4⁺T淋巴细胞计数水平开始稳步下降同时伴有血浆HIV RNA浓度的上升。一旦外周血中CD4⁺细胞计数水平低于$200/mm^3$，机会性疾病的风险将增加，可最终导致死亡。

一、核苷逆转录酶抑制药

核苷逆转录酶抑制药（NRTI）临床用于HIV阳性患者治疗，主要有嘧啶衍生物和嘌呤衍生物。

齐多夫定

齐多夫定（zidovudine，叠氮胸苷，AZT）为脱氧胸苷衍生物，是第一个被美国FDA批准用于抗AIDS的药物。

【体内过程】口服迅速吸收，生物利用度为52%~75%，可迅速分布于全身各组织，包括脑和脑脊液，给药后4小时脑脊液中的药物浓度可以达到血浆药物浓度的50%~60%，血浆蛋白结合率为34%~38%，$t_{1/2}$为1小时，主要在肝脏内形成葡萄糖醛酸结合物，以原药和代谢物的方式经肾脏由尿排出。

【药理作用】该药在HIV感染的细胞内经胸苷激酶和胸苷酸激酶的磷酸化作用下转化为活性三磷酸体，以假底物形式竞争HIV反转录酶，并掺入到正在合成的单链DNA中，导致HIV链合成终止，阻碍病毒的复制和增殖。该药对HIV-1和HIV-2均有抑制作用，在活化细胞内的抗HIV作用强于静止细胞。齐多夫定对人体细胞DNA聚合酶的影响小，故不会阻止人体细胞增殖。

【临床应用】用于AIDS治疗的首选药物，有并发症（卡氏肺囊虫病或其他感染）时应与对症的其他药物联合治疗，降低HIV感染患者的发病率，可以延缓疾病的进程，延长患者的存活期。该药也能治疗HIV诱发的痴呆和血栓性血小板减少症。

【不良反应】该药有骨髓抑制作用，主要表现在巨细胞性贫血和粒细胞减少，用药期间应定期检查血象，对粒细胞计数偏低或血红蛋白水平偏低的病人使用时应谨慎。因其在肝脏中代谢，故肝功能不全者易引起毒性反应。长期用药可能导致与 HIV 疾病相类似的心肌病与心肌炎。其他有乳酸中毒、头痛、恶心、呕吐、肌痛。剂量过大可引起焦虑，精神错乱和震颤。

【相互作用】该药与更昔洛韦、α-干扰素、骨髓抑制药等合用时有增加血液毒性的危险，如有必要需减小剂量或停用其中的一种或两种药物，应经常监测血液学参数。该药常与拉米夫定或去羟肌苷合用，但不能与司他夫定合用，因为二者互相拮抗。

拉米夫定

拉米夫定（lamivudine）该药为胞嘧啶衍生物，抗病毒作用与齐多夫定相同，常与其他抗逆转录病毒药物合用治疗 HIV 感染，还可抑制慢性乙肝病毒（HBV）感染。口服生物利用度为80%~85%。其活性代谢物在 HIV-1 感染的细胞内 $t_{1/2}$ 达 11~16 小时，在 HBV 感染的细胞内 $t_{1/2}$ 达 17~19 小时。该药原型经有机阳离子转运系统经肾清除。不良反应为呼吸道感染、头痛、腹部不适、乏力、恶心、呕吐和腹泻。

恩曲他滨

恩曲他滨（emtricitabine）为化学合成类核苷胞嘧啶，也是一种核苷类逆转录酶抑制剂，2003 年 7 月 2 日得到美国 FDA 批准在美国上市。

【体内过程】本品口服吸收迅速，分布广泛，给药 1 小时后血药浓度达峰值，c_{max} 约为 2.4mg/L，生物利用度为93%。主要以原形通过肾脏排泄，同时通过肾小球滤过和肾小管主动分泌，$t_{1/2}$ 约为 3 小时。恩曲他滨可空腹服用或与食物同服，与食物同服时其 AUC 不变，c_{max} 下降29%。

【药理作用】恩曲他滨主要通过多步磷酸化形成具有细胞活性的三磷酸盐，与天然的 5-磷酸胞嘧啶竞争性地渗入到病毒 DNA 合成的过程中，最终导致其 DNA 链断裂，从而竞争性地抑制 HIV-1 逆转录酶和 HBV-DNA 聚合酶活性。研究显示恩曲他滨具有对 HIV-1、HIV-2 和 HBV 特异性的抗病毒活性，其抗病毒活性是拉米夫定的 4~10 倍。

【临床应用】临床实验结果表明，恩曲他滨用于 HIV 感染患者，有显著的病毒抑制作用，用于乙型肝炎治疗，能降低慢性感染病人的乙肝病毒水平。多与其他抗艾滋病药物联用治疗成人 HIV 感染。

【不良反应】常见不良反应为头痛、腹泻、恶心、头晕、皮疹和色素沉着。

丙酚替诺福韦（tenofovir alafenamide）

该药为替诺福韦的一种磷酰胺化前体药物，具有较高的亲脂性，可有效透过细胞膜，在靶细胞内转化成二磷酸替诺福韦嵌入病毒 DNA，终止 DNA 链，从而抑制病毒复制。相比于替诺福韦酯，丙酚替诺福韦的血浆稳定性更高，肝脏及淋巴细胞靶向性更强，有效降低了给药后替诺福韦在全血中的平均暴露量。2015 年，美国 FDA 批准了第一个含有丙酚替诺福韦的联合制剂 Genvoya，用于治疗 HIV-1 感染。2016 年丙酚替诺福韦被 FDA 批准用于治疗慢性乙型肝炎患者。常见不良反应包括胃肠道反应、上呼吸道感染等。

二、非核苷逆转录酶抑制剂

非核苷逆转录酶抑制剂（NNRTIs）有地韦拉啶（delavirdine）、奈韦拉平（nevirapine）和依法韦伦（efavirenz）。

NNRTIs 可直接结合于 HIV 反转录酶上的一个非底物结合的变构部位使得催化端破裂从而抑制逆转录酶，NNRTIs 不需在细胞内磷酸化代谢激活；逆转录酶与 NNRTIs 结合有不同的位点；也可抑制 RNA 或 DNA 依赖性 DNA 多聚酶活性。NNRTIs 与 NRTIs 等其他抗逆转录病毒药物合用可抑制 HIV 复制，单独应用时，会很快产生耐药 HIV。两种 NNRTIs 联用则可产生交叉耐药性。

NNRTIs 均可口服给药，生物利用度高，在体内经细胞色素酶 CYP3A 广泛代谢形成羟基化代谢产物，经尿排泄。

NNRTIs 常见不良反应为皮疹，患者若出现严重皮疹或伴随全身症状的皮疹应立即停药。除此之外，NNRTIs 还可能造成恶心、腹泻、头痛、疲劳和嗜睡等，因其可能造成严重的肝脏毒性，故用药过程中应注意监视肝功能。

三、蛋白酶抑制剂

在 HIV 增殖周期后期，基因产物被翻译成蛋白前体，形成无感染性的未成熟病毒颗粒，HIV 编码的蛋白酶能催化此蛋白前体裂解，形成病毒成熟所必需的结构蛋白和酶类。蛋白酶抑制剂（PIs）利托那韦（ritonavir）、奈非那韦（nefinavir）、沙奎那韦（saquinavir）、莫地那韦（modinavir）、安普那韦（amprenavir）等均可选择性抑制 HIV 蛋白酶，阻止前体蛋白裂解，使病毒不能正常装配，可有效对抗 HIV。PIs 对 HIV-1 病毒复制有很强的抑制作用，但对人细胞蛋白酶的亲和力很弱；与核苷类逆转录酶抑制药合用有协同作用；虽易产生耐药，但较 NRTIs 慢。本类药物不良反应有恶心、呕吐、腹泻、感觉异常、可致脂肪重新分布、胰岛素抵抗等。蛋白酶抑制剂主要经肝细胞色素 P450 代谢，可与抑制该酶活性的药物发生相互作用。值得注意的是，利托那韦对 CYP3A4 有较强的抑制作用，故能够提高合用的其他 PI 的血药浓度，延长半衰期，达到减少用量剂量的效果。临床应用时需与其他抗艾滋病药物联用，即鸡尾酒疗法。鸡尾酒疗法通常选用两种核苷类逆转录酶抑制剂类药物联合第三种非核苷类逆转录酶抑制剂或蛋白酶抑制剂。这种疗法可作用于 HIV 病毒繁殖周期中的不同环节，从而达到持续抑制的作用，延缓 HIV 耐药性的产生。

第二节　抗流感病毒药

流行性感冒简称流感，是由流感病毒引起的急性呼吸道传染病，能引起心肌炎、肺炎、支气管炎等多种并发症。病毒颗粒呈圆形，由外膜和核衣壳组成，外膜的外表面有一些糖蛋白突起，为流感病毒抗原结构的主要成分。其中一种能凝集红细胞，称血凝素突起（haemagglutinin，HA），能帮助病毒吸附到宿主细胞的细胞膜上而侵入细胞。HA 抗原在人体内可激发机体针对性的产生特异性的能够预防流感的HA 抗体，故 HA 为流感疫苗中不可或缺的成分。另一为糖蛋白突起神经氨酸突起（neuraminic acid，NA），其能促使被感染的细胞释放出新产生的病毒颗粒，是流感病毒继续扩散和繁殖的关键因素。与HA 一样，NA 也是一种重要的流感病毒抗原，不同毒株和亚型的流感病毒有结构和抗原性不同的 NA 糖蛋白突起。核衣壳由 RNA、核蛋白及多聚酶组成，根据核蛋白的抗原性，流感病毒分为甲、乙、丙三型（甲型流行规模最大，乙型次之，丙型极少引起流行）。

金刚烷胺是 20 世纪 60 年代在美国首先批准上市的第一种抗病毒药物。1987 年金刚乙胺在法国问世，1993 年获 FDA 审评通过。两者的作用机制是攻击 A 株流感病毒表面 M_2 蛋白，干预病毒复制。近年受禽流感病毒疫情的影响，春秋之季需求旺盛。1999 年，神经氨酸酶抑制剂奥司他韦在瑞典面世。次年，美国 FDA 批准用于预防流感病毒，2005 年在中国批准上市，它是一种防治甲型和乙型流感及其他急性呼吸道病毒感染的有效药物，其兼有直接抑制病毒和诱导内源性干扰素的双重作用。

金刚烷胺和金刚乙胺

金刚烷胺（amantadine）系饱和三环癸烷的氨基衍生物，金刚乙胺（rimanladine）是其 α-甲基衍生物。

【体内过程】该药口服吸收完全，给药3~4小时血药浓度达峰值，在体内不被代谢，约90%的药物以原型自肾脏排泄，$t_{1/2}$为11~15小时。易通过胎盘及血-脑屏障在脑脊液中的浓度为血浆浓度的60%。

【药理作用】该药作用于包膜蛋白M_2离子通道，从而影响病毒脱壳，抑制病毒核酸释放入胞浆，阻止甲型流感病毒早期的复制和增殖，同时还能通过影响血凝素而干扰病毒组装。金刚乙胺抗病毒作用比金刚烷胺强4~10倍，且抗病毒谱广，毒性低。两者仅对亚洲甲型流感病毒有效。

【临床应用】主要用于亚洲甲-Ⅱ型流感病毒所引起的呼吸道感染。于感染早期用药能缩短病程，减轻症状，并有明显的退热作用，抗流感病毒疗效强。

【不良反应】常见头痛、兴奋、失眠、震颤、共济失调、语言不清等中枢神经系统反应；此外还有恶心、呕吐、腹泻、厌食等胃肠道反应。严重者可出现神经错乱、癫痫样症状，甚至昏迷。长期治疗可能导致充血性心力衰竭。癫痫病和充血性心力衰竭、消化道溃疡患者、哺乳期妇女、妊娠期妇女及1岁以下婴儿慎用。

奥司他韦

奥司他韦（oseltamivir）2000年在美国获准用于预防流感病毒感染，2001年进入我国，以商品名"达菲"销售，主要成分为磷酸奥司他韦。但直到SARS病毒蔓延和禽流感病毒升级，该药才受到广泛关注。

【体内过程】口服给药后，磷酸奥司他韦经胃肠道迅速吸收，经肝脏和肠壁酯酶迅速转化为活性代谢产物（奥司他韦羧酸），75%以活性代谢产物形式进入体循环，其表观分布容积约23L，半衰期约为6~10小时，由肾脏排泄。

【药理作用】磷酸奥司他韦的活性代谢产物奥司他韦羧酸是强效的选择性流感病毒神经氨酸酶抑制剂，能够阻止病毒颗粒从被感染细胞中释放和感染性病毒在人体内进一步播散。它能抑制甲型和乙型流感病毒的神经氨酸酶活性，从而抑制流感病毒的复制和播散。

【临床应用】用于成人和1岁及1岁以上儿童的甲型和乙型流感治疗，患者应在首次出现症状48小时以内使用。还可用于成人和13岁及13岁以上青少年的甲型和乙型流感的预防。

【不良反应】奥司他韦主要的不良反应为恶心、呕吐、腹泻、腹痛等，其次是包括支气管炎、咳嗽在内的呼吸系统反应，另有眩晕、头痛、失眠、疲劳等中枢神经系统不良反应，但较为少见。

帕拉米韦

帕拉米韦（peramivir）为具有胍基和亲脂侧链的环戊烷类衍生物，抗病毒作用机制与奥司他韦相同，可以抑制甲型和乙型流感病毒的复制。2013年，帕拉米韦氯化钠注射液获批上市，适用于流感危重患者、对奥司他韦产生耐药患者以及无法口服或吸入药物患者的治疗。主要不良反应为腹泻、恶心、呕吐、头痛、咳嗽、网织红细胞降低等，停药后可恢复。

盐酸阿比多尔

盐酸阿比多尔（arbidol hydrochloride）是抗病毒药物，2006年正式批准在我国上市，它是一种防治甲型和乙型流感及其他急性呼吸道病毒感染的高效药物，具有较强的抗流感病毒活性。阿比多尔是一种HA膜融合抑制剂，通过抑制流感病毒脂膜和宿主细胞的融合而阻断病毒的复制，是兼有直接抑制病毒和诱导内源性干扰素的双重作用的非核苷类化合物。常见不良反应有恶心、腹泻、头晕和血清转氨酶增高。

法匹拉韦

法匹拉韦（favipiravir）为嘌呤核苷类似物，是一种特异性抑制病毒RNA聚合酶的抗流感病毒药物。

法匹拉韦在细胞中磷酸化代谢成其活性形式法匹拉韦-核呋喃糖基-5'-三磷酸(RTP)，法匹拉韦-RTP以浓度依赖和GTP竞争的方式抑制流感病毒RNA聚合酶活性，阻止病毒复制和转录。法匹拉韦为广谱抗病毒药物，对包括H1N1、H5N1、H7N9流感病毒在内的多种甲型、乙型、丙型流感病毒均有抑制活性。主要不良反应为腹泻、肝功能受损、血尿酸增加、中性粒细胞数减少等。

第三节　抗疱疹病毒药

疱疹病毒是一群中等大小双股DNA病毒，根据理化性质分为α、β、γ三个亚群。α疱疹病毒，如单纯疱疹病毒Ⅰ型(HSV-Ⅰ)、Ⅱ型(HSV-Ⅱ)、水痘-带状疱疹病毒(VZV)等，增殖速度快，可引起细胞病变。例如HSV-Ⅰ引起口唇疱疹、口腔溃疡及疱疹性角膜炎；HSV-Ⅱ引起外生殖器及腰部以下皮肤疱疹、宫颈癌；VZV初次原发感染可引起水痘；残余的VZV可转移到脊髓后根神经节或颅神经节内并潜伏，当机体抵抗力降低时，VZV特异性细胞免疫下降，潜伏的病毒被激活而大量增殖，引起带状疱疹。β疱疹病毒，如巨细胞病毒(CMV)，生长周期长，可感染人体多个组织，如视网膜、肺、胃肠道、肝脏、肾脏等，导致相应器官损害。巨细胞病毒经胎盘侵袭胎儿，导致新生儿病毒血症、畸胎。γ疱疹病毒(如EB病毒)感染的靶细胞是淋巴细胞，可导致淋巴增生，引起传染性单核细胞增多症、鼻咽癌。

疱疹病毒感染治疗原则为缩短病程，防治继发感染，减少复发。常见药物有阿昔洛韦、阿糖腺苷、磷甲酸钠等。

阿昔洛韦

阿昔洛韦(acyclovir)为人工合成的嘌呤核苷类抗病毒药。

【体内过程】口服吸收差，胃肠道仅吸收15%~30%，口服后约1.7小时血药浓度达峰值，血浆蛋白结合率为9%~33%，易透过生物膜，可分布于全身各组织包括脑和皮肤，在肾、肝和小肠中浓度高，脑脊液中浓度约为血中浓度的一半。部分经肝脏代谢，主要代谢物占给药量的9%~14%，约14%的药物以原型由尿排泄。$t_{1/2}$约为3小时，局部用药可在用药部位达到较高浓度。

【药理作用】该药在疱疹病毒感染的细胞内经病毒胸苷激酶和细胞激酶催化转化为三磷酸无环鸟苷，对病毒DNA聚合酶产生抑制作用，阻止病毒DNA的复制过程。该药对疱疹病毒的选择性高，具有广谱的抗疱疹病毒活性，对HSV-Ⅰ型及HSV-Ⅱ型作用最强，对VZV的作用则弱8~10倍，对EB病毒亦有抑制作用，对巨细胞病毒CMW仅高浓度才起效。

【临床应用】口服或静注给药治疗HSV所致的各种感染，为临床首选药物，包括初发或复发性皮肤、黏膜和外生殖器感染以及单纯疱疹性脑炎；局部用于HSV所致的早期生殖疱疹感染、免疫缺陷者自限性黏膜皮肤单纯疱疹及单纯疱疹性角膜炎；此外对EB病毒感染、免疫缺陷者并发水痘、带状疱疹也有治疗效果。

【不良反应】该药不良反应少，耐受性良好。局部用药有轻度刺激症状，静脉给药时可引起注射部位的炎症或静脉炎还可有厌食、恶心、头痛、皮疹等。肝肾功能不全、脑水肿或哺乳期妇女慎用，孕妇勿口服或静脉注射，可外用。

同类药物尚有伐昔洛韦(valaciclovir)，喷昔洛韦(penciclovir)和更昔洛韦(ganciclovir)。

伐昔洛韦为阿昔洛韦的前体药，口服后在体内水解为阿昔洛韦。其吸收较阿昔洛韦好，提高了生物利用度(约5倍)，可减少给药次数。抗病毒活性、作用机制、耐药性与阿昔洛韦相同。

喷昔洛韦为阿昔洛韦的衍生物，它缓解疱疹症状、减轻疼痛、缩短病毒感染期，常用于局部给药，临床上主要用于口唇或面部单纯疱疹、生殖器疱疹。

更昔洛韦为阿昔洛韦的同系药，作用相似，但对巨细胞病毒抑制作用好。临床适用于危及生命或视觉的巨细胞病毒(CMV)感染的免疫受损病人。

阿糖腺苷

阿糖腺苷(vidarabine，Ara-A)在体内迅速脱氨形成阿拉伯糖次黄嘌呤，组织分布广泛，在肝、肾、脾中的药物浓度最高，可透过血-脑屏障，脑脊液中的浓度约为血药浓度的三分之一。阿拉伯糖次黄嘌呤$t_{1/2}$约为3小时。给药量的41%~53%以次黄嘌呤核苷的形式经肾脏排泄。

该药及其代谢物在胸苷激酶的作用下转化为三磷酸活性体，抑制病毒DNA的复制。该药可以抑制HSV，但对CMV无效。

临床主要用于HSV脑炎、角膜炎；新生儿单纯疱疹、艾滋病患者合并带状疱疹等。

不良反应方面常见胃肠道反应，有骨髓抑制作用，可见白细胞和血小板减少，偶见震颤、眩晕、共济失调等神经系统反应。静滴可出现消化道反应及血栓静脉炎。

磷甲酸钠

磷甲酸钠(foscarnet sodium)为焦磷酸盐的有机同系物，口服难以吸收并有较强的刺激性，故临床采用静脉或局部外用给药。脑脊液的药物浓度可达稳态血药浓度的一半左右，$t_{1/2}$为4.5~6.8小时，主要经肾排泄。约30%的药物可沉积于骨组织，药物可在体内存留数月之久。

该药对病毒DNA多聚酶更具选择性，直接抑制疱疹病毒的DNA多聚酶、流感病毒的RNA多聚酶和HIV反转录酶，对人体细胞毒性小。可有效对抗巨细胞病毒、水痘带状疱疹病毒、EB病毒和单纯疱疹病毒等，对HIV也有一定作用。

由于该药可致严重的肾毒性，临床仅作为备选药物，用于AIDS患者巨细胞病毒性视网膜炎和免疫功能损害患者耐阿昔洛韦的单纯疱疹病毒的感染。局部外用治疗敏感病毒所致的皮肤、黏膜感染。其他不良反应有电解质紊乱、头痛、乏力、贫血、粒细胞减少、肝功能异常等。

第四节　抗肝炎病毒药

病毒性肝炎是由多种不同肝炎病毒引起的一组以肝脏损害为主的传染病，在我国主要流行的是乙型肝炎。肝炎病至少分为甲、乙、丙、丁、戊五型，除乙型肝炎病毒为DNA病毒外，其余均为RNA病毒。乙型(HBV)、丙型(HCV)和丁型(HDV)在急性感染后，有80%会转为慢性。

抗肝炎病毒治疗药物主要用于慢性病毒性肝炎和急性丙型肝炎，其他急性肝炎一般采用对症治疗；对重型肝炎也是如此，若使用干扰素反而可加重病情。目前抗病毒药物只能抑制而无根治作用，临床常以干扰素和利巴韦林合用治疗慢性病毒性肝炎和急性丙型肝炎。

在抗乙肝病毒治疗方面，主要有干扰素和核苷类两大类，前者通过增强人体免疫系统来防御病毒，而后者则通过影响病毒复制来抑制病毒。核苷类抗HBV药物目前主要有替诺福韦、恩替卡韦和阿德福韦酯等。

一、核苷类似药

替诺福韦(tenofovir)

该药是一种核苷类逆转录酶抑制剂，由于该药几乎不经胃肠道吸收，因此临床使用时需制成前药替诺福韦酯或丙酚替诺福韦后口服给药。广泛用于治疗乙肝病毒感染和艾滋病病毒感染。

【体内过程】替诺福韦前药口服后可被迅速吸收并降解为替诺福韦，给药后 1~2 小时内血浆中替诺福韦浓度达峰值，生物利用度约为 25%~40%，高脂饮食可增加其吸收。替诺福韦在靶细胞中被转变为活性代谢产物替诺福韦二磷酸盐，胞内半衰期约为 10 小时。本品主要经肾小球滤过和肾小管主动转运系统排泄，70%~80% 以原型经尿液排出。

【药理作用】替诺福韦在靶细胞中被细胞激酶磷酸化生成其活性形式替诺福韦二磷酸，与脱氧腺苷三磷酸竞争，嵌入病毒增长的 DNA 链中，导致 DNA 的转录提前终止，从而抑制病毒的复制。

【临床应用】主要用于乙型肝炎初始治疗、乙肝后肝硬化、耐药乙肝的抗病毒治疗，并阻断 HBV 母婴传播。同时可用于青少年及成人 HIV 感染、HIV 合并 HBV 感染的抗病毒治疗。

【不良反应】最常见的不良反应主要是胃肠道反应，包括恶心，腹泻和呕吐。其他不良反应包括头痛、过敏、食欲减退、骨密度下降、肝肾功能异常，并可能引起乳酸中毒、与脂肪变性相关的肝大等症状，需定期检测肝、肾功能。

恩替卡韦（entecavir）

该药为鸟嘌呤核苷类似物口服药，口服吸收进入肝细胞后，磷酸化成为具有活性的三磷酸盐，与 HBV 多聚酶的天然底物三磷酸脱氧鸟嘌呤核苷竞争，抑制病毒 DNA 聚合酶的活性，选择性抑制乙肝病毒，用于治疗成人伴有病毒复制活跃，血清转氨酶持续增高或肝脏组织学显示有活动性病变的慢性乙型肝炎感染。该药能有效抑制 HBV 的 DNA 复制，疗效优于拉米夫定，而且耐药发生率低。

阿德福韦酯（adefovir dipivoxil）

该药为阿德福韦的前体，在体内水解为阿德福韦发挥抗病毒作用，是广谱抗病毒药，其对逆转录病毒、痘病毒、疱疹病毒和嗜肝病毒均有很强的抑制作用，能快速有效降低乙肝患者血清中病毒的 DNA 水平。该药作用机制是抑制病毒的逆转录酶和 DNA 聚合酶，需长期服药，停药可导致病情复发，但尚未见病毒突变株和耐药性出现。该药临床用于肝功能代偿的成年慢性乙型肝炎患者，可明显抑制对拉米夫定耐药的慢性乙肝患者的 HBV DNA 复制。主要不良反应有头痛、腹泻、乏力、腹痛和肾毒性。

二、生物制剂

干扰素（interferon，IFN）

IFN 是机体细胞在受病毒感染刺激后产生的一类具有抗病毒活性的糖蛋白物质，分为 I 型（IFN-α、IFN-β、IFN-ω）和 II 型（IFN-γ），其中 I 型 IFN 的抗病毒作用强于 II 型，II 型 IFN 由 T 细胞产生，主要起免疫调节作用。

IFN 口服无效，需注射给药。IFN-α 为广谱抗病毒药，通过激活宿主细胞的抗病毒蛋白酶降解病毒的 mRNA，抑制蛋白质合成，在病毒感染的各个阶段发挥作用，防止再感染。IFN-α2b 用于治疗慢性病毒性肝炎、尖锐湿疣、生殖器疱疹。IFNs 通过抗病毒作用和免疫调节作用而抗病毒感染。临床用于多种病毒感染性疾病，如慢性病毒性肝炎、流感及其他上呼吸道感染、病毒性心肌炎、流行性腮腺炎、乙型肝炎、慢性活动性肝炎、巨细胞病毒感染、疱疹性角膜炎、带状疱疹等，亦用于抗肿瘤治疗。

不良反应有流感样综合征，如一过性发热、寒战、头痛、乏力、恶心、呕吐等，可发生轻度骨髓抑制，少数有肝肾功能障碍，停药后缓解。

胸腺肽 α_1

胸腺肽 α_1 为一组免疫活性肽，可刺激外周血液淋巴细胞丝裂原诱导 T 细胞分化成熟，调节淋巴因子及其受体的水平。临床用于慢性肝炎、艾滋病、其他病毒性感染和肿瘤治疗。

乙肝疫苗（hepatitis B vaccine）

第一代为血液疫苗，曾对防治乙肝流行发挥了作用，但存在传播艾滋病和肝炎的潜在危险，又有成本高、生产周期长的缺点。

第二代为乙肝基因工程疫苗，但接种者约有 10% 不产生应答反应，另有 5%~10% 接种者低应答。

第三代为重组疫苗，能诱导更高的血清阳转率和机体应答反应，1998 年用于临床。产后应立即给婴儿接种乙肝疫苗，学龄前和学龄儿童亦应接种。

第五节　抗新型冠状病毒药

新型冠状病毒（SARS-CoV-2）是一类具有包膜、基因组由线性单股正链构成的 RNA 病毒。SARS-CoV-2 外膜存在 3 种跨膜蛋白，其中基质蛋白和包膜蛋白参与病毒的组装，刺突蛋白介导病毒进入宿主细胞。进入细胞后，SARS-CoV-2 直接以自身遗传物质为模板指导蛋白质合成，并通过 RNA 聚合酶生成负链模板，进行基因组的扩增和病毒结构蛋白的合成，装配完成后通过胞吐的方式完成复制。随着对 SARS-CoV-2 发病机制、病毒与机体免疫系统相互作用的研究不断深入，多种针对新型冠状病毒感染（COVID-19）的预防策略和治疗方案已经获得正式批准和紧急使用授权，包括各类小分子抗病毒药物和疫苗等。

瑞德西韦（remdesivir）

该药属于核苷类似物，是一种由美国吉利德科学公司研发的抗病毒药物，最初开发用于治疗埃博拉病毒，后被发现可以抑制冠状病毒的复制。2020 年 10 月 22 日，瑞德西韦获得了 FDA 批准，成为首个正式用于治疗新型冠状病毒感染的药物，适用于住院的成人和儿童患者。

【体内过程】瑞德西韦为静脉注射用药，给药时间为 30~120 分钟，输注结束时血浆药物浓度即可达到峰值，血浆蛋白结合率为 88%~94%，$t_{1/2}$ 为 1 小时，主要通过羧酸酯酶 1 在肝脏中代谢，以核苷代谢物的方式由尿排出。

【药理作用】瑞德西韦是一种氨基磷酸酯前药，在细胞内代谢生成有活性的核苷三磷酸类似物（RTP），其与三磷酸腺嘌呤核苷（ATP）竞争，被 RNA 依赖性 RNA 聚合酶（RdRp）优先利用，插入到正在合成的 RNA 病毒链中，从而终止病毒 RNA 的复制。

【临床应用】静脉给药用于 COVID-19 疾病进展高危人群的门诊治疗。

【不良反应】常见的有恶心、头晕、咳嗽、腹泻、皮疹、肝损伤和肾功能不全，严重的不良反应包括多器官功能障碍综合征、感染性休克、急性肾损伤和低血压。

奈玛特韦/利托那韦（nirmatrelvir/ritonavir）

该药又名帕昔洛韦（paxlovid），主要含有奈玛特韦和利托那韦两种药物，由美国辉瑞制药公司研发，2021 年 12 月 22 日获得 FDA 批准的紧急使用授权。奈玛特韦是 SARS-CoV-2 的 3CL 特异性蛋白酶（3CLpro）抑制剂，通过与病毒复制的关键蛋白酶 3CLpro 共价结合，并占据其切割长肽链的结合位点，从而抑制 3CLpro 活性，进而抑制 pp1a 和 pp1ab 蛋白水解，阻止病毒复制。利托那韦是一种 CYP3A4 抑制剂，可降低奈玛特韦的代谢而对 SARS-CoV-2 的 3CLpro 没有活性。临床上主要用于治疗轻至中度 COVID-19 成人和儿童患者。最常见的不良反应是味觉异常，同时由于奈玛特韦会随肾功能下降而蓄积，因此肾功能不全患者应控制给药剂量。

同类药物尚有先诺特韦/利托那韦(simnotrelvir/ritonavir)和来瑞特韦(leritrelvir)。

先诺特韦/利托那韦又名先诺欣,是我国自主研发的首款靶向3CLpro的口服抗新冠病毒药。临床试验显示,服用先诺特韦/利托那韦可显著缓解重症患者的临床症状,降低病毒载量,缩短核酸转阴时间2.2天。该药于2023年1月29日由国家药品监督管理局批准上市,用于治疗轻中度COVID-19的成年患者。

来瑞特韦是我国首款靶向3CLpro的抗新冠病毒单药,半衰期较长,能维持治疗所需的血药浓度,无需联用利托那韦。该药抗病毒能力与帕昔洛韦相当,而且作为单药使用显著减少了药物相互作用和副作用,提高了合并基础疾病患者的应用安全性。临床上用于治疗轻中度COVID-19的成年患者。

莫努匹韦(molnupiravir)

该药是核苷类似物β-D-N$_4$-羟基胞苷(NHC)的异丙酯前药,具有广谱抗病毒活性,对流感病毒、寨卡病毒、人冠状病毒均有抑制作用。莫努匹韦口服易吸收,给药0.25~0.75小时血药浓度达峰值,其平均峰浓度约13.2ng/ml,莫努匹韦在血浆中迅速代谢为NHC,并分布到各个器官,并在细胞中进一步磷酸化形成具有活性的核糖核苷三磷酸(NHC-TP),成为三磷酸胞苷竞争性抑制剂。病毒RdRp将NHC-TP插入病毒RNA后,导致病毒基因组出现错误并克服病毒校对机制,随着错误积累发生"错误灾难"从而抑制病毒复制。2021年12月23日,美国FDA批准莫努匹韦用于有重症化风险倾向的轻至中度COVID-19成人患者在其他FDA授权的治疗方案无法获得或不合适时的替代方案。常见的不良反应有腹泻、恶心和头晕。

新冠疫苗(COVID-19 vaccine)

自COVID-19大流行暴发以来,SARS-CoV-2广泛而迅速的传播引发了COVID-19疫苗的快速开发。根据技术路线的不同可分为全病毒疫苗、重组蛋白疫苗、病毒载体疫苗和核酸疫苗。

传统的全病毒疫苗包括灭活和减毒活疫苗。全病毒疫苗能够诱导广泛的免疫反应,不仅限于靶向常用的刺突蛋白,还可靶向SARS-CoV-2的基质、包膜和核蛋白。全病毒疫苗是我国接种最广泛的新冠疫苗种类,目前已有多种全病毒疫苗获批使用。

重组蛋白疫苗利用基因工程技术将病原体靶抗原与某种表达载体蛋白相结合,在靶抗原大量表达之后纯化,注入人体后刺激机体产生免疫应答。重组蛋白疫苗的免疫原性较低,通常需要佐剂辅助增强免疫应答反应。

病毒载体疫苗将编码新冠病毒刺突蛋白的基因导入载体病毒基因组中,该病毒载体进入人类细胞后,导入的基因在人体内表达,诱导机体强烈的特异性免疫反应。

核酸疫苗可分为DNA疫苗和RNA疫苗,是指某一抗原蛋白的遗传物质被编码并导入宿主细胞后,表达系统合成抗原蛋白,刺激机体产生强烈的体液免疫和细胞免疫。与传统的全病毒疫苗相比,核酸疫苗不具有微生物复制相关的风险,且稳定性高。

思考题

答案解析

1. 为什么治疗HIV病毒感染多采用联合用药?常用的联合用药方案是什么?
2. 抗流感病毒药物分为几类?每类的作用机制是什么?
3. 简述阿昔洛韦的主要临床应用。

4. 为什么重型肝炎患者不宜使用干扰素进行治疗？

5. 简述帕昔洛韦抗病毒的作用机制。

（胡庆华）

书网融合……

习题　　　　　微课　　　　　本章小结

第三十七章　抗结核病药和抗麻风病药

PPT

学习目标

1. 通过本章学习，掌握抗结核病药异烟肼、利福平、乙胺丁醇的抗菌作用机制、药理作用、临床应用和不良反应；抗麻风病药物氨苯砜、沙利度胺的药理作用、临床应用和不良反应；熟悉抗结核病吡嗪酰胺、贝达喹啉、普瑞玛尼、链霉素等药物的抗结核作用特点；一线与二线抗结核病药的分类以及耐药性的产生；了解抗结核病药的应用原则；抗麻风病药氯法齐明的作用机制与特点。

2. 具备用所学抗结核病药和抗麻风病药知识，为临床合理化用药方案服务，为将来进行相关药物研发打下基础。

3. 树立关爱结核病、麻风病患者的理念，担负药学工作者应有的职责。

第一节　抗结核病药 微课

结核病（tuberculosis，TB）俗称痨病，是一种由结核分枝杆菌引起的古老的慢性传染性疾病。尽管目前可用于临床的抗结核病药种类很多，但由于多药耐药菌的出现和艾滋病的流行，结核病迄今仍居致死性感染性疾病之首，是全球死亡人数最多的单一传染病。目前全球每年新出现的肺结核患者约 800~1000 万，每年因肺结核死亡的人数约 200 万~300 万。我国是全球 22 个结核病严重流行的国家之一，耐多药肺结核病例数位居全球首位。

结核分枝杆菌可通过呼吸道、消化道或皮肤损伤侵入易感机体，引起多种组织器官的结核病，以肺结核最常见，肺外感染可致结核性脑膜炎、肠结核、肾结核、骨结核等。分枝杆菌对药物反应缓慢，需要长期治疗。这是因为分枝杆菌生长缓慢，可处于休眠状态而对药物不敏感；同时，分枝杆菌的细胞壁富含脂质，使许多药物不易穿透；另外，结核杆菌也可生活在巨噬细胞内，以及结核纤维化、干酪样或厚壁空洞病灶内而使药物不易接近。通常将疗效好、不良反应少、患者耐受良好的抗结核药称为一线抗结核病药，包括异烟肼、利福平、乙胺丁醇和吡嗪酰胺等；而将毒性较大、疗效较差，主要用于对一线抗结核药产生耐药性或用于与其他抗结核药配伍使用的称为二线抗结核药，包括链霉素、对氨基水杨酸、氨硫脲、卡那霉素、阿米卡星、乙硫异烟胺、卷曲霉素、环丝氨酸等。此外，近年来以贝达喹啉、普瑞玛尼和德拉马尼为代表的新型抗结核药物也被广泛用于耐药结核病的一线治疗之中。

一、一线抗结核病药

异烟肼

异烟肼（isoniazid）又称雷米封（rimifon），为异烟酸衍生物异烟酸酰肼，1952 年进入临床，为目前治疗各种结核病的首选药，与其他抗结核病药比较，具有疗效高、毒性小、服用方便、价廉、给药途径广泛等多方面的优点。

【体内过程】异烟肼穿透（跨膜转运）能力强，表现在：①口服容易吸收，吸收率可达 90%，用药后

1~2 小时血药浓度达峰值浓度（3~5μg/ml）；②体内分布广泛，吸收后迅速分布于全身各组织器官，表观分布容积约为 0.61L/kg。该药在肾脏组织、胸腹水、关节腔、脑脊液中均有较高含量，脑膜炎时脑脊液中异烟肼浓度与血浆中接近；③穿透力强，可渗入关节腔、胸、腹水以及纤维化或干酪化的结合病灶中，也易透入细胞内作用于已被吞噬的结核杆菌，具有细胞内杀菌作用。异烟肼主要在肝脏经乙酰化而代谢失活，代谢物与少量原型药经肾脏排出体外。异烟肼在肝脏被乙酰化的速度存在种族和个体差异，可分为快、慢两种代谢型。快代谢型者 $t_{1/2}$ 约为 0.5~1.5 小时左右，慢代谢型者 $t_{1/2}$ 约为 2~5 小时。黄种人中以快代谢为主，慢代谢型者仅占 10%~22%，黑人和白人中慢代谢型者多，约占 50%。连续每日给药情况下，两种代谢型疗效无大差异，如用间歇疗法，则快代谢型疗效低于慢代谢型。慢代谢型不良反应较少见。

【药理作用】异烟肼对结核杆菌具有高度的选择性，具有强大的抗结核杆菌的作用，对细胞内、外的结核杆菌均有效。体外实验证明，该药对结核杆菌的最小抑菌浓度为 0.025~0.05μg/ml，10μg/ml 具有杀菌作用；但大于 500μg/ml 才可抑制其他细菌的生长。异烟肼在体内的抗结核杆菌强度与结核杆菌所接触的药物浓度呈正相关，增殖期结核杆菌较静止期的结核杆菌对异烟肼敏感。对静止期结核杆菌无杀灭作用，仅有抑菌作用，故清除药物后，结核杆菌可恢复正常的增殖活动。

异烟肼抗菌机制较复杂，目前还未完全明了，可能是通过抑制分枝杆菌细胞壁的主要组分分枝菌酸的合成，而使结核杆菌细胞壁的脂质减少，削弱其细胞壁的屏障保护作用。由于分枝菌酸为分枝杆菌的专有成分，这也解释了为何异烟肼仅对结核杆菌有抗菌作用，对其他微生物几无作用。此外有观点认为异烟肼通过抑制结核杆菌 DNA 的合成发挥抗菌作用。

结核杆菌耐药性机制尚未完全阐明，目前认为是由于过氧化氢酶-过氧化物酶突变，使其活性下降，抑制异烟肼向其活性代谢产物的转化；另有人认为是由于分枝菌酸生物合成的基因发生突变所致。结核杆菌对单用异烟肼易产生耐药性，临床应用时应与其他抗结核病药联合使用，以防止或延缓耐药性的产生，并增强抗结核病的疗效，缩短疗程。

【临床应用】异烟肼为目前治疗各种类型结核病的首选药，适用于初治、复治及各种肺外结核和浆膜结核。临床上常与其他抗结核病药联合应用治疗结核病以防止或延缓耐药性的产生，单用时可预防结核病。对粟粒性结核和结核性脑膜炎应加大剂量，延长疗程，必要时注射给药。

【不良反应】异烟肼在治疗量时不良反应较少，使用大剂量时或慢代谢型患者较易出现不良反应，不良反应的发生率约为 5.4%。

（1）神经系统毒性　异烟肼可引起周围神经炎，表现为手、脚麻木、震颤等，也可引起中枢神经系统症状，如眩晕、失眠等。其原因是异烟肼的化学结构与维生素 B_6 相似而竞争同一酶系或结合成腙，能竞争性抑制维生素 B_6 的生物作用，并促进维生素 B_6 的排泄，引起氨基酸代谢障碍和中枢抑制性递质 GABA 减少，从而产生神经毒性。癫痫、精神病患者、嗜酒者及妊娠期妇女慎用异烟肼。异烟肼大剂量中毒可用等剂量的维生素 B6 对抗。

（2）肝损伤　大剂量异烟肼可损害肝，引起转氨酶暂时性升高。快乙酰化、35 岁以上及嗜酒者较易发生。因此，用药期间应定期检查肝功能，肝功不良者慎用。

（3）其他　可发生各种皮疹、发热、胃肠道反应粒细胞减少、血小板减少和溶血性贫血，用药期间亦可能产生脉管炎及关节炎综合征。

【相互作用】含铝的抗酸药可干扰异烟肼的吸收；异烟肼具有肝药酶抑制作用，可减慢香豆素类抗凝血药、苯妥英钠、卡马西平、丙戊酸钠、茶碱等药的代谢；利福平和乙醇可加重异烟肼的肝毒性；与肾上腺皮质激素合用，血药浓度降低；与肼屈嗪合用代谢受阻，毒性增加。

🔗 **知识拓展** --

分枝杆菌

分枝杆菌（Mycobacterium），来自希腊语"mycos"，意为组成分枝杆菌细胞壁的蜡质表面。分枝杆菌细胞壁的脂质含量超过60%，这是因为构成脂质的主要成分：分枝菌酸是由2条含有76~90个碳原子的3-羟基脂肪酸链构成。这种独特的结构可防止多种化学药物通过细胞膜或进入细胞内。细菌的第二层防御来自细胞膜上强大的外排泵。这些载体蛋白可将胞浆内潜在的有害化学物质泵至细胞外，因而使分枝杆菌对多种常规抗菌药物产生天然耐药。例如，ATP结合盒超家族中的（ABC）通透酶占完整的结核分枝杆菌基因的2.5%。细菌的第三层屏障是：一些细菌隐藏在感染细胞内，抗菌药物必须跨越围绕细菌周围的特殊物理化学屏障，才能发挥作用。

利福平

利福平（rifampin）又名甲哌利福霉素，为人工半合成衍利福霉素类生物，是常用的一线抗结核病药。

【体内过程】 利福平口服吸收率可达90%以上，1~2小时血药浓度达峰值，但有较大的个体差异性，由于食物可减少吸收，应空腹服用。血浆蛋白结合率为80%~90%，表观分布容积约为1.0L/kg，吸收后分布广泛，组织穿透力强，能进入细胞、纤维空洞、痰液及胎儿体内。当脑膜炎症时，也可深入脑脊液中，药物浓度可达血药浓度的20%。主要在肝微粒体氧化酶的作用下，去乙酰化生成代谢物25-去乙酰利福平，仍有抗菌活性，为利福平的1/10~1/8。利福平及其代谢物可经多种途径排出。经胆汁排泄时，胆汁中原型药物浓度较高，可形成肝肠循环。60%~65%的给药量经粪便排出，6%~15%的药物以原形、15%为活性代谢物经尿排出，7%则以无活性的3-甲酰衍生物排出。利福平的$t_{1/2}$约为2~4小时，有效血药浓度可维持6~12小时。长期口服利福平可诱导肝药酶，加快自身及其他药物的代谢。

【药理作用】 利福平抗菌谱广，对革兰阳性球菌如金黄色葡萄球菌、链球菌、肺炎球菌有强大抑制作用；对革兰阴性球菌如脑膜炎球菌、淋球菌也有较强抑制作用；对麻风杆菌有强大抑制作用；高浓度利福平对天花病毒，沙眼衣原体有抑制作用；能杀灭巨噬细胞、纤维空洞、干酪样病灶中的结核杆菌。利福平抗菌作用强，抗结核作用仅次于异烟肼，强于链霉素，可增强异烟肼和链霉素的抗菌活性，不但对繁殖期和静止期的结核杆菌有作用，而且可渗入吞噬细胞而杀灭细胞内的结核杆菌，对细胞内、外的结核杆菌均有抗菌作用。

利福平的抗菌机制为特异性与细菌依赖DNA的RNA多聚酶β亚单位牢固结合，阻断RNA的转录过程，从而抑制细菌mRNA的合成。利福平对人体细胞的DNA依赖性RNA多聚酶无影响。

微生物对单用利福平可迅速产生耐药性，这与其作用靶点基因突变有关。但利福平与其他抗结核病药之间无交叉耐药，联合用药时，利福平在体内可增强异烟肼和链霉素的抗结核杆菌作用，并延缓耐药性的产生。

【临床应用】

（1）利福平是目前治疗结核病的主要药物之一，可用于各种类型的结核病，常与其他抗结核病药合用以增强疗效，防止或延缓耐药性的产生。

（2）是目前治疗麻风病最重要的药物之一，一般与抗麻风病药物氨苯砜联合应用。

（3）可用于治疗耐药金黄色葡萄球菌及其他敏感菌的感染，对严重的胆道感染也有效。

【不良反应】

（1）胃肠道反应　常见恶心、呕吐、腹痛、腹泻，多不严重。

（2）肝脏毒性　长期、大量使用可引起肝损伤，出现黄疸、肝肿大等症状，肝功能正常者较少见，慢性肝病、酒精中毒或合用异烟肼时较易出现，用药期间应定期检查肝功能，禁用于严重肝功能不全、胆道阻塞患者。

（3）流感样症状 大剂量间隔使用疗法后偶可出现发热、寒战、头痛、肌肉酸痛等类似感冒的症状，其发生频率与剂量大小、间隔时间有明显关系。其他少数患者可出现皮疹、药热、血小板减少等过敏反应。偶见疲乏、嗜睡、头晕、运动失调等神经系统反应。利福平在动物实验时表现有致畸作用，故禁用于妊娠早期妇女。此外，因药物及其代谢物为橘红色，用药者的排泄物、分泌物如粪、尿、泪、汗、痰、唾液、乳汁等可被染成橘红色，应预先告知患者，以免引起恐慌。

【相互作用】对氨水杨酸可使利福平的吸收减慢，故二者合用时服用间隔时间应为 8~12 小时。利福平具有强肝药酶诱导作用，能加速其他药物的代谢，使 $t_{1/2}$ 缩短，疗效降低，甚至治疗失败。与肾上腺皮质激素、口服避孕药和口服抗凝药等合用时，应调整剂量，尽量不要与米达唑仑、尼非地平、维拉帕米等 CYP3A4 底物药物合用。

乙胺丁醇

乙胺丁醇（ethambutol）为人工合成乙二胺衍生物。易溶于水，对热稳定，其右旋体有强大的抗菌作用，左旋体无效。

【体内过程】口服吸收约 80%，2~4 小时血药浓度达峰值，$t_{1/2}$ 约为 8 小时。吸收后迅速分布于组织和体内，脑膜炎症时，脑脊液中可达有效浓度。部分在肝内代谢，约 75% 的药物以原型经尿排出。排泄缓慢，24 小时尿排出口服量的 50%，肾功能不全时可引起蓄积中毒，应禁用。

【作用与用途】对生长繁殖期结核杆菌有较强活性，作用强度近似于链霉素，优于对氨基水杨酸，弱于异烟肼和利福平。对链霉素或异烟肼有耐药性的结核杆菌，该药同样有效。对细胞内、外结核杆菌有较强杀菌作用，对其他细菌无效。单用可产生耐药性，但较缓慢。抗菌机制可能通过二价金属离子如 Mg^{2+} 结合，干扰菌体 RNA 的合成。临床常与其他抗结核药联合应用治疗各型结核病，尤其适用于异烟肼和链霉素治疗效果不好的患者。也用于不能耐受对氨基水杨酸的患者。与其他抗结核药物间无交叉耐药性。

【不良反应】不良反应少发生率低于 2%，较严重的毒性反应为球后视神经炎，表现为弱视、视野缩小、红绿色盲等，发生率与剂量、疗程相关，停药可恢复。少数患者可出现皮疹、药热等过敏反应。约半数患者用药后血中尿酸盐水平增高。

吡嗪酰胺

吡嗪酰胺（purazinamiele）是人工合成的烟酰胺的吡嗪衍生物，进入体内后转变为吡嗪酸，主要杀灭巨噬细胞和单核细胞内的缓慢繁殖菌群。口服易吸收，体内分布广泛，主要经肝代谢，经肾排泄，血浆 $t_{1/2}$ 约为 9~10 小时。抗菌机制涉及多种途径和靶点，如抑制能量产生、抑制反式翻译及泛酸盐/辅酶 A 等。该药抗结核杆菌作用弱于异烟肼、利福平和链霉素，在酸性环境中其抗菌作用较强。与异烟肼和利福平合用有显著的协同作用。目前临床常在抗结核病联合用药（三联或四联）时加用吡嗪酰胺，治疗对其他抗结核病药疗效不佳的结核病患者，多采用低剂量 15~30mg/(kg·d)、短疗程的治疗方法。吡嗪酰胺长期、大量使用时可发生肝损伤，出现黄疸、肝肿大，甚至肝坏死，禁用于肝功能异常者。该药抑制尿酸的排泄，可诱发痛风，有痛风病史者慎用。

贝达喹啉

贝达喹啉（bedaquilin）为二芳基喹啉类衍生物，是近 50 年来首个获得 FDA 批准的新机制抗结核病药物。贝达喹啉口服吸收良好，在给药后 4~6 小时内血药浓度达峰值，广泛分布于组织中，但脑脊液渗透性较低。主要经肝脏代谢，末端相半衰期大约为 164 天，其原型及代谢产物通过粪便排泄。贝达喹啉的作用机制是通过抑制结核杆菌的 ATP 合成酶活性，消耗结核杆菌的 ATP，从而抑制其 DNA 和蛋白质的合成以及氮代谢。临床上主要与其他耐多药结核病药物联合使用治疗广泛耐药结核病和耐多药结核病。不良反应为恶心、头痛和高尿酸血症。

普瑞玛尼

普瑞玛尼（pretomanid）为硝基咪唑类衍生物。普瑞玛尼的作用机制是抑制结核分枝杆菌的分枝菌酸合成从而抑制菌株生长。2019 年，美国 FDA 批准含普瑞玛尼的贝达喹啉 + 普瑞玛尼 + 利奈唑胺方案用于广泛耐药结核病和耐多药结核病的治疗。主要不良反应有头痛、消化道症状、皮肤和皮下组织病变。

二、二线抗结核病药

二线抗结核病药包括链霉素、对氨水杨酸、乙硫异烟胺、卷曲霉素、环丝氨酸、卡那霉素和阿米卡星。这类药物疗效较差，副作用多或严重，不适合长期用药，多用于对一线药物出现耐药的复治患者。新一代的利福霉素衍生物（利福定、利福喷汀）、新大环内酯类（罗红霉素等）、氟喹诺酮类（环丙沙星、氧氟沙星、司帕沙星等）等都具有较强的抗结核作用，具有较好的临床应用前景。

链霉素

链霉素（streptomycin）是第一个被发现并应用到临床的抗结核病药物。其抗结核作用仅次于异烟肼和利福平，在体内仅有抑菌效果。该药极性大，不易透过细胞膜，主要对细胞外结核杆菌有效；但不易透入结核的纤维化、干酪样化及厚壁空洞等病灶内，因而不易对这些病灶中的结核杆菌发挥抗菌作用；不易透过血脑屏障，对结核性脑膜炎效果差。单用时结核杆菌易产生耐药性，且由于长期应用使耳毒性加重，使得该药在抗结核病治疗中的地位逐渐下降。目前临床多与其他抗结核病药联合用药治疗重症结核病，如播散性结核、结核性脑膜炎等。

对氨水杨酸

对氨水杨酸（para-aminosalicylic acid）为二线抗结核病药，对结核杆菌仅有抑制作用，抗菌作用远弱于异烟肼、利福平和链霉素，单用时治疗效果差，但耐药性产生缓慢。该药水溶性低且不稳定，遇光分解变色，应在避光条件下静脉滴注，临床常用其钠盐或钙盐。口服吸收迅速完全，1~2 小时血药浓度达峰值，分布全身组织和体液，但不易透入细胞和脑脊液（除脑膜炎时）。血浆蛋白结合率为 50%~60%，在肝内乙酰化灭活，与异烟肼合用，可竞争肝内的乙酰化酶，使后者游离浓度增高，因而产生协同作用。对氨水杨酸的化学结构与对氨基苯甲酸相似，其作用机制可能是竞争性抑制细菌叶酸及抑制分枝杆菌素合成有关。临床上对氨水杨酸常与异烟肼合用，治疗各种结核病。该药毒性低，但不良反应发生率可高达 10%~30%，胃肠刺激症状较常见。该药的乙酰化代谢物溶解度低，在尿中浓度较高，少数患者可在肾脏析出结晶而损伤肾组织，加服碳酸氢钠可予以减轻。此外，对氨水杨酸可干扰甲状腺摄碘，使甲状腺体肿大，停药后可恢复正常。

利福喷汀

利福喷汀（rifapentine）为用于临床的人工合成利福霉素的衍生物，抗菌谱、抗菌机制等均与利福平相同，抗结核杆菌作用比利福平强 3 倍，与异烟肼、乙胺丁醇等抗结核病药物合用可使疗效增强。细菌对利福平和利福喷汀之间存在有交叉耐药性。利福喷汀具有一定的抗艾滋病能力，应用前景较好，但由于在临床使用时间不长，对其疗效和不良反应的认识尚需要更多的病例和评价。

罗红霉素

新大环内酯类均具有抗结核杆菌作用，罗红霉素（roxithromycin）是其中抗结核作用最强的一个，与异烟肼或利福平合用有协同作用。

司帕沙星

第三代氟喹诺酮类抗菌谱广，对分枝杆菌也有较强的杀灭作用。司帕沙星（sparfloxacin）对多种耐药菌株均有效，被认为是一类有发展前景的新型抗结核药。其严重不良反应为光敏反应。

三、抗结核病药的应用原则

抗结核药物化学治疗是结核病的主要治疗手段，合理用药可提高疗效、降低不良反应。结核病化疗的原则是早期、联合、适量、规律和全程用药。

（1）早期用药　在感染结核后的早期应用抗结核药的疗效较好，这是因为结核病早期多为浸润性病灶，病灶局部血流量较丰富，药物容易进入病灶内发挥作用，而到晚期则常有纤维化、干酪样化及厚壁空洞等结核病灶形成，使药物不易接近结核杆菌而发挥抗菌作用；在疾病早期，结核杆菌大多处于繁殖期，对抗结核病药物敏感性较高，细菌易被抑制或杀灭；此外，患者自身的抵抗力在疾病早期也较好，有助于抗结核病药发挥较好的疗效。

（2）联合用药　根据病变的程度、以往用药情况及抗结核药物作用特点联合两种或两种以上药物以发挥协同作用，提高疗效；减少每种药物的用量，降低毒性；延缓耐药性的产生，杀灭耐药菌。对于轻症结核病，常以异烟肼为基础，联合使用其他一线抗结核病药（可二联、三联甚至四联）。对于重症结核病，如结核空洞、结核性脑膜炎、肾结核等，应在治疗一开始就采用四个或更多的抗结核病药联合治疗才能达到较好的疗效。

（3）适量用药　剂量要适当，既要避免因药量不足使组织内难以达到有效治疗浓度，且易诱发细菌耐药而导致治疗失败，也要避免因药物剂量过大而产生严重不良反应。

（4）全程规律用药　结核杆菌受药物、机体抵抗力的影响，可长期处于静止状态，而且易复发，需要坚持规律性长期用药，使细菌在浸润生长期时内抑制或杀灭，过早停药，会使已被抑制的细菌再度繁殖或迁延，导致治疗失败。过去常采用异烟肼、链霉素和对氨基水杨酸，每日用药，疗程 12~18 个月，效果较好，但由于患者依从性较差，过早停药或不规则服药常造成治疗失败。现提倡将疗程缩短为 6~9 个月，以目前的一线药物为主药，一般采用三联疗法，其疗效和复发率与长疗程相仿，治疗 9 个月复发率低于 6 个月。如每日给予异烟肼、利福平和吡嗪酰胺强化治疗 2 个月，接着每日用异烟肼和利福平治疗 4 个月或 7 个月。对异烟肼产生耐药性的地区可在上述三联与二联用药的基础上分别增加链霉素与乙胺丁醇。

第二节　抗麻风病药

麻风病是由分枝杆菌属的麻风杆菌引起的慢性传染病，主要侵犯皮肤和周围神经，导致肢端和面部畸形，甚至残废，给患者、家庭和社会带来严重的精神和经济压力。麻风杆菌在细胞内生长速度很慢，从感染到发病一般经历 2~10 年，甚至长达 20 年。麻风病的治疗要早期、及时、足量、足疗程、规则，可使健康恢复较快，减少畸残及复发。目前治疗麻风病的药物主要有氨苯砜、利福平、氯法齐明等。沙利度胺可减轻麻风反应和某些皮肤病症状。此外，大环内酯类药物如罗红霉素、克拉霉素等也有麻风杆菌作用，且不良反应较轻。

氨苯砜

氨苯砜(dapsone)为砜类(sulfones)抗麻风病药,是目前治疗麻风病最重要的一类药物,同类药物还有苯丙砜(solasulfons)和醋氨苯砜(acedapson),该二药必须在体内转化为氨苯砜或乙酰氨苯砜才能发挥抗麻风病作用。

【体内过程】氨苯砜口服吸收缓慢而完全,用药后 2~8 小时血药浓度达峰值,该药蛋白结合率约为 50%,可广泛分布于全身组织和体液中,其中皮肤、肌肉、肝脏和肾脏的药物浓度均较高,病变皮肤部位的药物浓度远高于正常皮肤。主要在肝脏经乙酰化代谢,随胆汁排入肠腔后可形成肝肠循环。大部分药物以代谢物形式从尿排出。血浆 $t_{1/2}$ 约为 20~30 小时,其抑菌浓度可维持 10 天左右,体内维持时间较长。

【药理作用】氨苯砜选择性地作用于麻风杆菌,对麻风杆菌都有直接抑制作用,并能促使细胞内病菌释出而杀灭之,对其他微生物几无作用。其抗菌机制类似于磺胺类药物,通过抑制细菌的二氢蝶酸合酶,干扰四氢叶酸的合成,从而发挥抑制细菌生长繁殖的作用。这一抗菌作用可被二氢蝶酸的底物对氨基苯甲酸对抗。

【临床应用】氨苯砜是治疗麻风病的首选药。患者在用药 3~6 个月后自觉症状好转,鼻、口、咽喉和皮肤病变逐渐减轻,但要使麻风杆菌消失需连续用药治疗 1~3 年。麻风病神经病变的恢复以及瘤型麻风病患者的麻风杆菌消失需要用药治疗更长的时间,甚至需服药 5 年。在长期用药治疗麻风病的过程中,为防止耐药性的产生,氨苯砜常需与利福平或氯法齐明联合应用。此外,氨苯砜还可预防和治疗 AIDS 患者卡氏肺囊虫病感染。

【不良反应】氨苯砜较易引起溶血和发绀,偶尔可出现溶血性贫血。可致胃肠反应、头痛、药热、药疹等。用药剂量过大可致肝损伤和剥脱性皮炎。治疗早期或增量过快可出现麻风病症状加重反应,即"砜综合征",一般认为是机体对菌体破裂后的磷脂类颗粒的免疫反应,表现为发热、周身不适、剥脱性皮炎、肝坏死和贫血等。此时应减量或改用其他抗麻风病药。"砜综合征"可停药,并用沙利度胺或糖皮质激素类药物治疗。

氯法齐明

氯法齐明(clofazimine)为亚胺酚嗪类药物,口服生物利用度约为 70%,与食物同服可提高生物利用度和吸收率。吸收后迅速分布到多种组织,半衰期较长,单次给药后消除半衰期约 10 天,反复给药约为 70 天。氯法齐明的抗菌机理尚不明确,其作用靶点可能与细胞呼吸链和离子转运蛋白相关。本品也具有抗炎活性,在控制麻风治疗期间发生的潜在破坏性免疫反应中发挥作用,可阻止皮肤病变红斑以及结节性麻风红斑。临床上主要与氨苯砜、利福平等药物联用治疗多杆菌麻风病。主要不良反应为皮肤色素沉着和胃肠道反应。

沙利度胺

沙利度胺(thalidomide)又称反应停,是 20 世纪 50 年代由德国研制的非巴比妥类中枢镇静药,最初用于治疗早孕反应,60 年代初期因著名的"反应停事件"而被停用。近年来的基础研究和临床实验均证实,沙利度胺具有免疫调节、稳定溶酶体膜及非特异性抗炎作用,对麻风反应及某些皮肤病有效。

【体内过程】该药口服吸收效果好,约 2 小时血药浓度达峰值,血浆蛋白结合率低,主要靠 pH 依赖性的自身水解作用被消除,平均 $t_{1/2}$ 约为 5 小时。

【药理作用】该药对麻风病并无治疗作用,主要与抗麻风药合用以减少麻风反应。作用机制不清,可能与其免疫抑制、免疫调节作用有关,可通过稳定溶酶体膜,抑制中性粒细胞趋化性,产生非特异性抗炎作用。

【临床应用】临床适用于各型麻风反应如发热、结节红斑、淋巴结肿大、关节肿痛等,光敏性皮肤病如多形性日光疹，日光性痒疹。也可用于结节性痒疹、盘状红斑狼疮、白塞病、泛发扁平苔藓、坏疽性脓皮病等皮肤病的治疗。

【不良反应】沙利度胺有强的致畸作用，妊娠早期服用可致胎儿畸形，表现为短肢的海豹儿，故禁用于孕妇。其他不良反应有胃肠道不适，头昏、倦怠，偶有过敏反应而发生药疹，可引起多发性神经炎，严重者需停药并给予对症治疗。

【相互作用】沙利度胺能增强其他中枢抑制药，尤其是巴比妥类药物的作用。

思考题

答案解析

1. 简述异烟肼和维生素 B_6 合用的原因。
2. 简述抗结核药物的抗菌机制，各举一例代表药。
3. 简述抗结核病临床应用的四项原则。
4. 简述抗结核病药联合应用的目的。
5. 氨苯砜的主要不良反应及其治疗方法是什么？

（胡庆华）

书网融合……

习题　　　微课　　　本章小结

第三十八章　抗寄生虫药 📱微课

📖 学习目标

1. 通本章学习，掌握抗疟药和抗阿米巴病、抗滴虫病、抗肠蠕虫药物的作用特点及临床应用；熟悉抗血吸虫和抗丝虫病药物的作用特点及临床应用；了解各类寄生虫的生活史和药物作用机制。
2. 具备一定的实践应用能力，能够根据所学知识合理选择抗寄生虫药物。
3. 树立坚持不懈、永不放弃、勇于创新的科学精神。

寄生于人体内的寄生虫主要有原虫、吸虫、线虫和绦虫，后三者通常统称为蠕虫。原虫病包括疟疾、阿米巴病和滴虫病等，蠕虫病包括血吸虫病、丝虫病、肠寄生虫病等。我国建国初期流行的"五大寄生虫病"—钩虫病、丝虫病、血吸虫病、疟疾和黑热病分别由钩虫、丝虫、血吸虫、疟原虫和杜氏利什曼原虫感染所致。当今，疟疾、血吸虫病等仍在全球范围内严重威胁着人类的健康，值得重视。

第一节　抗疟药

疟疾(malaria)是由疟原虫(plasmodium)经按蚊叮咬传播的一种寄生虫传染病，临床上以间歇性寒战、高热、出汗退热，以及贫血和脾大为特点。感染人体的疟原虫主要有三种：恶性疟原虫(*P. falciparum*)、间日疟原虫(*P. lasmodium*)、三日疟原虫(*P. malarial*)和卵形疟原虫(*P. ovale*)，分别引起恶性疟、间日疟、三日疟和卵形疟，间日疟和三日疟合称良性疟。

抗疟药(antimalarial drugs)是用于预防和治疗疟疾的一类药物，目前尚无一种抗疟药能对疟原虫生活史的各个环节都有杀灭作用。因此，必须了解各种抗疟药对疟原虫生活史不同的作用环节，以便根据不同目的正确选择药物。

一、疟原虫的生活史和药物作用环节

疟原虫的生活史可分为在雌性按蚊体内进行的有性生殖阶段和人体内进行的无性生殖阶段(图38－1)。

（一）疟原虫在人体内的发育

1. 红细胞外期(exoeryghrocytic stage，简称红外期)　当雌性按蚊叮咬人时，疟原虫子孢子(sporozoite)随唾液进入人体，约半小时全部侵入肝细胞。间日疟原虫的子孢子在遗传学上有两种类型，即速发型和迟发型。速发型子孢子在较短时间内即进行发育、繁殖成裂殖体(图38－1)。乙胺嘧啶对红细胞外期速发型子孢子的裂殖体有杀灭作用，用于病因预防。迟发型子孢子经过一段时间的休眠后才发育、繁殖成裂殖体，成为疟疾复发的根源。经休眠期的子孢子被称为休眠子(hypnozoite)。恶性疟原虫和三日疟原虫无休眠子，故无复发。伯氨喹对红细胞外期迟发型子孢子有杀灭作用，可阻止间日疟复发，亦称根治间日疟。在肝细胞内裂体增殖的疟原虫，经过5~40天发育成熟，胀破肝细胞逸出成千上万的裂殖子(meroxoite)进入血液，血液中的裂殖子一部分被吞噬细胞吞噬杀灭，一部分侵入红细胞并在其内发育增殖，称为红细胞内期。

图 38 - 1　间日疟原虫生活史

2. 红细胞内期(eryghrocytic stage,简称红内期)　侵入红细胞的裂殖子,发育成滋养体、裂殖体,最后红细胞被胀破裂解,释放出大量裂殖子及其代谢物,还有红细胞破坏产生的变性蛋白刺激机体,引起寒战、高热、出汗等临床症状。红细胞释放的裂殖子一部分被吞噬细胞吞噬杀灭,一部分再侵入其他红细胞,如此反复循环,大量破坏红细胞,引起疟疾临床症状的反复发作。每完成一个无性生殖周期,则引起一次症状发作。不同种的疟原虫完成无性生殖周期所需的时间不同,恶性疟 36~48 小时,间日疟 48 小时,三日疟 72 小时。对此期疟原虫有杀灭作用的药物有氯喹、奎宁、青蒿素等,可用于控制临床症状的发作,也可用于预防症状的发作,即病人高热时,提前用药症状不出现。

3. 配子体(gametocyte)形成　红细胞内的疟原虫经过 3~5 次裂体增殖后,部分裂殖子不再进行无性分裂,而逐渐发育成为雌、雄配子体,它们不引起症状。配子体在人体内可生存 2~3 个月,此期间如被雌性按蚊吸入胃内,则在蚊体内进行有性增殖。因此,配子体是疟疾传播的根源。伯氨喹能杀灭各型疟原虫的配子体,有控制疟疾传播的作用。

(二)疟原虫在蚊体内的发育

雌性按蚊叮咬疟疾患者后,雌、雄配子体进入蚊胃内,二者结合发育成合子,进而发育成动合子,它穿过胃壁发育成卵囊(oocyst),囊内的核和胞浆反复分裂进行孢子增殖。成熟的卵囊内含上万个子孢子,囊破裂子孢子逸出并进入唾液腺。按蚊叮咬人时子孢子即随唾液进入人体引起感染。乙胺嘧啶在人体内虽对配子体无杀灭作用,但其随人血进入蚊体能抑制疟原虫在蚊体内的发育,从而阻断疟疾的传播。

二、常用抗疟药的分类

1. 主要用于控制症状的药物　氯喹、奎宁、甲氟喹、青蒿素、蒿甲醚等。

2. 主要用于控制复发和传播的药物　伯氨喹。

3. 主要用于病因性预防的药物　乙胺嘧啶、磺胺类和砜类。

三、主要用于控制症状的药物

氯喹

氯喹(chlorquine)是人工合成的 4-氨喹啉类衍生物。

【体内过程】口服后在肠道吸收快而完全,抗酸药物可干扰其吸收。血药浓度达峰时间为 1~2 小时,$t_{1/2}$ 数天。广泛分布于全身组织,在肝、脾、肾、肺组织中的浓度常达血浆浓度的 200~700 倍,在脑组织及脊髓中的浓度为血浆浓度的 10~30 倍。在红细胞中的浓度比血浆浓度高约 10~20 倍,而被疟原虫入侵的红细胞又比正常红细胞高出 25 倍。氯喹在肝脏代谢,其脱羟基代谢物仍有抗疟作用。小部分(10%~15%)以原型经肾排泄,酸化尿液可加速其排泄。约 8% 随粪便排泄,也可由乳汁排出。

【药理作用和临床应用】

1. 抗疟作用　氯喹对间日疟原虫、三日疟原虫以及敏感的恶性疟原虫的红内期裂殖体有杀灭作用,能迅速治愈恶性疟,有效地控制间日疟的症状发作,具有作用强、起效快、疗效持久的特点,是控制疟疾临床症状的首选药物。一般服药后 24~48 小时体温恢复正常,发作停止,48~72 小时内血中裂殖体消失。

氯喹临床用于良性疟和恶性疟的急性发作,控制症状,也能预防性抑制疟疾症状发作,与伯氨喹合用可根治间日疟。氯喹对红外期疟原虫无效,对配子体也无直接作用,故不能作病因预防及中断传播之用。由于 Ca^{2+} 和钙调素对疟原虫生长发育和侵入红细胞的能力有重要作用,故钙拮抗剂能增强氯喹的抗疟效果,如维拉帕米能逆转恶性疟原虫对氯喹的耐药,增强氯喹的抗疟作用。

氯喹并不能直接杀死疟原虫,但能干扰它的分裂繁殖,作用机制较复杂,目前认为可能与下述作用有关。①氯喹为弱碱性药物,使细胞内 pH 值升高,蛋白酶活性下降,疟原虫分解和利用血红蛋白的能力降低,导致其生长发育必需氨基酸缺乏,从而干扰疟原虫的分裂繁殖。②氯喹与核蛋白有较强的结合力,能插入到 DNA 的双螺旋结构中,形成稳固的 DNA-氯喹复合物,影响疟原虫 DNA 的复制、RNA 的转录和蛋白质的合成,从而干扰疟原虫的分裂繁殖。③疟原虫在消化血红蛋白时释放血红素,血红素(高铁原卟啉Ⅸ)是一种毒性化合物,具有膜溶解作用,损害疟原虫细胞膜。氯喹能够抑制血红素聚合酶活性,使血红素的生物转化受阻,血红素堆积在细胞膜表面,细胞膜溶解破裂而导致疟原虫死亡。

2. 抗肠外阿米巴作用　氯喹在肝脏中浓度很高,能杀灭肠外阿米巴原虫,是治疗阿米巴肝炎和肝脓肿的主要药物,但对阿米巴痢疾无效。

3. 免疫抑制作用　可用于治疗自身免疫性疾病,如氯喹偶尔用于类风湿性关节炎,也常用于蝶形红斑狼疮、肾病综合征等,但对后者的疗效尚无定论。

【不良反应】氯喹用于治疗疟疾时,一般能良好耐受,仅有轻度头晕、头痛、胃肠不适和皮疹等,停药后迅速消失。大剂量、长疗程用药可引起角膜浸润,表现为视力模糊,少数病人影响视网膜,引起视力障碍,用药期间应定期作眼科检查。偶可引起窦房结的抑制,导致心律失常、休克,严重时可发生阿-斯综合征。有致畸作用,孕妇禁用,肝肾功能不良者慎用。

奎宁

奎宁(quinine)是从茜草科植物金鸡纳树皮中提取所得的一种生物碱,属喹啉类衍生物。金鸡纳树原产南美洲,自古当地居民即用其树皮治疗疟疾。1820 年分离出奎宁后,迅即用于临床,曾是治疗疟疾的主要药物。自合成氯喹等药后,因不良反应多,奎宁已不作首选抗疟药用。但当今氯喹的耐药性问题日趋严重,因而奎宁又被重视。

【体内过程】口服后吸收迅速而完全。吸收后分布于全身组织,以肝脏中浓度最高,肺、肾、脾次之，骨骼肌和神经组织中最少。血浆蛋白结合率约70%。口服给药后1~3小时血液浓度达到峰值，$t_{1/2}$为8.5小时。大部分经肝脏代谢失活，只有10%以原型药物经肾排出。服药后15分钟即出现于尿中，24小时后几乎全部排出。

【药理作用和临床应用】奎宁的抗疟作用及机制与氯喹相似，对各种疟原虫的红内期裂殖体均有杀灭作用，能控制临床症状，但疗效不及氯喹而毒性较大，作用时间短、易复发。主要用于耐氯喹或耐多药的恶性疟，尤其是严重的脑型疟。对红细胞外期无效，对配子体亦无明显作用。奎宁还有微弱的解热镇痛作用及抑制心肌、兴奋子宫和轻度的阻断神经肌肉接头的作用。

【不良反应】奎宁不良反应较多。常见的有金鸡纳反应，表现为恶心、呕吐、耳鸣、头痛、听力和视力减退、精神不振等，甚至发生暂时性耳聋。对心肌有抑制作用，减弱心肌收缩力，减慢传导和延长心肌不应期。静脉注射时可致血压下降和致死性心律失常。可发生特异质反应，少数恶性疟患者应用很小剂量也能引起急性溶血，发生寒战、高热、背痛、血红蛋白尿和急性肾功能衰竭（又称黑尿热），甚至死亡。奎宁对妊娠子宫有兴奋作用，故孕妇忌用。

甲氟喹

甲氟喹（mefloquine）和奎宁都属喹啉－甲醇衍生物，通过对奎宁的结构改造而获得甲氟喹。

【体内过程】口服后吸收迅速（吸收半衰期0.36~2小时），在体内分布广泛，V_d为20L/kg，血浆蛋白结合率约98%，在红细胞中与血浆中浓度之比为2∶1。$t_{1/2}$较长，约为15~33天，有肝肠循环。

【药理作用和临床应用】甲氟喹也是一种杀灭疟原虫红内期裂殖体的药物。用于控制症状，起效较慢。恶性疟对甲氟喹可产生耐药性，但与奎宁和氯喹之间并无必然的交叉耐药关系。单独或与长效磺胺和乙胺嘧啶合用，对耐多药恶性疟虫株感染有一定疗效。用于症状抑制性预防，每2周给药一次。

【不良反应】半数患者可出现中枢神经系统反应，有神经精神病史者禁用；动物可致畸、影响发育，孕妇及2岁以下儿童禁用。

青蒿素

青蒿素（artemisinin）是从菊科植物黄花蒿（*Artemisia annua* L.）及其变种大头黄花蒿中提取的一种新型的倍半萜内酯过氧化物，是我国以药学家屠呦呦为代表的科研工作者根据中医"青蒿截疟"的记载而发掘出的新型抗疟药物。由于其对耐氯喹虫株感染有效，青蒿素受到国内外广泛重视，被世界卫生组织所推荐。屠呦呦教授也因此获得2015年诺贝尔生理或医学奖，并获得中华人民共和国国家最高荣誉——共和国勋章。

【体内过程】口服吸收快而完全，吸收后广泛分布于各组织，以肠、肝、肾中的含量较多。脂溶性高，易透过血-脑屏障进入脑组织，也可通过胎盘屏障。在体内代谢快，代谢产物经肾排泄也快，24小时可排出84%，72小时仅少量残留，$t_{1/2}$约为4小时。由于代谢与排泄均快，有效血药浓度维持时间短，不利于彻底杀灭疟原虫，故复发率较高。

【药理作用和临床应用】青蒿素对红内期裂殖体有强大而快速的杀灭作用，能迅速控制临床发作及症状，具有高效、速效和低毒的特点。对红外期疟原虫无效。主要用于治疗间日疟和恶性疟，症状控制率可达100%。与氯喹有轻度交叉耐药性，故对耐氯喹虫株感染仍有良好疗效。青蒿素易透过血脑屏障，对凶险的脑型疟疾有良好的抢救效果。

青蒿素的作用机制尚不十分清楚，目前认为主要是干扰疟原虫的膜系－线粒体功能。通过疟原虫内过氧化物（双氧）桥，经血红蛋白分解后产生的游离铁所介导，产生不稳定的有机自由基及/或其他亲电子的中间产物，然后与疟原虫的蛋白质形成共价加合物，影响红内期疟原虫的超微结构，使其核膜、质膜破坏，线粒体肿胀皱缩，内外膜剥离，而使疟原虫死亡。

青蒿素也可诱发耐药性，但比氯喹慢。与周效磺胺或乙胺嘧啶合用，可延缓耐药性的发生。

青蒿素治疗疟疾最大的缺点是复发率高，口服给药时近期复发率可达 30% 以上。这可能与其在体内消除快，代谢产物无抗疟活性有关。与伯氨喹合用，可使复发率降至 10% 左右。

【不良反应】不良反应少见，偶有恶心、呕吐、四肢麻木和心动过速，停药后立即消失。动物实验中大剂量应用时，曾见骨髓抑制和肝损害。

蒿甲醚、青蒿琥酯和双氢青蒿素

蒿甲醚(artemether)为青蒿素的 12 -β-甲基二氢衍生物，其溶解度较大，可制成澄明的油针剂注射给药。抗疟作用及作用机制同青蒿素，抗疟活性较青蒿素强 6 倍，近期复发率比青蒿素低，与伯氨喹合用，可进一步降低复发率，具有速效、高效、低毒等特点。临床可用于耐氯喹恶性疟的治疗以及危重病例的抢救。蒿甲醚有一定的胚胎毒性，表现为胚胎吸收。

青蒿琥酯(artesunate)是青蒿素的琥珀酸单酯衍生物，可经口、静脉、肌肉、直肠等多种途径给药，作用快，适用于脑型疟疾及各种危重疟疾的救治。

双氢青蒿素(dihydroartemisinin)为青蒿素及上述两种衍生物的活性代谢产物。近年来已经发展为抗疟药，治疗有效率为 100%，复发率为 2%。不良反应少，少数病例出现皮疹、一过性网织红细胞下降等。

知识拓展

屠呦呦与青蒿素的发现

疟疾是一种严重危害人类生命健康的世界性流行病。20 世纪 60 年代，由于抗疟药物氯喹等对疟原虫产生了抗药性，人类饱受疟疾之害。屠呦呦接受了国家疟疾防治研究项目的抗疟研究任务，1969 年，在卫生部中医研究院中药研究所任实习研究员的屠呦呦成为中药抗疟研究组组长。通过查阅整理中医药典籍、走访名老中医，她汇编了 640 余种治疗疟疾的中药单秘验方集《疟疾单秘验方集》。在青蒿提取物实验药效不稳定的情况下，通过采用低沸点溶剂提取方法，屠呦呦团队最终于 1972 年发现了青蒿素。青蒿素的发现和研制，是人类防治疟疾史上的一件大事，也是继喹啉类抗疟药后的一次重大突破。发现青蒿素之后，屠呦呦团队一直致力于其结构和机制的基础研究，并于 1973 年开发了青蒿素衍生物—双氢青蒿素。双氢青蒿素因其作用迅速、效力高、毒性低、半衰期短的特性，使其成为理想的抗疟药物。如今，以青蒿素类药物为基础的联合疗法，仍然是世界卫生组织推荐的抗疟最佳疗法。2015 年，屠呦呦凭借青蒿素获得诺贝尔生理学或医学奖，这是中国科学家在中国本土进行的科学研究而首次获得诺贝尔科学奖。

咯萘啶

咯萘啶(pyronaridine)为苯并萘啶的衍生物，是我国创制的一种抗疟药。

【体内过程】口服和肌注达峰时间分别为 1.4 小时和 0.75 小时，口服生物利用度约为 40%，肌注生物利用度 >90%，在肝中浓度最高。$t_{1/2}$ 为 2~3 天，尿中排泄 1%~2%。

【药理作用和临床应用】对间日疟原虫和恶性疟原虫的红内期裂殖体均有杀灭作用，抗疟疗效显著，尤其为对氯喹有抗药性的感染亦有效。咯萘啶可能是通过破坏疟原虫复合膜的结构与功能及食物泡的代谢活力而迅速发挥杀虫作用。临床适用于治疗各种疟疾，包括脑型疟和凶险疟疾危重患者的治疗，与周效磺胺(磺胺多辛，sulfadoxine)、乙胺嘧啶或伯氨喹合用可增强疗效，延缓抗药性的产生，防止复燃。

【不良反应】副作用较氯喹轻。肌内注射的大多数病例无明显反应，少数病例有恶心、呕吐、头晕、头痛等；肌内注射部位稍有疼痛感，个别出现红肿、硬结，均可逐渐消失。

四、主要用于控制复发和传播的药物

伯氨喹

伯氨喹(primaquine)是人工合成的8-氨喹啉类衍生物。

【体内过程】口服后在肠内吸收快而完全，2~3小时血药浓度达峰值，生物利用度约96%。主要分布在肝组织内，其次为肺、脑和心等组织。大部分在体内代谢，仅1%由尿排出，一般于24小时内完成，$t_{1/2}$约7小时。由于消除较快，血中浓度维持时间较短，故需反复多次服药才能收效。

【药理作用和临床应用】伯氨喹对间日疟红外期迟发型子孢子(休眠子)和各型疟原虫的配子体有较强的杀灭作用，可根治间日疟，控制复发和阻止各型疟的传播。对红内期疟原虫无效，不能控制疟疾症状的发作。伯氨喹抗疟原虫作用的机制可能是通过其损伤线粒体以及代谢产物喹啉醌衍生物阻碍疟原虫电子传递而发挥作用。疟原虫对此药很少产生耐药性。

【不良反应】毒性较大，但目前尚无合适药物来替代。治疗量时出现头晕、恶心、呕吐、发绀、腹痛等，停药后可消失。

严重的不良反应是少数特异质患者因先天性缺乏葡萄糖-6-磷酸脱氢酶(G-6-PD)，会出现急性溶血性贫血和高铁血红蛋白血症，出现发绀、胸闷、缺氧等严重的毒性反应。因为伯氨喹的氧化代谢产物能引起氧化应激反应，产生高铁血红蛋白、自由基和过氧化物，以及氧化型谷胱甘肽(GSSG)。正常时，在G-6-PD催化下，可迅速补充还原型辅酶Ⅱ(NADPH)，后者使GSSG还原为谷胱甘肽(GSH)。GSH对红细胞膜、血红蛋白和红细胞内的某些含巯基的酶有保护作用，使之免受伯氨喹氧化代谢物引起的氧化应激反应的损害。但红细胞内缺乏G-6-PD的个体不能迅速补充NADPH，因此不能保护红细胞而发生溶血。另一方面，也不能将高铁血红蛋白还原为血红蛋白，引起高铁血红蛋白血症。轻者停药可恢复，重者需静注美蓝解救。

五、主要用于病因性预防的药物

乙胺嘧啶

乙胺嘧啶(pyrimethamine)为非喹啉类抗疟药，是目前用于病因性预防的首选药。

【体内过程】口服后在肠道吸收较慢但完全，4~6小时内血浆浓度达峰值。主要分布于红细胞、白细胞及肺、肝、肾、脾等器官中。能通过胎盘，经肾脏缓慢排出。服药后5~7天内约有10%~20%的原型药物自尿中排出，可持续30天以上，也可由乳汁排出，仅少量从粪便排出。$t_{1/2}$为80~100小时。

【药理作用和临床作用】乙胺嘧啶对恶性疟和间日疟的红外期速发型子孢子有抑制作用，用作病因预防。排泄缓慢，作用持久，服药一次可维持一周以上。对红内期的未成熟裂殖体也有抑制作用，对已成熟者则无效，因此不能迅速控制症状，常需在用药后第二个无性增殖期才能显效。不能直接杀灭配子体，但含药血液随配子体被按蚊吸入后，能阻止疟原虫在蚊体内的有性生殖，起控制传播的作用。

【作用机制和联合用药】乙胺嘧啶能抑制疟原虫的二氢叶酸还原酶，阻止四氢叶酸的生成，阻碍核酸的合成。与二氢叶酸合成酶抑制剂磺胺类或砜类合用，干扰叶酸合成的不同阶段，起双重抑制作用，在疗效上发挥协同作用，又可延缓耐药性的产生。因此，此药常与半衰期相近的周效磺胺或氨苯砜合用。但近年已发现耐氯喹恶性疟原虫对乙胺嘧啶－周效磺胺合剂有交叉耐药性。

【不良反应】治疗量时不良反应较少。乙胺嘧啶略带甜味，易被儿童误服而中毒，表现为恶心、呕吐、发热、发绀、惊厥，甚至死亡。成人长期大量服用时，可因二氢叶酸还原酶受抑制出现叶酸缺乏症，引起巨幼红细胞性贫血。动物实验证明本品有致畸胎作用，妊娠期妇女禁用。因本品可由乳汁排出，干扰婴儿的叶酸代谢，哺乳期妇女亦禁用。

磺胺类和砜类

磺胺类和砜类与对氨基苯甲酸(PABA)竞争二氢叶酸合成酶，从而抑制疟原虫二氢叶酸的合成。单用时效果较差，仅对红内期疟原虫有抑制作用，主要用于耐氯喹的恶性疟。对红外期疟原虫无效。与乙胺嘧啶或甲氧苄啶等二氢叶酸还原酶抑制剂合用，可增强疗效。常用制剂为周效磺胺和氨苯砜。

第二节　抗阿米巴病药与抗滴虫病药

一、抗阿米巴病药

阿米巴病是由溶组织内阿米巴原虫引起的传染性寄生虫病。以阿米巴包囊为感染体，排包囊者是重要的传染源。滋养体破坏肠壁黏膜和黏膜下层组织，引起阿米巴痢疾、阿米巴肠炎等肠道阿米巴病，还可经血流至肝和其他器官引起阿米巴炎症和脓肿，统称为肠外阿米巴病。抗阿米巴病药根据在体内分布及对原虫作用方式的不同分为三类。

（一）作用于肠内外阿米巴病的药物

甲硝唑

甲硝唑(metronidazole)又称灭滴灵，为人工合成的5-硝基咪唑类化合物。

【体内过程】口服吸收迅速而完全，生物利用度可达95%以上。血浆蛋白结合率为10%~20%。在体内分布广，广泛分布于各组织和体液中，且能通过血脑屏障和胎盘，在唾液、乳汁、羊水、精液、脑脊液等中均能达到有效浓度。口服后1~3小时血药浓度达峰值，$t_{1/2}$为8~14小时，通常8小时给药一次。主要在肝脏中代谢，48小时内有70%以上的药物主要以羟基和酸性代谢物经肾排出，10%以下的药物以原形由尿液中排出，亦可由阴道分泌液、乳汁和唾液排出。

【药理作用和临床用途】

（1）抗阿米巴作用　甲硝唑对肠内、肠外阿米巴大滋养体均有很强的杀灭作用，为目前治疗阿米巴病的首选药物。因其肠内浓度较低，治疗阿米巴痢疾时与抗肠腔阿米巴药交替使用效果好。

（2）抗滴虫作用　甲硝唑对阴道滴虫亦有直接杀灭作用，是治疗滴虫病的特效药。口服后可出现于阴道分泌物、精液和尿中，故对女性和男性泌尿生殖道滴虫感染都有良好疗效。治疗量时对阴道内正常菌群无影响。

（3）抗贾第鞭毛虫作用　甲硝唑是目前治疗贾第鞭毛虫病最有效的药物，治愈率在90%以上。

（4）抗厌氧菌作用　甲硝唑及其羟基代谢物均具有抗厌氧菌作用，对厌氧性革兰阳性和阴性杆菌和球菌都有较强的杀灭作用，尤其对脆弱杆菌敏感。耐药菌株少。长期应用不诱发二重感染。对口腔、盆腔和腹腔内厌氧菌感染及由此引起的败血症以及气性坏疽等，本品均有良好的防治作用。

【不良反应】甲硝唑不良反应少而轻。最常见者为恶心和口腔金属味，偶见呕吐、腹泻、腹痛、头痛、眩晕、肢体麻木。少数患者可出现白细胞暂时性减少，重复疗程前应作白细胞计数。极少数人可出现脑病、共济失调和惊厥。如发生四肢麻木和感觉异常应立即停药，因为严重的感觉障碍恢复甚慢且不完全。甲硝唑干扰乙醛代谢，如服药期间饮酒，可出现急性乙醛中毒，引起腹部不适、恶心、呕吐、头痛和味觉改变等，故服药期间禁止饮酒。妊娠期妇女禁用。

替硝唑

替硝唑（tinidazole）是甲硝唑的衍生物，新一代硝基咪唑类抗厌氧菌药。与甲硝唑相比，疗效优，不良反应少，特别适用于经甲硝唑治疗效果不显著或因不良反应难以接受甲硝唑治疗的患者。具有生物利用度高、血药浓度达峰快、半衰期长（12~24 小时）和维持时间长（口服一次，有效血药浓度可维持 72 小时）的优点。临床适应证与甲硝唑相同，对阿米巴痢疾和肠外阿米巴病的疗效与甲硝唑相当，而毒性略低，可作为治疗阿米巴肝脓肿的首选药。也可用于阴道滴虫病的治疗。

奥硝唑

奥硝唑（ornidazole）是一种继甲硝唑、替硝唑之后的第三代新型硝基咪唑类衍生物，具有良好的抗厌氧菌、抗阿米巴原虫、抗阴道毛滴虫和贾第鞭毛虫的作用。奥硝唑的原药和中间代谢物均有活性，作用于厌氧菌、阿米巴原虫、贾第鞭毛虫和阴道毛滴虫细胞的 DNA，使其螺旋结构断裂或阻断其转录复制而致死亡。

奥硝唑可用于厌氧菌感染引起的多种疾病，男女泌尿生殖道毛滴虫感染，贾第鞭毛虫感染以及阿米巴病的治疗。

服药期间会出现轻度胃部不适、口中异味、胃痛、头痛及困倦，偶尔会出现眩晕、颤抖、四肢麻木、痉挛、皮疹和精神错乱，但极罕见。禁用于对本品及硝基咪唑类药物过敏的患者、脑和脊髓发生病变的患者、癫痫及各种器官硬化症患者。

依米丁和去氢依米丁

依米丁（emetine）是吐根中提的异喹啉类生物碱，又名吐根碱。其衍生物去氢依米丁（dehydroemetine）抗阿米巴作用更强，毒性较低。由于其刺激性很强，口服可致吐，只能深部肌内注射。

【药理作用和临床用途】依米丁和去氢依米丁能干扰溶组织阿米巴滋养体的分裂与繁殖，对组织中的阿米巴滋养体有直接杀灭作用。治疗浓度对包囊无杀灭作用，故不能消除其传播感染能力，对慢性阿米巴痢疾和带虫者基本无效。其作用机制为阻止肽酰基 tRNA 的移位，抑制肽链的延伸，阻碍蛋白质合成，从而干扰滋养体的分裂与繁殖。由于毒性较大，故仅在急性阿米巴痢疾和肠外阿米巴病病情严重，甲硝唑疗效不满意时才考虑使用。使用时必须住院，在严密监护下给药。

【不良反应】常见的不良反应有恶心、呕吐、腹痛、腹泻、肌无力等，偶见周围神经炎。对心肌有严重毒性，表现为血压下降、心前区痛、脉细弱、心律失常、心力衰竭等，如有心电图变化，应立即停药，否则易致急性心肌炎而引起死亡。注射部位可出现蜂窝组织炎。

（二）主要作用于肠腔内阿米巴病的药物

卤化喹啉类

本类药物包括喹碘方（chiniofon）、氯碘羟喹（clioquinol）和双碘喹啉（diiodohydroxyquinoline），主要用于肠腔内阿米巴病，尤以轻型痢疾及无症状带虫者，而对组织内阿米巴原虫无效。

此类药物有直接杀灭阿米巴作用，口服吸收较少，曾广泛用作肠腔内抗阿米巴药，用于排包囊者，或与甲硝唑合用于急性阿米巴痢疾。此类药物毒性低，但可致腹泻。每日量超过 2g，疗程较长或儿童用药时危险性较大。在日本曾见引起亚急性脊髓 - 视神经病，可致视神经萎缩和失明。许多国家已禁止或限制其应用。对碘过敏、甲状腺肿大及肝功能不良者慎用。

（三）主要作用于肠腔外阿米巴病的药物

氯喹

氯喹(chlorquine)为抗疟药(见本章第一节)，也有杀灭阿米巴滋养体的作用。口服吸收后在肝、肾、脾、肺内的浓度较血浆内高数百倍，而肠壁组织内的分布量很少，故对肠阿米巴病无效。适用于肠腔外阿米巴病，如阿米巴肝脓肿、肺脓肿，常用于甲硝唑无效或禁忌的病人。

（四）主要杀灭包囊的抗阿米巴病的药物

二氯尼特

二氯尼特(diloxanide)通常用其糠酸酯(diloxanide furoate)，能杀死肠内外阿米巴，特别是能有效地杀灭包囊，为治疗无症状带包囊者的首选药。对中度或重度肠内、肠外阿米巴病常与其他药物联合应用，对于急性阿米巴痢疾，在甲硝唑控制症状后再用二氯尼特肃清肠腔内的小滋养体，可有效地预防复发。单独使用对肠外阿米巴病无效，与甲硝唑合用治疗阿米巴肝脓肿，可根除再感染。

毒性小，不良反应轻微，常见的有腹胀、轻度恶心、呕吐、厌食、腹泻、皮疹等，很大剂量时可致流产，但无致畸作用。

二、抗滴虫病药

滴虫病主要指阴道滴虫病，但阴道毛滴虫也可寄生于男性尿道内。甲硝唑是治疗滴虫病最有效的药物(详见抗阿米巴病药)。偶遇抗甲硝唑株滴虫感染时，可考虑改用乙酰胂胺局部给药。

第三节 抗血吸虫病药与抗丝虫病药

一、抗血吸虫病药

血吸虫也称裂体吸虫(schistosoma)。寄生于人体的主要有日本血吸虫(*S. japonicum*)、曼氏血吸虫(*S. mansoni*)和埃及血吸虫(*S. haematobium*)三种。我国仅有日本血吸虫，流行于长江以南流域，流行情况虽基本得到控制，但目前仍有流行和蔓延，因此，积极开展防治工作仍很有必要。

日本血吸虫的生活史比较复杂，包括在终宿主体内的有性世代和在中间宿主钉螺体内的无性世代的交替。生活史分成虫、虫卵、毛蚴、母胞蚴、子胞蚴、尾蚴、童虫等7个阶段。人体感染血吸虫是由于接触了含有尾蚴的水后，尾蚴经皮肤侵入，脱去尾部发育为童虫。童虫穿入小静脉或淋巴管，随血流或淋巴液带到右心、肺，穿过肺泡小血管到左心并运送到全身。大部分童虫再进入小静脉，顺血流入肝内门脉系统分支继续发育。当性器官初步分化时异性童虫开始合抱，并移行到门脉－肠系膜静脉寄居，逐渐发育成熟交配产卵。血吸虫对人体的损害主要由虫卵引起，虫卵沉着在宿主的肝及结肠肠壁等组织，引起虫卵肉芽肿和组织纤维化，最终导致门静脉高压，出现肝、脾肿大，侧支循环，腹壁、食管及胃底静脉曲张，以及上消化道出血与腹水等症状。日本血吸虫生活史见图38-2。

过去长期以来，酒石酸锑钾是主要的特效药，但其有毒性大、疗程长、必须静脉注射等缺点。20世纪70年代开发了高效、低毒、疗程短、口服有效的吡喹酮，是血吸虫病防治史上的一个突破，现已完全取代了酒石酸锑钾。

吡喹酮

吡喹酮(praziquantel)为吡嗪异喹啉衍生物，广谱抗吸虫药和驱绦虫药，尤以对血吸虫有杀灭作用而

图 38 - 2　日本血吸虫生活史

受重视。对线虫和原虫感染无效。

【体内过程】吡喹酮口服吸收迅速而完全，服药 2 小时后血药浓度达峰值。由于首过效应明显，限制了其生物利用度。吸收后迅速分布于多种组织，其中以肝脏、肾脏中含量最高，门静脉血中浓度可较周围静脉血药浓度高 10 倍以上。脑脊液中浓度约为血药浓度的 15%~20%，哺乳期患者服药后，其乳汁中药物浓度相当于血清中的 25%。主要在肝内羟化而失活，经肾排出，24 小时内排出用药量的 90%。$t_{1/2}$ 为 1~1.5 小时，晚期血吸虫病患者 $t_{1/2}$ 则明显延长。

【药理作用】吡喹酮对多种血吸虫有杀灭作用，对成虫作用强、童虫作用弱，是目前治疗血吸虫病的首选药。对其他吸虫，如华支睾吸虫、姜片吸虫及各种绦虫都有不同程度疗效。

吡喹酮的抗虫作用机制可能有两方面。①使虫体肌肉兴奋、收缩，产生痉挛性麻痹。虫体肌肉收缩可能与其改变细胞膜通透性增加 Ca^{2+} 内流，同时抑制肌浆网钙泵再摄取，使细胞内 Ca^{2+} 明显增加有关。虫体兴奋、收缩和痉挛后，不能附着于血管壁，被血流冲入肝脏，即出现肝移。②吡喹酮对虫体皮层有迅速而明显的损伤作用，影响虫体的吸收与排泄功能，更重要的是其体表抗原暴露，从而易遭受宿主的免疫攻击，大量嗜酸粒细胞浸润皮损处，导致有宿主免疫功能参与的损伤，促使虫体死亡。此外，吡喹酮还能引起继发性变化，使虫体表膜去极化，皮层碱性磷酸酶活性明显降低，致使葡萄糖的摄取受抑制、内源性糖原耗竭。吡喹酮还可抑制虫体核酸与蛋白质的合成。吡喹酮对哺乳动物细胞膜则无上述作用，由此表现出其作用的高度选择性。

【临床应用】治疗各种血吸虫病。对急性、慢性和晚期血吸虫病均为首选药物。对慢性日本血吸虫病，远期治愈率可达 90% 以上；对急性血吸虫病，有迅速退热和改善全身症状的作用，远期疗效也可达 87%。有心、肝等并发症的晚期患者多能顺利完成疗程，具有药量小、疗程短、副作用轻及近期疗效高等优点。此外，亦为驱绦虫的首选药。

【不良反应】副作用较多，但一般较轻微和短暂，主要为头晕、头痛、乏力、肌肉震颤、腹痛、恶心等。极少数患者出现心电图 T 波降低，心律失常等。冠心病、心肌炎患者和有严重心、肝、肾病及精神病史者慎用。

硝硫氰胺

硝硫氰胺（nithiocyanamine，amoscanate）为合成的二苯胺异硫氰酸类衍生物。

【体内过程】脂溶性高，口服易吸收。口服后 2 小时血药浓度达峰值，72 小时内仍可维持较高浓度。体内分布广，吸收后迅速分布于各脏器，以肝脏中浓度最高，为血中的 4 倍，其次为肾、胃、肺、心和脑。主要经消化道排泄，经胆汁排泄的部分可被再吸收，形成肝肠循环，故消除较慢，连续给药可致蓄积中毒。

【药理作用】硝硫氰胺系一种广谱杀虫药，对三种血吸虫均有杀灭作用，作用机制可能是由于药物干扰虫体三羧酸循环与糖原代谢而杀灭成虫。另外，硝硫氰胺对钩虫、姜片虫及蛔虫亦有效。

【临床应用】临床上可用于各型血吸虫病。对急性血吸虫病患者退热较快，有确切疗效。对慢性血吸虫病也有效，6 个月后阴转率约为 80%~85.4%。对有并发症的患者也可应用。此外，还可用于钩虫病、姜片虫病等。

【不良反应】主要有腹胀、腹痛、食欲减退、恶心、呕吐、头痛、失眠、多梦、神经衰弱综合征、共济失调、自主神经功能紊乱等，停药后可恢复。对肝脏有损害，偶会引起丙氨酸氨基转移酶升高及黄疸，用利胆药及保肝药多能较快恢复。有精神病史及神经官能症，妊娠期和哺乳期妇女禁用。偶见阿 – 斯氏综合征，器质性心脏病者慎用。

二、抗丝虫病药

丝虫病（filariasis）是由丝虫寄生于人体淋巴系统所引起的疾病，蚊子是其重要的传播媒介。丝虫病早期以淋巴管炎及淋巴结炎为主，晚期则以淋巴回流障碍为主，出现淋巴管扩张及象皮肿等。我国感染人体的丝虫主要为班氏丝虫和马来丝虫。

乙胺嗪（diethylcarbamazine）的枸橼酸盐称海群生（hetrazan），对班氏丝虫和马来丝虫的微丝蚴均有杀灭作用，能迅速使虫体从血液中减少或消失。对淋巴系统中的成虫也有毒杀作用，但疗效稍差，需较大剂量或较长疗程。与卡巴胂合用，可增强对成虫的作用。

第四节　抗肠蠕虫病药

寄生在人体肠道内的蠕虫包括线虫、绦虫和吸虫，线虫主要有蛔虫、钩虫、鞭虫、蛲虫和粪类圆线虫，绦虫主要有猪肉绦虫和牛肉绦虫，吸虫有姜片虫等。抗肠蠕虫药（antihelmintic drugs）是指可杀灭或驱除上述寄生虫的药物，主要为抗肠线虫和抗绦虫药。

一、广谱驱肠虫药

甲苯咪唑

甲苯咪唑（mebendazole，vermox），又称甲苯达唑，为苯并咪唑类衍生物。

【体内过程】口服吸收差，首过效应明显，仅约用药剂量的 10%~20% 被吸收，同时用脂肪性食物时吸收可增加几倍。4 小时内血药浓度达峰值，肝功能正常时血浆半衰期为 2.5~5.5 小时，肝功能不正常时 $t_{1/2}$ 可达 35 小时。药物主要通过胆汁由粪便排出，仅 5%~10% 由尿液中排出。

【驱虫作用及作用原理】甲苯咪唑为一高效、广谱的驱肠线虫药，对蛔虫、蛲虫、鞭虫、钩虫（十二指肠及美洲钩虫）的成虫及幼虫均有较好疗效，同时对钩虫卵、蛔虫卵和鞭虫卵有杀灭作用，具有控制传播的重要意义。对蛔虫、蛲虫、鞭虫、钩虫、绦虫感染的疗效常在 90% 以上，尤其适用于上述蠕虫的混合感染。

甲苯咪唑可选择性地使线虫的体被和肠细胞中的微管消失，抑制虫体对葡萄糖的摄取，使虫体内储存的糖原耗尽，减少 ATP 生成，妨碍虫体生长发育。对宿主的血糖无影响。显效缓慢，给药后数日才能将虫排尽。

【临床应用】用于蛔虫、蛲虫、鞭虫、钩虫感染。

【不良反应】无明显不良反应。少数病例有短暂的恶心、呕吐、腹痛、腹泻。大剂量时偶见过敏反应、脱发、粒细胞减少等。孕妇忌用。2 岁以下儿童和对本品过敏者禁用。

阿苯达唑

阿苯达唑（albendazole）是继甲苯咪唑之后研制成功的又一同类药，别名肠虫清，具有广谱、高效、低毒的特点。

【驱虫作用】阿苯达唑对肠道寄生虫，如蛔虫、蛲虫、钩虫、鞭虫、绦虫和粪类圆线虫等有驱杀作用。但由于它口服后吸收迅速，血药浓度比口服甲苯咪唑后高出 100 倍，肝、肺等组织中均能达到相当高的浓度，并能进入棘球蚴囊内。因此，对肠道外寄生虫病，如包虫病（棘球蚴病）、囊虫病、旋毛虫病以及华支睾吸虫病、肺吸虫病等也有较好疗效，作用机制与甲苯咪唑相同。

【临床应用】临床可用于线虫类的蛔虫、钩虫、鞭虫、蛲虫等感染，对绦虫类的牛肉绦虫、猪肉绦虫、短膜壳绦虫和吸虫类的华支睾吸虫、肺吸虫等感染亦有较好的驱虫作用。也可用于囊虫病、包虫病（棘球蚴病）和旋毛虫病的感染。

【不良反应】副作用轻，一般耐受良好。主要有头痛、头晕、脑电图异常、视力下降、眼球震颤、表情呆滞等脑神经系统反应，或并发腹痛、恶心等消化道系统反应，以及心悸、胸闷、心律不齐等心血管系统反应。如有颅内压增高（常在给药后 1~3 周逐渐明显），应先行降低颅内压，尤须警惕脑疝的发生。偶见恶性脱发。孕妇禁用。

左旋咪唑

左旋咪唑（levamisole）为四咪唑的左旋异构体，药用其盐酸盐。

【驱虫作用】本品是一种广谱驱肠虫药，可选择性地抑制虫体肌肉中的琥珀酸脱氢酶，使延胡索酸不能还原为琥珀酸，从而影响虫体肌肉的无氧代谢，减少能量的产生。虫体肌肉麻痹后，虫随粪便排出体外。

【临床应用】主要用于驱蛔虫及钩虫。

【不良反应】可引起头晕、恶心、呕吐、腹痛等，多数在数小时后自行恢复。偶见流感样症状，如头痛、肌肉酸痛、全身不适等。个别病人可有白细胞减少症、剥脱性皮炎及肝功能损伤。肝炎活动期者忌用。

据国内多项药物流行病学研究表明，左旋咪唑、甲苯咪唑、阿苯达唑等三种咪唑类驱虫药均可引起脑炎综合征，多在服药后 10~40 天逐渐出现精神神经方面的症状和体征；脑电图检查可见中、重度异常，以慢波表现为主；脑脊液检查半数病灶呈轻度炎症改变及 IgG 增高；CT 检查脑部呈多病灶片状低密度阴影；核磁共振图像显示脑白质多病灶密度增高。因此，国家药品不良反应监测中心建议患者在医师指导下使用，严格掌握适应证和禁忌证；医生处方时应询问患者的过敏史、家族过敏史；有咪唑类驱虫药过敏史或家族过敏史者禁用，对其他药物有过敏史者慎用。

噻嘧啶

噻嘧啶（pyrantel）其枸橼酸盐称驱虫灵。为一广谱驱线虫药，具有高效、广谱和副作用小的特点，对蛔虫、钩虫、蛲虫和毛圆线虫感染均有较好疗效，但对鞭虫无效。具有明显的烟碱样作用，还能抑制胆碱酯酶的活性，造成乙酰胆碱堆积，使虫体神经 – 肌肉去极化，引起痉挛和麻痹，从而被排出体外。

口服不易吸收。不良反应轻而短暂，主要为胃肠不适，其次为头昏、发热。本药与哌嗪类药物相互拮抗，不能合用。

芬苯达唑及奥芬达唑

芬苯达唑（fenbendazole）是广谱的苯并咪唑类驱虫药物，作用机制与阿苯达唑类似。其不仅对胃肠道线虫成虫及幼虫有高度驱虫活性，而且对网尾线虫、片形吸虫和绦虫有良好效果，还有极强的杀虫卵作用。不良反应包括恶心、呕吐、腹泻、头晕、头痛等，孕妇及哺乳期妇女应慎用。

奥芬达唑（oxfendazole）为芬苯达唑的衍生物，属广谱、高效、低毒的新型抗蠕虫药，较易从胃肠道吸收，其驱虫谱大致与芬苯达唑相同，但驱虫活性更强。

二、其他抗肠虫药

哌嗪

哌嗪（piperazine）其枸橼酸盐称驱蛔灵，对蛔虫和蛲虫有较强的驱除作用。主要能阻断神经肌接头处的胆碱受体，抑制神经 – 肌肉传递，致虫体发生弛缓性麻痹而随肠蠕动排出。治蛔虫，1~2 天疗法的治愈率可达 70%~80%。对蛲虫，需用药 7~10 天，远不如使用阿苯达唑等方便。

本品不易吸收，副作用少见。

氯硝柳胺

氯硝柳胺（灭绦灵，niclosamide）口服不吸收，对牛肉绦虫、猪肉绦虫、阔节裂头绦虫和短膜壳绦虫感染都有良好疗效，尤以对牛肉绦虫的疗效为佳。

主要抑制绦虫线粒体内 ADP 的无氧磷酸化和抑制葡萄糖摄取，从而杀死其头节和近端节片，但不能杀死节片中的虫卵。为防止服药后产生呕吐，引起节后碎虫卵倒流入胃及十二指肠，导致囊虫病，故应在服用前先服用镇吐药。服药后 2 小时再用硫酸镁导泻。

由于本品口服不易吸收，也无直接刺激作用，偶见消化道反应。

恩波维铵

恩波维铵（扑蛲灵，pyrvinium embonate，pamoate）为一腈胺染料。具有杀蛲虫作用，其作用原理可能为干扰肠虫的呼吸酶系统，抑制需氧呼吸，并阻碍肠虫对葡萄糖的吸收，影响虫体的生长和繁殖。为治疗蛲虫病的首选药。

毒性低，不良反应偶有恶心、呕吐、肌痉挛、腹痛、腹泻和荨麻疹等反应。胃肠道有炎症时不宜用，以免增加吸收而造成严重反应。

三、驱肠蠕虫药的合理使用

不同蠕虫对不同药物的敏感性不同，驱虫时必须针对不同的蠕虫感染选择其敏感的药物，其中有些对多种肠蠕虫感染均有效，又称为广谱驱肠虫药。近年来不断有广谱、高效的驱肠蠕虫药问世，使选药更为方便易行，而且有些药物对由肠蠕虫病引起的组织型感染也有效，各药的适应证见表 38 – 1。

表 38 - 1 抗肠蠕虫药的适应证和合理选用

适应证	可选用药物
蛔虫	甲苯达唑＊，阿苯达唑＊，噻嘧啶，哌嗪，左旋咪唑
钩虫	甲苯达唑＊，阿苯达唑＊，噻嘧啶
蛲虫	甲苯达唑＊，阿苯达唑＊，噻嘧啶，扑蛲灵，哌嗪
鞭虫	甲苯达唑
姜片虫	吡喹酮

注：＊表示首选。

思考题

答案解析

1. 试述抗疟药的分类及其代表药物，并比较各类抗疟药的药理作用特点。
2. 简述抗阿米巴病药物的分类及其代表药物。
3. 简述吡喹酮的药理作用及临床应用。
4. 常用的广谱驱肠虫药有哪些，各自有何特点？

（李婷婷 季 晖）

书网融合……

习题   微课   本章小结

第三十九章　抗恶性肿瘤药 📱微课

PPT

📖 **学习目标**

1. 通过本章学习，掌握抗恶性肿瘤药的作用机制、分类、代表药物、临床应用及不良反应；熟悉甲氨蝶呤、氟尿嘧啶、巯嘌呤、羟基脲、氮芥、顺铂、丝裂霉素、喜树碱、多柔比星等药物的药理作用、临床应用和不良反应；了解调节体内激素平衡药物、分子靶向治疗药物以及抗肿瘤药物应用原则，三氧化二砷、汉防己甲素、伏立诺他等药物的药理作用。

2. 注重祖国医药学在肿瘤治疗中的应用和发展，具备应用所学肿瘤生物学和药理学的知识，为药物研发和临床合理化用药服务。

3. 树立服务人类健康的理念，提倡培养人文关怀。了解和宣传抗肿瘤的重要性，担负药学工作者应有的职责。

恶性肿瘤（malignant neoplasm），亦称癌症（cancer），为机体自身细胞生长失控和扩散所致的一种常见病与多发性疾病，严重威胁人类健康与生命。在我国，每5个人中就可能有1个人会罹患恶性肿瘤，约每8个人中就可能有1个人会死于恶性肿瘤。全世界每年死于恶性肿瘤的病人达数百万之多，在发达国家因恶性肿瘤而致死亡人数占总死亡人数的四分之一。恶性肿瘤是世界各国医药工作者面临的重大挑战，但目前对其尚无满意的防治措施。

目前恶性肿瘤的治疗主要采取包括外科手术、放射治疗、化学治疗及中医药治疗等综合疗法。由于外科手术和放射治疗适合局部性肿瘤治疗，且由于多数恶性肿瘤患者在诊断前已经扩散转移，其中采用抗恶性肿瘤药（antineoplastic drugs）进行化学治疗在肿瘤的综合治疗中仍占有极为重要的地位。有些恶性肿瘤如绒毛膜上皮癌、滋养叶细胞肿瘤、恶性淋巴瘤等已有可能通过抗恶性肿瘤药取得根治性的疗效，但对占恶性肿瘤90%以上的实体瘤仍未能取得较为理想的治疗效果。应用传统细胞毒类抗恶性肿瘤药进行肿瘤化疗存在两大主要障碍，即抗恶性肿瘤药物的毒性反应和肿瘤细胞产生耐药性，是化疗药治疗受限的关键因素。

近年来，随着肿瘤生物学和肿瘤药理学发展，抗恶性肿瘤药从传统的细胞毒类药物向针对细胞受体、关键基因和调控分子为靶点的分子靶向药物发展，如表皮生长因子受体阻断剂、针对特定肿瘤标志物的单克隆抗体、生物反应调节剂、肿瘤细胞诱导分化剂、肿瘤细胞凋亡诱导剂、肿瘤血管生成抑制药、抗肿瘤侵袭及转移药、肿瘤耐药性逆转药以及肿瘤基因治疗药物等不断上市或进入临床试验。合理地、有计划地综合应用现有的治疗手段，将较大幅度地提高肿瘤治愈率，降低肿瘤细胞的耐药性，改善病人生活质量。

第一节　抗恶性肿瘤药的作用机制与分类

一、抗恶性肿瘤药的作用机制

在致癌因素的作用下，基因发生改变，与细胞增殖有关的基因被开启或激活，而与细胞分化有关的基因被关闭或抑制，失去对其生长的正常调控，肿瘤细胞表现为不受机体约束的无限增殖状态。从细胞生物学角度，诱导肿瘤细胞分化，抑制肿瘤细胞增殖或者导致肿瘤细胞死亡的药物均可发挥抗肿瘤作用。

（一）细胞生物学机制

1. 细胞增殖周期 细胞由一次分裂结束到下一次分裂完成的时间称为一个细胞增殖周期（图 39 - 1）。根据细胞内 DNA 含量的变化，可将增殖周期分为 4 期：①DNA 合成前期（G_1 期），分裂的子细胞继续增大成长，为 DNA 的合成做准备；②DNA 合成期（S 期），进行 DNA 复制，同时合成 RNA 和蛋白质；③DNA合成后期（G_2 期），DNA 合成停止，继续合成 RNA 和蛋白质，为细胞分裂做准备；④有丝分裂期（M 期），分为前、中、后、末 4 个阶段，经过此期，细胞分裂为 2 个子细胞。一部分进入新的增殖周期，另一部分可进入静止期（G_0 期）。

图 39 - 1 细胞增殖周期及药物对细胞周期的作用

2. 肿瘤细胞增殖群 肿瘤组织主要由增殖细胞群、非增殖细胞群及无增殖能力细胞群组成。

增殖细胞群是指处于不断按指数分裂增殖的细胞，这部分细胞在肿瘤全部细胞群的比例称为生长比率（growth fraction，GF）。增长迅速的肿瘤（如急性白血病）GF 值较大，接近 1，对药物最敏感，药物疗效也好；增长慢的肿瘤（如多数实体瘤），GF 值较小，为 0.01～0.5，对药物敏感性低，疗效较差。同一种肿瘤早期的 GF 值较大，药物的疗效也较好。

非增殖细胞群主要是静止期细胞（G_0），这类细胞有潜在增殖能力，但暂时不进行分裂。当增殖周期中的细胞被药物大量杀灭后，G_0 期细胞便可进入增殖周期，成为肿瘤复发的根源。G_0 期细胞对药物敏感性低，是肿瘤化疗中的主要障碍。

无增殖力细胞群不进行分裂，通过分化、衰老，最后死亡。由于抗肿瘤药对各肿瘤细胞群作用的敏感性不同，因此，这就成为特异性和非特异性抗肿瘤药物分类的药理学基础。

（二）细胞生化机制

通过抑制肿瘤细胞核酸合成、阻止 DNA 复制及 RNA 合成、影响蛋白质合成、影响激素平衡等（图 39 - 2）抑制或杀灭肿瘤细胞。

1. 干扰核酸生物合成 核酸的基本结构单位是核苷酸，核苷酸的合成需要嘧啶、嘌呤类前体及其合成物。药物通过以下途径均可阻止核酸的合成，进而抑制蛋白质的合成，影响肿瘤细胞的分裂繁殖。①阻止嘧啶类核苷酸形成，如 5-氟尿嘧啶等；②阻止嘌呤类核苷酸形成，如 6-巯嘌呤等；③抑制二氢叶酸还原酶，如甲氨蝶呤等；④抑制 DNA 多聚酶，如阿糖胞苷等；⑤抑制核苷酸还原酶，如羟基脲等。

2. 破坏 DNA 结构和功能　药物主要破坏 DNA 结构或抑制拓扑异构酶活性，影响 DNA 复制和修复功能。烷化剂、某些抗肿瘤抗生素与核酸碱基形成共价键，使 DNA 链内或链间交叉联结，导致 DNA 断裂，抑制 DNA 复制。喜树碱类和鬼臼毒素等以拓扑异构酶为靶点，引起 DNA 双链或单链断裂。

3. 干扰转录过程和阻止 RNA 合成　药物如放线菌素 D、柔红霉素、阿霉素等能嵌入 DNA 碱基对之间，与 DNA 结合成复合物，阻碍 RNA 转录酶功能，阻止 mRNA 的形成，干扰转录过程。

图 39 - 2　抗恶性肿瘤药作用机制示意图

4. 干扰蛋白质合成与功能　药物可通过：①抑制微管蛋白，如长春碱、紫杉碱类等；②干扰核糖体，如三尖杉酯碱类；③影响氨基酸供应，如 L-门冬酰胺酶，从而干扰蛋白质的合成与功能，阻止肿瘤细胞的分裂繁殖。

5. 其他　主要针对肿瘤分子病理过程的关键基因和调控分子等为靶点来抑制肿瘤的发展，这些药物实际上已经超越了传统的细胞毒类药物。如肾上腺皮质激素、雄激素、雌激素或其拮抗药，通过影响体内激素平衡抑制某些激素依赖性肿瘤；针对某些与增殖相关受体的单克隆抗体；以细胞信号转导分子为靶点的蛋白酪氨酸激酶抑制剂、雷帕霉素靶蛋白（mTOR）抑制剂、MAPK 信号转导通路抑制剂和细胞周期调控剂；促进恶性肿瘤细胞向成熟分化的分化诱导剂；促进肿瘤细胞凋亡的诱导剂；破坏或抑制新生血管生成，有效地阻止肿瘤的生长和转移的新生血管生成抑制剂；减少癌细胞脱落、黏附和基底膜降解的抗转移药；以端粒酶为靶点的抑制剂；针对肿瘤细胞耐药性的逆转剂；增强放疗和化疗疗效肿瘤治疗增敏剂以及基因治疗药物等。

二、抗恶性肿瘤药的分类

根据药物的作用方式和临床用药习惯，将抗恶性肿瘤药分为传统抗恶性肿瘤药和分子靶向抗恶性肿瘤药两大类。

（一）传统抗恶性肿瘤药

目前在临床使用的传统抗恶性肿瘤药达 150 种以上，根据其来源和化学结构、抗肿瘤作用的生化机制以及药物作用的细胞周期进行如下分类。

1. 根据药物化学结构和来源分类

（1）烷化剂　氮芥类、乙烯亚胺类、亚硝脲类、甲烷磺酸酯类等。

（2）抗代谢物　叶酸、嘧啶、嘌呤类似物等。

（3）抗肿瘤抗生素　蒽环类抗生素、丝裂霉素、博来霉素类、放线菌素类等。

（4）抗肿瘤植物药　喜树碱、长春碱类、紫杉醇类、三尖杉生物碱类、汉防己甲素以及鬼臼毒素衍生物等

（5）激素类　肾上腺皮质激素类、雌激素、雄激素及其拮抗物。

（6）其他类　铂类配合物和酶等。

2. 根据作用周期或时相特异性分类

（1）周期非特异性药物（cell cycle non-specific agents，CCNSA）　能抑制或杀灭处于增殖周期各时相的细胞，甚至包括 G_0 期的细胞，如烷化剂、抗肿瘤抗生素及铂类化合物。此类药物对恶性肿瘤细胞的作用往往较强，能迅速杀死肿瘤细胞，其杀伤作用呈剂量依赖性。主要有：①烷化剂；②抗生素；③铂类配合物等。

（2）周期特异性药物（cell cycle specific agent，CCSA）　仅对细胞增殖周期中的某一期有较强的作用，如抗代谢药对主要对 S 期作用显著，长春碱类等作用于细胞 M 期干扰微管蛋白功能。这类药物作用往往较弱，且达到一定剂量后即使再增加剂量，作用也不再增强，并呈时间依赖性。主要有：①作用于 S 期，如甲氨蝶呤、氟尿嘧啶、巯基嘌呤等；②作用于 M 期，如长春新碱等。

3. 根据抗肿瘤作用的生化机制分类

（1）影响核酸生物合成的药物　甲氨蝶呤、氟尿嘧啶、巯基嘌呤、阿糖胞苷等。

（2）破坏 DNA 及功能的药物　烷化剂、丝裂霉素 C、博来霉素等。

（3）干扰转录过程阻止 RNA 合成的药物　多种抗肿瘤抗生素，如放线菌素 D 及蒽环类的柔红霉素、阿霉素等。

（4）影响蛋白质合成的药物　长春碱类、紫杉碱类、三尖杉酯碱类、L-门冬酰胺酶等。

（5）影响激素平衡的药物　肾上腺皮质激素类、雌激素类、雄激素类及激素拮抗物等。

（二）分子靶向抗肿瘤药

目前在临床使用的分子靶向抗肿瘤药有 20 种以上，根据其作用靶点性质、药物本身的性质分类如下。

1. 干扰细胞信号转导药物

（1）蛋白酪氨酸激酶抑制剂　包括表皮生长因子受体（EGFR）抑制剂吉非替尼、厄洛替尼，多靶点抑制剂甲磺酸伊马替尼、索拉非尼等。

（2）雷帕霉素靶蛋白（mTOR）抑制剂　坦西莫司。

2. 泛素化 – 蛋白酶体抑制剂　硼替佐米

3. 表观遗传修饰抑制剂

（1）DNA 甲基转移酶（DNMT）抑制剂　地西他滨。

（2）组蛋白去乙酰化酶（HDAC）抑制剂　伏立诺地。

4. 抗体药物

（1）抗 EGFR 单抗西妥昔单抗。

（2）抗原癌基因人类表皮生长因子受体 2（HER2）单抗曲妥珠单抗。

（3）抗血管内皮细胞生长因子（VEGF）抗体　贝伐珠单抗。

（4）抗白细胞分化抗原（CD）抗体　利妥昔单抗（抗 CD20）、依帕珠单抗（抗 CD22）、林妥珠单抗（抗 CD33）、阿仑珠单抗（抗 CD52）。

三、抗恶性肿瘤药的耐药机制

耐药性是指肿瘤细胞在化疗过程中对抗肿瘤药物不敏感的现象，耐药性是肿瘤化疗失败的重要原因之一，也是肿瘤化疗急需解决的问题，可分为天然耐药性和获得性耐药。有些肿瘤细胞一开始对抗肿瘤药就具有耐药性，称为天然耐药性（natunal resistance），如处于非增殖的 G_0 期的肿瘤细胞对多数抗肿瘤药物不敏感。亦有一些肿瘤细胞在经过一段时间治疗后，对原来敏感的药物产生不敏感现象，称之为获得性耐药性（acquired resistance）。一般来说，对一种抗肿瘤药物产生耐药性后，对非同类型药物仍敏感。但有一些肿瘤细胞在接触一种抗肿瘤药物后，对多种结构不同、作用机制各异的非同类抗肿瘤药物产生了耐药性，即多药耐药性（multidrug resistance，MDR）。MDR 药物具有以下共同特征：一般为亲脂性药物，分子量在 300~900kD 之间；药物通过被动扩散进入细胞；药物在耐药细胞中的积聚量较敏感细胞少，导致细胞内的药物浓度不足以产生细胞毒作用；耐药细胞的胞膜上多产生一种称为 P-糖蛋白（P-glycoprotein，P-gp）的跨膜蛋白。MDR 多出现在天然来源的抗肿瘤药如长春碱类、紫杉醇类、丝裂霉素和放线菌素 D 等。

肿瘤多耐药性的产生机制非常复杂，涉及多因素、多水平，多方面，是机体及肿瘤生长微环境在机体不同的生理病理状态下共同作用的结果。不同药物的耐药机制不同，同一种药物也可能存在多种耐药机制。肿瘤细胞在增殖过程中具有较为固定的突变率，每次突变均可导致耐药性瘤株的出现。因此，肿瘤细胞分裂次数越多，耐药瘤株出现的机会也愈大。此外，肿瘤干细胞学说认为耐药性是肿瘤干细胞的特征之一，肿瘤干细胞的存在也是导致肿瘤化疗失败的主要原因。

MDR 的分子机制可能有多个方面：如多药耐药基因（MDR1）以及由其编码的 P-糖蛋白，利用 ATP 的能量将多种异物分子包括药物排出体外，降低细胞内药物浓度；此外，多药耐药相关蛋白（multidrug resistance associated protein，MRP）和乳腺癌耐药蛋白（breast cancer resistance protein，BCRP）等过表达、凋亡调控基因、谷胱甘肽 S 转移酶、蛋白激酶 C 和拓扑异构酶 II 所引起药物的活化障碍、靶酶质和量的改变、药物入胞后产生新的代谢途径、分解酶的增加、修复机制增加、DNA 链间或链内交联减少等，肿瘤细胞可通过这些改变从而保护自身免受抗肿瘤药物的破坏。由于各细胞信号和转导通路存在复杂的交互作用和代偿机制，肿瘤细胞对分子靶向药物所产生的耐药性仍然是目前肿瘤治疗所面临的难题。

四、抗恶性肿瘤药物的不良反应

传统的细胞毒类抗肿瘤药对肿瘤细胞和正常的细胞选择性低，在损伤肿瘤细胞的同时，对正常的组织细胞也产生一定程度的损伤，在治疗中常出现不同程度的副作用和毒性反应。抗肿瘤药的毒性反应可分为近期毒性和远期毒性反应，近期毒性反应又分为共有的毒性反应和特有毒性反应。

（一）近期毒性反应

1. 共有毒性反应

（1）骨髓抑制　除激素类、博来霉素和 L-门冬酰胺酶外，大多数抗肿瘤药物均有不同程度的骨髓抑制。化疗后，外周血细胞数减少的程度取决于细胞的寿命，寿命短的外周血细胞数量容易减少，故通常先出现白细胞减少，然后出现血小板降低，甚至粒细胞、红细胞及全血细胞减少。一旦发生骨髓抑制，应立即停药或换用骨髓抑制较轻的长春新碱、博来霉素等。

（2）消化道毒性　最常见消化道毒性反应是恶心和呕吐。除直接刺激胃肠道外，药物也可作用于延脑呕吐中枢以及刺激催吐化学感受器引起呕吐。另外，药物也可损害增殖活跃的消化道黏膜组织，容易引起口腔炎、口腔溃疡、舌炎、食管炎等。

（3）脱发　正常人头发中85%~90%的生发细胞处于活跃生长期，因此多数抗恶性肿瘤药物都能引起不同程度的脱发。在化疗时给患者戴上冰帽，使头皮冷却，局部血管收缩，减少药物到达毛囊可减轻脱发，停止化疗后头发仍可再生。

2. 特有的毒性反应

（1）心、肺、肝等重要器官及神经系统的毒性反应　阿霉素常致心脏毒性，引起心肌退行性病变和心肌间质性水肿；博来霉素大剂量长期应用可引起肺纤维化；L-门冬酰胺酶、放线菌素 D 及环磷酰胺等可引起肝脏损害；L-门冬酰胺酶、顺铂可致肾小管坏死，引起蛋白尿、血尿等；大剂量环磷酰胺可致膀胱炎；长春碱类、顺铂有神经毒性等。

（2）过敏反应　多肽类或蛋白质类抗肿瘤药如 L-门冬酰胺酶、博来霉素静脉注射易引起过敏反应。

（二）远期毒性反应

1. 致突变、致癌及免疫抑制作用　烷化剂等抗恶性肿瘤药物具有致突变、致癌及免疫抑制作用。部分化疗后患者可发生与化疗相关的继发性恶性肿瘤。

2. 致不育和致畸　烷化剂等抗恶性肿瘤药可影响生殖内分泌系统功能，干扰生殖细胞的产生而发生不育和致畸作用。男性患者睾丸生殖细胞的数量明显减少，引起不育；女性患者则产生暂时性卵巢功能障碍，如闭经，孕妇可致流产或畸胎。

第二节　细胞毒类抗恶性肿瘤药

细胞毒类抗恶性肿瘤药能够直接抑制肿瘤细胞的生长与增殖，是目前治疗恶性肿瘤的主要药物之一，在临床上主要用于晚期恶性肿瘤患者，患者生存期通常较短；在抑制或杀灭肿瘤细胞的同时，也会对机体正常细胞尤其是代谢旺盛细胞产生影响，在临床剂量下就会导致患者出现不良反应。因此其治疗现状不理想，亟需更加安全有效的新药。

一、影响核苷酸生物合成的药物

影响核苷酸生物合成的药物又称为抗代谢药，其化学结构大多与细胞生长增殖所必需的代谢物质如叶酸、嘌呤、嘧啶等类似，能竞争性地与酶结合，以伪代谢产物的形式干扰核酸中嘌呤、嘧啶及其前体物质的代谢，也可以与核酸结合取代相应的正常核苷酸，从而干扰 DNA 的正常生物合成，阻止肿瘤细胞的分裂增殖。本类药物主要作用于 S 期，是细胞周期特异性药物。

（一）叶酸拮抗药

甲氨蝶呤

甲氨蝶呤（methotrexate，MTX）又称氨甲蝶呤（amethopterin），化学结构与叶酸相似，对二氢叶酸还原酶有较强的抑制作用。

【体内过程】MTX 口服吸收良好，但食物可影响其吸收。1 小时血浓度达峰值，与血浆蛋白结合率为50%，不易通过血-脑屏障（BBB），$t_{1/2}$约 2 小时。50%~90%在用药后 24 小时内以原型由尿排出，少量可通过胆道从粪便排泄。

【药理作用】MTX 对二氢叶酸还原酶具有强大而持久的抑制作用，它与该酶的结合力比叶酸大 106

倍。药物与酶结合后，使二氢叶酸(FH_2)不能变成四氢叶酸(FH_4)，从而使 5,10 -甲酰四氢叶酸产生不足，导致脱氧胸苷酸（dTMP）合成受阻，DNA 合成受到抑制。甲氨蝶呤也能阻止嘌呤核苷酸合成，从而干扰蛋白质合成。

【临床应用】临床上用于治疗儿童急性白血病，常与长春新碱、泼尼松、巯嘌呤合用，90% 患者可完全缓解。与氟尿嘧啶、放线菌素 D 合用治疗绒毛膜上皮癌，部分患者可长期缓解。对骨肉瘤、乳腺癌以及睾丸肿瘤等有效。

【不良反应】主要表现为消化道反应和骨髓毒性。消化道反应主要是口腔炎、胃炎、腹泻、便血等，骨髓抑制最为突出，可致白细胞、血小板减少，严重者可有全血细胞数量下降。长期应用可致肝、肾损害，故肝肾功能不全者禁用；妊娠早期应用可致畸胎、死胎，故妊娠期妇女禁用。甲酰四氢叶酸能拮抗 MTX 治疗中的毒性反应，现主张先用大剂量 MTX，以后再用甲酰四氢叶酸作为救援剂，以保护骨髓正常细胞。

（二）氟尿嘧啶

氟尿嘧啶

氟尿嘧啶（fluorouracil，5-氟尿嘧啶，5-FU）是尿嘧啶 5 位的氢被氟取代的衍生物。

【体内过程】5-FU 口服吸收不规则，生物利用度低，通常需静脉给药。静脉注射给药后迅速分布至全身各处，在肝和肿瘤组织中浓度高，也可通过 BBB。主要在肝代谢灭活，代谢产物经肺和尿液排出。

【药理作用】5-FU 为嘧啶拮抗药，在细胞内转变为 5-氟尿嘧啶脱氧核苷酸（5F-dUMP），竞争性抑制脱氧胸苷酸合成酶，阻止脱氧尿苷酸（dUMP）甲基化为脱氧胸苷酸（dIMP），从而干扰 DNA 的合成。5-FU 在体内还可转化为 5-氟尿嘧啶核苷，以伪代谢产物掺入 RNA 中而干扰蛋白质的合成，因此对其他各期细胞也有作用。

【临床应用】5-FU 抗癌谱较广，对多种肿瘤有效，是治疗消化道肿瘤如食管癌、胃癌、结肠癌、直肠癌、肝癌、胰腺癌等的主要药物，也常用于治疗乳腺癌、卵巢癌、宫颈癌、绒毛膜上皮癌、膀胱癌等。局部涂抹对皮肤癌，外阴白斑有一定疗效。

【不良反应】主要是胃肠道毒性和骨髓抑制，严重者因血性腹泻而致死，少数病人可出现黄疸、肝功能损害及神经系统反应如小脑变性、共济失调。亦有皮疹、色素沉着等。偶见高尿酸血症。

（三）嘌呤类似物

巯嘌呤

巯嘌呤（mercaptopurine，6-巯嘌呤，6-MP）是腺嘌呤 6 位上的—NH_2 被—SH 取代的衍生物。

【体内过程】6-MP 口服吸收不完全，在肝脏有首过效应，生物利用度为 5%~37%，个体差异较大。6-MP 的血浆蛋白结合率约 20%，广泛分布于体液内，仅有少量能进入脑脊液。在体内代谢为 6-硫尿酸由尿液排出体外，$t_{1/2}$ 约为 90 分钟。

【药理作用】6-MP 在体内经过酶的催化变成硫代肌苷酸，竞争性阻止肌苷酸转变为腺嘌呤核苷酸及鸟嘌呤核苷酸，阻碍 DNA 与 RNA 合成，对 S 期细胞作用最为显著，对 G_1 期也有延缓作用。

【临床应用】主要用于治疗儿童急性淋巴性白血病，因起效慢，多作维持用药（一般用药后 2~4 周才见效）。大剂量对绒毛上皮癌和恶性葡萄胎有一定疗效。也可作为免疫抑制剂用于肾病综合征、红斑狼疮等自身免疫性疾病和器官移植。肿瘤细胞对 6-MP 可产生耐药性，因耐药性细胞中 6-MP 不易转变成硫代肌苷酸或产生后迅速降解之故。

【不良反应】常见骨髓抑制，如白细胞减少，血小板减少等，可见消化道反应如口腔炎、胃炎、腹泻、便血等，儿童的发生率较成人低。少数患者可出现黄疸和肝损害。偶见高尿酸血症。妊娠及哺乳期妇女禁用。

其他嘌呤类似物有硫鸟嘌呤(tioguanine)、氟达拉滨(fludarabine)、喷司他汀(pentostatin)和克拉屈滨(cladribine)等。

（四）核苷酸还原酶抑制药

羟基脲

【体内过程】 羟基脲(hydroxycarbamide，hydroxyurea，HU)口服吸收良好，口服给药后1~2小时血药浓度达峰值，然后迅速下降，24小时已不能测出药物存在，可通过 BBB，$t_{1/2}$ 约为1.5~5小时。主要在肝脏代谢成尿素后经肾排出体外。

【药理作用】 HU 能抑制核苷酸还原酶，阻止胞苷酸转变为脱氧胞苷酸，从而抑制 DNA 的合成。能选择性作用于 S 期细胞。

【临床应用】 主要用于慢性粒细胞性白血病，对转移性黑色瘤有暂时缓解作用。也可用于肾癌、头颈部肿瘤及卵巢癌。因 HU 可使肿瘤细胞集中于 G_1 期，故常作为同步化疗药物以提高肿瘤对化疗药物的敏感性。

【不良反应】 主要为骨髓抑制，消化道反应、致畸等，妊娠期妇女禁用，肾功能不全者慎用。

其他抗代谢药物的特点见表39-1。

表39-1 其他抗代谢药的作用特点

药物	类别	药理作用	临床应用	不良反应
替加氟(tegafur，FT-207，呋氟尿嘧啶)	嘧啶类似物	与 5-FU 相似	用于胃痛、结肠癌、直肠癌、胰腺癌、肝癌的治疗	与 5-FU 相似，但程度明显减轻
阿糖胞苷(cytarabine，Ara-C)	嘧啶类似物	在体内经脱氧胞苷激酶催化成二磷酸阿糖胞苷或三磷酸阿糖胞苷，抑制 DNA 聚合酶的活性，影响 DNA 的合成；也可排入 DNA 中干扰其复制，导致细胞死亡	急性非淋巴细胞性白血病的首选药物，也用于慢性粒细胞性白血病和头颈部癌	骨髓抑制和胃肠道反应明显，静脉注射可导致静脉炎，对肝功能有一定损伤
卡培他滨(Capecitabine)	在体内经过一系列代谢转化为5-氟尿嘧啶(5-FU)	干扰肿瘤细胞的核酸代谢，抑制 DNA 和 RNA 的合成，从而抑制肿瘤细胞的生长和繁殖	结肠癌、直肠癌、乳腺癌等多种实体瘤的治疗	消化系统反应、手足综合征、骨髓抑制、心脏毒性
吉西他滨(gemcitabine)	嘧啶类似物	其主要代谢物在细胞内掺入 DNA，主要作用于 G_1/S 期。还能抑制核苷酸还原酶，导致细胞内脱氧核苷二磷酸酯减少，能抑制脱氧胞嘧啶脱氨酶减少细胞内代谢物的降解，有自我增效的作用	非小细胞肺癌、晚期膀胱癌、局部晚期或转移性胰腺癌	胃肠道反应和骨髓抑制、过敏反应等
6-硫鸟嘌呤(6-thioguanine 6'-TG)	嘌呤类似物	与 6-MP 相似	急性白血病，与 Ara-C 合用对急性粒细胞或单核细胞白血病疗效较好	骨髓抑制和胃肠道反应
斑蝥酸钠维生素 B6 注射液(Disodium Cantharidinate and Vitamin B6 Injection)	天然来源药物	干扰肿瘤细胞的核酸代谢，阻碍肿瘤细胞的 DNA 和 RNA 合成，从而抑制肿瘤细胞的生长和繁殖；诱导肿瘤细胞凋亡	肝癌、肺癌、胃癌、食管癌等多种实体瘤的治疗	消化系统反应、泌尿系统反应(肾功能异常、蛋白尿、血尿等)、心血管系统反应(心悸、胸闷、心律失常等)、过敏

二、直接影响 DNA 结构与功能的药物

该类药物可分别通过破坏肿瘤细胞 DNA 结构或抑制拓扑异构酶活性而影响 DNA 的结构与功能，包括：①DNA 交联剂，如氮芥、环磷酰胺等烷化剂；②破坏 DNA 的金属配合物，如顺铂、卡铂等；③破坏 DNA 结构的抗生素，如丝裂霉素、博来霉素；④DNA 拓扑异构酶抑制剂，如喜树碱类、鬼臼毒素衍生物等。

（一）烷化剂

烷化剂又称烃化剂，是一类化学性质活泼的化合物，其所含的烷基能与细胞中 DNA、RNA 或蛋白质中的亲核基团如氨基、羟基和磷酸基等发生烷化作用，形成交叉联结或引起脱嘌呤，导致 DNA 链断裂，碱基配对错码，DNA 结构与功能损伤，严重者可致细胞死亡。属于周期非特异性药物。目前常用的烷化剂包括：氮芥类如氮芥、环磷酰胺等，乙烯亚胺类如噻替派，亚硝脲类如卡莫司汀，甲烷磺酸酯类如白消安。

氮芥

氮芥（chlomethine，HN₂）是最早应用的烷化剂。

【体内过程】水溶液极稳定，且局部刺激性强，故必须静脉给药。在血中停留时间短，90% 药物在 1 分钟内由血中消失，作用迅速而短暂。但对骨髓组织有较长时间的抑制作用。

【药理作用】氮芥与鸟嘌呤第 7 位氮共价结合，导致 DNA 双链或 DNA 的同链内不同碱基发生交叉联结。G_1 期及 M 期细胞对氮芥的细胞毒作用最敏感，由 G_1 期进入 S 期延迟。在大剂量时对各周期细胞及非增殖期细胞均有杀伤作用。

【临床应用】对恶性淋巴瘤疗效较好，与长春新碱、丙卡巴肼及泼尼松合用治疗霍奇金病有较高的疗效，对卵巢癌、乳腺癌、前列腺癌、绒癌、精原细胞瘤等也有一定的疗效。

【不良反应】严重不良反应为骨髓抑制，呈剂量依赖性。其他不良反应有胃肠道反应、脱发、黄疸、月经失调、耳鸣、听力丧失、男性不育及药疹等。

其他烷化剂的特点见表 39-2。

表 39-2　其他烷化剂的作用特点

药物	药理作用	临床应用	不良反应
环磷酰胺（cyclophosphamide，CTX）	体外无抗肿瘤活性。进入体内经肝药酶 CYP450 氧化形成中间产物醛磷酰胺，并在肿瘤细胞内分解成磷酰胺氮芥，与 DNA 发生交叉联结，抑制 DNA 合成。可杀伤各期细胞，抑制肿瘤细胞的生长繁殖。对淋巴细胞有明显的抑制作用，可用作免疫抑制剂	抗瘤谱广，对恶性淋巴瘤疗效显著，对急慢性淋巴细胞性白血病、肺癌、睾丸癌、卵巢癌、乳腺癌、多发性骨髓瘤等均有一定疗效。可用于治疗自身免疫性疾病如系统性红斑狼疮、类风湿关节炎等，也可用于器官移植	有胃肠道反应但较轻，骨髓抑制作用明显。偶见脱发、肝功能损害等。亦有致癌、致畸、致突变作用。用药期间宜补充中量液体和碱化尿液，与巯乙基磺酸钠可减轻其毒性反应
异环磷酰胺（ifosfamide）	为同分异构体，经肝内药酶羟化开环激活。其抗肿瘤活性相似，但作用较强，毒性较小。在体内解离后起烷化作用，低剂量可明显抑制骨髓粒细胞的生成，大剂量时抑制红细胞和血小板，对淋巴细胞的抑制作用很弱	肺癌、卵巢癌、乳腺癌、子宫内膜癌、睾丸肿瘤等	骨髓抑制和泌尿道反应
白消安（busulfan，马利兰）		慢性粒细胞白血病疗效显著，可用于原发性血小板增多症、真性红细胞增多症	主要为骨髓抑制和消化道反应。久用可致闭经或睾丸萎缩、可引起肺纤维化等

续表

药物	药理作用	临床应用	不良反应
噻替派（thiotepa）	所含的三个乙撑亚胺基，能形成有活性的碳三离子，与细胞内 DNA 碱基结合，影响肿瘤细胞分裂	卵巢癌、乳腺癌、肝癌和恶性黑色素瘤等	骨髓抑制
卡莫司汀（carmustine）	在体内形成抑制氰酸盐和重氮氢氧化物，前者抑制 DNA 聚合酶，从而抑制 DNA 的修复和 RNA 合成，后者能使生物大分子烷化	抗瘤谱广，脂溶性大，易通过 BBB，故主要用于脑瘤和恶性肿瘤脑转移，对霍奇金病疗效明显	胃肠道反应与骨髓抑制，另外有肺纤维化、肝、肾损害以及血管刺激性
达卡巴嗪（dacarbazine）	在体内分解能放出甲基正离子（CH）*，发挥烷化作用；同时又能变成一种与嘌呤生物合成的中间产物相似的物质，可能干扰嘌呤的生物合成	恶性黑色素瘤，软组织肿瘤和恶性淋巴瘤	胃肠道反应较常见，骨髓抑制为轻到中度
美法仑（melphalan）	直接与 DNA 结合，致细胞死亡	多发性骨髓瘤、晚期卵巢癌、晚期乳腺癌、真性红细胞增多症	骨髓抑制、肝功能异常、间质性肺炎等
硝卡芥（nitrocaphane）	为细胞周期非特异性药物，抑制 DNA 和 RNA 的合成，对 DNA 的合成更为显著。对癌细胞分裂各期均有影响，对增殖和非增殖细胞都有作用	适用于肺癌、恶性淋巴癌、头颈部癌、子宫颈癌等	骨髓抑制和胃肠道反应

（二）铂类配合物

铂类配合物包括第一代（顺铂，cisplatin）、第二代（卡铂，carboplatin，CBP）、第三代（奥沙利铂/草酸铂，oxaliplatin）。体内、体外试验证实在顺铂耐药的肿瘤模型中，奥沙利铂仍然有效。

顺铂

顺铂（cisplatin，DDP，顺氯氨铂）是以二价铂同两个氯原子和两个氨分子结合的重金属络合物，是第一代铂类配合物。

【体内过程】顺铂口服无效，静脉注射给药主要分布在于肝、肾及膀胱。与血浆蛋白结合率约为90%，不易通过 BBB。消除缓慢，主要以原型经肾脏排泄，用药后 5 天仅有约 43% 的药物排出。

【药理作用】进入人体后，顺铂先将所含氯解离，然后在 DNA 分子中鸟嘌呤的 6 位和 7 位之间形成交叉联结，或与腺嘌呤和胞嘧啶形成 DNA 单链内两点的交叉联结，也可形成双链间的交叉联结，从而破坏 DNA 的结构和功能。对 RNA 和蛋白质合成的抑制作用较弱。属于细胞周期非特异性药物。

【临床应用】抗瘤谱广，对多种实体肿瘤如睾丸癌、鳞状细胞癌、卵巢癌、膀胱癌、前列腺癌等均有效。作用强，与多种抗肿瘤药有协同作用，且无交叉耐药性，为当前化疗药中最常用的药物之一。

【不良反应】主要不良反应有消化道反应、骨髓抑制、周围神经炎、耳毒性，大剂量或连续用药可导致严重的肾毒性。

（三）抗生素类

丝裂霉素

丝裂霉素（mitomycin C，MMC）是从链霉菌培养液中分离而得到的一种抗生素。

【体内过程】口服吸收不规则，应静脉给药。给药后迅速进入细胞内，在肌肉、心脏、肺、肾组织中浓度较高，主要经肝脏代谢消除。

【药理作用】丝裂霉素化学结构具有苯醌、乙酰亚胺基及氨甲酰三个活性基团，有烷化剂作用，能与 DNA 链形成交联，抑制 DNA 复制，也可使部分 DNA 链断裂，对 RNA 也有抑制作用。属细胞周期非特异性药物，但对增殖和静止期细胞选择性不高。

【临床应用】抗瘤谱广，可用于各种实体肿瘤如胃癌、结肠癌、肝癌、胰腺癌、非小细胞肺癌、乳腺癌和慢性粒细胞性白血病等。

【不良反应】不良反应主要有骨髓抑制，胃肠道反应如食欲减低、恶心、呕吐、腹泻及口腔炎等，肝肾功能损害较轻，其他尚见静脉炎、蛋白尿、血尿、膀胱炎、脱发、乏力等。

其他抗肿瘤抗生素的作用特点见表 39-3。

表 39-3   其他抗肿瘤抗生素的作用特点

药物	药理作用	临床应用	不良反应
博来霉素 （bleomycin，BLM）	使 DNA 单链或双链断裂，阻止 DNA 复制，干扰细胞分裂繁殖。属细胞周期非特异性药物，对 G_2 期细胞作用较强	用于鳞状上皮癌，也可用于淋巴瘤的联合治疗。对睾丸或卵巢生殖细胞肿瘤效果良好	肺毒性为最严重的毒性，可引起肺纤维化或间质性肺炎。对骨髓抑制较轻。有发热、脱发、皮肤色素沉着、角质化和溃疡等
平阳霉素 （bleomycin A_5）	与博来霉素成分相近，仅各组分的比例不同，两者的作用机制亦相同	对鳞癌疗效好：如鼻咽癌、食管癌、乳腺癌、宫颈癌、阴茎癌、皮肤癌、恶性淋巴癌、肝癌等	肺毒性相对较低，有发热、胃肠道反应、脱发、口腔炎等

（四）拓扑异构酶抑制剂

喜树碱

喜树碱（camptothecin，CPT）是从我国特有的珙桐科植物喜树中提取的一种生物碱，但因其膀胱炎、腹泻等毒性而少用。羟喜树碱（hydroxycamptothecin，HCPT）为喜树碱羟基衍生物，毒性较低。

【药理作用】真核细胞 DNA 的拓扑结构由两类关键酶即 DNA 拓扑异构酶 I 和 DNA 拓扑异构酶 II 调节，这两类酶参与 DNA 复制、转录、重组和修复有关的代谢过程。喜树碱类药物能特异性抑制 DNA 拓扑异构酶 I 的活性，干扰 DNA 结构与功能。属细胞周期非特异性药物，对 S 期的作用强于 G_1 和 G_2 期。

【临床应用】喜树碱类对胃癌、绒毛膜上皮癌、恶性葡萄胎、急性和慢性粒细胞性白血病等有一定疗效，对大肠癌、膀胱癌、肝癌亦有一定疗效。

【不良反应】不良反应主要有泌尿道刺激症状，如尿频、尿急、血尿等，以及消化道反应、骨髓抑制及脱发等。

其他拓扑异构酶抑制剂的作用特点见表 39-4。

表 39-4   其他拓扑异构酶抑制剂的作用特点

药物	药理作用	临床应用	不良反应
伊立替康 （irinotecan，CPTII）	抑制拓扑异构酶 1，使 DNA 单链断裂，阻断 DNA 复制，由此产生细胞毒作用，并特异性作用于 S 期。其脱羧代谢物 SN-38 抑制拓扑异构酶 1 作用强于伊立替康，认为伊立替康是 SN-38 的前药。	主要用于晚期直肠癌的治疗，可作为二线药物用于治疗 5-FU 化疗失败的患者，与 5-FU 合用治疗既往未接受化疗的晚期大肠癌患者	骨髓抑制和迟发性腹泄
拓扑替康 （topotecan）	作用机制同伊立替康，特异性作用于 S 期细胞	主要用于小细胞肺癌，以及晚期转移性卵巢癌经一线药物化疗失败者	血液及消化系统毒性
依托泊苷 （etoposide，鬼臼乙叉苷，VP-16）	与 DNA 拓扑异构酶 II 形成复合物，干扰拓扑异构酶 II 修复 DNA 断裂链的作用，致 DNA 链断裂。对 S 期和 C_2 期有杀伤作用，使细胞阻滞于 G_2 期	对肺癌及睾丸肿瘤有良好效果，也用于恶性淋巴瘤的治疗	骨髓抑制以及消化道反应

续表

药物	药理作用	临床应用	不良反应
替尼泊苷 （teniposide，卫 萌，VM－26）	作用机制同 VP－16，作用强度为 VP－16 的 5~10 倍，与 VP－16 交义耐药性	除对中枢神经系统肿瘤有外，对急性白血病、恶性淋巴瘤、膀胱癌，特别是脑实体瘤疗效较好	胃肠道反应、骨髓抑制过快可致过敏反应

三、干扰转录过程和阻止 RNA 合成的药物

（一）放线菌素

放线菌素 D

放线菌素 D（dactinomycin，DACT）又称更生霉素，是多肽类抗生素，是从数种放线菌中分离得到的第一个抗癌抗生素。

【体内过程】口服吸收差，静脉注射后迅速分布到组织内，肝脏和肾脏中浓度较高，不易通过 BBB，主要在细胞核内聚集。消除较慢，$t_{1/2}$ 约为 36 小时，大部分由胆汁排泄，少量从尿中排出。

【药理作用】放线菌素 D 能嵌入到 DNA 双螺旋中相邻的鸟嘌呤和胞嘧啶（G-C）碱基对之间，与 DNA 结合成复合体，阻碍 RNA 多聚酶对 DNA 的转录，阻止 RNA 特别是 mRNA 的合成。也可通过游离基中介或通过影响 Ⅱ 型拓扑异构酶的作用，引起 DNA 单链断裂。属细胞周期非特异性药物，对 G_1 期作用较强，且可阻止 G_1 期向 S 期的转变。

【临床应用】抗瘤谱较窄，对恶性葡萄胎、绒毛膜上皮癌、霍奇金病、淋巴瘤、肾母细胞瘤疗效较好，对骨肉瘤、软组织肉瘤和其他肉瘤也有疗效。

【不良反应】骨髓抑制和消化道反应，还可致脱发、皮炎、畸胎等。

（二）蒽环类抗生素

多柔比星

多柔比星（阿霉素，doxorubicin，adriamycin）是链霉素的发酵产物，为蒽环类抗肿瘤抗生素。

【体内过程】口服无效，静注后迅速分布到心、肾、肺、肝和脾组织中，且浓度较高。主要在肝内代谢，代谢产物多从胆汁排出，从尿中排出量很少，约5%。

【药理作用】多柔比星有一个蒽环平面，能嵌入 DNA 碱基对之间，并紧密结合到 DNA 上，从而阻止 RNA 转录，也能阻止 DNA 复制。属细胞周期非特异性药物，对 S 期作用较强。

【临床应用】抗瘤谱广，抗瘤作用强，主要用于对常用抗恶性肿瘤药耐药的急性淋巴细胞白血病或粒细胞白血病，对恶性淋巴瘤可作为交替使用的首选药物，对实体瘤如乳腺癌、卵巢癌、小细胞肺癌、胃癌、肝癌及膀胱癌等有一定疗效。

【不良反应】最严重的不良反应为心脏毒性，早期可出现各种心律失常，积累量大时导致心肌退行性病变、心肌间质水肿。此外，尚有骨髓抑制、消化道反应和皮肤色素沉着、脱发等。

其他干扰转录过程和阻止 RNA 合成的药物的作用特点见表 39－5。

表 39－5　其他干扰转录过程和阻止 RNA 合成的作用特点

药物	药理作用	临床应用	不良反应
柔红霉素 （daunorubicin）	能嵌入 DNA 碱基对中破坏 DNA 模板功能，阻止转录过程而抑制 DNA 及 RNA 合成。与细胞膜结合，影响与磷脂酰肌醇激活偶联的细胞运输过程。其代谢产物可使氧分子变为超氧阴离子及过氧化氢攻击 DNA	主要用于治疗急性粒细胞性白血病，对儿童疗效好，缓解率高但持续时间短。对神经母细胞瘤和淋巴瘤也有一定疗效	毒性大，骨髓抑制发生率高，心肌不可逆损伤较为严重

续表

药物	药理作用	临床应用	不良反应
表柔比星（epirubicin）	与多柔比星为同分异构体，作用与机制同多柔比星	同多柔比星	毒性较低，其骨髓抑制、心肝及消化道毒性等约为 ADM 的 60%~70%
吡柔比星（pirarubicin）	是 ADM 的一个异构体，作用机制同 ADM	对头颈癌作用较好，用于急性白血病、淋巴瘤、泌尿道上皮癌、乳腺癌、卵巢癌、胃癌等	骨髓抑制，心脏毒性低于 ADM，此外有胃肠道反应、肝肾功能损害、脱发、皮肤色素沉着等
米托蒽醌（mitoxantrone，丝裂蒽醌，NVT）	细胞周期非特异性广谱抗肿瘤药，与蒽环类药物无完全交叉耐药性	主要用于乳腺癌、恶性淋巴瘤，对白血病及消化道癌也有一定的疗效	骨髓抑制，消化道反应，心脏毒性低于 ADM，亦有脱发、肝肾功能损伤

四、抑制蛋白质合成与功能的药物

该类药物主要通过抑制微管蛋白、干扰核糖体功能或影响氨基酸的供应，从而抑制蛋白质的合成与功能，产生抗肿瘤作用。包括：①微管蛋白抑制药，如紫杉醇、长春碱类；②干扰核糖体功能的药物，如三尖杉生物碱类；③影响氨基酸供应的药物，如 L-门冬酰胺酶。

（一）微管蛋白抑制药

1. 长春碱类药物　长春碱类药物包括长春碱（vinblastin，VLB，长春花碱）及长春新碱（vincristine，VCR），均为夹竹桃科长春花植物所含的生物碱。长春地辛（vindesine，VDS）和长春瑞滨（vinorelbine，VRB）为长春碱的半合成衍生物。

【体内过程】口服吸收差，静脉注射后迅速分布到体内各组织，肝脏含量高，难以通过 BBB。主要在肝内代谢，通过胆汁排泄，少量从尿液排出。

【药理作用】与微管蛋白结合，抑制微管聚合，从而阻断纺锤丝形成，使细胞有丝分裂停止于 M 期，属于细胞周期特异性药物。

【临床应用】主要用于治疗恶性淋巴瘤、绒毛膜上皮癌和霍奇金淋巴瘤。

【不良反应】主要为骨髓抑制，也可见脱发、消化道反应、神经毒性、皮炎、静脉炎等。

2. 紫杉醇类药物　此类药物包括紫杉醇（paclitaxel，taxol）、紫杉特尔（taxotere，docetaxel，多西他赛）等。紫杉醇为植物红豆杉中分离得到的二萜类化合物。

【体内过程】一般为注射给药，主要经肝 CYP3A4 酶代谢，由胆管排泄；少数药物以原形由尿液排出。

【药理作用】与 β-微管蛋白结合，形成许多变性的不易解聚的短微管束（也称稳定微管束结构），稳定微管结构而抑制其解聚，持续阻滞细胞从有丝分裂中期转向后期，使细胞停止于 G_2/M 期。

【临床应用】广泛用于治疗乳腺癌、卵巢癌、头颈部癌、非小细胞肺癌、小细胞肺癌、食管癌等上皮性肿瘤。

【不良反应】其注射剂的助溶剂可诱导组胺释放而引起急性超敏反应，表现有低血压、支气管痉挛伴呼吸困难和风疹。可提前服用组胺 H_1 受体阻断药苯海拉明、H_2 受体阻断药西咪替丁和糖皮质激素地塞米松加以预防。该药心脏毒性表现为短暂、无症状的心动过缓，也可出现严重的传导阻滞、心脏缺血和梗死。另外，紫杉醇可引起中性粒细胞减少，外周神经感觉障碍，脱发，恶心和腹泻较少见。

（二）干扰核糖体功能的药物

三尖杉生物碱类包括三尖杉酯碱（harringtonine）、高三尖杉酯碱（homoharringtonine），是从三尖杉属植物中提取的生物碱。

【体内过程】口服与肌注均吸收慢且不完全，故常用静脉注射给药。给药后迅速分布，以肾脏浓度最高，其次是肝脏、骨髓、肺、心、胃肠等脏器，肌肉和脑组织中浓度最低。主要经肾和胆道排泄。

【药理作用】能抑制真核细胞蛋白质合成的起始阶段，并使核蛋白体分解，释放出新生肽链，抑制有丝分裂。属于细胞周期非特异性药物。

【临床应用】对于急性粒细胞性白血病疗效较好，对急性单核细胞白血病及慢性粒细胞白血病、恶性淋巴瘤、肺癌、绒癌等也有效。

【不良反应】不良反应表现为骨髓抑制、消化道反应、脱发。偶有心脏毒性。

（三）影响氨基酸供应的药物

门冬酰胺酶

门冬酰胺酶（asparaginase）是取自大肠埃希菌的酶类制剂抗肿瘤药物。

【药理作用】正常细胞有自身合成门冬酰胺的功能，而肿瘤细胞则无此功能，因此当门冬酰胺缺失时，肿瘤细胞既不能从血中获得足够的门冬酰胺，也不能自身合成门冬酰胺，故出现蛋白合成受阻，细胞不能生长。使用本品能将患者血清中的门冬酰胺急剧缺失，使肿瘤细胞缺乏门冬酰胺供应，从而阻断其蛋白质合成，抑制细胞生长，导致细胞死亡。

【临床应用】主要用于急性淋巴细胞白血病，对急性粒细胞性白血病、急性单核细胞性白血病、恶性淋巴瘤也有一定的疗效，常与甲氨蝶呤、多柔比星、长春新碱或泼尼松合用。

【不良反应】常见不良反应包括对骨髓的抑制作用，以及胃肠道反应，较轻微，另外还有精神及神经毒性、肝毒性及过敏反应等。

其他抑制蛋白质合成与功能的药物的作用特点见表 39 - 6。

表 39 - 6　其他抑制蛋白质合成与功能的药物的作用特点

药物	药理作用	临床应用	不良反应
长春新碱 （vincristine，VCR）	药理作用与机制同长春碱	主要用于急慢性白血病、恶性淋巴瘤，也可用于乳腺癌、支气管肺癌等	由于药物可浓集于神经细胞，故神经毒性较重
长春地辛 （vindesine，WDS）	抑制细胞内微管蛋白聚合，阻止增殖细胞有丝分裂中的纺锤体的形成，使细胞分裂停于有丝分裂中期	对非小细胞肺癌、小细胞肺癌、恶性淋巴瘤、乳腺癌、食管癌及恶性黑色素瘤等有效	骨髓抑制、胃肠道反应、神经毒性、生殖毒性和致畸作用
长春瑞滨（vinorelbine，去甲长春花碱 navelbine，NVB）	选择性地作用于有丝分裂的微管，抑制微管蛋白聚合，并使分裂期微管崩解	主要用于非小细胞肺癌、转移性乳腺癌以及难治性淋巴瘤、卵巢癌等	仅在高浓度下影响轴突微管，故神经毒性更低，亦有骨髓抑制、胃肠道反应、脱发等
紫杉特尔 （taxotere）	作用机制与紫杉醇相同，对多种癌细胞株活性强于紫杉醇，对微管解聚的抑制作用是紫杉醇的 2 倍	对抗铂卵巢癌及乳腺癌疗效好，可用于头颈癌、非小细胞肺癌、黑色素瘤等	骨髓抑脏、神经系统毒性、心脏毒性、胃肠道反应，严重过敏反应较少
三尖杉酯碱 （harringtonine）	抑制真核细胞蛋白质合成的起始阶段，并使核蛋白体分解，释放出新生肽链，抑制有丝分裂	急性粒细胞白血病、急性单核细胞白血病、恶性淋巴瘤、肺癌等	骨髓抑制，消化道反应，心脏毒性等

第三节　调节体内激素平衡的药物

乳腺癌、前列腺癌、甲状腺癌、宫颈癌、卵巢癌和睾丸肿瘤等肿瘤与相应的激素失调有关。应用某些激素或其拮抗药来改变激素平衡失调状态，可抑制激素依赖性肿瘤的生长。本类药物不属于化疗药物，不能消灭癌细胞，仅抑制其生长，故多用于晚期癌瘤的姑息治疗，可改善肿瘤患者的生活质量，延长缓解期。但因激素作用广泛，选择性低，不良反应会较多。包括：①糖皮质激素类药物；②雌激素类药及雌激素受体阻断药；③雄激素类药及雄激素受体阻断药；④孕激素类药；⑤促性腺激素释放激素类药物；⑥芳香酶抑制药。

一、糖皮质激素类

临床上用于恶性肿瘤治疗的糖皮质激素主要为泼尼松、泼尼松龙和地塞米松等。

糖皮质激素能促使淋巴细胞的脂肪代谢，阻止其再酯化和利用，从而使细胞内脂肪酸堆积，导致核破裂，细胞解体。因此对急性淋巴细胞白血病及恶性淋巴瘤的疗效较好，作用快，但不持久，易产生耐药性；对慢性淋巴细胞白血病，除减低淋巴细胞数目外，还可降低血液系统并发症如自身免疫性溶血性贫血、血小板减少症的发生率或使其缓解。常与其他抗恶性肿瘤药合用，治疗霍奇金及非霍奇金淋巴瘤。对其他恶性肿瘤无效，而且可能因抑制机体免疫功能而助长恶性肿瘤的扩展。故仅在恶性肿瘤引起发热不退，毒血症状明显时，可少量短期应用以改善症状等。

二、雌激素类药及雌激素受体阻断药

（一）雌激素类药物

常用的雌激素类药物有炔雌醇(ethinylestradiol)、炔雌醚(quinestrol)、己烯雌酚(diethylstilbestrol)等。能抑制下丘脑及脑垂体，减少脑垂体促间质细胞激素(ICSH)的分泌，从而使来源于睾丸间质细胞与肾上腺皮质的雄激素分泌减少，也可直接对抗雄激素促进前列腺癌生长的作用。主要用于前列腺癌的治疗，也适用绝经期后 7 年以上的晚期乳腺癌有内脏或软组织转移者，但绝经前的乳腺癌患者禁用。

己烯雌酚常见不良反应有恶心、体液潴留、静脉或动脉血栓栓塞，一般与剂量有关。男性常见阳痿和乳房发育，女性常发生撤退性出血，乳腺癌患者易发生高血钙症和骨痛。

（二）雌激素受体阻断药

常用的药物有他莫昔芬(tamoxifen，TAM)和托瑞米芬(toremifene)，托瑞米芬结构与疗效与他莫昔芬相近。

他莫昔芬

他莫昔芬又称三苯氧胺，可通过细胞膜，与雌激素竞争性结合雌激素受体，形成他莫昔芬 – 雌激素受体蛋白复合物，该复合物进入细胞核内，阻止肿瘤细胞 DNA 和 mRNA 的合成，抑制肿瘤细胞增殖。临床主要用于治疗雌激素受体/孕激素受体阳性女性乳腺癌，辅助治疗能提高治愈率，减少对侧乳腺发生乳腺癌的概率。也可用于卵巢癌、子宫内膜癌和子宫内膜异位症的治疗。他莫昔芬不良反应较少，主要有生殖系统反应如月经失调、闭经、外阴瘙痒等，较轻微，停药后可恢复。另外有胃肠道反应如食欲减退、恶心、呕吐、腹泻等。

三、雄激素类药及雄激素受体阻断药

（一）雄激素类

临床上常用于治疗恶性肿瘤的雄性激素有甲睾酮(methyltestosterone)、丙酸睾丸酮(tetoterone propionate)和氟羟甲睾酮(fluoxymesterone)。抑制脑垂体前叶分泌促卵泡激素，使卵巢分泌雌激素减少，并可对抗雌激素作用。对晚期乳腺癌，尤其是骨转移者疗效较佳。主要不良反应为女性用后出现男性化表现，还可因水钠潴留而致水肿。

（二）雄激素阻断药

氟他胺

氟他胺（flutamide）为合成的非甾体类雄激素阻断药。氟他胺及其代谢产物 2 - 羟基氟他胺能在精囊、前列腺组织内与雄激素受体结合，阻断二氢睾丸素与雄激素受体结合，从而起到抗雄激素作用。当与促性腺激素释放激素（GnRH）如亮丙瑞林（leuprolide）合用时，可完全阻断雄激素而且防止代偿性增加。主要用于以前未经治疗或对激素控制疗法无效或失效的晚期前列腺癌患者。不良反应主要包括男子乳房发育、厌食、恶心、呕吐、失眠、暂时性肝功能异常和肝炎、头痛等。

四、孕激素类药物

甲羟孕酮

甲羟孕酮（medroxyprogsterone）可通过抑制垂体催乳素或促进卵泡素的分泌而抑制肿瘤。临床主要用于治疗乳腺癌、子宫内膜癌、前列腺癌、肾癌，也可用于改善晚期肿瘤患者的恶液质。可引起孕酮类反应如乳房疼痛、溢乳、阴道出血、闭经、月经不调、宫颈分泌异常等；长期应用也有肾上腺皮质功能亢进的表现如满月脸、柯兴氏征、体重增加等。此外，可引起凝血机能异常，所以栓塞性疾病或在应用过程中有血栓形成的征象如头痛、视力障碍等应即停药。有严重肝功能损害，有高钙血症倾向的病人也应禁用。

五、促性腺激素释放激素类药物

促性腺激素释放激素类药物包括戈舍瑞林（goserelin）、曲普瑞林（triptorelin）、亮丙瑞林（leuprorelin）。

该类药物主要作用于垂体 - 性腺轴，通过负反馈机制抑制促性腺激素释放激素的生成和释放，导致垂体分泌促黄体生成素和促卵泡激素水平下降，能减少雌二醇和睾酮合成。临床可用于绝经前及围绝经期晚期乳腺癌的治疗，也可用于前列腺癌的治疗。

六、芳香化酶抑制剂

芳香化酶是细胞色素 P450 酶系的一种，广泛存在于卵巢、肝脏和肿瘤组织中，能将雄激素转化为雌激素。芳香化酶抑制药通过抑制芳香化酶的活性，阻断卵巢以外的组织雄烯二酮类及睾酮类经芳香化作用转化为雌激素，即可减少体内雌激素的产生，从而可能达到治疗乳腺癌的目的。最早的芳香化酶抑制剂是氨鲁米特，第二代芳香化酶抑制剂主要有福美司坦（formestane）、普洛美坦（plomestane），第三代芳香化酶抑制剂包括非甾体类的阿纳曲唑（anastrozole）以及甾体类有依美西坦（exemestane），对雌激素的抑制作用强于前二代产品，且作用持久、选择性强，几乎不影响肾上腺皮质激素代谢。

氨鲁米特

氨鲁米特（aminoglutethimide，AG）为格鲁米特（镇静催眠药物）的衍生物，能特异性抑制使雄激素转化为雌激素的芳香化酶活性，阻止雌激素的产生，从而减少雌激素对乳腺癌的促进作用。临床主要用于绝经后晚期乳腺癌及转移性乳腺癌的治疗，也可用于库欣综合征的治疗。AG 对芳香化酶抑制的选择性不高，在治疗乳腺癌的同时，还会干扰肾上腺皮质激素的合成及诱导其他细胞色素 P450 酶系的产生，因而会引起共济失调、甲状腺功能抑制等不良反应。

第四节　分子靶向治疗药物

虽然传统的细胞毒类抗肿瘤药物在各个不同的肿瘤治疗过程中发挥重要作用，但由于其选择性差，不能良好地分辨肿瘤细胞和正常细胞，不良反应多，临床应用受到诸多因素的限制。随着生命科学研究的飞速发展，肿瘤细胞内信号转导、细胞凋亡的诱导、血管生成以及细胞与胞外机制的相互作用等各种基本过程逐渐被阐明，抗肿瘤药物的研制逐渐从细胞毒性药物向针对肿瘤特异性分子变化转变，如针对肿瘤细胞受体、关键基因和调控分子等为靶点的治疗，称之为分子靶向治疗（molecular targeted therapy）。

分子靶向治疗以肿瘤细胞的特性改变为作用靶点，在发挥更强的抗肿瘤活性的同时，减少对正常细胞的毒副作用，这种有的放矢的治疗方法为肿瘤的治疗指明了新的方向。分子靶向药物具有高效、低毒、特异性强的特点。

一、干扰细胞信号转导药物

（一）蛋白酪氨酸激酶抑制剂

蛋白酪氨酸激酶（protein tyrosine kinas，PTKs）是一类具有酪氨酸激酶活性的蛋白质，能催化 ATP 上的磷酸基转移到许多重要蛋白的酪氨酸残基上，使其发生磷酸化。PTKs 在细胞内的信号转导通路中占据十分重要的地位，调节着细胞的生长、分化与死亡等一系列生理生化过程。PTKs 功能失调则会引发一系列的疾病。资料表明，超过50%的原癌基因和癌基因产物都具有酪氨酸蛋白激酶活性，其异常表达可导致细胞增殖调节发生紊乱，进而导致肿瘤的发生。此外，酪氨酸激酶的异常表达还与肿瘤的侵袭、转移、肿瘤新生血管的生成，肿瘤的化疗抗性有密切的关系。

PTKs 分为受体型（roceptor tyrosine kinase，RTK）和非受体型，多数为受体型。根据胞外配体结合区亚单位结构的不同，可将 RTK 分成不同的亚类，包括：表皮生长因子受体（EGFR）、人表皮生长因子受体2（HER2/Neu）、人表皮生长因子受体3（HER3）、胰岛素受体、胰岛素样生长因子-1 受体（IGF-1R）、血小板衍化生长因子受体（PDGFR）、集落刺激因子受体-1 受体（CSF-1R）和成纤维细胞生长因子受体（FGFR）等。

酪氨酸激酶抑制剂（TKIs）主要通过抑制肿瘤细胞的损伤修复、使细胞分裂阻滞在 G1 期、诱导和维持细胞凋亡、抗新生血管形成等途径来达到抗肿瘤作用。

伊马替尼

伊马替尼（imatinib）是2-苯基氨基嘧啶类化合物，是一种特异性很强的酪氨酸激酶抑制剂。

【体内过程】口服吸收迅速，平均生物利用度超过97%，不受食物和年龄的影响。与血浆蛋白结合率高，约为96%。81%的伊马替尼或其代谢产物在给药7天内被清除，主要通过粪便排泄，少量经尿液排泄。

【药理作用】95%左右的慢性粒细胞白血病均为费城染色体（Ph1）染色体阳性，即9号染色体的原癌基因 Ab1 异位到22号染色体的一段癌基因（ber）上。两种基因重组在一起，产生融合蛋白 P-210，P-210酪氨酸激酶活性较高，刺激白细胞增殖而发生白血病。伊马替尼可选择性抑制 Ber-Ab1 酪氨酸激酶，抑制 Bcr-Ab1 阳性细胞系和 Ph1 阳性的慢性髓细胞白血病的白血病细胞增殖，并诱导其凋亡。伊马替尼也是血小板源性生长因子（PDGF）受体、干细胞因子（SCF）受体以及 c-kit（酪氨酸激酶受体蛋白家族的重要成员之一，是一种癌蛋白）的酪氨酸激酶抑制剂，能抑制表达 c-kit 突变的胃肠道间质肿瘤细胞增殖和诱导其凋亡。

【临床应用】主要用于治疗 Ph1 阳性的慢性髓细胞白血病慢性期、急变期和加速期，以及干扰素治疗无效的慢性期患者。适用于治疗干细胞因子受体，c-Kit 阳性不能手术切除的和（或）转移性恶性胃肠道间质肿瘤。

【不良反应】近期不良反应包括消化道反应，但比较轻微。下肢水肿、皮疹和消化不良是最常见的不良反应。部分患者有头痛、头晕、味觉障碍、失眠等，少数患者有眼耳结膜炎。

长期用药患者可见血压异常、心动过速、心力衰竭、肺水肿等。亦可致血小板减少、粒细胞减少及贫血。由于内分泌失调可见体液潴留、体重增加、低血钾等。35% 的患者可出现皮疹、肌肉疼痛。也有患者出现血肌酐升高，甚至肾功能衰竭。

其他酪氨酸酶抑制剂的作用特点见表 39 – 7。

表 39 – 7　其他酪氨酸酶抑制剂的作用特点

药物	药理作用	临床应用	不良反应
吉非替尼（gefitinib）	强有力的 EGFR 酪氨酸酶抑制剂，阻断肿瘤细胞信号转导，抑制多种实体瘤的增殖，促进肿瘤细胞凋亡和防止肿瘤转移，抑制微血管生成，调节细胞周期，增加化疗敏感度	既往接受过化疗或不适于化疗的局部晚期或转移性非小细胞肺癌	腹泻、血管性水肿、瘙痒、皮肤干燥、痤疮等，致死性间质性肺炎
厄洛替尼（erlotinib）	喹唑啉类小分子 ECFR 酪氨酸酶抑制剂，抑制 ATP 与细胞内蛋白酪氨酸激酶的结合，抑制 EGFR 自身有磷酸化，从而阻断信号传导，干预细胞的增殖分化等过程	两个或两个以上化疗方案失败非小细胞肺癌的局部晚期或转移性	腹泻、血管性水肿、瘙痒、皮肤干燥、痤疮等，致死性间质性肺炎
拉帕替尼（lapatinib）	苯胺喹唑啉类酪氨酸酶抑制剂，可同时抑制 EGFR 和 HER-2	乳腺癌、非小细胞肺癌、头颈部癌以及胃癌等	恶心、呕吐、腹泻、皮疹
索拉非尼（sorafenib）	多酶抑制剂，能同时抑制 RAF 激酶、VEGFR-2、VEGFR-3 和 PDGFR-β 等，可通过抑制信号转导通路直接抑制肿瘤生长，还可通过阻断肿瘤新生血管形成间接抑制肿瘤生长	不能手术的晚期肾细胞癌和无法手术切除或转移的肝癌	恶心、呕吐、腹泻、皮疹、手足综合征、脱发、口腔炎、关节炎等

（二）雷帕霉素靶蛋白抑制剂

哺乳动物雷帕霉素靶蛋白（mTOR）是一种 Ser/Thr 激酶，属于 PIKK 超家族，对调节细胞周期、蛋白质合成等具有重要作用，与多种肿瘤的发生、发展密切相关。mTOR 已成为肿瘤治疗的热门靶点。mTOR 蛋白抑制剂包括坦西莫司（emsirolimus）、依维莫司（everolimus）等。

坦西莫司

坦西莫司（emsirolimus）是第 1 个上市的 mTOR 抑制剂，2007 年通过美国药品管理局（FDA）和欧洲药品评价局（EMEA）批准用于治疗肾细胞癌。与常规的干扰素 α 或白细胞介素-2 免疫疗法相比，该药单独治疗可延长总生存期、明显延长 PES，且耐受性更好。

二、泛素化 – 蛋白酶体抑制剂

硼替佐米

硼替佐米（bortezomib）特异性地结合 20S 核心颗粒中的 β_1、β_2 和 β_5 氨基端的苏氨酸，表现为竞争性抑制和可逆性结合，从而抑制蛋白酶体的活性，阻止了某些特异蛋白酶体，尤是抑癌因子的水解，如 p21、p27、p53、Rb、PIEN 等，它们参与肿瘤细胞的生长、增殖和凋亡调节，抑制这些蛋白质的水解可以激活凋亡信号，从而抑制肿瘤细胞的生长增殖。此外，硼替佐米还可以通过诱导细胞自噬作用而杀死肿瘤细胞。体外试验证明硼替佐米对多种类型的癌细胞具有细胞毒性。临床前肿瘤模型体内试验证明硼替佐米能够延迟包括多发性骨髓瘤在内的肿瘤生长。临床主要用于多发性骨髓瘤病人的治疗。最常见的不良反应有外周神经病变和外周神经痛等。

三、表观遗传修饰抑制剂

（一）DNA 甲基转移酶（DNMT）抑制剂

地西他滨

地西他滨（decitabine）又称 5-氮杂-2′-脱氧胞苷酸、5-氮杂-2′-脱氧胞嘧啶核苷，为核苷类似物，能够在 DNA 复制过程中掺入 DNA，然后被 DNA 甲基转移酶识别，通过与 DNMT 半胱氨酸残基上的疏基共价结合从而使之失活。临床对多种恶性血液病包括骨髓增生异常综合征、急性髓性白血病和慢性粒细胞白血病等均有明显疗效。其不良反应可见中性白细胞减少、血小板减少、贫血、疲劳、发热、咳嗽、恶心、便秘、腹泻、高血糖、热性的中性白细胞减少等。大剂量可引起神经毒性，表现为嗜睡、失语、偏瘫等，但停药后可恢复正常。

（二）组蛋白去乙酰化酶（HDAC）抑制剂

伏立诺他

伏立诺他（vorinostat）是第一个被批准的抗肿瘤 HDAC 抑制剂，能强效抑制 HDAC1、HDAC2、HDAC3、HDAC6，可使组蛋白乙酰化水平降低，染色体结构更加开放，从而激活抑癌基因 p21 的转录。临床用于难治性或复发性皮肤 T 细胞淋巴瘤的治疗，对许多血液肿瘤和实体瘤亦表现出良好的抗瘤活性。不良反应主要为疲倦和血小板减少。

四、单克隆抗体

利妥昔单抗

利妥昔单抗（rituximab，rituxan，mabthera）是全球第一个被批准用于临床治疗非霍奇金淋巴瘤（NHL）的单克隆抗体。

【体内过程】静脉给药，患者的血浆抗体浓度随剂量的增加而增加。利妥昔单抗的平均血浆半衰期为 68.1 小时，在病情缓解患者体内，利妥昔单抗的浓度明显高于治疗无效患者，通常是在 3~6 个月后仍可测到利妥昔单抗。首次治疗后，外周 B 淋巴细胞数中位值明显降低至正常水平以下，6 个月后开始恢复，在治疗完成的 9~12 个月后恢复正常水平。

【药理作用】CD20 是人类 B 淋巴细胞表面特有的标识，它高表达于所有正常 B 细胞和多数恶性 B 细胞表面，但在造血干细胞、原 B 细胞、正常血细胞，或其他正常组织中不存在。该抗原表达于 95% 以上的 B 淋巴细胞型非霍奇金淋巴瘤（NHIa）。利妥昔单抗是一种人源化的单克隆抗体，能和 B 淋巴细胞表面抗原 CD20 特异性结合。通过补体依赖的细胞毒作用（CDC）和抗体依赖的细胞毒作用（ADCC）发挥细胞毒效应，破坏肿瘤细胞。利妥昔单抗还能在体外诱导细胞凋亡和对抗增殖。此外，还可使耐药的 B 淋巴细胞对某些化疗药物再次敏感。

【临床应用】主要用于复发或耐药的 B 淋巴细胞型非霍奇金淋巴瘤。

【不良反应】不良反应主要表现为：①全身反应，如腹痛，背痛，胸痛，颈部痛，不适，腹胀，滴注部位疼痛；②心血管系统，如高血压，心动过缓，心动过速，体位性低血压，血管扩张等；③胃肠道反应，如腹泻，消化不良，厌食等；④血液和淋巴系统，如白细胞减少、血小板减少、中性粒细胞减少；⑤血管性水肿；⑥肌肉骨骼系统，如关节痛，肌痛，骨痛，张力过高等；⑦神经系统，如眩晕，焦虑，抑郁，感觉异常，躁动，失眠，紧张，嗜睡，神经炎等；⑧呼吸道，如咳嗽，支气管痉挛；⑨其他不良反应，如皮肤干燥，耳痛，味觉障碍，排尿困难，血尿。

利妥昔单抗有不同程度的过敏反应，如发热、寒战，主要发生在首次滴注 2 个小时内。单一治疗在临床上并未引起明显的肝肾毒性，仅观察到肝功能参数的轻微、暂时上升。

其他单克隆抗体药物的作用特点见表 39 - 8。

表 39 - 8　其他单克隆抗体药物的作用特点

药物	药理作用	临床应用	不良反应
曲妥珠单抗（trastuzumab）	DNA 重组人源化单克隆抗体，能高选择性结合到 Her-2 的细胞外区域，干扰其自身磷酸化，下调 Her-2 基因的表达，加速 Ha - 2 蛋白受体的内化和降解，下调血管内皮生长因子的活性，遏制肿瘤的生长与转移，同时通过 ADCC 增强免疫细胞攻击和杀伤肿瘤靶细胞的能力	抑制 Her-2 过度表达的转移性乳腺癌、已接受过 1 个或多个化疗方案的转移性乳腺癌、可单药治疗或与紫杉醇类联合	胸痛、腹泻、肌肉痛、水肿呼吸困难等
西妥昔单抗（cetuximab）	可与正常细胞和癌细胞表面的 EGF 受体特异性结合，并竞争性阻断 EGF 和其他配体的结合，从而阻断受体相关激酶的磷酸化作用，阻断细胞内信号转导途径，从而抑制癌细胞的增殖，诱导癌细胞的测亡，减少基质金属蛋白酶和血管内皮生长因子的产生	EGFR 阳性的晚期大肠癌，复发或转移性头颈部鳞癌，与化疗药合用对胰腺瘤有一定疗效	常见有皮疹、疲倦、腹泻、恶心、呕吐等，肺毒性和皮肤毒性是其严重不良反应
贝伐单抗（bevacizumab）	重组的人源化单克隆抗体，是美国第一个获得批准上市的抑制肿瘤血管生成的药。能与人血管内皮生长因子（VEGF）结合并阻断其生物活性	适用于联合以 5 - FU 为基础的化疗方案一线治疗转移性结直肠癌，与某些化疗方案联合治疗晚期非小细胞肺癌	最严重的不良反应为胃肠穿孔/伤口并发症、出血、高血压危象、肾病综合征、充血性心力衰竭
替伊莫单抗（ibritumomab）	第一个放射性标记的单克隆抗体，由放射性同位素钇 90 和 cD20 单抗组成，结合了单克隆抗体的靶向性和同位素的放疗作用，可以最大程度杀灭肿瘤细胞	复发或难治性低度恶性的滤泡型 B 细胞非霍奇金淋巴瘤（NHL）	消化系统和血液系统不良反应，有致癌和致畸作用

五、其他药物

（一）氨肽酶 B/亮氨酸肽酶抑制剂

乌苯美司

【体内过程】口服吸收良好、迅速，1 小时后血药浓度达峰值。约有 15% 在肝中被代谢为羟基乌苯美司。80%~85% 呈原型自尿排出。

【药理作用】乌苯美司是从链霉菌属的培养液中分离所得的低分子二肽化合物，可竞争性地抑制氨肽酶 B 及亮氨酸肽酶的活性，增强 T 细胞的功能，使 NK 细胞的杀伤活力增强，且可使集落刺激因子合成增加而刺激骨髓细胞的再生及分化。同时，能干扰肿瘤细胞的代谢，抑制肿瘤细胞增生，使肿瘤细胞凋亡，并激活人体细胞免疫功能，刺激细胞因子的生成和分泌，促进抗肿瘤效应细胞的产生和增殖。

【临床应用】可配合化疗、放疗及联合应用于白血病、多发性骨髓瘤、骨髓增生异常综合征及造血干细胞移植后，以及其他实体瘤患者。也可用于抗癌化疗、放疗的辅助治疗，老年性免疫功能缺陷等。

【不良反应】不良反应较轻，主要为消化道反应，偶有皮疹、瘙痒、头痛、水肿等。可出现一过性轻度转氨酶升高，停药后可消失。

（二）细胞分化诱导剂

促细胞分化剂又称为细胞分化诱导剂，可诱导肿瘤细胞分化为正常或接近正常的细胞，使肿瘤细胞出现类似正常细胞的表型，或恢复正常细胞的某些功能。其分子作用机制主要与端粒酶和转录因子有关。目前常用的细胞分化诱导剂有维 A 酸等。

维 A 酸

维 A 酸(tretinoin，维甲酸)是体内维生素 A 的代谢中间产物，主要通过调节表皮细胞的有丝分裂和表皮细胞的更新，促进正常角化，影响上皮代谢，对上皮角细胞的生长和角质层脱落有明显促进作用。临床上主要用于治疗鳞状细胞癌和黑色素瘤。不良反应主要为厌食、恶心、呕吐、头痛、关节痛、肝损伤、皮炎等，可致畸，妊娠期妇女禁用。

（三）细胞凋亡诱导剂

三氧化二砷

三氧化二砷(arsenic trioxide，As_2O_3)，是传统中药砒霜的有效成分之一，是一种剧毒物质。自用于急性早幼粒细胞白血病的治疗取得显著疗效后，As_2O_3 被用于其他恶性肿瘤如骨髓瘤、乳腺癌、肝癌的治疗，并取得了良好的临床效果。As_2O_3 的抗肿瘤机制可能与诱导肿瘤细胞凋亡与分化、抑制肿瘤细胞端粒酶的活性、促进自由基的产生、抑制血管生成等途径有关。不良反应包括疲劳、肝转氨酶升高、可逆性高血糖等，也可引起心电图 Q-T 间期延长，治疗期间应密切观察。

汉防己甲素

汉防己甲素，是从防己科植物中提取的有效成分，被广泛应用于肺癌、肝癌、乳腺癌等多种实体瘤的治疗。

汉防己甲素的抗肿瘤机制包括诱导肿瘤细胞凋亡、抑制肿瘤细胞增殖、逆转肿瘤多药耐药、抗血管生成以及调节免疫功能等途径。可干扰肿瘤细胞的细胞周期，使肿瘤细胞停滞在特定阶段；激活细胞内的凋亡信号通路，促使肿瘤细胞走向程序性死亡；降低肿瘤细胞对化疗药物的耐药性；抑制肿瘤新生血管的形成，减少肿瘤营养供应；增强机体对肿瘤的免疫监视和杀伤能力。

不良反应主要体现在消化系统反应(恶心、呕吐、食欲不振等)、神经系统反应(头晕、乏力、嗜睡等)、心血管系统反应(心悸、胸闷等)以及皮肤反应(皮疹、瘙痒等)。

（四）腺苷脱氨酶抑制剂

腺苷脱氨酶(ADA)是嘌呤核苷代谢中重要的酶类，可使腺嘌呤核苷转变为次黄嘌呤核苷，为淋巴细胞正常功能所必需。腺苷脱氨酶抑制剂可与 ADA 结合，使细胞脱氧腺苷三磷酸(dATP)水平增高，dATP 可通过抑制核糖核苷酸还原酶，从而阻断 DNA 的合成。代表药物有喷司他汀。

喷司他汀

喷司他汀(pentostatin)是拟嘌呤类的抗代谢药，为一种极强的腺苷脱氨酶抑制剂。喷司他汀与 ADA 的亲和力很高，与 ADA 紧密结合，抑制 ADA 的活性，使细胞脱氧腺苷三磷酸(dATP)水平增高，dATP 通过抑制核糖核苷酸还原酶阻断 DNA 合成。喷司他汀还能抑制 RNA 合成和增强对 DNA 的损伤，因此对淋巴细胞和其他细胞有细胞毒性作用。对干细胞白血病有良好的疗效，对慢性淋巴细胞白血病也有一定的疗效。常见的不良反应为骨髓抑制、恶心、呕吐、皮疹等，还可引起短暂的轻中度的肝、肾功能不良。偶见关节痛、肌痛、呼吸衰竭。

（五）新生血管生成抑制药

重组人血管内皮抑制素

重组人血管内皮抑制素(rh-endostatin)是内源性肿瘤新生血管抑制药，主要通过抑制肿瘤内皮细胞的生长达到抑制肿瘤血管生成、诱导肿瘤细胞凋亡、防止肿瘤侵袭和转移。同时克服了肿瘤化疗过程中产生的耐药性。血管内皮抑素联合化疗可提高非小细胞肺癌患者的生存率。

癌症免疫疗法 —— 肿瘤治疗的新希望

近年来，癌症免疫疗法取得了重大突破，为肿瘤治疗带来了新的希望。其中，免疫检查点抑制剂如 PD-1/PD-L1 抑制剂成为了研究热点。免疫系统能够识别并攻击外来病原体和异常细胞，包括肿瘤细胞。然而，肿瘤细胞常常能够逃避免疫系统的监视和攻击。PD-1/PD-L1 抑制剂的作用机制就是通过阻断 PD-1 与 PD-L1 的结合，使免疫系统能够重新识别并攻击肿瘤细胞。例如，纳武利尤单抗（Nivolumab）和帕博利珠单抗（Pembrolizumab）等 PD-1 抑制剂在黑色素瘤、非小细胞肺癌等多种肿瘤的治疗中取得了显著疗效。这些药物不仅能够延长患者的生存期，还能改善患者的生活质量。此外，还有一种新型的免疫疗法——CAR-T 细胞疗法。该疗法是通过提取患者自身的 T 细胞，在体外进行基因改造，使其表达能够识别肿瘤细胞的嵌合抗原受体（CAR），然后将这些改造后的 T 细胞回输到患者体内，让它们攻击肿瘤细胞。CAR-T 细胞疗法在治疗某些血液肿瘤，如急性淋巴细胞白血病和弥漫性大 B 细胞淋巴瘤等方面取得了惊人的效果，为一些晚期患者带来了治愈的希望。

第五节　抗肿瘤药物的应用原则

肿瘤内科学的不断更新促进了肿瘤治疗由单一治疗向综合治疗方向发展，即根据患者的机体状况、肿瘤的病理类型、侵犯范围（分期）和发展趋向，合理地将化疗药物与现有的其他治疗手段联合应用，从而提高肿瘤治愈率，改善患者生活质量。因此，根据抗肿瘤药物的作用机制、抗瘤谱、药物的毒性和细胞增殖动力学，设计出合理用药与联合用药方案，不但可以增加疗效，而且能够减少毒性反应和延缓耐药性的产生。联合用药有先后使用的序贯疗法，也有同时应用的联合疗法。一般遵循以下原则。

1. 从细胞增殖动力学规律考虑　增长缓慢（GF 不高）的实体瘤，其 G_0 期细胞较多，一般先用细胞周期非特异性药物杀灭增殖期及部分 G_0 期细胞，使瘤体缩小而驱动（招募）G_0 期细胞进入增殖周期。继而用细胞周期特异性药物杀灭。反之，对于生长比率高（GF 较高）的肿瘤如急性白血病，则先用杀灭 S 期或 M 期的细胞周期特异性药物大量杀灭处于增殖周期的恶性肿瘤细胞，以后再用细胞周期非特异性药物杀灭其他各期细胞。待 G_0 期细胞进入细胞周期时，可重复上述疗程。此外，瘤细胞群中的细胞往往处于不同时期，若将作用于不同时期的药物联合应用，如选用长春新碱（主要作用于 M 期）与作用于 S 期的氟尿嘧啶及周期非特异性药物环磷酰胺合用，分别打击各期细胞，可收到较好效果。

2. 从抗肿瘤药物的作用机制考虑　针对肿瘤的不同发病机制，采用不同作用机制、作用于不同生化环节的抗肿瘤药联合应用，可使疗效增强，如阿糖胞苷和疏嘌呤合用，前者阻断 DNA 多聚酶，后者可阻断嘌呤核苷酸互变，又能掺入 DNA 中，临床已证明此二药合用治疗急性粒细胞白血病疗效好。

3. 从药物的抗瘤谱考虑　不同的肿瘤对不同药物的敏感性不同，每个抗肿瘤药都有其不同的抗瘤谱，因此根据药物的抗瘤谱及肿瘤对不同药物的敏感性选择用药，如胃肠道腺癌宜用氟尿嘧啶、环磷酰胺、丝裂霉素等；鳞癌可用博来霉素、甲氨蝶呤等；肉瘤宜用多柔比星、环磷酰胺、顺铂等。

4. 从药代动力学关系上考虑　抗肿瘤药物在体内的药代动力学特点对其疗效有着重要的影响。抗肿瘤药物要进入肿瘤细胞才能发挥抗肿瘤作用，其效应与细胞内浓度密切相关。长春新碱可减少甲氨蝶呤从细胞外流，使甲氨蝶呤在细胞内浓度增加，停留时间延长，因此可提高甲氨蝶呤的疗效，故临床上在使用大剂量甲氨蝶呤之前常使用长春新碱。

5. 从药物的毒性考虑　大多数抗肿瘤药均可抑制骨髓，而泼尼松、长春新碱、博来霉素的骨髓抑制作用较少，将其与其他药物合用，可避免相同的毒性反应叠加。对于抗肿瘤药物的特征性不良反应，可针对性合用相关药物来降低药物的毒性，如用美司钠可预防环磷酰胺引起的出血性膀胱炎；用四氢叶酸钙以减轻甲氨蝶呤的骨髓毒性。

6. 从给药方法考虑　对恶性肿瘤的化疗，一般多采用机体能耐受的最大剂量，特别是对病期较早、健康状况较好的肿瘤病人，应用环磷酰胺、阿霉素、甲氨蝶呤等药物时，大剂量间歇用药法往往较小剂量连续法的效果好。而且间歇用药也有利于造血系统等正常组织的修复与补充，有利于提高机体的抗瘤能力及减少耐药性。

思考题

答案解析

1. 简述抗恶性肿瘤药的作用机制。
2. 肿瘤细胞的增殖群有哪些？它们对药物治疗有什么影响？
3. 传统抗恶性肿瘤药分为哪几类？每类的代表药物有哪些？
4. 细胞毒类抗恶性肿瘤药的不良反应有哪些？如何减轻这些不良反应？
5. 分子靶向治疗药物的特点是什么？举例说明其作用机制。

（刘　波）

书网融合……

习题　　　　　微课　　　　　本章小结

第四十章　影响免疫功能的药物 📱微课

📖 学习目标

1. 通过本章学习，掌握免疫应答和免疫反应的相关概念，免疫抑制剂的定义、临床应用和分类；熟悉环孢素、他克莫司、环磷酰胺、硫唑嘌呤、西罗莫司、多克隆抗体等免疫抑制剂的作用机制、临床应用及不良反应，卡介苗、干扰素、白细胞介素-2 等免疫增强剂的作用机制、临床应用及不良反应；了解免疫抑制剂在器官移植中的应用。

2. 具备用所学影响免疫功能药的知识，为患者提供用药指导，为将来进行相关药物研发打下基础。

3. 具备解决用药相关问题的能力，担负药学工作者应有的职责。

参与免疫反应的各种细胞、组织和器官，如胸腺、骨髓、淋巴结、脾、扁桃体等以及分布全身组织的淋巴细胞和浆细胞等构成了机体的免疫系统。这些组分及其功能正常是机体免疫功能的基础。任何因素出现异常都可导致免疫功能障碍。正常的免疫功能对维持机体防御反应、自身稳定及免疫监视等都是必不可少的。

第一节　免疫应答和免疫病理反应

一、免疫应答

免疫系统的主要功能是识别、破坏并清除异物，以维持机体的内环境稳定。免疫反应分为特异性免疫和非特异性免疫两类。非特异性免疫为先天所具有的，由吞噬细胞、补体、干扰素等组成，参与吞噬、清除异物，并介导和参与特异性免疫的杀伤反应。特异性免疫包括细胞免疫和体液免疫，分别由 T 细胞和 B 细胞介导，并有多种与免疫系统功能有关的细胞因子参与。

免疫系统在抗原刺激下所发生的一系列反应称免疫应答。免疫应答可分三期。①感应期：巨噬细胞和免疫活性细胞处理和识别抗原阶段；②增殖分化期：免疫活性细胞被抗原激活后分化增殖并产生免疫活性物质；③效应期：致敏淋巴细胞或抗体与相应靶细胞或抗原接触，产生细胞免疫或体液免疫反应（图 40-1）。

二、免疫病理反应

正常的免疫应答在抗感染、抗肿瘤及抗器官移植排斥方面具有重要意义。机体免疫功能异常可导致免疫病理反应，包括变态反应（过敏反应）、自身免疫性疾病、免疫缺陷病和免疫增殖病等，表现为机体免疫功能低下或过度亢进，严重者可致死。影响免疫功能的药物可通过影响上述一个或多个环节发挥免疫抑制或免疫增强作用，从而达到防治免疫功能异常性疾病的目的。

图 40 – 1　免疫应答的基本过程及药物作用环节

第二节　免疫抑制剂

免疫抑制剂(immunosuppressants)是一类具有免疫抑制作用的药物。临床主要用于对抗器官移植排斥反应和自身免疫性疾病。多数免疫抑制剂主要作用于免疫反应感应期，抑制淋巴细胞增殖；部分药物亦可作用于免疫反应效应期。免疫抑制药物可分为以下几类：①钙调神经磷酸酶抑制剂(calcineurin inhibitor，CNI)，如环孢素、他克莫司等；②抗细胞增殖类药物，如环磷酰胺、硫唑嘌呤、麦考酚酯、来氟米特、咪唑立宾等；③哺乳动物雷帕霉素靶蛋白抑制剂(mammalian target of rapamycin inhibitor，mTORi)，如西罗莫司等；④糖皮质激素类；⑤抗体类。近年，针对鞘氨醇 – 1 – 磷酸(S1P)、淋巴细胞特异性酪氨酸蛋白激酶(Lck)、Janus 激酶 3(JAK3)、哺乳动物雷帕霉素靶蛋白(mTOR)等特异靶点开发的新型免疫抑制剂正在深入的研究之中。

一、钙调神经磷酸酶抑制剂

环孢素

环孢素(cyclosporin)又称环孢菌素 A(cyclosporin A，CsA)，是由真菌代谢产物提取的含 11 个氨基酸环状多肽，现已人工合成。

【体内过程】环孢素可口服或静脉注射给药。口服吸收慢而不完全，生物利用度 20%~50%，约 3 ~ 4 小时血药浓度达峰值。在血液中约 50% 被红细胞摄取，30% 与血浆蛋白结合，4%~9% 结合于淋巴细胞，血浆游离药物仅 5%，$t_{1/2}$ 约为 10~27 小时。主要在肝脏中代谢，少部分可经胆汁排泄，存在明显的肝肠肝循环。该药药代动力学行为存在明显个体差异，建议个体化给药。

【药理作用】本品主要通过抑制 T 细胞活化，从而抑制 T 细胞介导的细胞免疫反应。其作用机制是环孢素进入淋巴细胞并与环孢素结合蛋白(cyclophilin)结合成复合物，再与钙调磷酸酶结合并抑制该酶的活性，阻断活化的 T 细胞核因子入核，而抑制 T_H 细胞的活化及 IL-2 等相关基因表达。进而，选择性抑制 T 细胞活化和效应 T 细胞介导的细胞免疫反应，如迟发型超敏反应等。

此外，环孢素还增加 T 细胞内转运生长因子 β（transforming growth factor β，TGF-β）的表达，而 TGF-β 对 IL-2 诱导 T 细胞增殖具有强大抑制作用，也能抑制抗原特异性细胞毒 T 细胞产生。

同时，本品尚可部分抑制 T 细胞依赖的 B 细胞反应，通过抑制干扰素（interferon-γ，INF-γ）生成间接影响 NK 细胞的杀伤活力。

【临床应用】

1. 器官移植　广泛用于肾、肝、胰、心、肺、皮肤、角膜及骨髓等组织器官的移植手术，以预防排异反应，推荐与小剂量糖皮质激素联用。

2. 自身免疫性疾病　适用于治疗他药无效的难治性自身免疫性疾病，如类风湿关节炎、系统性红斑狼疮、银屑病、皮肌炎等。

【不良反应】发生率较高，其严重程度、持续时间与用药剂量、血药浓度相关，多为可逆性。常见严重不良反应为肾毒性，发生率约 70%，可致血清肌酐和尿素氮水平呈剂量依赖性升高。其次为肝毒性，多表现为用药初期一过性肝损害。继发感染也较常见，多为病毒感染。继发肝肿瘤发生率约为常人的 30 倍，以淋巴瘤和皮肤瘤多见。此外还有食欲减退、嗜睡、多毛症、震颤、感觉异常、齿龈增生、胃肠道反应及过敏反应等。

他克莫司

他克莫司（tacrolimus，FK506），是从链霉素属放线菌（streptomyces tsukubaensis）分离提取的 23 元环大环内酯类抗生素，具有强效免疫抑制特性。

【体内过程】本品可口服或静脉注射给药。口服吸收迅速，约 1~2 小时血药浓度达峰值，生物利用度约 25%，$t_{1/2}$ 约 7 小时，99% 药物在肝脏代谢消除。

【药理作用】作用机制与环孢素相似。通过与细胞内结合蛋白（FK506 binding protein，FKBP）结合成复合物，抑制 IL-2 基因转录而产生强大免疫抑制作用，强度约为环孢素的 10~100 倍，预防器官移植排斥反应效果优于环孢素。

【临床应用】主要用于抗移植排斥反应，存活率、排异时间均优于环孢素。肝、肾移植排斥反应对他药耐药者，可选用该药。对自身免疫性疾病有一定的疗效，可用于类风湿关节炎、肾病综合征等，也可用于治疗系统性红斑狼疮。

【不良反应】不良反应同环孢素相似，而肾及神经毒性发生率较高，多毛症发生率较低。可导致胃肠道反应及代谢异常，大剂量用药可致生殖系统毒性。此外，尚可引起血小板生成减少及高脂血症，降低剂量可逆转。本品不良反应与血药浓度密切相关，用药期间应严密监测血药浓度。

二、抗细胞增殖类药物

环磷酰胺

环磷酰胺（cyclophosphamide，CTX）常用烷化剂，免疫抑制作用强而持久，抗炎作用较弱。

【体内过程】口服易吸收，服后约 1 小时血药浓度达峰值。环磷酰胺本身是一个前药，经肝 CYP450 代谢成代谢物 4-羟基环磷酰胺，后者容易进入细胞，并转化为活性产物磷酰胺氮芥（cyphoramide mustard）。原药和代谢物随尿排出。

【药理作用】可杀伤增殖期淋巴细胞，且影响某些静止细胞，使循环中淋巴细胞数目减少；对 B 细胞较 T 细胞更敏感，能选择性抑制 B 淋巴细胞，还可明显降低 NK 细胞的活性，从而抑制初次和再次体液与细胞免疫反应。免疫抑制剂量下本品不影响已活化巨噬细胞的细胞毒性。

【临床应用】用于预防移植排斥反应及移植物抗宿主反应。亦可用于糖皮质激素不能缓解的多种自身免疫性疾病。与其他抗肿瘤药物合用对一些恶性肿瘤有一定的疗效。此外，尚可用于流行性出血热，通过减少抗体产生，阻断免疫复合物引起的病理损伤，阻断病情发展。

【不良反应】 常见不良反应为骨髓抑制、胃肠道反应、出血性膀胱炎及脱发等。偶见肝功能障碍，肝功能不良者慎用。

硫唑嘌呤

硫唑嘌呤(azathioprine，AZA)是常用的抗代谢类免疫抑制剂。同类药物尚有甲氨蝶呤(methotrexate，MTX)及6-巯嘌呤(6-mercaptopurine，6-MP)等。AZA 为嘌呤类抗代谢剂，可干扰嘌呤代谢的各个环节，抑制嘌呤核苷酸合成，进而抑制细胞 DNA、RNA 及蛋白质合成而发挥抑制 T、B 细胞及 NK 细胞的效应。AZA 能同时抑制细胞免疫和体液免疫反应，但不抑制巨噬细胞的吞噬功能。T 细胞较 B 细胞对该类药物更为敏感，但不同亚群 T 细胞敏感性亦有差别。主要用于肾移植排异反应和类风湿性关节炎、系统性红斑狼疮等自身免疫性疾病。主要不良反应为骨髓抑制，其他不良反应包括白细胞及血小板减少、胃肠道反应、口腔食道溃疡、皮疹及肝损害等。用药期间应注意监测血象与肝功能。

麦考酚酯

麦考酚酯(mycophenolate mofetil，MMF)是一种由真菌产生的霉酚酸的酯类衍生物。体内可转化成活性产物麦考酚酸(mycophenolic acid，MPA)发挥作用。

【体内过程】 本品口服易吸收，生物利用度较高，血药浓度达峰值时间约 1 小时，有明显的肝肠循环，$t_{1/2}$ 约 16~17 小时。

【药理作用】 本品为新型抗代谢免疫抑制剂，其活性代谢产物 MPA 是次黄嘌呤单核苷磷酸脱氢酶(inosine 5-monophosphate dehydrogenase，IMPDH)的抑制剂，可选择性、可逆地抑制 IMPDH，从而抑制嘌呤合成，导致鸟嘌呤减少。此外，本品尚能抑制 T 细胞和 B 细胞增殖和抗体生成，抑制细胞毒性 T 细胞的产生；能快速抑制单核巨噬细胞增殖，减轻炎症反应；能减少细胞黏附分子，抑制血管平滑肌的增生。

【临床应用】 主要用于预防肾或其他器官移植排斥反应。MMF 与糖皮质激素及 CsA 联用，疗效明显优于 AZA。亦可用于预防卡氏肺囊虫感染。

【不良反应】 常见不良反应有：①机会性感染，如尿路感染、巨细胞病毒及疱疹病毒感染等，增加巨细胞病毒性肺炎发生率；②骨髓抑制，如外周血白细胞减少。服药期间应查血常规，尤其初始阶段；③消化道症状，恶心、呕吐、腹泻、便秘、胃肠道出血等，多为剂量依赖性，降低剂量多能缓解；④与其他免疫抑制剂联用可能增加淋巴瘤和其他恶性肿瘤(特别是皮肤癌)发生的风险。动物实验有致畸作用。

MMF 无明显肝、肾及神经毒性，且疗效优于 AZA，是目前 AZA 首选替代药。

来氟米特

来氟米特(leflunomide，LEF)是人工合成具抗增殖活性的异噁唑类免疫抑制剂。本品为前体药物，口服吸收后，在肠道和肝脏迅速转化为活性代谢物 A_{771726}。

【体内过程】 口服生物利用度约 80%，口服后 6~12 小时血浆中 A_{771726} 浓度达峰值，A_{771726} 的血浆蛋白结合率高达 99% 以上。A_{771726} 在体内进一步代谢消除，其 $t_{1/2}$ 长达 9 天。

【药理作用】 本品的体内活性代谢物 A_{771726} 可抑制二氢乳清酸脱氢酶(DHODH)的活性，阻断嘧啶合成，从而影响 DNA 和 RNA 的合成，使活化的淋巴细胞处于 G_1/S 交界处或 S 期休眠。本品选择性抑制活化 T 细胞，并能阻断活化 B 细胞增殖，减少抗体生成。此外，本品有明显的抗炎作用，并对巨细胞病毒、BK 病毒复制有抑制作用。

【临床应用】主要用于类风湿关节炎、抗移植排斥反应及其他自身免疫性疾病。也可用于 BK 病毒感染或 BK 病毒性肾病维持治疗。由于本品 $t_{1/2}$ 长，可 24 小时给药一次。给药方法为前 3~5 天，每日给予 50mg 负荷量，以后每天 20mg 维持。

【不良反应】常见不良反应有腹泻，瘙痒，ALT、AST 升高，皮疹，白细胞减少等。

咪唑立宾

咪唑立宾（mizoribine，MZR）是一种嘌呤类似物，起初作为抗真菌药研发，因发现具有良好的免疫抑制作用而用于抗移植排斥反应。

MZR 能竞争性抑制嘌呤合成中的肌苷酸至鸟苷酸途径从而抑制核酸合成，阻止增殖的淋巴细胞由 G_0 期进展为 S 期，抑制抗体产生及记忆性 B 淋巴细胞和记忆辅助性 T 淋巴细胞的产生，延长移植物存活。体外试验证明，MZR 能明显抑制淋巴系统的细胞增殖，抑制各种致有丝分裂因子引起的母细胞化反应，抑制初次应答及二次应答抗体产生。临床主要与其他免疫抑制剂联用，作为器官移植后初始免疫抑制剂。也可用于 AZA 或 MPA 不能耐受患者，作为替代治疗。

常见不良反应有高尿酸血症；骨髓抑制作用较 AZA 等轻，可见血小板减少、红细胞减少等，必要时可减量、停药，加服升白细胞药物等对症治疗；偶有食欲不振、恶心、呕吐、腹痛、腹泻。既往对本品严重过敏者、白细胞计数 $<3 \times 10^9/L$ 者、妊娠期妇女或可能妊娠的妇女禁用。

三、哺乳动物雷帕霉素靶蛋白抑制剂

新型的免疫抑制药物，化学结构属大环内酯类抗生素。目前用于抗器官移植排斥反应的有西罗莫司及依维莫斯等。

西罗莫司

西罗莫司（sirolimus，SRL）又称雷帕霉素（rapamycin），为 mTORi 类药物。

【药理作用】哺乳动物雷帕霉素靶蛋白（mTOR）是一种多功能激酶，存在于淋巴细胞的共刺激活化和细胞周期中。西罗莫司的主要功能是与 FKBP12（FK506 binding-protein 12）结合形成复合物，抑制钙依赖性和非钙依赖性 IL-2 受体（IL-2R）后转导信号，并抑制由非淋巴性细胞因子如纤维母细胞生长因子、干细胞因子、血小板源性生长因子等因子所传递的增殖信号，从而阻断 T 淋巴细胞及其他细胞周期由 G_1 期至 S 期的进程，从转录水平抑制蛋白质合成。

本品可抑制丝裂原诱导的 T 淋巴细胞增殖，但不影响细胞因子和细胞因子受体表达，也抑制外源性细胞因子（IL-2、IL-4 和 IL-15）激发 T 淋巴细胞的活化和增殖，并抑制 B 淋巴细胞产生抗体。

【临床应用】主要用于器官移植术后的初始治疗及稳定期作为其他免疫抑制剂的替代。

【不良反应】常见不良反应为高脂血症。已证实，本品的谷浓度与血清总胆固醇、甘油三酯水平显著相关。此外，SRL 与蛋白尿的发生密切相关，可诱发糖尿病患者出现蛋白尿。可引发间质性肺炎、骨髓抑制及创口愈合不良。

四、肾上腺糖皮质激素类药物

肾上腺糖皮质激素（glucocorticoids）作用广泛而复杂，且随剂量不同而异。生理情况下，糖皮质激素主要影响物质代谢过程，超生理剂量则发挥抗炎和免疫抑制等药理作用，是器官移植的抗排斥治疗中最常用的免疫抑制剂。常用药物主要有泼尼松、泼尼松龙、地塞米松等。

【药理作用】本类药物可作用于免疫反应的各期，对免疫反应多个环节都有抑制作用。它们主要通过抑制 IL-2 基因转录而抑制 T 细胞的克隆增殖发挥作用。还可抑制 AP-1 等转录因子的活性，抑制免疫反应的感应期及效应期 INF-γ、TNF-α、IL-1 等多种细胞因子基因表达。大剂量能抑制 B 细胞转化成浆细胞，减少抗体生成，抑制体液免疫。

【临床应用】用于器官移植的抗排斥反应、各种自身免疫疾病及过敏性疾病。

【不良反应】详见第二十五章"肾上腺糖皮质激素类药物"。

五、抗体类药物

多克隆抗体

用于抗器官移植排斥反应的多克隆抗体是以人淋巴细胞或胸腺细胞、胸导管淋巴细胞或培养的淋巴母细胞免疫动物（马、羊、兔等）获得抗血清，再经提纯所得。目前临床应用的多克隆抗体可分为两类，即抗胸腺细胞球蛋白（antithymocyte globulin，ATG）和抗人 T 细胞免疫球蛋白（anti-human T lymphocyteimmunoglobulin，ALG）。

【药理作用】ALG 选择性与 T 淋巴细胞结合，在血清补体参与下，使外周血淋巴细胞裂解。ALG 对 T、B 细胞均有破坏作用，但对 T 细胞作用较强，可封闭淋巴细胞表面受体，使受体失去识别抗原能力。能有效抑制各种抗原引起的初次免疫应答，对再次免疫应答作用较弱。

【临床应用】用于防治器官移植排异反应，与硫唑嘌呤或糖皮质激素等联用，可延迟排斥反应发生，减少激素用量，提高移植成功率。亦用于白血病、多发性硬化症、重症肌无力及溃疡性结肠炎、类风湿性关节炎和系统性红斑狼疮等疾病。

【不良反应】常见不良反应有寒战、发热、血小板减少、关节疾病和血栓性静脉炎等。静脉注射可引起血清病及过敏性休克，还可引起血尿、蛋白尿，停药可消失。长期用药降低机体的免疫监视功能。注射前需作皮肤过敏试验，有变态反应或过敏体质者禁用，急性感染者慎用。

单克隆抗体

单克隆抗体是由单一 B 淋巴细胞克隆产生的抗体，能高度特异性针对某一特定抗原发挥作用。目前应用的主要有白细胞介素-2 受体阻断药（interleukin-2 receptor antagonists，IL-2RA）。

巴利昔单抗（basiliximab）是一种鼠/人嵌合的单克隆抗体，能定向拮抗 IL-2 受体 α 链（CD25 抗原）。CD25 抗原在机体对外来抗原刺激的反应中，表达于 T 淋巴细胞表面。激活的 T 淋巴细胞对 IL-2 具极高的亲和力。巴利昔单抗能特异地、高亲和性地与激活的 T 淋巴细胞上的 CD25 抗原结合，阻断IL-2 与其受体结合，从而阻断 T 细胞增殖信息的传导。可用于预防肾移植术后的早期急性器官排斥。

莫罗单抗-CD3（muromonab-CD3）为鼠源性单克隆抗体，能特异地与人 T 细胞的抗原（CD3）结合，阻断抗原与抗原识别复合物结合，或抑制 T 细胞活化及细胞因子释放，从而抑制 T 细胞参与的免疫反应，但对骨髓无影响。可用于器官移植急性排异反应。亦可用于自身免疫性疾病。

单克隆抗体静脉注射给药，偶可引起严重的超敏反应。不良反应主要表现为寒战、发热、呕吐、呼吸困难等。

六、器官移植中免疫抑制剂的应用

器官移植中免疫抑制剂的应用主要包括诱导治疗和维持治疗。诱导治疗是在排斥反应高发期用药，以实现强效免疫抑制作用。因多数患者在移植后 1 周内发生排斥反应风险最大，故在围手术期预防性应用抑制或消除 T 细胞功能药物，可大大降低术后 1 周内急性排斥反应发生率，增高移植物存活率。

维持治疗是为使受者更好适应移植物并降低肿瘤和感染发生率而进行的治疗手段。一般应在术前或术中启动，以抑制受者对移植物的免疫反应。维持治疗是个长期用药过程，起始治疗方案多联合用药以提高免疫抑制效果，降低单药的不良反应。应当注意，患者发生感染和肿瘤的风险与机体免疫抑制程度密切相关，故维持治疗期间应定期监测免疫水平，及时调整用药方案。

第三节　免疫增强剂

免疫增强剂（immunostimulants）是指单独或同时与抗原使用时，能增强机体免疫应答的物质，主要用于治疗免疫缺陷病、慢性感染性疾病，也常作为抗肿瘤辅助治疗药物。免疫增强剂种类繁多，包括提高巨噬细胞吞噬功能免疫佐剂类，如卡介苗等；提高细胞免疫功能的药物，如左旋咪唑、转移因子及其他免疫核糖核酸、胸腺素等；提高体液免疫功能的药物，如丙种球蛋白等。

卡介苗

卡介苗（Bacillus Calmette-Guerin Vaccine，BCG）是牛型结核杆菌的减毒活菌苗，为非特异性免疫增强剂。

【药理作用】具免疫佐剂作用，能增强与其联用的各种抗原的免疫原性，加速诱导免疫应答，提高细胞和体液免疫水平。能增强巨噬细胞的吞噬功能，促进 IL-1 产生，促进 T 细胞增殖，增强抗体反应和抗体依赖性淋巴细胞介导的细胞毒性，增强 NK 细胞的活性。动物实验表明，预先或早期应用 BCG，可阻止自发、诱发或移植肿瘤的生长，致部分肿瘤消退，其抗癌作用机制尚未阐明。

【临床应用】除用于预防结核病外，主要用于肿瘤辅助治疗，如白血病、黑色素瘤和肺癌。也可用于膀胱癌术后灌洗，预防肿瘤复发。

【不良反应】主要有接种部位红肿、溃疡形成、过敏反应。瘤内注射时偶见肉芽肿性肝炎或过敏性休克，甚至死亡。剂量过大反可降低免疫功能，促进肿瘤生长。

干扰素

干扰素（interferon，INF）是一族可诱导的分泌糖蛋白，系由单核细胞和淋巴细胞产生的细胞因子，主要分为 INF-α、INF-β、INF-γ。现可用 DNA 重组技术生产重组人干扰素。

【体内过程】口服不吸收。肌内或皮下注射，INF-α 吸收率80% 以上，而 INF-β 及 INF-γ 的吸收率较低。一般注射后 4~8 小时血药浓度达峰值。INF-γ 吸收不稳定，全身给药后，可分布至呼吸道分泌物、脑脊液、眼和脑。INF-α、INF-β 和 INF-γ 血浆 $t_{1/2}$ 分别为 2 小时、1 小时和 0.5 小时，主要在肝和肾进行代谢。

【药理作用】干扰素具有抗病毒、抗肿瘤和免疫调节作用。INF-α 和 INF-β 的抗病毒作用强于INF-γ。INF-γ 具有免疫调节作用，能活化巨噬细胞，表达组织相容性抗原，介导局部炎症反应。

【临床应用】用于预防感冒、乙型肝炎、带状疱疹和腺病毒性角膜炎等感染。试用于肿瘤治疗，对成骨肉瘤疗效较好，对其他肿瘤，如多发性骨髓瘤、乳癌、肝癌、肺癌、各种白血病也有一定辅助疗效，可改善患者血象和全身症状。

【不良反应】主要有发热、流感样症状及神经系统症状，如嗜睡、精神紊乱以及皮疹、肝功能损害等。大剂量可致可逆性白细胞和血小板减少等。约5% 患者用药后产生抗 INF 抗体，原因不明。

白细胞介素-2

白细胞介素-2（interleukin-2，IL-2，T 细胞生长因子）系 T_H 细胞产生的细胞因子，现已能用基因工程生产，称人重组白细胞介素-2。

【药理作用】IL-2 与反应细胞的 IL-2 受体结合后，可诱导 T_H、Tc 细胞增殖；激活 B 细胞产生抗体，活化巨噬细胞；增强 NK 细胞和淋巴因子活化的杀伤（LAK）细胞活性，诱导干扰素产生。

【临床应用】 主要用于恶性黑色素瘤、肾细胞癌、霍奇金淋巴瘤等,可控制肿瘤发展,减小瘤体及延长生存时间。尚可与抗艾滋病药物合用治疗艾滋病,使患者的卡氏肉瘤缩小,短时间增加 T_H 细胞的绝对数,使部分病例的迟发型过敏反应恢复正常水平。

【不良反应】 常见全身性不良反应,如发热、寒战;胃肠道不良反应,如厌食、恶心、呕吐等;皮肤反应出现弥漫性红斑。此外,尚有心、肺、肾、血液系统及神经系统症状等。

左旋咪唑

左旋咪唑(levamisole,LMS)系合成噻唑类衍生物。

【体内过程】 本品口服易吸收,主要在肝内代谢,经肾排泄的原型药不到5%。原型药及其代谢物的消除 $t_{1/2}$ 分别为 4 小时和 16 小时。但单剂量的免疫效应可持续5~7 天,故可采用每周用药一次的治疗方案。

【药理作用】 对正常人几乎不影响抗体产生,但对免疫功能低下者,可促进抗体生成。使低下的细胞免疫功能恢复正常,如增强或恢复免疫功能低下或缺陷者的迟发型皮肤过敏反应,促进植物血凝素(PHA)诱导的淋巴细胞增殖反应等。还能增强巨噬细胞的趋化和吞噬功能。其机制可能与提高淋巴细胞内环鸟苷酸(cGMP)水平,降低环腺苷酸(cAMP)水平有关。

【临床应用】 主要用于免疫功能低下者恢复免疫功能,可增强机体抗病能力。与抗癌药联用治疗肿瘤,可巩固疗效,减少复发或转移,延长缓解期。可改善多种自身免疫性疾病如类风湿性关节炎、系统性红斑狼疮等免疫功能异常症状。

本品具有广谱驱虫作用,是常用的抗肠蠕虫药。

【不良反应】 不良反应发生率较低,主要有恶心、呕吐、腹痛等。少数有发热、头痛、乏力等现象。偶有肝功能异常、白细胞及血小板减少等。

依他西脱

依他西脱(etanercept)是由肿瘤坏死因子(tumor necrosis factor,TNF)受体 P_{75} 蛋白的膜外区与人 IgG 的 Fc 段融合构成的二聚体。依他西脱与血清中可溶性 TNF-α 和 TNF-β 有较高的亲和力,与 TNF-α 和 TNF-β 结合,阻断二者与细胞表面的 TNF 受体结合,抑制 TNF 受体介导的异常免疫反应及炎症过程。 $t_{1/2}$ 约为 115 小时,每周两次皮下给药即可明显地降低循环 TNF 的水平。主要用于类风湿性关节炎。不良反应主要有注射局部刺激反应,其他不良反应有待观察。

转移因子

转移因子(transfer factor,TF)是从健康人白细胞提取的一种多核苷酸和低分子量多肽,不被 RNA 酶、DNA 酶及胰酶破坏,无抗原性。可以将供体的细胞免疫信息转移给未致敏受体,使之获得供体样的特异性和非特异的细胞免疫功能,作用可持续 6 个月。转移因子可起佐剂作用。但不转移体液免疫,不起抗体作用。临床用于先天性和获得性细胞免疫缺陷病,如胸腺发育不全、免疫性血小板减少性紫癜,某些抗生素难以控制的病毒性和真菌感染,对恶性肿瘤可作为辅助治疗,但对原发性淋巴细胞障碍、胸腺发育不全或 T 细胞活性完全缺失患者单用无效。先天性低丙种球蛋白血症患者经治疗后,能改善 IgG 的生成。不良反应较少,少数患者可出现短暂发热、皮疹、注射部位疼痛等。

胸腺素

胸腺素(thymosin)是由胸腺分泌的一类具促细胞分裂活性的多肽激素,现采用基因工程生物合成。可诱导 T 细胞分化成熟,还可调节成熟 T 细胞的多种功能,从而调节胸腺依赖性免疫应答。用于治疗胸腺依赖性免疫缺陷疾病(包括艾滋病)、肿瘤及某些自身免疫性疾病和病毒感染。常见不良反应为发热,少数患者有过敏反应。

异丙肌苷

异丙肌苷（isoprinosine）为肌苷与乙酰基苯甲酸和二甲胺基异丙醇酯以1∶3∶3组成的复合物。具有免疫增强作用。本品可诱导T细胞分化成熟，并增强其功能。亦能增强单核巨噬细胞和NK细胞的活性，促进IL-1、IL-2和干扰素产生，恢复低下的免疫功能。对B细胞无直接作用，但可增加T细胞依赖性抗原的抗体产生。此外，尚有抗病毒作用。临床用于急性病毒性脑炎和带状疱疹等病毒性感染及某些自身免疫性疾病，亦可用于肿瘤的辅助治疗、改善艾滋病患者的免疫功能。不良反应少，安全范围较大。

免疫核糖核酸

免疫核糖核酸（immunogenic RNA，IRNA）是动物经抗原免疫后从其免疫活性细胞，如脾细胞、淋巴结细胞中提取的核糖核酸。作用与转移因子相似，可以传递对某抗原的特异免疫活力，使未致敏的淋巴细胞转为免疫活性细胞，传递细胞免疫和体液免疫。主要用于恶性肿瘤的辅助治疗，适用于流行性乙脑和病毒性肝炎治疗。

知识拓展

Toll样受体与免疫调节剂

Toll样受体（Toll-like receptor，TLR）是人体免疫系统的重要受体之一，它不仅参与非特异性免疫，还具有连接特异性与非特异性免疫的功能。TLR通过识别特定的分子，启动天然免疫应答，在免疫反应中发挥重要作用。

TLR广泛分布于组织细胞中。它是一种跨膜蛋白，胞外区可以识别细菌等病原体，一旦病原体突破皮肤、黏膜等屏障，TLR即可识别之并激活免疫应答，发挥免疫功能。

人体的TLR至少有9种亚型，已知许多药物的免疫调节作用都与其激动或抑制TLR活性相关。如从多种天然药物中提取的多糖及脂多糖、肽葡聚糖等化合物即是通过激动TLR1/2的活性增强免疫功能，而柴胡多糖、姜黄素、灯盏花素等则通过抑制TLR4活性，从而缓解因感染引起TLR4激活过度所致的"炎症反应综合征"。

已证实，TLR在多种自身免疫病及肿瘤的治疗中可发挥重要作用。对TLR及其激动剂、抑制剂的深入研究，将为研发新型免疫相关药物提供新思路，开拓新途径。

思考题

答案解析

1. 举例说明三种及以上常见免疫抑制剂，并简述其主要作用机制。
2. 简要说明免疫应答的基本过程及各类药物作用环节。

（宋　珏　吕雄文　李　俊）

书网融合……

习题　　　微课　　　本章小结

第四十一章　影响自体活性物质的药物

学习目标

1. 通过本章学习，掌握自体活性物质的定义，影响自体活性物质的药物分类；熟悉前列腺素、血栓素、白三烯及其拮抗药、血小板活化因子及其拮抗药的药理作用和临床应用，5-羟色胺类药物及拮抗药、组胺 H_1 受体激动药倍他司汀等临床应用，三代 H_1 受体阻断药的药理作用和临床应用；了解激肽类、内皮素、胰高血糖素样肽-1 等多肽类物质，一氧化氮及其供体、抑制剂和腺苷类物质的临床应用。

2. 具备用所学影响自体活性物质药的知识，为患者提供用药指导，为将来进行相关药物研发打下基础。

3. 具备解决用药相关问题的能力，担负药学工作者应有的职责。

自体活性物质（autacoids）又称局部激素，是一类不同于神经递质和激素的内源活性物质。这些物质广泛存在于机体组织中，具有不同的结构和药理学活性，包括前列腺素、组胺、5-羟色胺、白三烯和血管活性肽类（如 P 物质、激肽类、血管紧张素、利尿钠肽、血管活性肠肽、降钙素基因相关肽、神经肽 Y 和内皮素等）以及一氧化氮和腺苷等。自体活性物质与循环激素不同，它由许多组织而非特定内分泌腺产生，不进入血液，也不需由血液循环运送，而是以旁分泌方式到达临近靶器官发挥作用。本章介绍药物包括天然的和合成的自体活性物质及其影响物质。

第一节　膜磷脂代谢产物类药物及拮抗药

一、花生四烯酸的代谢和生物转化

细胞受刺激时，细胞膜磷脂在磷脂酶 A_2（phospholipase A_2，PLA_2）作用下，可释放出花生四烯酸（arachidonic acid，AA）和血小板活化因子（platelet activating factor，PAF）两大类自体活性物质。游离 AA 经两条途径转化：①环氧合酶（cyclooxygenase，COX）途径，AA 被催化生成前列腺素类（prostaglandins，PGs）和血栓素类（thromboxans，TXs）；②脂氧合酶（lipoxygenase，LOX）途径，生成羟基过氧化廿碳四烯酸（5-hydroperoxyeicosatetraenoic acid，HPETE）、白三烯类（leukotrienes，LTs）、羟基廿碳四烯酸（hydroxy-eicosatetraenoic acid，HETE）和脂氧素（lipoxins，LXs）。其中 PGs 和 LTs 具有广泛的生物活性，参与炎症、血栓形成和速发型过敏反应等多种病理过程，与心脑血管疾病、哮喘和休克等疾病的发病有密切关系。AA 的生物合成和降解途径如图 41-1 所示。

二、前列腺素和血栓素 微课

【药理作用】前列腺素和血栓素的活性极为繁复，它们对血管、呼吸道、消化道和生殖器官平滑肌均有明显作用，对血小板、单核细胞、传出神经和中枢神经系统也有显著影响。

1. **血管平滑肌**　TXA_2 和 $PGF_{2\alpha}$ 具有缩血管作用，对静脉血管作用尤为明显。PGI_2 和 PGE_2 主要由内

图 41 - 1　花生四烯酸的生物合成和降解

皮细胞合成，可激活腺苷酸环化酶，使 cAMP 升高，松弛小动脉。TXA_2 还是平滑肌细胞的有丝分裂原，能促进血管平滑肌细胞增殖。

2. 内脏平滑肌　对胃肠平滑肌，PGE_2 收缩纵肌，PGI_2 收缩环肌，$PGF_{2\alpha}$ 对纵肌和环肌均有收缩作用。此外，PGE_2 尚能松弛环肌。对呼吸道，PGE_1、PGE_2 和 PGI_2 使平滑肌松弛，而 TXA_2 和 $PGF_{2\alpha}$ 则使其收缩。此外，PGE_2 和 $PGF_{2\alpha}$ 对子宫平滑肌也有收缩作用。

3. 血小板　TXA_2 有强烈促血小板聚集作用，而 PGE_1 和 PGI_2 则抑制血小板聚集。

4. 神经内分泌　致热原使白细胞介素 1（IL-1）释放，IL-1 促进 PGE_2 合成和释放。PGE_1 和 PGE_2 脑室给药，能使体温升高。脑室注入 PGD_2 可产生自然睡眠。PGE 能促进生长激素、催乳素、甲状腺刺激素（TSH）、促肾上腺皮质激素（ACTH）、尿促性素（FSH）和黄体生成素（LH）等释放。

【临床应用】PGs 类药物代谢快、作用广泛，但不良反应较多。临床主要用于治疗缺血性心脑血管疾病、消化性溃疡及终止妊娠。

（一）作用于心血管的 PGs 类药物

前列地尔

前列地尔（alprostadil，PGE_1）具有直接扩张血管和抑制血小板聚集作用，可增加血流量，改善微循环，与抗高压药和血小板聚集抑制剂有协同作用。本品静滴后经肺循环迅速代谢，经肾脏排泄，血浆 $t_{1/2}$ 约 5~10 分钟。阴茎注射 10~20μg 可用于诊断和治疗阳痿。不良反应有头痛、食欲减退、腹泻、低血压、心动过速、可逆性骨质增生。注射部位可致红肿热痛，禁用于妊娠和哺乳期妇女。

依前列醇与依洛前列素

依前列醇（epoprostenol，PGI_2）具有明显的舒张血管和抑制血小板聚集作用，是已知最强的抗凝血药。静脉滴注 3~15μg 抗凝作用可持续到停药后数分钟。较高剂量 20μg/（kg·min）可使聚集的血小板解聚。本品可替代肝素，用于体外循环和肾透析时防止血栓形成。亦可用于缺血性心脏病、多器官衰竭、外周血管病和肺动脉高压。PGI_2 的 $t_{1/2}$ 约为 2~3 分钟，经肺循环时不被代谢。依洛前列素（iloprost）

是 PGI_2 衍生物，作用和应用与 PGI_2 相同，但性质更稳定。

（二）抗消化性溃疡的 PGs 类药物

PGs 在消化道广泛分布，特别是胃和十二指肠含量丰富。溃疡病患者胃黏膜 PGs（主要是 PGE）含量或合成能力显著下降，尤其溃疡急性期胃体、胃窦黏膜以及胃液 PGE 含量显著减少；而溃疡愈合期则升高。PGE 对胃有良好的保护作用，但作用时间短，不良反应多。目前多用其衍生物。

米索前列醇

米索前列醇（misoprostol）为 PGE_1 衍生物，能抑制基础胃酸分泌和组胺、五肽胃泌素等刺激引起的胃酸分泌。本品口服吸收迅速。口服 800μg/d，分 2~4 次与食物同服，可用于治疗十二指肠溃疡和胃溃疡，治愈率与 H_2 受体阻断剂相近，对 H_2 受体阻断剂无效者也有效。对促进吸烟者溃疡愈合有良好疗效。本品不升高血清胃泌素水平，对防止溃疡复发较其他抗溃疡药更佳。常与米非司酮联用终止早期妊娠。

恩前列素

恩前列素（enprostil）为 PGE_2 衍生物，可抑制胃液分泌，有细胞保护作用。口服每次 35~70μg，减少胃酸程度与 600mg 西咪替丁相当。本药能增强结肠和子宫收缩，故孕妇慎用。

（三）作用于生殖系统的 PGs 类药物

地诺前列酮

地诺前列酮（dinoprostone，PGE_2），作为阴道栓剂催产药，可用于中期妊娠引产、足月妊娠引产和治疗性流产。

卡前列素

卡前列素（carboprost）为 $PGF_{2\alpha}$ 衍生物，其兴奋子宫平滑肌作用比 $PGF_{2\alpha}$ 强 20~100 倍，具扩张子宫颈和刺激子宫收缩的双重作用。主要用于终止妊娠和宫缩无力所致产后顽固性出血。

三、白三烯及其拮抗药

白三烯

白三烯（Leukotrienes，LTs）是人体内重要的炎症介质，在多种疾病中起作用，主要包括 LTC_4、LTD_4、LTE_4、LTF_4 等。早年发现，人体内存在一类收缩支气管的物质，其作用缓慢而持久，被称为过敏性慢反应物质（slow reacting substance-anaphylaxis，SRS-A）。现已证实，SRS-A 即为 LTC_4、LTD_4 及 LTE_4 的混合物。

1. 呼吸系统 LTs 可引起支气管收缩、黏液分泌增加和肺水肿。LTC_4、LTD_4、LTE_4 对呼吸道均有强大的收缩作用，效应远超组胺且更持久。哮喘患者症状强度与血清 LTs 含量成正比。

2. 心血管系统 静注 LTs 可短暂升高血压，这是因其直接收缩外周血管之故；随后血压持久下降，这是 LTs 引起的心输出量和血容量减少所致。LTs 尚具负性肌力作用。LTC_4、LTD_4 和 LTE_4 能引起冠脉持久收缩，使冠脉流量明显减少，加重心肌缺血缺氧，加剧心绞痛和心肌梗死，是缺血性心脏病的诱因之一。同类的作用强度依次为 $LTD_4 > LTC_4 > LTE_4$。

3. 炎症与过敏反应 LTB_4 对单核细胞和巨噬细胞具有趋化作用，可促进白细胞向炎症部位游走、聚集，产生炎性介质，释放溶酶体酶，在炎症反应中具有重要作用。LTs 参与多种炎性疾病的病理过程，与风湿性关节炎、肾小球肾炎、哮喘、缺血性心血管疾病、痛风和溃疡性膀胱炎发病有密切关系。

白三烯拮抗药

白三烯拮抗药通过阻断 LTs 受体或抑制 LTs 的合成而拮抗 LTs 的生物活性，从而阻断 LTs 引起的血管通透性增加、气道嗜酸性粒细胞浸润和支气管痉挛等病理过程。白三烯受体阻断药主要有扎鲁司特（zafirlukast）、普鲁司特（pranlukast）、孟鲁司特（montelukast）及齐留通（zileuton）等。

四、血小板活化因子及其拮抗药

血小板活化因子

血小板活化因子（PAF）是一具强效生物活性的磷脂，由白细胞、血小板、内皮细胞、肺、肝、肾等多种细胞、组织产生。因首先发现其血小板聚集作用而得名。PAF 通过与靶细胞膜上的 PAF 受体结合发挥作用，该受体属 G 蛋白耦联受体家族。PAF 与受体结合后激活磷脂酰肌醇、钙信使系统及相关蛋白激酶，使某些蛋白质发生磷酸化并产生广泛的生物学效应。PAF 参与临床多种疾病的病理生理过程，可引起低血压、血管通透性增加、肺动脉高压、支气管收缩、呼吸抑制、过敏反应和炎症反应等。同时，PAF 也是最强的内源性促溃疡形成介质。PAF 在动脉粥样硬化、血栓形成、缺血性心脑血管疾病、支气管哮喘、中毒性休克、肾脏疾病、变态反应和消化道溃疡等疾病的发病过程中起重要作用。

PAF 拮抗药

PAF 拮抗药主要为 PAF 受体阻断药，能阻抑 PAF 与受体结合，对 PAF 过量生成相关性疾病如哮喘等有治疗作用。根据来源，此类药物可分天然和合成两类。天然药物主要包括某些天然植物成分，如萜类、木质素类和胶黏毒素（gliotoxin）；合成药物化学结构类型繁多，主要包括天然化合物衍生物、含季铵盐的 PAF 结构类似物和含氮杂环化合物三种。现有的 PAF 阻断剂主要为：①天然 PAF 受体拮抗剂，如银杏内酯 B（BN52021）、海风藤酮（kadsurenone）；②天然化合物衍生的 PAF 受体阻断剂，如以木脂素类化合物外拉樟桂脂素（veraguensin）为先导物，合成的系列二芳基四氢呋喃类 PAF 受体阻断剂等。③含季铵盐的 PAF 结构类似物，如 CV3988、CV6209 和 ONO‐6240 等化合物；④含氮杂环化合物，如 WEB2086（apafant）、UK74505 等。

第二节　5‐羟色胺类药物

5‐羟色胺（5‐hydroxytryptamine，5‐HT）又名血清素（serotonin），是体内重要的自体活性物质和中枢神经递质。作为自体活性物质，5‐HT 约 90% 合成和分布于嗜铬细胞，通常与 ATP 等物质一起储存于细胞颗粒内。在刺激因素作用下，5‐HT 从颗粒内释放、弥散至血液。约 8% 5‐HT 可被血小板摄取和储存。作为神经递质，5‐HT 主要分布于松果体和下丘脑，可能参与痛觉、睡眠和体温等生理功能的调节。中枢神经系统 5‐HT 含量或功能异常可能与精神病、偏头痛等多种疾病的发病有关。

5‐HT 通过与相应受体结合产生效应。5‐HT 受体分型复杂，已发现 7 种 5‐HT 受体亚型。5‐HT 的主要药理学效应有以下几方面。①心血管系统：作用复杂，5‐HT 微量静注后血压呈三相反应。先是短暂降压，这与其激动 5‐HT$_3$ 受体及心脏负性频率有关；其后，持续数分钟升压，这是其激动 5‐HT$_2$ 受体，肺、肾等血管收缩所致；最后，长时间低血压，这是由于骨骼肌血管扩张所致。此外，5‐HT 可激动血小板 5‐HT$_2$ 受体，引起血小板聚集。②平滑肌：5‐HT 激动胃肠道平滑肌 5‐HT$_2$ 受体及肠壁内神经节 5‐HT$_4$ 受体，使胃肠道平滑肌收缩，张力增加，蠕动增快。此外，5‐HT 尚可兴奋支气管平滑肌，对哮喘患者尤为敏感。③神经系统：脑室内注射 5‐HT，可引起镇静、嗜睡等，并影响体温调节及运动功能。昆虫叮咬或植物刺伤可促进 5‐HT 释放，作用于感觉神经末梢，引起刺痒、疼痛。5‐HT 本身无药用价值，临床主要使用其激动剂。

一、5-HT 受体激动药

舒马普坦（sumatriptan）激动 5-HT$_{1D}$ 受体，使颅内血管收缩，可用于偏头痛及丛集性头痛，对急性偏头痛疗效显著。常见不良反应为感觉异常。可引起心肌缺血，缺血性心脏病患者禁用。

丁螺环酮（buspirone）、吉哌隆（gepirone）、伊沙匹隆（ipsapirone）选择性激动 5-HT$_{1A}$ 受体，是一种有效的非苯二氮䓬类抗焦虑药。

西沙必利（cisapride）、伦扎必利（renzapride）选择性激动肠壁神经节丛神经细胞上的 5-HT$_4$ 受体，促进神经末梢释放乙酰胆碱（ACh），具有促进胃肠动力作用，临床用于治疗胃食管反流症。

二、5-HT 受体阻断药

1. 赛庚啶（cyproheptadine）和苯噻啶（pizotifen） 均选择性阻断 5-HT$_2$ 受体，并具有阻断 H$_1$ 受体和较弱的抗胆碱作用。用于预防偏头痛发作和荨麻疹等皮肤黏膜过敏性疾病。不良反应有口干、嗜睡等。青光眼、前列腺肥大及尿潴留患者禁用。驾驶员及高空作业者慎用。

2. 昂丹司琼（ondansetron） 选择性阻断 5-HT$_3$ 受体，具有强大的镇吐作用，主要用于肿瘤患者手术和化疗的严重恶心、呕吐。同类药物还有多拉司琼（dolasetron）、格拉司琼（granisetron）等。

3. 麦角生物碱类 5-HT 阻断药 此类药物除阻断 5-HT 受体外，还作用于 α 肾上腺素能受体和 DA 受体。

（1）胺生物碱 美西麦角（methysergide，二甲基麦角新碱）阻断 5-HT$_{2A}$ 和 5-HT$_{2C}$ 受体，抑制血小板聚集，减少花生四烯酸释放，减轻炎症反应。可缓解偏头痛初期的血管强烈收缩，用于偏头痛的预防和治疗。

（2）肽生物碱 麦角胺（ergotamine）明显收缩血管，减少动脉搏动，可显著缓解偏头痛，用于偏头痛的诊断和治疗。

4. 酮色林（ketanserin） 选择性阻断 5-HT$_{2A}$ 受体，并有较弱的阻断 α 肾上腺素受体和 H$_1$ 受体的作用。临床主要口服治疗高血压病，也可静脉或肌内注射用于高血压危象。常见不良反应有镇静、头晕、口干、眩晕和胃肠功能紊乱等。先天性 Q-T 综合征、低血钾、病理性心动过缓、妊娠期妇女及哺乳期妇女禁用。

第三节 组胺和抗组胺药

一、组胺及组胺受体激动药

组胺（histamine）是广泛存在于人体组织的自体活性物质，由组氨酸经特异性组氨酸脱羧酶脱羧生成。主要以无活性的结合型储存在组织肥大细胞和血液嗜碱性粒细胞中。组胺在皮肤、胃肠黏膜、肺和支气管黏膜组织中含量高。当机体发生变态反应或受各种理化因素刺激时，引起肥大细胞脱颗粒，使组胺由结合型变为游离型，作用于组胺受体产生效应。

组胺受体主要分为 H$_1$、H$_2$、H$_3$ 三种亚型。其分布、效应及激动药和阻断药见表 41-1。

表 41-1　组胺受体的分布及效应

受体类型	受体分布	主要效应	激动药	阻断药
H$_1$	支气管、胃肠、子宫等平滑肌	收缩	组胺	苯海拉明
	皮肤血管、毛细血管	扩张、通透性增加	倍他司汀	异丙嗪
	心房	收缩增强	2-甲基组胺	氯苯那敏
	房室结	传导减慢		阿司咪唑等
	中枢	觉醒反应		
H$_2$	胃壁细胞	胃酸分泌增加	组胺	西咪替丁
	血管	扩张	倍他唑	雷尼替丁
	心室	收缩增强	4-甲基组胺	法莫替丁等
	窦房结	心率加快		
H$_3$	中枢与外周神经末梢	负反馈调节组胺合成与释放调节睡眠 - 觉醒周期、认知水平及能量水平	组胺 α - 甲基组胺 Pitolisan(反向激动剂)	噻普酰胺

组胺

药用组胺为人工合成品，口服无效，皮下或肌内注射吸收迅速，但作用维持时间短暂。

【药理作用】

1. 心血管系统

（1）心肌　对人体，组胺通过激动 H$_2$ 受体，直接作用于腺苷酸环化酶、增加心肌 cAMP 水平，产生正性肌力作用。

（2）血管　组胺激动血管平滑肌细胞 H$_1$ 和 H$_2$ 受体，引起血管扩张，回心血量减少。激动 H$_1$ 受体使毛细血管扩张、通透性增加，可引起局部水肿或有效循环血容量减少；激动 H$_2$ 受体可产生缓慢而较持久的扩血管效应。组胺扩血管作用可引起收缩压和舒张压同时下降。皮内注射小剂量组胺，皮肤可出现"三重反应"：注射部位毛细血管扩张出现红斑；继而毛细血管通透性增加，红斑上形成丘疹；最后经由轴索反射致小动脉扩张，丘疹周围形成红晕。麻风病人皮肤神经受损，"三重反应"不完整，据此可作为该病辅助诊断。

（3）血小板　血小板膜存在 H$_1$ 和 H$_2$ 受体。激动 H$_1$ 受体，可激活磷脂酶 A$_2$，介导花生四烯酸释放，调节细胞内 Ca^{2+} 水平从而促进血小板聚集；激动 H$_2$ 受体，可增加血小板内 cAMP 含量，抑制血小板聚集。最终效应取决于两种功能平衡的结果。

2. 腺体
组胺作用于胃壁细胞 H$_2$ 受体，使胃液分泌显著增加。此外，H$_2$ 受体兴奋还可引起唾液、泪液、肠液和支气管腺体等分泌增加，但作用较弱。

3. 平滑肌
组胺激动平滑肌细胞 H$_1$ 受体，使支气管平滑肌收缩，引起呼吸困难，哮喘患者尤为敏感。此外，激动 H$_1$ 受体可使胃肠道平滑肌收缩，大剂量引起腹泻。子宫平滑肌虽对组胺不敏感，但孕妇发生变态反应时，可引起流产或早产。

【临床应用】组胺无临床治疗价值，主要用于胃酸分泌功能诊断，以鉴别真性胃酸缺乏症，也可用于麻风病的辅助诊断。

【不良反应与禁忌证】常见不良反应有头痛、体位性低血压和颜面潮红等。支气管哮喘、消化性溃疡患者禁用。

倍他司汀

倍他司汀(betahistine，抗眩宁、培他啶)组胺 H$_1$ 受体激动药。

【体内过程】本品口服易吸收，3~5 小时血药浓度达峰值。肝脏代谢，大部分药物以代谢物形式从尿中排泄，$t_{1/2}$为 3.5 小时。

【药理作用】 主要激动 H_1 受体，引起血管扩张，但不增加血管通透性。可扩张心脑血管，改善血液循环；松弛内耳毛细血管前括约肌，消除内耳性眩晕和耳鸣。此外，还可对抗儿茶酚胺的缩血管和抑制血小板聚集作用。

【临床应用】 主要用于内耳眩晕症、耳鸣、血管性头痛及脑动脉硬化。也可用于急性缺血性脑血管疾病。

【不良反应】 有口干、胃部不适、恶心、头痛、心悸、皮肤瘙痒等，可加重消化性溃疡。小儿禁用，消化性溃疡、支气管哮喘及孕妇慎用。

倍他唑

倍他唑(betazole)选择性 H_2 受体激动剂，对 H_1 受体作用微弱。主要刺激胃酸分泌，可作为组胺替代品用于胃酸分泌试验。有较轻的面部潮红、乏力和头痛等不良反应。

二、组胺受体阻断药

组胺受体阻断药(histamine receptor antagonist)，能竞争性阻断组胺与受体结合，产生抗组胺作用。根据药物对组胺受体三种亚型的选择性不同可分为三类，其中 H_1 受体和 H_2 受体阻断药常用，H_3 受体阻断药临床尚无应用。鉴于过敏反应的复杂性，单一的 H_1 受体阻断剂常难取得理想效果。近年，已有兼具双重抑制作用的 H_1/PAF 抑制剂、H_1/H_3 抑制剂、H_1/CCR_3 抑制剂等相继问世，为抗过敏治疗拓展了新方向。

1. H_1 受体阻断药 此类药具有与组胺分子类似的乙基叔胺结构，对 H_1 受体有较强的亲和力而无内在活性，能竞争性阻断 H_1 受体。根据 H_1 受体阻断药有无镇静和抗胆碱作用以及应用时间先后可分为三代。第一代药物多数有中枢抑制和抗胆碱作用，作用维持时间较短；第二、三代药物无明显中枢抑制和抗胆碱作用，且长效。常用 H_1 受体阻断药见表 41-2。

表 41-2　常用 H_1 受体阻断药特点

药物	H_1 受体阻断	镇静催眠	抗晕呕吐	抗胆碱	t_{max}(小时)	$t_{1/2}$(小时)	维持时间(小时)
第一代药物							
氯苯那敏(chlorpheniramine, 扑尔敏)	+ + +	+	−	+ +	3~6	30	4~6
赛庚啶(cyproheptadine)	+ + +	+ +	+	+ +	0.5	3	/
异丙嗪(promethazine, 非那根)	+ + +	+ + +	+ +	+ + +	0.5~1	/	4~12
第二代药物							
西替利嗪(cetirizine)	+ + +	−	/	/	1~2	10~11	24
氯雷他定(loratadine, 开瑞坦)	+ + +	−	−	−	1~1.5	8~11	18~24
左卡巴斯汀(levocabastine, 立复汀)	+ + +	/	/	/	2	35~40	10~12
布可立嗪(buclizine, 安其敏)	+ + +	+	+ + +	+	/	/	16~18
氯马斯汀(clemastine 克立马丁)	+ + + +	+	/	/	/	/	12
第三代药物							
非索非那定(fexofenadine, 太非)	+ + +	−	−	−	1.3	14.4	24
左旋西替利嗪(levocetirizine)	+ + +				6	32	24
地氯雷他定(desloratadine, 恩理思)	+ + +	−	−	−	3	27	24

【体内过程】 此类药物口服易吸收，多数在 15~30 分钟起效，1~2 小时作用达高峰，一般持续 4~6 小时。主要在肝脏代谢。特非那定、阿司咪唑等药物的代谢产物仍具活性，作用持续时间较长。第三代抗组胺药物作用时间明显延长。

【药理作用】

（1）阻断 H_1 受体作用　竞争性阻断 H_1 受体，可对抗组胺引起的支气管、胃肠道平滑肌收缩，对组胺引起的毛细血管扩张和通透性增加有明显对抗作用。但对 H_2 受体兴奋引起的胃酸分泌无拮抗作用。

（2）中枢抑制作用　此类药物多数可透过血-脑屏障，对中枢产生不同程度的抑制作用，尤以第一代药物苯海拉明和异丙嗪为甚，表现为镇静、嗜睡。这可能是由于阻断了中枢 H_1 受体，拮抗了脑内源性组胺介导的觉醒反应所致。第二代药物阿司咪唑不易透过血-脑屏障，故中枢抑制作用不明显；阿伐斯汀、左卡巴斯汀和咪唑斯汀等无镇静、嗜睡不良反应。

（3）其他作用　本类药物多数具有阿托品样抗胆碱作用。较大剂量的苯海拉明、异丙嗪等可产生局部麻醉作用和"奎尼丁样作用"。

第三代抗组胺药物多数具有高效和长效特点，且多数无明显镇静和抗胆碱作用。

【临床应用】

（1）皮肤黏膜变态反应性疾病　H_1 受体阻断药对荨麻疹、过敏性鼻炎等疗效较好，多应用第二、三代药物。对昆虫叮咬所致皮肤瘙痒和水肿亦有良效，对血清病、药疹和接触性皮炎有一定疗效，对支气管哮喘疗效差，对过敏性休克无效。

（2）防晕止吐　用于晕动病、放射病等引起的呕吐，常用苯海拉明和异丙嗪。预防晕动病常选用茶苯海明（dimenhydrinate），一般在乘车船前 15~30 分钟用药。

（3）镇静催眠　苯海拉明和异丙嗪可用于失眠症。

（4）人工冬眠　异丙嗪常作为"冬眠合剂"的组分应用。

【不良反应】 第一代药物常见镇静、嗜睡、乏力等中枢抑制症状，以苯海拉明和异丙嗪最为明显，驾驶员或高空、高速作业者工作期间不宜使用。第二代药多数无中枢抑制作用。此外，可引起口干、厌食、便秘或腹泻等。偶见粒细胞减少及溶血性贫血。

部分第二代抗组胺药物可表现出心脏毒性，过量可致心律失常，严重者可引起致命性尖端扭转型心律失常，故其中特非那定和阿司咪唑已退市。

此类药物多数具有抗胆碱作用，青光眼、尿潴留、幽门梗阻患者禁用。美克洛嗪有动物致畸报道，孕妇禁用。

2. H_2 受体阻断药　H_2 受体阻断药选择性阻断 H_2 受体而不影响 H_1 受体。临床主要用于治疗胃和十二指肠溃疡，详见相关章节。

知识拓展

组胺 H_3、H_4 受体及其阻断剂

目前已知组胺受体有 4 种亚型，除 H_1、H_2 受体外，尚有 H_3 及 H_4 受体两种亚型。

H_3 受体主要表达于组胺能神经元，广泛分布于中枢及外周神经末梢。H_3 受体可调节组胺合成、释放，同时还调节其他神经递质释放，从而调节中枢和外周神经活动。如参与睡眠-觉醒周期、认知水平及能量水平的调节，与阿尔茨海默病、帕金森病、多动症等神经行为异常性疾病密切相关。H_3 受体阻断剂，如噻普酰胺（thioperamide）可明显改善实验大鼠学习和记忆能力并具有减肥作用，因而受到广泛关注。H_3 受体反向激动剂 pitolisant 已获批用于临床。

H_4 受体主要在免疫细胞上有高表达。该受体可能是一种重要的炎症性受体，可介导慢性炎症反应及肥大细胞、嗜酸性粒细胞的趋化性，在多种免疫性和炎症性疾病中发挥作用。目前，已有多个 H_4 受体阻断剂，如 JNJ-7777120、JNJ-39758979 等进入临床试验研究。

第四节　多肽类

一、激肽类

1. 激肽的合成、代谢及生物活性　激肽(kinin)是由激肽原(单链糖蛋白)经激肽释放酶作用生成的 9 肽，分缓激肽(bradykinin)和胰激肽(kallidin)两种。缓激肽由血浆中高分子量激肽原经血浆激肽释放酶催化裂解而成，主要存在于血浆中；胰激肽由组织中低分子量激肽原经组织激肽释放酶催化裂解而成，主要存在于组织和腺体内。两者结构、作用相似。激肽生成后可迅速被组织或血浆中的激肽酶降解失活。

激肽的作用与组胺相似，可扩张血管、收缩平滑肌，增加毛细血管通透性。其扩张心、肾、肠、骨骼肌和肝内血管的作用比组胺强 10 倍。激肽可引起呼吸道平滑肌、子宫平滑肌和大多数胃肠平滑肌收缩，是诱发哮喘的主要因素之一。激肽作为皮肤和内脏感觉神经末梢的强烈刺激剂，可引起剧烈疼痛。PGs 能增强并延长其致痛作用。激肽还可促进白细胞游走和聚集，参与炎症反应，是重要的炎症介质之一。

激肽通过与靶细胞膜表面的激肽受体 B_1 和 B_2 结合产生效应，其机制可能与激活 PLA_2、释出 AA、产生 PGs 及对靶组织的直接作用有关。

2. 影响激肽释放酶–激肽系统的药物

（1）抑肽酶(aprotinin)　多由牛肺提取，是一种由 58 个氨基酸组成的激肽释放酶抑制剂，可抑制激肽原生成激肽。此外，对胰蛋白酶、糜蛋白酶等蛋白水解酶也有抑制作用。临床用于预防和治疗急性胰腺炎、中毒性休克等血浆激肽过高症或减轻肿瘤症状。

（2）激肽受体阻断药　艾替班特(icatibant)，阻断激肽 B_2 受体，可用于治疗支气管哮喘。

（3）血管紧张素转化酶抑制药　可抑制激肽酶 II，减少激肽降解失活，并抑制血管紧张素 I 转化为血管紧张素 II，用于治疗高血压。

二、内皮素

内皮素(endothelins，ETs)为内皮细胞释放的由 21 个氨基酸组成的多肽，是调节心血管功能的重要因子。ETs 有三种异构体，分别为 ET_1、ET_2、ET_3。ET_1 主要在内皮细胞表达，ET_2 主要在肾脏表达，ET_3 则多在神经系统和肾小管上皮细胞表达。ETs 是至今发现的最强缩血管物质，体内、外均有强大而持久的血管收缩作用。ETs 的生物学效应主要为收缩血管，促进平滑肌细胞分裂，收缩内脏平滑肌及心脏正性肌力作用。

抑制内皮素活性的药物包括内皮素受体阻断药和内皮素转化酶抑制药(endothelin–converting–enzyme inhibitor，ECEI)。由于此类药物对心血管等系统有广泛作用，近年已成研究热点。目前，临床常用的有内皮素受体阻断药，主要为 ET–A、ET–B 受体阻断药。其中，选择性 ET–A 受体阻断药安倍生坦(ambrrisetan)用于肺动脉高压具有疗效好、安全性高的优点。非选择性阻断药波生坦(bosentan)，兼具 ET–A 及 ET–B 受体双重阻断作用，可用于治疗 III、IV 期原发性肺动脉高压症，可在不增加心率情况下增大心输出量。

三、利尿钠肽

利尿钠肽(natriuretic peptides，NPs)是哺乳动物心房、心室、血管内皮细胞等多种组织合成分泌的一组多肽，可分为心房利尿钠肽(ANP)、脑利尿钠肽(BNP)和 C 型利尿钠肽(CNP)。

NPs 具有排钠利尿、舒张血管等作用，其中 ANP 可增加肾小球滤过率，降低近曲小管 Na^+ 重吸收，具很强的排钠利尿、降压作用，并能抑制肾素、加压素及醛固酮分泌。对轻、中度高血压和肾功能衰竭有潜在治疗价值。大剂量 ANP 可产生恶心、呕吐、头面潮红、低血压和心动过缓等不良反应。

四、P 物质

P 物质(substance P，SP)是由 11 个氨基酸组成的活性多肽。SP 可在心血管、呼吸、胃肠及泌尿生殖系统等多种组织发挥作用。其效应主要为舒张小动脉，兴奋内脏平滑肌，刺激唾液分泌，排钠利尿以及引起肥大细胞脱颗粒等。

五、胰高血糖素样肽-1

胰高血糖素样肽-1(glucagon-like peptide-1，GLP-1)是一种主要由肠 L 细胞产生的肠促胰液素，具有葡萄糖浓度依赖性促胰岛 B 细胞释放胰岛素及降低 A 细胞分泌胰高血糖素的作用，从而降低血糖。

GLP-1 受体激动剂是一类新型降糖药，其可激活 GLP-1 受体，促胰岛素分泌并延缓胃排空及产生中枢性食欲抑制，减少进食量，从而达到降糖、减肥作用。常用药物有艾塞那肽、贝那鲁肽等。

第五节　一氧化氮及其供体与抑制剂

一、一氧化氮的合成与生物效应

一氧化氮(nitric oxide，NO)是首个被发现的"气体型"生物信息传递物质，具有结构简单、半衰期短、化学性质活泼，体内分布广泛等特点，参与机体多种生理及病理过程。

L-精氨酸(L-Arg)是合成 NO 的前体，经一氧化氮合酶(nitric oxide synthase，NOS)催化生成 L-瓜氨酸，引起 NO 大量、长时间释放。NO 与受体结合后，激活鸟苷酸环化酶(GC)，催化 GTP 生成 cGMP，后者作为第二信使，进一步刺激 cGMP 激酶，导致细胞内钙离子浓度下降，从而发挥生物效应。

1. 血管平滑肌　血管内皮细胞释放的 NO，弥散性作用于平滑肌细胞的 GC，使细胞内 cGMP 含量增加，血管平滑肌舒张；NO 具有内皮细胞保护作用，可对抗缺血再灌注对血管内皮的损伤。

2. 对动脉粥样硬化的影响　NO 可抑制血小板黏附和聚集，抑制中性粒细胞与内皮细胞的黏附和血管平滑肌细胞增生，抑制低密度脂蛋白氧化，从而防止泡沫细胞的产生与动脉硬化形成。

3. 呼吸系统　NO 降低肺动脉压和扩张支气管平滑肌。吸入 NO 可治疗新生儿及成人肺动脉高压和呼吸窘迫综合征。

4. 神经系统　在中枢神经系统，NO 作为神经递质或调质发挥作用。突触后释放的 NO 可使突触前兴奋性谷氨酸释放，可能对脑发育和学习记忆发挥短时程或长时程增强效应。高浓度 NO 可引起神经元退化。在外周组织，神经元释放的 NO 可使阴茎海绵体血管平滑肌舒张，引起阴茎勃起，NOS 抑制剂可抑制勃起反应。某些 NO 供体对阳痿有一定治疗价值。

5. 炎症　NO 增加血管通透性，使渗出增多，促进急性和慢性炎症过程。NOS 抑制药对关节炎有治疗作用。

6. 血小板　NO 明显抑制血小板黏附和聚集，减少血栓素 A_2(TXA$_2$)和血小板源性生长因子(PDGF)释放，具有防止血栓形成的作用。

二、一氧化氮供体

内源性 NO 是一种含不成对电子的气体，具有高脂溶性，易扩散通过细胞膜。其性质活泼、极不稳定，在有氧和水的环境中仅能存在数秒。NO 与亚铁血红素有很强的亲和力，在血液中，NO 与血红蛋白结合形成亚硝酸盐血红蛋白而失活。某些药物可作为 NO 供体，如硝普钠、硝酸甘油、有机硝酸盐和亚硝酸盐等，在体内经代谢释放出 NO 而发挥作用。

三、一氧化氮抑制剂

诱导型一氧化氮合酶(iNOS)广泛参与炎症发生、发展的病理过程。鉴于大多数抗炎药物多发不良反应，临床应用受限。iNOS 抑制剂作为新型抗炎药物被寄予厚望。

iNOS 抑制剂包括非选择性抑制剂和选择性抑制剂二类。非选择性 NOS 抑制剂有 L-精氨酸竞争性抑制剂，包括 N^G-甲基-左旋精氨酸(L-NMMA)、N^G-硝基-左旋精氨酸甲基乙酯(L-NAME)等。选择性 NOS 抑制剂能抑制 iNOS 的活性及合成。N-[3-(氨甲基)苯甲基]乙脒对 iNOS 的抑制能力比对 eNOS 和 nNOS 的抑制能力分别高 5000 倍和 200 倍，是迄今选择性最高的 iNOS 抑制剂。

第六节　腺苷类

腺苷(adenosine)为内源性嘌呤核苷酸，存在于机体细胞内。机体短暂缺血后，组织细胞和血管内皮细胞释放腺苷，通过激动腺苷受体调节细胞代谢，对随后的缺血损伤产生保护作用，即发挥缺血预适应作用。缺血预适应是指经短暂缺血之后，细胞对随后较长时间缺血的耐受性明显增强的现象。

腺苷受体属于 G 蛋白偶联受体家族，分为 A_1、A_{2A}、A_{2B} 和 A_3 四种亚型，其中 A_1、A_2 受体与"预适应"密切相关。一般认为，A_1 受体介导的作用与心脏保护作用有关，而 A_2 受体介导的作用则与冠状动脉血流增加有关。A_1 受体分布十分广泛，主要表达于中枢神经系统，其次是心脏、肾脏和脾脏。A_3 受体的结构、组织分布以及种属差异较复杂多样，目前尚无定论。

腺苷通过与相应受体结合而发挥扩张冠脉血管，增加冠脉血流量，减慢房室结传导等生物学效应。腺苷对心脏有负性作用，临床可作为抗心律失常药应用。腺苷常见不良反应有面部潮红、气急、胸痛等，但多为一过性，1~2 分钟内消失。治疗浓度的茶碱可阻断腺苷受体，使其作用减弱；腺苷与双嘧达莫(潘生丁)合用，可阻断腺苷的摄取，从而使其作用增强。

答案解析

思考题

1. 列举几种常用的前列腺素类药物，并简要说明其主要药理作用和临床用途。
2. 简要比较三代 H_1 受体阻断药作用和应用的异同。

(宋　珏　吕雄文　李　俊)

书网融合……

| 习题 | 微课 | 本章小结 |

第四十二章　治疗骨质疏松症药 📱微课

PPT

📖 **学习目标**

1. 通本章学习，掌握骨吸收抑制剂和骨形成促进剂的代表性药物及其药理作用和临床应用；熟悉锶盐、维生素 K 类药物的作用特点及临床应用；了解骨质疏松症的分类及特点。

2. 具备用所学知识，为临床合理化用药方案服务。

3. 树立药学服务人类和满足大健康的理念，担负药学工作者应有的职责。

骨质疏松症(osteoporosis)系由多种原因引起的一组骨病，其特点是单位体积内骨量减少，骨皮质变薄，海绵骨骨小梁数目及大小均减少，髓腔增宽，骨荷载功能减弱，从而产生腰背、四肢疼痛，脊柱畸形，骨脆性增加，最终可导致骨折，多见于中、老年人。

骨质疏松症分为原发性和继发性两类：原发性骨质疏松是指不伴有引起骨质疏松的其他疾病，包括绝经后骨质疏松(Ⅰ型)或老年性骨质疏松(Ⅱ型)。Ⅰ型主要病因为性激素不足，以女性为多，发病年龄多在 51~70 岁，表现为骨量加速丢失、松质骨丢失明显；Ⅱ型主要病因为年龄的老化，患者男女之比约为 1：2，发病年龄多大于 70 岁，表现为骨量缓慢丢失，松质骨与皮质骨丢失速率大致相等。继发性骨质疏松是由其他病因引起的，如性腺功能不足，某些内分泌性疾病(甲状腺功能亢进、肾上腺功能亢进、甲状旁腺机能亢进等)，胃肠、肝、肾功能障碍，长期运动量减少，钙摄入不足，长期使用糖皮质激素类药物等因素。骨质疏松的病理机制是在骨代谢过程中骨吸收与骨形成失衡，导致骨形成减少，骨吸收增加，骨量减少，引起骨质疏松症。

目前治疗骨质疏松症的药物主要分为两大类，一类是以抑制骨吸收为主的骨吸收抑制剂，另一类是以促进骨形成为主的骨形成促进剂。

🔗 **知识拓展**

骨重建过程

骨组织是一种处于动态变化的矿化结蹄组织，其完整性由骨重建来维持，即破骨细胞吸收旧骨，成骨细胞生成新骨。骨细胞是骨骼细胞中的主要细胞，感受骨的机械变化后将感知的信号传递给破骨细胞、成骨细胞等，调节骨重建的位置和速度。首先，参与骨吸收的破骨细胞前体细胞大量被激活并分化成熟为多核破骨细胞。破骨细胞吸附在骨表面，通过分泌酸性物质和酶来溶解骨骼中的矿物质并产生凹陷，形成骨吸收。此过程释放的细胞因子如胰岛素生长因子-1(IGF-1)、转化生长因子-β(TGF-β)，作用于成骨细胞前体细胞，刺激成骨细胞的形成。成骨细胞进入凹陷部位分泌骨基质，包括胶原蛋白、骨钙素、骨粘连蛋白等，磷酸钙结晶逐渐沉积于骨基质中使其矿化形成新骨。在骨代谢的过程中，每天都有一定量的骨组织被吸收，又有相当数量的骨组织合成，两者保持着动态的平衡，当骨吸收大于骨形成时，可出现骨丢失，发生骨质疏松、骨软化等；当骨形成而无相应的骨吸收时，则可出现骨质硬化。

第一节 骨吸收抑制剂

一、雌激素及其类似物

（一）雌激素

雌激素（estrogen）是防治原发性Ⅰ型骨质疏松症的首选药，该疗法称为激素替代疗法（hormone replacement therapy，HRT）。

【药理作用】雌激素通过作用于成骨细胞核内的特异受体发挥作用。

雌激素防治绝经后骨质疏松症主要有三条作用途径：第一条途径通过下丘脑－垂体－性腺轴系统，调节雌激素及受体的合成；第二条途径通过钙代谢激素调节系统，促进降钙素的分泌和活性维生素 D 的合成而增加肠钙的吸收；第三条途径通过调节成骨细胞－破骨细胞信号转导系统发挥作用，包括对成骨细胞和破骨细胞的直接作用，以及通过影响成骨细胞衍生出来的促进破骨细胞功能的细胞因子 IL-1、IL-6 及 TGFβ3 等的间接作用。此外，雌激素还通过胰岛素样生长因子-1（IGF-1）、IGF-2 等旁分泌因子起作用，及通过抑制骨细胞凋亡而有效地防止骨质丢失。

【临床应用】主要治疗绝经后骨质疏松症。临床研究证明，HRT 是预防绝经后骨质疏松和骨折的有效方法，一般在绝经后 5~8 年疗效最明显。有报道 HRT 应用 6 年以上，髋部骨折的危险性可降低 50%，将雌激素与孕激素联合治疗半年可使骨密度增加 8%~10%。

目前常用的雌激素有结合雌激素（conjugated estrogen）、17β-雌二醇（17β-estradiol）、己烯雌酚（diethylstilbestrol）、尼尔雌醇（nylestriol）及乙炔雌二醇（ethinylestradiol）等。

【不良反应】主要是增加绝经后阴道出血、乳腺癌、子宫内膜癌的发生率以及深静脉血栓形成和肺栓塞的发生率。将雌激素与孕激素、雄激素等联合用药，可以减少其用量，减轻不良反应。

（二）选择性雌激素受体调节剂

选择性雌激素受体调节剂（selective estrogen receptor modulators，SERMs）按其结构可分为四类：①三苯乙烯类，代表药物三苯氧胺（他莫昔芬，tamoxifen）；②苯并噻吩类，代表药物为雷诺昔芬（raloxifene）；③苯并吡喃类，代表药物为左美洛昔芬（levormeloxifene）；④其他类，如二氢萘衍生物萘福昔定（nafoxidine），萘类化合物拉索昔芬（lasofoxifene）；吲哚类化合物巴多昔芬（bazedoxifene）等。

【药理作用】SERMs 是一类同时具有激动和拮抗雌激素受体活性的非甾体类药物，是近年来骨质疏松症防治研究的一大进展。SERMs 可与雌激素受体结合，选择性地作用于不同组织的雌激素受体，在不同的靶组织分别产生类雌激素或抗雌激素作用。由于不同 SERMs 结构上的特点，对各种受体的亲和力有所差异，从而在组织中发挥不同的生理效应，对骨骼系统、脂肪代谢和脑组织具有雌激素激活作用，抑制破骨细胞介导的骨吸收、降低血清胆固醇和低密度脂蛋白；而对乳腺和子宫则具有雌激素拮抗作用，抑制乳腺细胞和子宫内膜上皮细胞的增生。因此，SERMs 保留了雌激素对骨骼的保护作用，减少了对乳腺和子宫内膜的有害影响。

【临床应用】治疗绝经后骨质疏松症和乳腺癌。

【不良反应】常见的不良反应是潮热和腿部痉挛痛，但一般不严重，很少导致停药，较少见的严重不良反应是深静脉血栓栓塞，长期制动可能会增加这一风险。禁用于妊娠及哺乳期妇女，有活动性或陈旧性静脉血栓性事件的患者禁用，包括深静脉栓塞、肺栓塞和视网膜静脉栓塞，有严重肝脏疾病者也禁用。

雷诺昔芬

雷诺昔芬 1997 年获 FDA 批准上市。口服后迅速被吸收，进入循环前被大量葡糖醛化，首过代谢为葡糖醛基结合物，绝对生物利用度为 2%。体内分布广泛，血浆蛋白结合率为 98%~99%。主要在肝脏代谢，通过粪便排泄，具有肠肝循环，$t_{1/2}$ 约为 28 小时。临床主要用于预防和治疗绝经后妇女的骨质疏松症，能显著地降低椎体骨折发生率。对绝经后妇女为期两年的临床研究表明：雷诺昔芬可降低骨吸收速度，升高腰椎、髋部和总体骨密度，并能降低血清低密度脂蛋白（LDL）水平，而不刺激乳房和子宫内膜的生长。雷诺昔芬的不良反应主要是轻度增加静脉栓塞，有静脉栓塞病史或有血栓倾向的患者禁用此药；此外，少数患者会出现潮热和下肢麻木的症状。

巴多昔芬和拉索昔芬

巴多昔芬（bazedoxifene）和拉索昔芬（lasofoxifene）为新一代的选择性雌激素受体调节剂，可竞争性地抑制 17β-雌二醇与雌激素受体 ER_α 和 ER_β 的结合，对骨骼有雌激素激动剂活性，而对人乳癌细胞系无激动剂活性。能改善患者脊椎和髋部的骨密度，显著降低绝经后骨质疏松症患者的椎骨骨折风险，降低血清 LDL 的作用较雷诺昔芬更强。主要适应证为治疗和预防绝经期后的骨质疏松症，不会刺激子宫及乳腺细胞增生。

（三）植物雌激素（Phytoestrogens）

植物雌激素是一类存在于植物中的结构与雌激素相似并具有弱雌激素效能的天然化合物，包括异黄酮类（isoflavones）、木脂素类（lignans）和香豆素类（coumestans）。异黄酮主要存在于豆类植物中，金雀异黄素（染料木黄酮，genistein）和大豆苷原（daidzein）是最主要的两种。对于雌激素水平低者，植物雌激素表现为弱雌激素样作用，可抑制骨吸收，促进骨形成，预防骨质疏松的发生，同时减轻一些与雌激素水平降低有关的疾病，如更年期综合征、动脉粥样硬化及细胞衰老等。对于雌激素水平较高者，则表现为抗雌激素样作用，当它与雌激素受体结合后，活性更高的体内雌激素就不能再与之结合而产生激素效应，避免了过多雌激素对细胞的破坏，因而对与雌激素有关的乳腺癌、子宫出血等病变有一定的抑制作用。

依普黄酮

依普黄酮（ipriflavone，异丙氧黄酮）广泛存在于苜蓿类牧草中，是异黄酮的衍生物。20 世纪 60 年代后期匈牙利首次合成了依普黄酮，化学名为 7-异丙氧基异黄酮。70 年代初，在各种骨质疏松实验模型中发现依普黄酮不仅能减少骨量丢失，而且能使骨的总钙量增加，因而首次提出将其用于治疗骨质疏松症。

【体内过程】口服后吸收较完全，餐后服用吸收更佳，约 60% 在小肠吸收，血浆浓度达峰时间约为 90 分钟。体内分布广泛，经肝脏氧化代谢后由肾脏排泄，$t_{1/2}$ 为 9.8 小时。在人体氧化代谢物有 4 种，主要为黄酮的羟化物和羧化物，代谢产物也具有一定的生物活性。

【药理作用】依普黄酮可逆转氢化泼尼松诱导的血清碱性磷酸酶活性升高，尿钙排泄增加，使降低的骨重恢复正常，同时还增加血清降钙素含量，提高骨密度。目前认为依普黄酮治疗骨质疏松症的主要药理学基础为：①促进成骨细胞的增殖，促进骨胶原形成和矿化，增加骨量；②减少破骨细胞前体细胞的增殖和分化，抑制破骨细胞活性，降低骨吸收；③通过雌激素样作用增加降钙素的分泌，间接产生抗骨吸收作用。

【临床应用】用于骨质疏松症的防治。

【不良反应】仅有轻微的胃肠道反应，长期用药的耐受性和安全性良好，无明显毒副作用，易被患者接受。

二、双膦酸盐类

双膦酸盐类(bisphosphonates)是1969年Fleisch等通过机体内存在的焦膦酸化合物对石灰化有抑制作用得到启发而合成的化合物，现已发展成为一类抗代谢性骨病的重要药物。焦膦酸盐(pyrophosphate)口服无效，而注射给药又迅速被酶水解失活。以碳磷键(P-C-P)取代焦膦酸盐结构中的氧磷键(P-O-P)能改变焦膦酸盐的这一理化性质，增加其对水解酶的稳定性，既具有焦膦酸盐的高骨矿亲和力又不易被酶水解。

根据研制时间的先后不同，目前将双膦酸盐类药物分为三代：第一代为不含氮双膦酸盐，代表药物有依替膦酸钠(etidronate sodium)和氯屈膦酸钠(clodronate sodium)，作用较弱且抑制骨矿化，胃肠道副作用大；第二代为含氮双膦酸盐，代表药物有帕米膦酸钠(pamidronate sodium)和阿仑膦酸钠(alendronate sodium)；第三代为具有杂环结构的含氮双膦酸盐，代表药物有唑来膦酸钠(zoledronate sodium)、利塞膦酸钠(risedronate sodium)等，也包括具有饱和烃链的含氮双膦酸盐伊班膦酸钠(ibandronate sodium)，抗骨吸收作用更强，临床应用安全方便、副作用小。

【体内过程】口服主要在小肠吸收，吸收率通常仅为给药量的1%~10%。与食物共服或有钙存在下，吸收显著减少。碳磷键(P-C-P)的结构在动物体内吸收、储存及排泄过程中不变，侧链是否被代谢取决于不同药物自身的性质。药物与骨质中的磷酸钙有强的亲和力，吸收量的20%~70%摄入钙化组织，特别是骨中，剩余药物经肾排泄。$t_{1/2}$较短，小鼠仅几分钟，在人体从几分钟到几小时不等。骨中的潴留半衰期较长，最长可达10年，骨中半衰期的长短取决于骨骼自身的更新速率。

【作用机制】双膦酸盐类药物的作用机制尚未完全阐明，目前认为主要通过以下途径抑制破骨细胞介导的骨吸收：①抑制破骨细胞前体的分化和募集，抑制破骨细胞形成；②破骨细胞吞噬二膦酸盐，导致破骨细胞凋亡；③附着于骨表面，影响破骨细胞活性；④干扰破骨细胞从基质接受骨吸收信号；⑤通过成骨细胞介导，降低破骨细胞活性。

【临床应用】主要用于骨质疏松症，也可用于由多发性骨髓瘤、乳腺癌、前列腺癌及肺癌等恶性肿瘤骨转移引起的骨代谢异常所致的高钙血症，减少骨病、骨痛和骨折的发生率，并能减轻高钙血症并发的恶心、呕吐、多尿、口渴及中枢神经症状，改善患者的生活质量，还可用于防治变形性骨炎(paget's disease)。

【不良反应】人体对双膦酸盐类的耐受性一般较好，不良反应主要有消化道反应和抑制骨矿化。消化道反应最常见的是恶心、腹泻及胃、十二指肠溃疡，少数人发生腐蚀性食管炎，口服给药应在早晨空腹服用，并用足量温开水(约200ml)送服，服后30分钟内不宜进食和躺卧，保持坐位或站立位。抑制骨矿化主要见于第一代的依替膦酸盐，它是唯一可致骨软化的药物。静脉给药时，由于药物与钙形成络合物导致低血钙症而表现出急性毒性，其程度与输注速度有关。大剂量时还可产生肾脏、肺等的损害。食管狭窄、食管失弛缓症或其他食物排空障碍疾病患者禁用，胃、食管返流性疾病患者慎用。此外，双膦酸盐类药物还可引起眼的严重不良反应，表现为色素膜炎、非特异性结膜炎、巩膜外层炎、巩膜炎等。

阿仑膦酸钠

阿仑膦酸钠(alendronate)属第二代双膦酸盐类药物，1993年首先在意大利上市，也是首个被FDA批准用于防治骨质疏松的双膦酸盐类药物。化学名为：4-氨基-1-羟基丁叉-1,1-二膦酸单钠盐。

【体内过程】口服后主要在小肠内吸收，但吸收差，生物利用度约为0.7%，食物和矿物质等可显著减少其吸收。血浆蛋白结合率约80%，血清半衰期短。吸收后的药物大约20%~60%被骨组织迅速摄取，骨中达峰时间约为用药后 2 小时，其余部分迅速以原型经肾脏排泄。服药后 24 小时内 99% 以上的体内存留药物集中于骨，在骨内的半衰期可长达 10 年以上。

【药理作用】阿仑膦酸钠与骨内羟磷灰石有强亲和力。能进入骨基质羟磷灰石晶体中，当破骨细胞溶解晶体时，药物被释放，能抑制破骨细胞活性，并通过成骨细胞间接起抑制骨吸收作用。其特点是抗骨吸收活性强，抑制骨吸收能力较第一代的依替膦酸钠强 1000 倍，当给予治疗剂量的 6000 倍时才会影响骨矿化，故一般治疗剂量不会引起骨矿化障碍。

【临床应用】主要用于治疗绝经后妇女的骨质疏松症，以预防髋部和脊柱骨折（椎骨压缩性骨折），也可用于男性骨质疏松症和变形性骨炎的治疗，在减轻骨痛方面效果明显，作用较快。

【不良反应与禁忌证】对肾的不良影响以及对骨矿化的干扰作用较轻，一般无胃肠道及发热等副反应。部分患者可出现腹痛、腹泻、恶心、便秘、消化不良，不按规定方法服用者可产生食道溃疡，偶有血钙降低，短暂白细胞升高，尿中红细胞、白细胞增加。食道动力障碍，如食道迟缓不能，食道狭窄者禁用，严重肾损害者、骨软化症患者也禁用。

利塞膦酸钠

利塞膦酸钠（risedronate）属双膦酸盐类第三代产品，是继阿仑膦酸钠之后 FDA 批准的防治绝经后骨质疏松症的双膦酸盐药物。

【体内过程】口服后由上消化道迅速吸收，血药浓度达峰时间约为服药后 1 小时。片剂的平均绝对口服生物利用度约为 0.63%，与食物同服时生物利用度降低，牛奶和含钙的抗酸剂可减少本品的吸收，以早餐前至少 30 分钟给药为宜。血浆蛋白结合率约为 24%，在体内代谢较少。

【药理作用】利塞膦酸钠能够与骨中羟磷灰石结合，具有抑制骨吸收的作用。在细胞水平，具有抑制破骨细胞的活性。其疗效与阿仑膦酸钠相当。

【临床应用】临床主要用于预防和治疗骨质疏松症和治疗变形性骨炎，包括绝经后骨质疏松症、糖皮质激素性骨质疏松症以及男性骨质疏松症。临床资料显示，利塞膦酸钠治疗 1 年以上，不但能使腰椎和股骨颈 BMD 显著增加，其椎体骨折和非椎体骨折发生率也明显下降，可有效防治骨质疏松。

【不良反应】可引起上消化道紊乱，表现为吞咽困难、食道炎、食道或胃溃疡，还可引起腹泻、腹痛、恶心、便秘等不良反应。过量使用可能会引起血钙、磷下降，还会出现低血钙症状。

伊班膦酸钠

伊班膦酸钠（ibandronate sodium）现有口服和静脉注射两种剂型，为第一个治疗绝经后骨质疏松症的静脉注射剂。体内研究发现，伊班膦酸盐抑制骨质吸收的能力分别是利塞膦酸盐、阿仑膦酸盐、帕米膦酸盐和氯屈膦酸盐的 2、10、50 和 500 倍。因此，与其他双膦酸盐类药物相比，伊班膦酸盐只需较低剂量即可产生相应的疗效。

伊班膦酸钠是一强效骨吸收抑制剂，口服片剂用于治疗绝经后骨质疏松症，可每月服用 1 次，其注射剂只需每 3 个月注射一次，是第一个每季给药 1 次的骨质疏松症治疗药物。也可用于各种肿瘤相关或骨代谢异常引起的顽固性骨痛，可以快速缓解骨痛，提高患者体力，显著减少骨骼相关事件的发生，改善生活质量，且作用时间长久。注射剂安全性和耐受性良好，即使负荷剂量下仍未见明显肾脏毒性，并可有效减轻口服双膦酸盐的胃肠道副反应，但不适用于低血钙患者。

唑来膦酸钠

唑来膦酸钠是一种新型高效的第三代双膦酸盐类骨吸收抑制剂，用于治疗绝经后妇女的骨质疏松、变形性骨炎，恶性肿瘤溶骨性骨转移引起的骨痛。唑来膦酸钠具有高度骨亲和力和强大的吸附力，治疗骨质疏松症时，一年注射一次即可。不良反应主要有流感样症状、疲劳、胃肠道反应、血细胞减少等，甚至会导致低钙性抽搐的发生，发热是发生率较高的不良反应。

三、降钙素

降钙素(calcitonin，CT)是1961年发现的第二个钙代谢调节剂，为哺乳动物甲状腺滤泡旁细胞(简称C细胞)及低等动物终鳃体分泌的由32个氨基酸残基组成的多肽激素，分子量为3400，具有1~7个二硫链，N-末端为半胱氨酸，C-末端为脯氨酰胺。

临床应用的降钙素可来自鲑鱼(鲑降钙素，salcalcitonin)、鳗鱼(依降钙素，为合成鳗降钙素，elcatonin)、猪(猪降钙素)、人等。来源不同的降钙素，其结构中氨基酸的顺序不同，活性亦异。鲑鱼中获得的降钙素对人的降钙作用比从其他哺乳动物中分离出的降钙素要高20~50倍。目前已能合成鲑、鳗和人的降钙素，并用于临床。

【体内过程】口服后在胃液内迅速被降解，口服无效。鲑降钙素注射液肌肉或皮下注射后，绝对生物利用度约为70%，1小时血药浓度达峰值，$t_{1/2}$ 70~90分钟。表观分布容积为0.15~0.3L/kg，血浆蛋白结合率预约30%~40%。鲑降钙素及其代谢产物95%通过肾脏排泄，仅2%以药物的原型排泄。

【药理作用】降钙素与甲状旁腺素(PTH)相互协调与制约，共同维持血钙的平衡。当血钙浓度高时，可刺激降钙素分泌增加而降低血钙；血钙浓度低于正常值时，可刺激甲状旁腺素分泌增加，并反馈性地抑制降钙素的分泌而使血钙升高。降钙素对肾脏的作用是直接抑制肾小管对钙磷的重吸收，增加钙磷等排泄，降低血钙和血磷。

破骨细胞上有降钙素受体，降钙素可以降低破骨细胞的数目和功能，延缓破骨细胞发育成熟，对成骨细胞有一定的刺激作用，适用于高转换型骨质疏松症。鲑鱼降钙素与受体结合部位有很高的亲和力，所以比哺乳类降钙素的效果更好、作用时间更长。降钙素具有明显的中枢性镇痛作用，对于伴有骨痛的骨质疏松患者效果更佳。

【临床应用】临床主要用于：①各种原因导致的骨质疏松症；②继发于乳腺癌、肺癌和其他恶性肿瘤骨转移所致的高钙血症；③变形性骨炎；④甲状旁腺机能亢进症，维生素D急性或慢性中毒；⑤痛性神经营养不良症或祖德克氏病(Sudeck's disease)。

【不良反应】部分病人可出现皮肤瘙痒、皮疹等过敏反应；恶心、呕吐、腹泻等消化系统，头痛、眩晕、耳鸣等神经系统，面部潮红伴发热感、血压升高等心血管系统的不良反应。注射给药时可引起注射部位炎症。大剂量作短期治疗时，少数病人易引起继发性甲状旁腺功能低下。长期应用会出现降钙素"逃逸"现象，即疗效降低甚至无效，可能与降钙素受体数目减少及PTH的相反作用有关。

降钙素过敏者禁用。使用前必须进行皮肤试验(1:100降钙素稀释)；长期卧床治疗的患者，每日需检查血液生化指标和肾功能；变形性骨炎及有骨折史的慢性疾病患者，应根据血清碱性磷酸酶及尿羟脯氨酸排出量决定停药或继续治疗。妊娠和哺乳期妇女禁用，儿童不推荐使用。

四、钙剂和维生素D

钙剂(calcium)和维生素D(vitamin D)是治疗骨质疏松症的基础药物。一般认为，绝经后骨质疏松症和老年性骨质疏松症的发病机理均与骨组织中的钙丢失及机体内活性维生素D_3水平降低密切相关。钙剂单独用药或联合维生素D用药均可有效抑制绝经期骨质疏松和老年性骨质疏松患者的骨丢失。

临床应用的钙制剂可分为三类：一类是无机钙，又称为第一代补钙产品，如碳酸钙、磷酸钙、氧化钙等；第二类是有机酸钙，即第二代钙剂，如葡萄糖酸钙、乳酸钙、柠檬酸钙、醋酸钙等；第三类是有机钙，也叫氨基酸螯合钙，如天门冬氨酸螯合钙、甘氨酸螯合钙，为第三代钙剂，其特点是溶解性好，生物利用度高，对胃肠道无刺激性，氨基酸与钙离子以整体的形式被小肠吸收，从而大大提高了对钙的吸收，故应用前景较好。

活性维生素 D 及其类似物临床常用骨化三醇(1,25-二羟基维生素 D_3、罗盖全、钙三醇)、阿法骨化醇和艾地骨化醇。阿法骨化醇是 1,25-二羟基维生素 D_3 的前体，需经肝脏羟化酶作用后才转化成真正的活性维生素 D_3 而发挥作用。它对肠钙吸收的影响较小，不易引起高血钙，同时还能增加神经、肌肉的协调性，防止老人跌倒。艾地骨化醇是新一代活性维生素 D 类似物，2011 年 4 月在日本上市用于骨质疏松的治疗，2020 年 12 月在我国上市用于治疗绝经后骨质疏松症。相较骨化三醇、阿法骨化醇能为骨质疏松患者治疗带来更精准、优效的解决方案。

【体内过程】维生素 D 是体内可以合成并长期储存的物质。吸收后的维生素 D 本身并无生物活性，储存在血浆、肝、脂肪和肌肉内，经血液转送至肝脏转化生成 $25-(OH)D_3$(骨化二醇，钙二醇)，然后在肾脏进一步羟化成为 $1,25-(OH)_2D_3$(钙三醇)后才能发挥激素作用。钙三醇具有较钙二醇更高的激素样活性，对钙、磷代谢的作用较钙二醇约高 200 倍，对骨盐形成的作用约高 100 倍。钙三醇口服吸收快，3~6 小时血药浓度达峰值，7 小时后尿钙水平增高，相对生物利用度为 99.14%。$t_{1/2}$ 为 7~10 小时，单次口服剂量可持续药理活性 3~5 天。大部分经胆汁排泄，小部分从尿中排出。

【药理作用】钙是骨质矿化的主要原料，有了足够的钙才能有效地发挥维生素 D_3 的催化效果，达到增强骨质正常钙化的作用。补钙对绝经后的妇女，尤其是钙摄入低者，也有防止骨丢失和骨折的作用。

活性维生素 D_3 治疗骨质疏松的机理主要为：①增加肠钙吸收，维持钙平衡；②促进骨代谢，有利骨转换；③促进肾脏对钙和磷的重吸收，有利于骨形成；④抑制甲状旁腺激素分泌，防止骨钙融出；⑤刺激骨细胞分化增殖，有利骨形成。维生素 D 对骨无机盐代谢的影响是双向的，既可以促进新骨钙化，又可促进钙从骨中游离出来，使骨盐不断更新，以维持钙的平衡。维生素 D 使肠上皮细胞内线粒体浓集钙，造成胞浆钙浓度下降，间接地促进肠黏膜对钙的吸收，另外亦可改变黏膜的通透性，加速钙的吸收。维生素 D 与 PTH 协同作用，促进破骨细胞的溶骨作用。也有人认为，维生素 D 先作用于成骨细胞，使之造成骨吸收浓度梯度而促进破骨细胞形成和溶骨作用。维生素 D 可影响成骨细胞遗传信息的转录过程，促进蛋白质合成和细胞分化，加速成骨作用。

更年期妇女绝经后雌激素缺乏，使维生素 D 活化障碍，体内活性维生素 D_3 水平降低，导致小肠对钙的吸收减少，出现负钙平衡，从而继发甲状旁腺分泌亢进，导致骨破坏增加。老年人由于户外活动少，日光照射不足，血浆活性维生素 D_3 水平降低。而且老年人体内两种合成活性维生素 D_3 的酶活性降低，进一步导致活性维生素 D_3 的生成减少。钙三醇的主要作用是升高血浆钙、磷水平，以促进骨的钙化，这种作用主要是通过促进肠钙吸收来实现的。肠壁细胞中存在有钙三醇的胞浆受体，这些受体将激素输送到细胞核中去，然后与染色质结合，影响基因转录，合成钙结合蛋白(CaBP)。CaBP 可以促进肠细胞的钙转运，使肠钙吸收入血，这是一种不依赖于肠腔中钙浓度的主动转运过程。钙三醇还可直接刺激成骨细胞，促使血和骨中柠檬酸与钙形成复合物，转运至新骨，有利于钙盐沉着。

【临床应用】用于原发性骨质疏松及糖皮质激素诱发的继发性骨质疏松症，尤其适用于老年患者，是治疗骨质疏松症的基础药物，也可用于佝偻病、骨软化病等的治疗。

单纯补钙往往达不到理想的效果，主张钙剂与维生素 D、雌激素、氟化物等药物联合应用，以增强疗效。钙剂和维生素 D 联合用药可在体内起到相辅相成的效果，促使肠道钙的吸收和血钙浓度上升，从而反馈性地减少 PTH 的释放，还可促进骨不完全钙化区的完全钙化。

【不良反应】用药过量可引起高钙血症、高尿钙症，长期使用可引起尿路结石，肾钙化引起肾功能不全。表现为眩晕、恶心、呕吐、腹痛、肌无力、精神紊乱、烦渴、多尿、骨痛、肾钙质沉着，严重可导致心律不齐等。用药期间应定期监测血清钙、尿钙。

第二节 骨形成促进剂

一、氟化物

氟为亲骨元素，氟离子可取代羟基磷灰石晶体中的羟基基团而形成氟磷灰石晶体，减少骨盐结晶的溶解性和反应性，从而减少骨吸收。氟化物是目前作用最强的骨同化药物。

【药理作用】能促进成骨细胞株的有丝分裂，进而促进成骨细胞的增生。此外，氟化物还能促进胰岛素、表皮生长因子及胰岛素样生长因子的有丝分裂，间接促进成骨细胞的增生。氟化物主要增加小梁骨的骨密度，皮质骨无明显改善。

【临床应用】常用的氟化物主要有氟化钠(NaF)、单氟磷酸钠(MFP)、单氟磷酸谷氨酰胺。适用于治疗 I 型骨质疏松症，与钙剂、雌激素等联合用药有协同作用。一项临床研究表明，经过一年单氟磷酸钠的治疗骨密度增加 2.4%，激素替代治疗增加 4%，而二者联合治疗增加了 11.8%。

【不良反应】氟化物的毒性很小，治疗时可引起周围关节痛，称之为下肢疼痛综合征(LFPS)；长期大剂量应用可致骨硬化，骨强度下降。现主张采用间歇缓释方法，以减轻胃肠道刺激症状和下肢疼痛综合征。

二、甲状旁腺激素多肽片段

甲状旁腺激素(parathyroid hormone，PTH)是由甲状旁腺主细胞分泌的含有 84 个氨基酸的直链肽，分子量为 9000，其生物活性取决于 N 端的第 1~27 个氨基酸残基。在甲状旁腺主细胞内先合成一个含有 115 个氨基酸的前甲状旁腺激素原(prepro-PTH)，以后脱掉 N 端二十五肽，生成九十肽的甲状旁腺激素原(pro-PTH)，再脱去 6 个氨基酸，变成 PTH。

【药理作用】甲状旁腺激素能高效、选择性地增加成骨细胞的活性及数量，刺激成骨细胞形成新骨。不仅可预防雌激素水平下降而导致的骨量丢失，且能逆转骨量丢失，显著降低绝经后妇女发生骨折的危险，并可显著增加骨密度。PTH 对骨重建具有双重作用，小剂量时促进骨形成，而大剂量时则抑制成骨细胞。

PTH 触发骨生长是通过 AC-cAMP 系统调节产生和分泌一些自分泌或旁分泌的因子，如胰岛素样生长因子 1(IGF-1)和胰岛素样生长因子结合蛋白 5(IGFBP-5)，刺激成骨细胞前体增生及由成熟的成骨细胞产生骨成分。rhPTH(1-31)NH$_2$ 的成骨作用和 rhPTH(1-34)一样强，但在功能上只刺激 AC-cAMP 系统，而无后者刺激磷脂酶 C(PLC)的作用，因而副作用减轻。

【临床应用】用于治疗骨质疏松症及骨折。临床研究发现，每天给患骨质疏松症的男人和绝经后的妇女皮下注射一次 50~100μg/kg rhPTH(1-34)，共 6~24 个月，可显著增加椎体骨小梁的体积，骨密度从 32% 升至 98%。另一项研究，对 1637 名已有椎骨骨折的绝经后妇女每日随机皮下注射甲状旁腺素(1-34)20μg 或 40μg，同时每日补钙和维生素 D。结果发现，甲状旁腺素(1-34)能使发生新的脊柱骨折的危险性降低 2/3，新的非脊柱骨折的危险性降低 1/2 以上，可使最严重的骨折危险性降低约 90%，椎骨、股骨和全身骨密度明显增加。

特立帕肽

特立帕肽(teriparatide，商品名：forsteo)即重组人甲状旁腺激素 1-34(recombinant human parathyroid hormone 1-34，rhPTH1-3)，具有与天然甲状旁腺激素 N 端 34 个氨基酸序列相同的结构，可以与 PTH-1

受体结合，发挥 PTH 对骨骼与肾脏的生理作用；同时不存在 C 端肽对骨代谢的不利影响。皮下注射后吸收及消除速度都很快，皮下注射 $20\mu g$ 达峰时间 (t_{max}) 为 30 分钟，$t_{1/2}$ 为 60 分钟，静脉注射血清 $t_{1/2}$ 为 5 分钟，绝对生物利用度 95%。90% 药物经肾脏清除。2002 年美国 FDA 批准用于绝经后女性骨质疏松症以及高度骨折风险的男性骨质疏松症（包括性腺功能减退引起的继发性骨质疏松症）的治疗。特立帕肽可以通过增加成骨细胞的活性及数量而促进骨生长，增加骨密度，降低骨折风险，并可与其他治疗骨质疏松症的药物联合应用，增强疗效。注射后常见的不良反应包括头晕、背痛、恶心和下肢痉挛等，多为一过性；少见的不良反应有心律失常、耳聋等。

第三节　其他药物

一、锶盐

锶盐可以保持骨更新的速度，在保持骨形成的同时减少骨吸收，改善骨骼的机械强度，但不影响骨骼的矿化及不改变骨结构的晶体。所以锶盐是一种对骨代谢具有双向调节作用的药物。

雷尼酸锶

雷尼酸锶（strontium ranelate）由两个稳定的锶原子和一分子的雷尼酸组成。微量元素锶离子参与骨的钙化，并且具有刺激成骨细胞骨形成和抑制破骨细胞骨吸收的双重功能，可以改善骨骼的机械抗性，不影响骨骼矿化，不改变骨结构晶体。雷尼酸（ranelic acid）是强极性的有机酸，无药理活性，但能与二价锶离子形成稳定的螯合物。人口服 2g 雷尼酸锶，锶的口服生物利用度为 27%；胃肠道吸收表现为低剂量（少于 1g）为主动吸收，高剂量未饱和时为被动吸收。锶主要（80%~90%）通过粪便以原型排泄。雷尼酸锶能优化骨吸收与骨形成，一方面在成骨细胞富集的细胞中，增加胶原蛋白与非胶原蛋白的合成，通过增强前成骨细胞的增殖而促进成骨细胞介导的骨形成；另一方面，能剂量依赖地抑制前破骨细胞的分化，从而抑制破骨细胞介导的骨吸收，具有双重药理作用。已于 2004 年底在欧洲获准上市，用于治疗绝经后的骨质疏松以降低椎骨及髋骨骨折的发生。该类药物的副反应较少，主要是胃肠道不适。食物、牛奶以及含钙的药物抑制雷尼酸锶的吸收，至少应相隔 2 小时服用，宜睡前服药。二价离子锶与喹诺酮或四环素可形成络合物，影响雷尼酸锶吸收，故不宜同服。

二、维生素 K 类

四烯甲萘醌

四烯甲萘醌是维生素 K_2 的一种同型物，是谷氨酸 γ-羧化酶的辅酶，在 γ-羧基谷氨酸的形成过程中起着重要的作用，γ-羧基谷氨酸是骨钙素发挥正常生理功能所必须的。四烯甲萘醌可以促进骨形成，并有一定抑制骨吸收的作用，用于治疗绝经后骨质疏松症。临床研究显示其能够增加骨质疏松症患者的骨量，预防骨折发生的风险。长期使用此药会对胃肠黏膜造成一定刺激，少数病人服用后有胃部不适、腹痛、皮肤瘙痒、水肿和转氨酶暂时性轻度升高。

三、RANKL 单克隆抗体

地舒单抗（denosumab）作为全球首个 RANKL（核因子-κB 受体激活剂配体，receptor activator of NF-κB ligand）单抗，是一种新型 RANKL 抑制剂，为完全人源化单克隆抗体。它对人 RANKL 具有高度亲和力和特异性，可抑制 RANKL 与 RANK 的结合，从而抑制破骨细胞的形成、功能和存活，减少骨吸收、增加骨量、改善骨强度，降低骨折发生风险。主要用于治疗绝经后骨质疏松，后又被获批多个适应证，包括用于治疗骨巨细胞瘤、多发性骨髓瘤患者和实体肿瘤骨转移患者中的骨相关事件等。地舒单抗是一个无需通过肾脏清除的骨靶向药物，对于肾功能不全患者不需要调整剂量。最常见的不良反应包括肌肉骨骼疼痛和肢体疼痛，偶见蜂窝组织炎，罕见低钙血症、超敏反应、颌骨坏死和非典型股骨骨折。

思考题

答案解析

1. 简述治疗骨质疏松症的药物分类及代表性药物。
2. 简述阿仑膦酸钠的药理作用及不良反应。
3. 简述甲状旁腺激素的药理作用及临床应用。
4. 试述活性维生素 D 治疗骨质疏松的作用机制。

（李婷婷　季　晖）

书网融合……

习题　　　　　　微课　　　　　　本章小结

参考文献

［1］ 丁健. 高等药理学［M］. 2 版. 北京：科学出版社，2019.

［2］ 陈新谦，金有豫，汤光. 新编药物学［M］. 19 版. 北京：人民卫生出版社，2018.

［3］ 陈忠，杜俊蓉. 药理学［M］. 9 版. 北京：人民卫生出版社，2022.

［4］ 曹永孝，陈丽娜. 药理学教程［M］. 7 版. 北京：高等教育出版社，2021.

［5］ 刘晓东. 药理学［M］. 5 版. 北京：中国医药科技出版社，2019.

［6］ 杨宝峰，陈建国. 药理学［M］. 10 版. 北京：人民卫生出版社，2024.

［7］ 张慧灵，Helena Kelly，镇学初，等. 药理学［M］. 北京：科学出版社，2021.

［8］ 张硕峰，方晓艳. 药理学［M］. 5 版. 北京：中国中医药出版社，2021.

［9］ Whalen K. Lippincott Illustrated Reviews：Pharmacology［M］. 8th Edition. Wolters Kluwer，2022.

［10］ Brunton L L，Knollmann B C. Goodman Gilman's the pharmacological basis of therapeutics［M］. 14th edition. New York：Mc Gram Hill. 2023.

［11］ Ritter J M，Rod J. Flower R J，Henderson G，et al. Rang & Dale's Pharmacology［M］. 10th edition. Netherlands：Elsevier. 2023.

［12］ Dheda K，Mirzayev F，Cirillo D M，et al. Multidrug-resistant tuberculosis.［J］. *Nat Rev Dis Primers*. 2024，10(1)：22.

［13］ 中华医学会心血管病学分会，中国生物医学工程学会心律分会. 抗心律失常药物临床应用中国专家共识［J］. 中华心血管病杂志，2023，51(3)：256-269.